实用眼科
超声生物显微镜图谱

Practical Atlas of Ophthalmic
Ultrasound Biomicroscopy

主编　陈立明　杨扬帆　李轶擎
主审　余敏斌　蔡小于

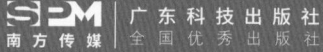

图书在版编目（CIP）数据

实用眼科超声生物显微镜图谱 / 陈立明，杨扬帆，李轶擎主编. -- 广州：广东科技出版社，2025.6.
ISBN 978-7-5359-8492-0

Ⅰ. R770.41-64

中国国家版本馆CIP数据核字第2025DM7909号

实用眼科超声生物显微镜图谱
Shiyong Yanke Chaosheng Shengwu Xianweijing Tupu

出 版 人：	严奉强
责任编辑：	李　旻
装帧设计：	友间文化
责任校对：	李云柯
责任印制：	彭海波　林记松
出版发行：	广东科技出版社
	（广州市环市东路水荫路11号　邮政编码：510075）
销售热线：	020-37607413
	https://www.gdstp.com.cn
	E-mail：gdkjbw@nfcb.com.cn
经　　销：	广东新华发行集团股份有限公司
印　　刷：	广州市彩源印刷有限公司
	（广州市黄埔区百合三路8号）
规　　格：	889 mm×1 000 mm　1/16　印张19　字数280千
版　　次：	2025年6月第1版
	2025年6月第1次印刷
定　　价：	228.00元

如发现因印装质量问题影响阅读，请与广东科技出版社印制室联系调换（电话：020-37607272）。

主编简介

陈立明

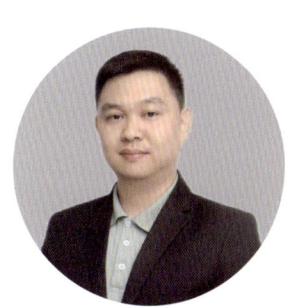

中山大学中山眼科中心超声生物显微镜医师，超声生物显微镜技术带头人，专注于超声生物显微镜成像技术的临床研究与应用，在青光眼的影像特征及有晶状体眼人工晶状体植入手术的相关研究方面有丰富的临床经验和研究成果。已发表SCI论文16篇。在超声生物显微镜临床应用培训方面做出了杰出的贡献，培训进修的医疗机构超过300家，培养了大批专业人才，为超声生物显微镜技术的发展做出了重要贡献。

杨扬帆

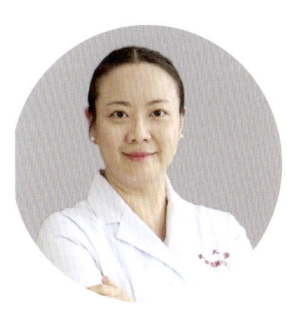

眼科博士，主任医师、博士生导师；现任中山大学中山眼科中心医务处副处长、特需医疗科主任、中山医学院临床医学眼科学系副主任，兼任中国医师协会眼科分会青年委员，广东省医学会眼科分会青光眼学组成员。擅长青光眼的药物、激光、手术治疗以及联合手术。研究方向包括适合我国的青光眼防治模式、青光眼小梁网发病机制研究、眼科新药及剂型、人工智能在青光眼的应用等。被评为"广州市珠江科技新星""广东省杰出医学青年人才"。主持国家自然面上项目及省部级科研项目等10余项课题，在 *JAMA Ophthalmology*、*AJO*、*BJO*、*IOVS* 等发表论文30余篇，参编著作5部。

编委会

- 主 编 -

陈立明　杨扬帆　李轶擎

- 主 审 -

余敏斌　蔡小于

- 编 委 -

林丽霞　叶一明　唐贤彪　梁淑欣

李轶擎

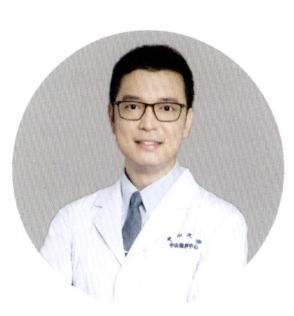

现任中山眼科中心副主任（副院长）、眼病防治全国重点实验室学术带头人，博士生导师，博士后合作导师，哈佛医学院讲师、博士后。长期从事青光眼等神经致盲性眼病的基础、转化、临床研究工作，致力于青光眼临床检查技术流程优化、图像数据分析等领域。主持竞争性科研基金十余项（其中国家及省部级6项）。科研成果以第一作者或通讯作者身份发表于 *PNAS*、*Sci. Adv*、*Trends Pharmacol. Sci* 等国际高水平刊物，已授权发明专利、外观设计专利3项。参编教材5部。奖励荣誉：中山大学"百人计划"引进人才、广东省科技进步奖一等奖、国家级教学成果奖二等奖、广东省教育教学成果奖一等奖、广东省学位与研究生教育成果特等奖、中山大学教学成果奖一等奖2项、中山大学学位与研究生教育先进个人等。

主审简介

余敏斌

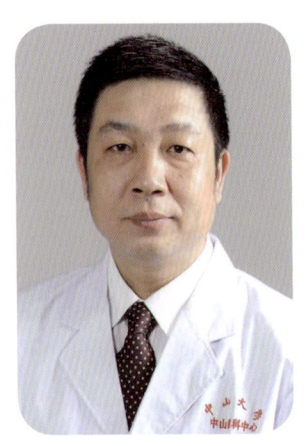

余敏斌，眼科学二级教授，一级主任医师，中山眼科中心青光眼学科带头人，博士生导师。曾任中山大学党委副书记、副校长、中山眼科中心党委书记。获国务院政府特殊津贴专家、国家卫生计生委突出贡献中青年专家、全国第二届"白求恩式"好医生、广东省医学领军人物、中华医学会眼科学会奖、南粤优秀教师、中山大学教学名师、中山大学名医等奖项和称号。在眼科常见和疑难复杂疾病、青光眼的早期诊治、难治性青光眼的手术治疗和先天性青光眼治疗等方面有丰富的临床经验。主要研究领域为青光眼和视觉科学，研究方向包括眼压在青光眼发病中的作用及机制、青光眼视神经损伤及修复机制、新的青光眼诊疗技术与适合我国的青光眼防治模式研究、儿童视觉发育性疾病的中枢机制及可塑性研究。承担多项科研基金项目，包括国家自然科学基金项目、广东省自然科学基金团队项目、载人航天预研项目等，在国内外学术期刊上已发表学术论文140余篇，已授权专利9项，出版学术著作4部，曾以第一完成人身份获得广东省科学技术奖二等奖和广东省科学技术奖三等奖。

蔡小于

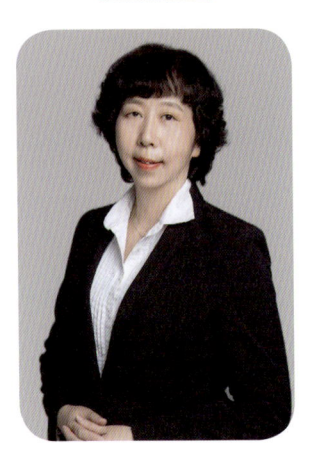

副主任技师，任职于中山大学中山眼科中心。为超声生物显微镜检查奠基人之一，在医学影像学超声领域拥有广泛的研究成果与丰富的实践经验。迄今为止，已发表74篇学术论文，其中34篇发表于中文核心期刊，8篇发表于SCI期刊。因在医学研究与技术创新方面的卓越贡献，曾获原卫生部科技进步奖和广东省医药卫生科技技术进步奖。

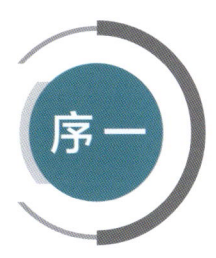

序一

很高兴受邀为新书《实用眼科超声生物显微镜图谱》担任主审和作序。

眼的主要生理功能是视觉，而视觉是人类获取外部世界信息与知识最主要的途径。眼球是全身结构最精细、最复杂的器官，眼部疾病会造成眼球形态和组织结构的病理改变，进而造成视功能损害，认识各种眼病所造成的眼球形态和组织结构改变是研究眼病发病机制和临床眼病诊断的关键。医学技术的不断发展为我们认识各种眼病的眼球形态和组织结构改变提供了可靠的技术和手段，例如从最基本的裂隙灯显微镜、各种直接和间接检眼镜、眼部X线检查技术，到现代的眼部超声、眼底荧光血管造影、光学相干断层扫描技术、眼部CT和磁共振成像等检查技术，为眼部活体形态和结构改变提供了可靠的检查手段，在疾病的机制研究和眼病诊断中发挥了重要作用。眼部超声生物显微镜（UBM）检查技术具有实时、高分辨、非侵入性眼前段结构成像的独特优势，从20世纪90年代进入眼科临床应用以来，已经成为眼前段结构成像和眼前节疾病诊断的重要检查技术，国产化设备的研发和应用也加快了该检查技术在眼科临床的普及应用。

中山眼科中心是国内最大、专科排名第一的眼科专科医院，也是眼病防治全国重点实验室所在单位，一直以与国际同步的高水平眼科医疗技术服务广大眼病患者。中山眼科中心也是国内最早开展超声生物显微镜临床应用的眼科医院，20多年的临床实践积累了丰富的临床应用经验，同时也积累了详尽的各类眼部疾病的超声生物显微镜检查图像资料。此次中山眼科中心超声生物显微镜检查室和青光眼科的中青年专家陈立明、杨扬帆、李轶擎教授，将多年积累的正常眼部不同解剖部位和各类眼部疾病的组织形态和结构改变的眼部超声生物显微镜图像进行整理、分类，汇编成最新的眼部超声生物显微镜图谱。

本书不但介绍了最新的超声生物显微镜检查技术，同时按眼附属器和眼球的解剖部位分类，详细介绍了各类眼部疾病病例的超声生物显微镜图像，每幅图像均以图注的方式描述疾病临床特点、眼部超声生物显微镜检查图像的特征和改变，本书图文并茂，具有很高的学术价值和临床指导作用。本书对临床医生从超声生物显微镜检查的角度进一步认识各类眼部疾病的活体形态和结构改变、应用超声生物显微镜检查技术进行各类眼部疾病的精准诊断具有重要指导意义。相信《实用眼科超声生物显微镜图谱》的出版，一定会进一步推动超声生物显微镜技术在临床的应用，并有助于提高疾病的早期诊断水平。

中山大学中山眼科中心　余敏斌

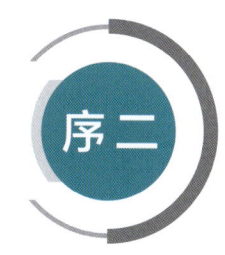

序二

超声生物显微镜（UBM）1991年由加拿大眼科医生Pavlin设计。1994年中山大学中山眼科中心引进此设备和技术，开展对眼前节的实时研究。由于UBM具有实时、高分辨率、无创的特点，在中山眼科中心这个眼科大平台上，迅速被各专业组应用于临床诊断、研究，以及治疗效果的观察及追踪。30年来通过UBM进行检查的人数逐年上升，大量的检查图像得以积存。众所周知，UBM的检查需要操作者既要有眼科理论知识，还需要有大量UBM影像知识，才能敏锐及时地捕捉到临床医生们需要的形态变化的病理依据。陈立明医生长期从事UBM检查工作，有着丰富的实操和分析经验，由他、杨扬帆和李轶擎等人在中山眼科中心30年丰厚资料的基础上，分析整理并编撰而成的《实用眼科超声生物显微镜图谱》，将为广大眼科医生、技术人员提供参考。本书适用于眼科各专业类别的工作者阅读，本人乐以为序。

蔡小于

2025年1月

前言

各位读者朋友，你们好！本书的编写，旨在为读者提供中山大学中山眼科中心多年积累的实用图片资源，以便更好地在临床和研究中应用。

UBM自从20世纪90年代初被引入医学领域以来，就以其非侵入性、高分辨率的成像能力，在眼科领域引发了重大的变革。UBM技术能够提供眼前段的微观层面图像，这对许多以往难以诊断的病症，提供了极为宝贵的视角和信息。随着技术的不断进步，UBM的应用范围也在不断拓宽，其在临床上的价值被越来越多的人认可。中山大学中山眼科中心引进并投入使用UBM将近30年，经过长时间的不断学习和积累，UBM已经成为本中心专家教授评估角膜、前房、房角、虹膜、后房、晶状体及晶状体悬韧带、睫状体及前段脉络膜等眼前段结构的重要工具，对诊断和研究工作产生了深远的影响。编写这本图谱的初衷，源于在实践交流中感受到的一种迫切需求——尽管UBM技术的重要性日益凸显，但关于其应用的综合性图谱却相对匮乏。我们希望通过本书，为医生、研究人员以及UBM技术人员提供一份尽可能详细的UBM应用参考。

本书按不同的组织结构分类编写，从检查者的视角来还原常见病例、经典病例，把最真实的图像不经过任何修饰地呈现出来并进行解读。本书内容涵盖了UBM技术的基础知识、操作技巧、图像解读。通过大量的图像示例和详细的解析，旨在增强读者对各种疾病状态下UBM图像特征的认识和理解。通过精确的图像解读，医生能够为患者提供更准确的诊断和更有效的治疗方案；检查者能在检查中深入思考，从而有效获取关键影像信息。

在本书出版之际，我非常感谢UBM室前辈老师们的默默耕耘，静待花开。自中山大学中山眼科中心引进UBM以来，陈秀琦老师的开拓摸索，蔡小于老师的精湛应用，王忠浩老师的科研拓展以及UBM团队的建设共同促使了本书的诞生。感谢中山大学中山眼科中心提供的平台和所有教授的无私奉献，让我们得以接触众多经典和罕见病例，尤其是青光眼科全体工作人员对我们的帮助，在此我表示衷心的感谢。此外，我特别感激余敏斌教授、蔡小于副主任技师、杨扬帆教授、李轶擎教授和林丽霞教授对本书编写、内容审核和出版建议的巨大支持，他们的建议和批评确保了书籍内容的严谨性和实用性。感谢刘杏教授、林明楷教授、王忠浩教授、黄晶晶教授、左成果教授、梁轩伟教授、肖辉教授对本书的关注和支持。感谢叶一明医生、陈子东医生、刘良平医生、林佳柳医生、林淑芬医生、李静医生、唐贤彪和黄权斌技术员在资料收集和分析上给予的协助。感谢我的同事们和外院的同仁们，正是大家保持着良好紧密的交流，促进了学科的共同进步。感谢广东科技出版社，特别是李旻老师对本书出版的支持与付出。感谢天津市索维电子技术有限公司对设备提供的技术支持。最后，我要感谢所有关注本书的读者，你们的期待是我们的原动力。我希望本书能够成为对你们有用的参考资料，帮助你们在临床实践中更好地应用UBM技术，为患者提供高质量的医疗服务。

由于编者水平所限，虽然本书尽可能全面地覆盖临床常见病例，但仍可能有所疏漏，敬请谅解。阅读本书时，建议您使用书末附录的内容。这能帮助您轻松找到相关术语或概念的定义，从而深化对书中信息和观点的理解，提高阅读效率，增强对内容的掌握。

随着医学科技的不断进步，UBM技术及其应用也将继续发展和完善。我们希望本书能够为未来的探索提供一个坚实的基础，并随着新知识、新技术的出现而不断更新和扩充。让我们一起期待和见证UBM技术在医学领域中得到更广泛、更深入的应用及其带来的积极变化。

陈立明
2025年1月

目录

第一章 超声生物显微镜简介

基本原理 ········· 002
技术设计特点 ········· 002
UBM与其他成像技术的比较 ········· 003
技术进展 ········· 004
临床应用 ········· 004
应用安全性 ········· 005
总结 ········· 005

第二章 眼前段的正常影像表现和异常影像表现

第一节 结膜和筋膜 ········· 008
正常球结膜和筋膜 ········· 008
结膜水肿和筋膜水肿 ········· 009
结膜下寄生虫感染 ········· 012
结膜硅油渗透沉积 ········· 014
结膜囊性占位病变 ········· 015
结膜实性占位病变 ········· 017

第二节 眼外肌和巩膜 ········· 020
正常眼外肌和正常巩膜 ········· 020
眼外肌异常 ········· 024
巩膜浅层浸润 ········· 025
巩膜全层浸润 ········· 026
巩膜葡萄肿 ········· 029
巩膜钙化灶 ········· 030
巩膜手术 ········· 031

第三节 角膜 ········· 032
正常角膜 ········· 032
角膜水肿 ········· 034
角膜混浊 ········· 036
角膜薄变 ········· 038
角膜后弹力层脱离 ········· 042

先天性角膜异常 ……………… 043
角膜变性 …………………… 046
角膜营养不良 ………………… 049
角膜增生性病变和角膜占位性病变 … 052
角膜术后影像改变 ……………… 058

第四节　前房及后房 …………… 064
正常前房及后房 ……………… 064
不同形态的前房和后房 ………… 065
前房及后房混浊 ……………… 068
前房晶状体内容物 ……………… 072
前房玻璃体 …………………… 074
永存瞳孔膜 …………………… 076
先天性纤维血管膜 ……………… 078
前房占位性病变 ……………… 080

第五节　房角 …………………… 082
正常房角结构 ………………… 082
房角开放状态 ………………… 083
原发性房角狭窄或闭合 ………… 086
继发性房角狭窄或闭合 ………… 092
房角损伤 ……………………… 096
先天性房角异常 ……………… 097
青光眼术后影像改变 …………… 099

第六节　虹膜 …………………… 118
正常虹膜 ……………………… 118
虹膜分类 ……………………… 119

虹膜膨隆 ……………………… 123
虹膜后陷 ……………………… 125
高褶虹膜 ……………………… 127
虹膜水肿 ……………………… 128
虹膜萎缩 ……………………… 129
虹膜前粘连 …………………… 133
虹膜后粘连 …………………… 135
虹膜根部离断 ………………… 136
虹膜嵌顿 ……………………… 137
虹膜色素上皮层脱离 …………… 138
先天性虹膜缺如 ……………… 140
虹膜囊性占位病变 ……………… 142
虹膜实性占位病变 ……………… 144
虹膜手术后影像改变 …………… 146

第七节　晶状体和晶状体悬韧带 … 148
正常晶状体及晶状体悬韧带 …… 148
晶状体混浊 …………………… 151
先天性晶状体异常 ……………… 155
晶状体囊膜破裂 ……………… 159
晶状体悬韧带离断 ……………… 161
晶状体悬韧带延长 ……………… 163
晶状体悬韧带撕脱 ……………… 164
晶状体术后影像改变 …………… 165

第八节　睫状体及前段脉络膜 …… 181
正常睫状体及前段脉络膜 ……… 181
睫状体分类 …………………… 183

睫状突形态差异 …… 185
睫状体及前段脉络膜水肿 …… 188
睫状体及锯齿缘渗出物附着 …… 190
睫状体伪渗出 …… 192
睫状体回声增强 …… 194
睫状体及前段脉络膜脱离 …… 195
睫状体分离 …… 197
睫状体脉络膜上腔积血 …… 198
睫状体脉络膜上腔填充物渗漏 …… 199
睫状体囊性占位病变 …… 200
睫状体及前段脉络膜实性占位病变 …… 203
睫状体手术后影像改变 …… 207

第九节 周边视网膜 …… 209

正常周边视网膜 …… 209
周边视网膜囊样变性和周边视网膜劈裂 …… 210
周边视网膜裂孔和睫状体上皮裂孔 …… 211
周边视网膜脱离 …… 213
周边视网膜连及睫状体上皮脱离和周边视网膜连及睫状体上皮分离 …… 216
视网膜下腔积血 …… 217
周边视网膜占位病变 …… 218

第十节 前段玻璃体 …… 220

正常前段玻璃体 …… 220
前段玻璃体混浊 …… 222
玻璃体前脱离 …… 225

玻璃体药栓 …… 226
眼底手术后影像改变 …… 228

第十一节 眼睑 …… 235

正常眼睑结构 …… 235
睑板腺丢失和睑板腺堵塞 …… 241
眼睑占位性病变 …… 242

第十二节 泪器 …… 245

正常泪小点和泪小管 …… 246
泪小点闭锁 …… 247
泪小管离断 …… 248
泪小点和泪小管占位性病变 …… 249
人工鼻泪管植入术后影像改变 …… 251

第十三节 眼前节异物 …… 252

结 语 …… 265

附录一 UBM操作指南 …… 266

操作概要 …… 266
图像捕获原则 …… 269
探头调整方法 …… 275

附录二 UBM图像中的常见伪像 …… 279

附录三 术语表 …… 281

参考文献 …… 286

第一章
超声生物显微镜简介

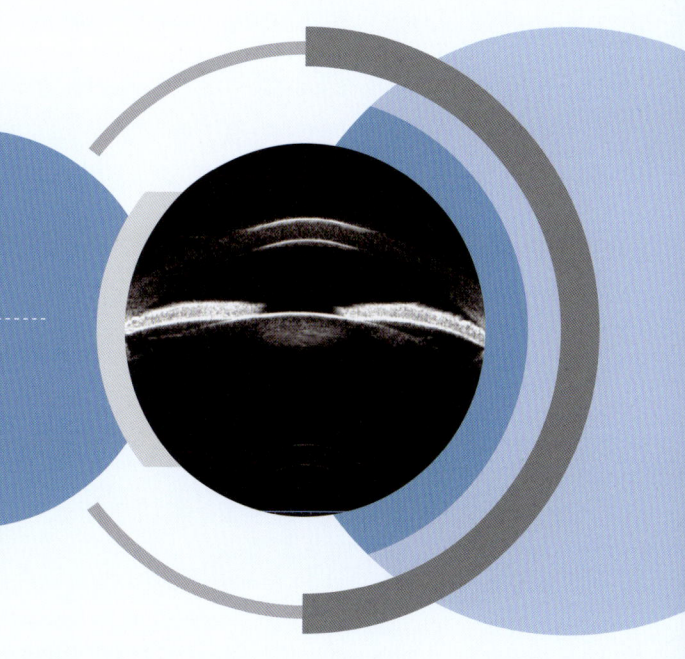

  超声生物显微镜（ultrasound biomicroscopy，UBM）是一种非侵入性的超声医学影像技术，为在微观层面上对眼前段结构进行精细可视化而设计的专业眼科影像工具。源于对眼前段结构进行更高分辨率成像的需求，特别是针对那些使用传统成像方法（例如眼部B超和裂隙灯检查）难以检测的病变，Pavlin、Foster等研究人员在20世纪90年代设计开发了UBM技术。其分辨率达到低倍光学显微镜的水平，所以称为超声生物显微镜。

基本原理

UBM的工作机制基于超声波在人体内传播时的反射特性，即利用回声成像原理实现成像。其成像过程主要包括以下几个关键步骤：

1. **发射超声波** 首先由UBM的探头（换能器）发射高频声波。
2. **声波传播** 超声波从探头发射后穿透人体组织。由于不同组织的密度和弹性系数不同，声波在传播过程中的速度会有差异。
3. **声波反射** 当超声波遇到密度不同的介质时，部分声波会被反射回来，产生回声。这种现象被称为回声或反射。
4. **回声检测** 探头不仅发射声波，作为接收器还能检测回声。检测到的回声强度和返回时间取决于组织的性质和它们与探头之间的距离。
5. **信号转换** 探头将检测到的声波反射信号转换成电信号。
6. **图像构建** 电信号被送入计算机的计算单元，通过专门的算法处理这些信号，最后将其转换为图像。

技术设计特点

UBM的核心设计理念在于采用远高于常规超声诊断设备的频率，其临床应用频率一般为35~50MHz。这种高频率的超声波实现了高达100μm左右的轴向分辨率，显著提高了成像清晰度，这一分辨率明显超越了传统的B超成像技术（通常使用的频率在10MHz以下）所能达到的水平，极大地增强了医生观察眼部微小结构和细节的能力。UBM能克服光学介质限制，在光学介质不透明的情况下提供清晰成像，对于诊断和制订治疗计划尤其重要。UBM的另一个显著优点是，它可以在不进行瞳孔扩张的情况下进行整个眼前段的检查，这对于那些瞳孔扩张可能带来风险的患者来说是一个重要的安全保障。因此，UBM作为一种安全的评估方法，不仅提升了眼科诊断的精度，也拓宽了其适用范围，成为一种宝贵的工具。

UBM与其他成像技术的比较

（一）UBM与光学相干断层扫描（optical coherence tomography，OCT）

分辨率：UBM能提供高达50～100μm的分辨率，而OCT的分辨率更高，可达到5～20μm。

穿透力：UBM使用超声波，能穿透不透明的介质，而OCT使用光波，穿透力较超声波差，在介质混浊时图像质量下降，且无法穿透致密组织如虹膜色素层和巩膜。

适用范围：UBM更适合观察前房角、后房、虹膜、睫状体、晶状体及晶状体悬韧带等眼部前段结构，尤其在介质混浊时仍能提供清晰图像；OCT主要用于角膜、前房、房角和视网膜的成像。

（二）UBM与高频数字超声扫描仪

工作原理：UBM与高频数字超声扫描仪都是应用高频超声成像原理，穿透能力和分辨率在实际应用中的效果差异不大。UBM通过操作人员手动扫描，而高频数字超声扫描仪则通过计算机控制扫描，扫描速度大大提高。高频超声数字扫描仪拥有先进的数字图像处理技术，并配备高级图像分析软件。主流UBM使用线性扫描，而高频数字超声扫描仪则采用弧形扫描。

检查方式：UBM通常使用卧位，部分设备可采用坐位，检查前需要表面麻醉。高频超声数字扫描仪只能采用坐位，检查前无须表面麻醉。

检测范围：UBM对各个象限的检测范围相对较大，高频数字超声扫描仪上方及下方的检测范围相对较小。

适用范围：高频数字超声扫描仪由于其上下方的检测范围受限，临床主要应用于角膜病、屈光手术和晶状体疾病。

（三）UBM与眼部B超

分辨率：UBM的分辨率远高于眼部B超。

穿透深度：眼部B超的穿透深度更大，能到达眼底甚至眼球后组织。

适用范围：眼部B超适合检查眼部后段结构，如视网膜、脉络膜和眼球后部疾病，而UBM则专注于前段结构。

(四)UBM与前节彩照

成像深度：前节彩照主要记录眼部前段的表面结构和颜色信息，而UBM则提供结构的二维信息、剖面图和深层视图。

分辨率：UBM能显示更为细致的结构信息，包括房角、睫状体等不易用传统摄影方法观察到的部位。

适用性：彩照更适用于记录表面病变或颜色变化，而UBM则用于深入分析结构及部分功能异常。

技术进展

随着UBM技术的不断发展，现代UBM设备在成像能力和探测范围上相较于早期产品已经实现了显著的提升。这些进步不仅体现在图像质量的显著改进上，还包括了对细节更精准的捕捉能力以及对更广阔区域的探测能力。此外，现代UBM设备通常配备有先进的分析软件，这些软件提供了一系列精确的测量和分析工具，使医生能够进行更详细和精确的数据评估。

临床应用

UBM的引入和应用极大促进了眼前段病理变化的辅助诊断和治疗技术的发展。在评估角膜、前房、房角、虹膜及晶状体等眼前段结构的病理状态中，UBM扮演着至关重要的角色。尽管这些区域可以通过常规光学设备进行检查，但UBM能够提供更深入、更详细的影像视图和客观记录。特别是在探测虹膜后方的光学盲区，如后房、晶状体悬韧带和睫状体等方面，UBM展现出其他光学成像技术无法比拟的能力。UBM的独特能力极大地扩展了眼科诊断工具的适用范围，特别是在传统成像技术难以获得详尽信息的情况下，它提供了不可或缺的重要信息。作为一种高分辨率成像技术，UBM在眼科的多个领域中发挥着关键作用，无论是在对角膜病、青光眼、白内障、眼部外伤、眼部肿瘤、前葡萄膜疾病的诊断，还是在进行后房型有晶状体眼人工晶状体（ICL）植入手术的评估和规划中，UBM均能提供关键的影像信息，助力医生进行精准的诊断和有效的治疗规划。

应用安全性

UBM是一种非常安全的眼前段结构成像技术，具有以下特点：

1. 非侵入性技术　作为一种外眼检查技术，UBM的非侵入性特点意味着在使用过程中不会对眼球造成损伤，极大地降低了感染或物理损伤的风险。

2. 无辐射暴露　与使用电磁辐射的放射性成像技术（如X线或CT扫描）不同，UBM使用超声波，避免了患者和操作者暴露于有害辐射，对于需要多次检查的患者尤其有益。

3. 低能量使用　UBM所使用的超声波能量较低，能够安全地获取清晰的图像，而不会引起生物组织的热损伤。

4. 广泛的临床应用验证　经过多年的临床应用，UBM被证明是一种安全的影像工具，没有报告过严重的不良反应。

5. 短暂的检查时间　UBM的检查过程通常很快，减少了因长时间检查而可能对患者造成的不适或潜在风险。

总结

作为一种特殊的眼科影像技术，UBM凭借其卓越的高分辨率成像能力，显著提升了医生对眼前段结构的认识深度以及对细节的辨识准确性。通过采用高频超声波捕捉眼部前段组织的精细图像，UBM能辅助医生在诊断、制订治疗方案，以及指导手术中做出更为精确的决策。在安全性方面，由于UBM是一种非侵入性、无辐射的技术，它极大地降低了可能对患者造成的健康风险，尤其适合需要频繁进行跟踪检查的患者，为他们提供了一种安全的长期监测手段。随着技术的持续进步和临床应用范围的扩大，UBM的价值得到了越来越多眼科专家的认可。此外，由于操作过程中患者几乎无痛感，且可即刻重复进行，显著提升了患者的接受度和舒适度。在提供眼前段微观结构图像以及对光学盲区进行无创性检测方面，UBM具有独特优势，已经成为眼科临床应用中不可或缺的重要设备。

第二章

眼前段的正常影像表现和异常影像表现

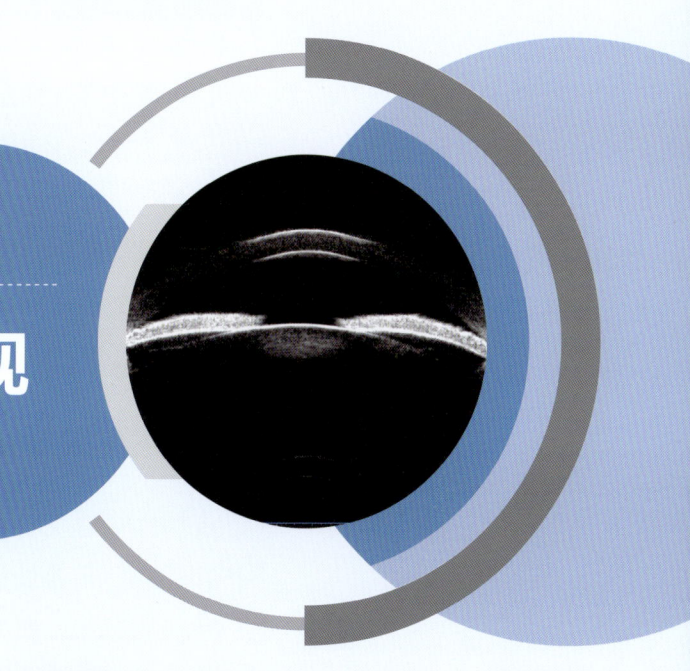

  本章将按照眼前段组织结构从前到后的顺序,通过分析常见和典型案例的影像,深入探讨各组织的正常与病理影像表现。每部分我们先介绍结构的正常影像特征,随后详细解读一系列病理状态的影像变化,强调其与正常结构的区别。通过增强对眼前段结构及其病变的理解,提高使用影像技术进行早期观察判断的能力。

第一节　结膜和筋膜

UBM检查在评估结膜的状态时主要关注球结膜部分。球结膜是一层透明黏膜，覆盖在眼球表面。眼筋膜则是一种薄膜状的结缔组织，通过腱膜板与眼外肌相连，并通过结膜筋膜与结膜相连。利用UBM图像有助于发现和识别球结膜的异常情况，包括结膜水肿、结膜囊肿、结膜增殖和结膜肿瘤等。同时，UBM图像能提供关于异常区域的位置、大小和形态的详细信息。

正常球结膜和筋膜

在UBM图像中，正常的结膜显示为位于眼球外层球壁上一层平坦的中等回声组织。结膜位于巩膜和筋膜的外侧，前方与角膜相邻。正常的眼筋膜位于结膜和眼外肌之间，在前端区域表现为较扁薄的结构，向后方延伸时，其厚度逐渐增加，呈现中高回声的特征，与巩膜的回声特性相似。

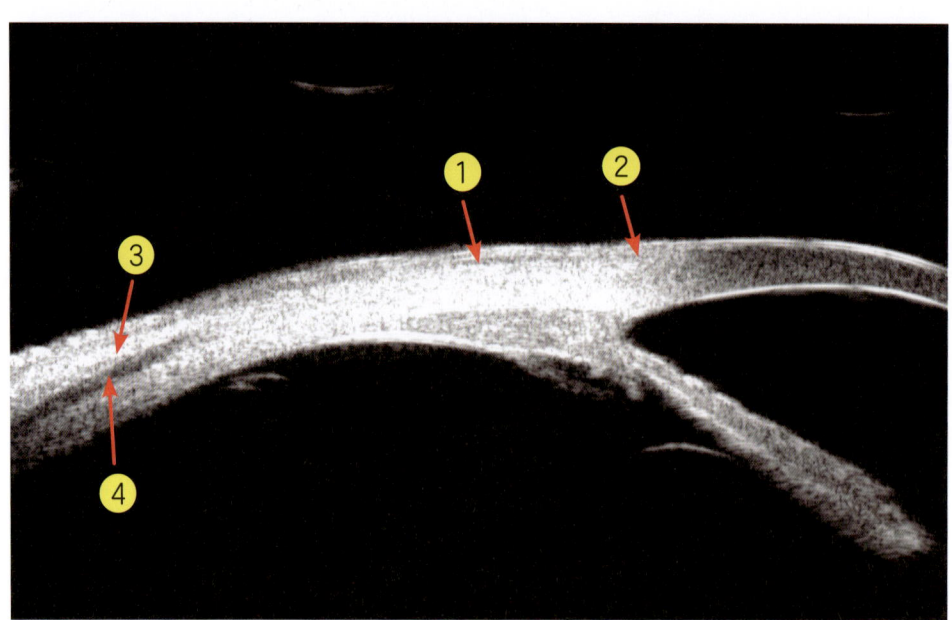

图2-1-1

正常结膜

1. 结膜与巩膜的分界线。2. 结膜与角膜之间的移行区域。3. 眼筋膜组织。4. 眼外肌。

结膜水肿和筋膜水肿

结膜水肿和筋膜水肿指的是分别在结膜组织和筋膜组织中的液体积聚。在UBM图像中,结膜水肿表现为结膜回声减弱,结膜增厚并轻微向外侧膨隆,可能伴随着结膜表面褶皱和结膜下液体积聚。筋膜水肿,则表现为筋膜组织的显著肿大,其回声信号显著减弱,呈现局部向外侧隆起的形态。

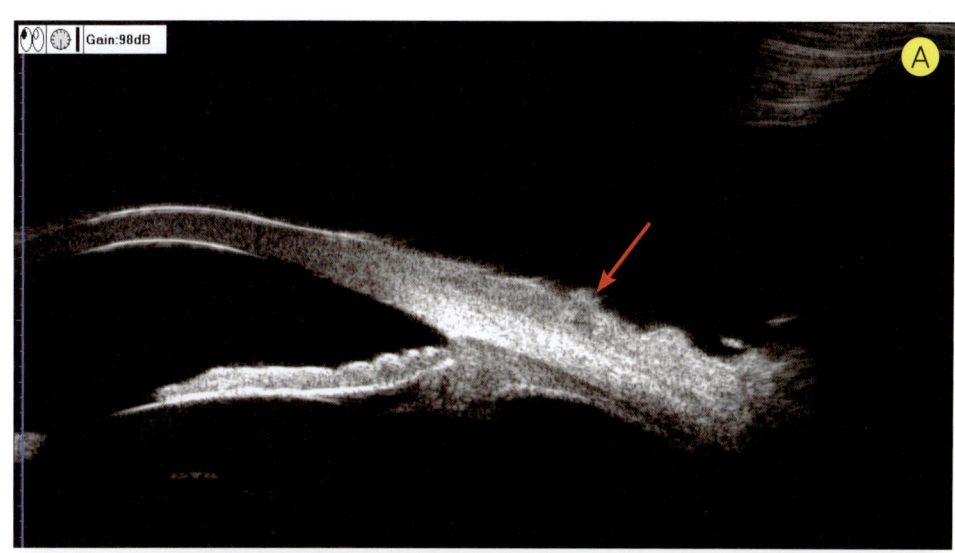

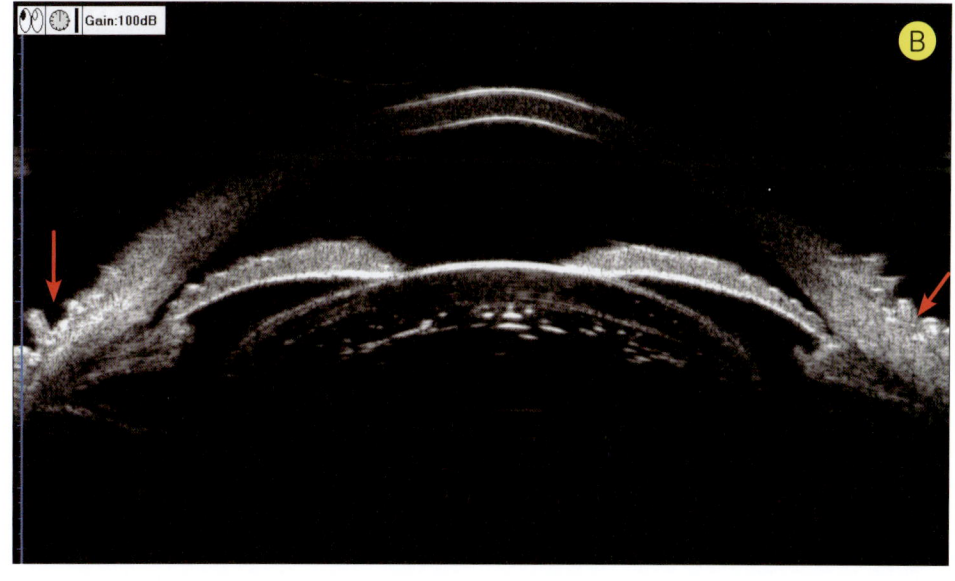

图2-1-2

结膜水肿皱褶和结膜松弛皱褶

A. 箭头所指的结膜区域呈现出皱褶的形态,同时伴结膜组织肿胀并呈现回声降低的表现,这是结膜组织内的液体积聚导致了结膜水肿,结膜厚度不均匀引起结膜表层的不平整。依此可与结膜松弛鉴别。B. 箭头所指的结膜松弛皱褶通常不伴随结膜回声的降低。

图2-1-3
结膜下积液

结膜组织显著水肿，且液体在结膜下积聚形成空腔。常见于结膜炎、结膜下淋巴增生和淋巴水肿。

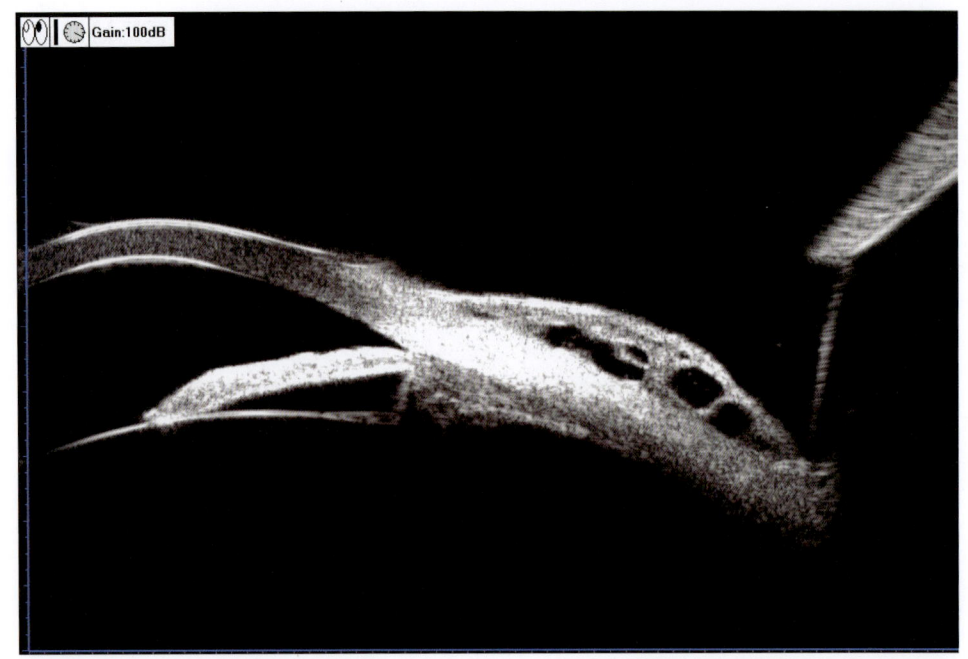

图2-1-4
结膜血管扩张

箭头所指的结膜组织内观察到一条粗大的血管，呈现为线状的中低回声区域，这种显著的血管扩张在正常的结膜影像中是不存在的。

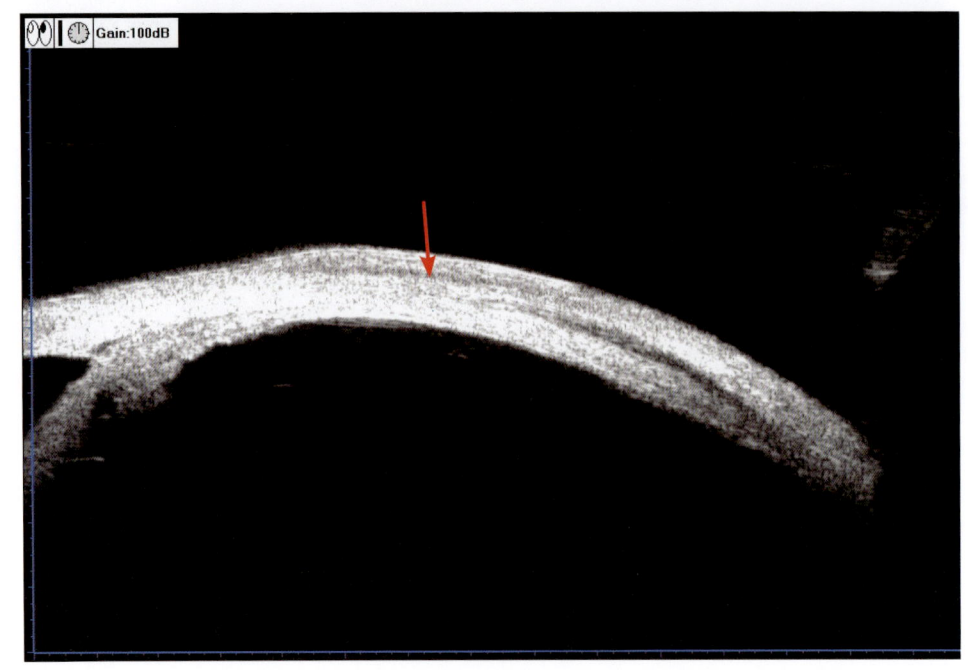

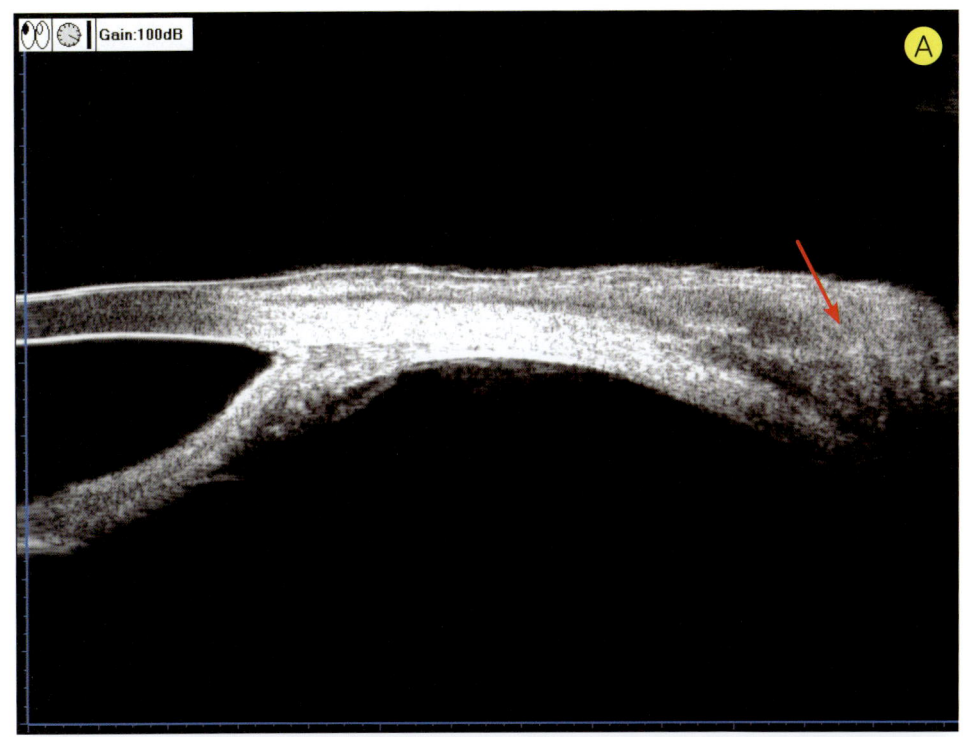

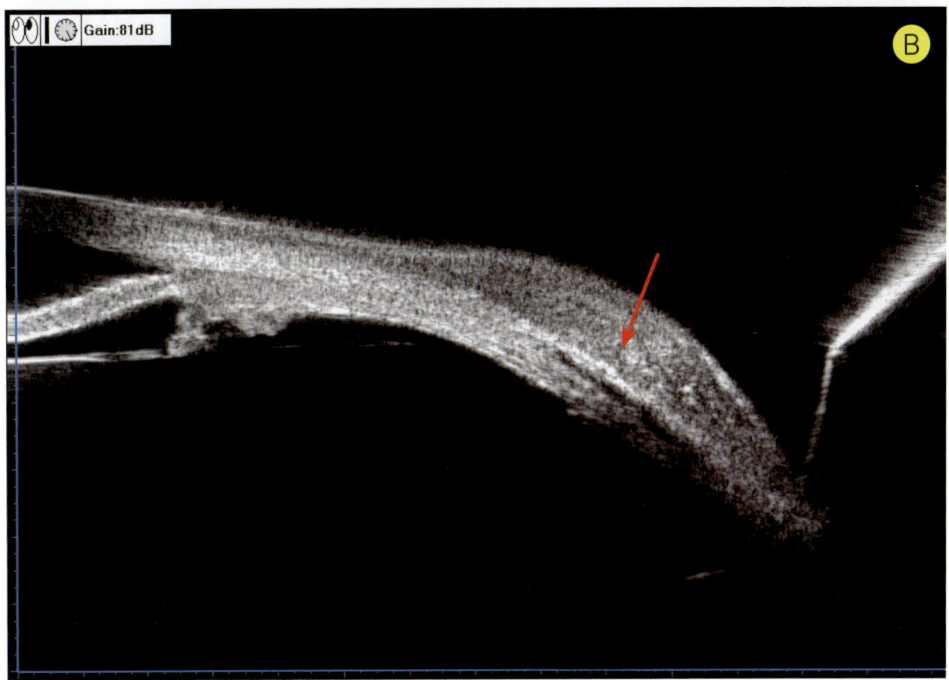

图2-1-5

筋膜水肿

箭头所示筋膜组织回声显著降低,呈现出增厚和隆起的形态,同时伴有结膜的水肿征象,通常是筋膜炎的影像表现。

结膜下寄生虫感染

结膜下寄生虫感染指的是寄生虫定居在眼睛结膜下的情况。在UBM图像中，这种感染表现为结膜下区域的异常回声，包括寄生虫本身的直接显像、相关组织的炎症反应，或者由于寄生虫活动造成的结构改变。

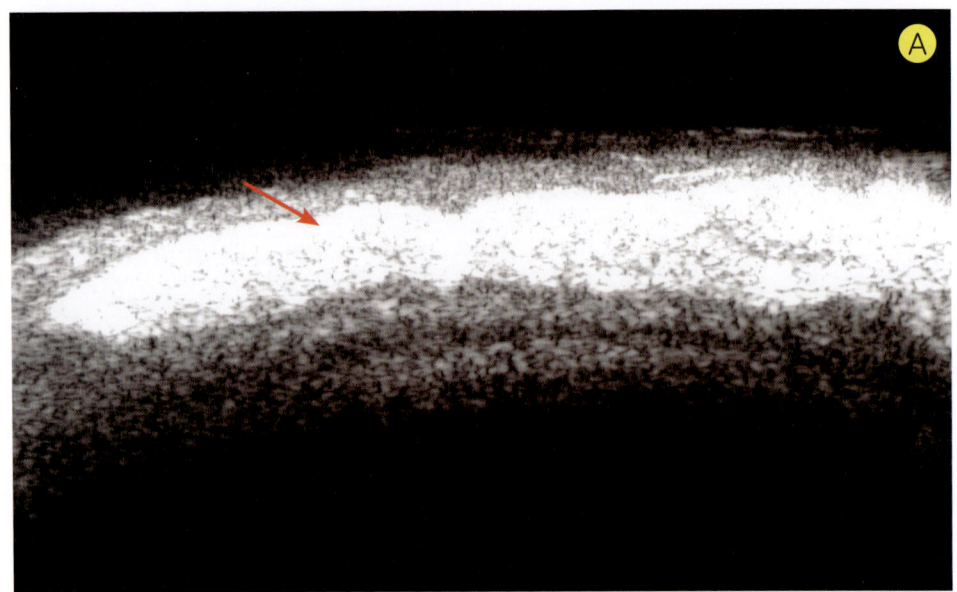

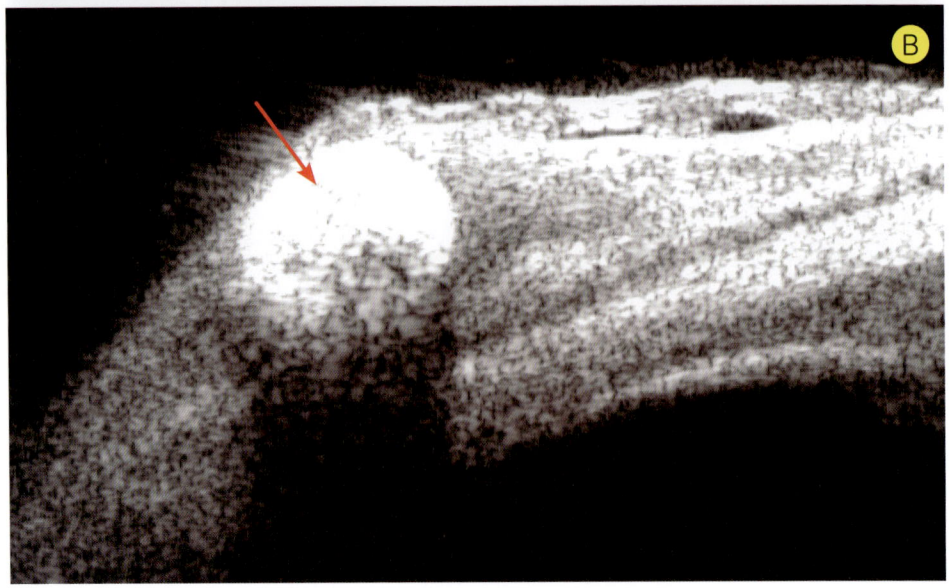

图2-1-6

结膜下寄生虫

A. 箭头所指是结膜下寄生虫的纵截面，呈现为高回声的长条状。B. 箭头所指是结膜下寄生虫的横截面，呈现为类圆形。该宿主饲养猫和狗。

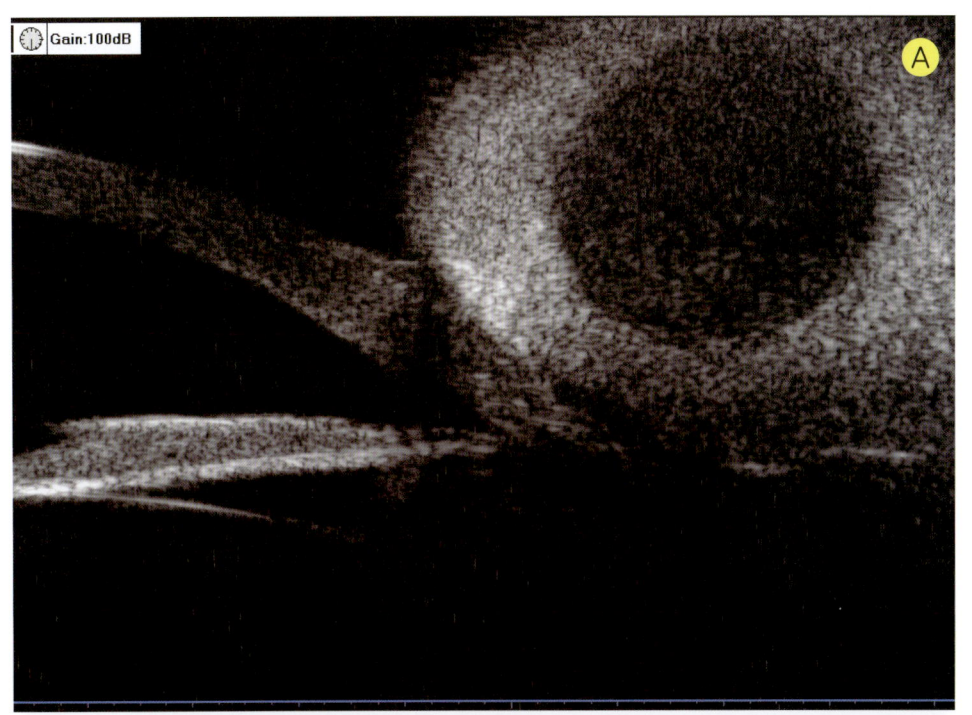

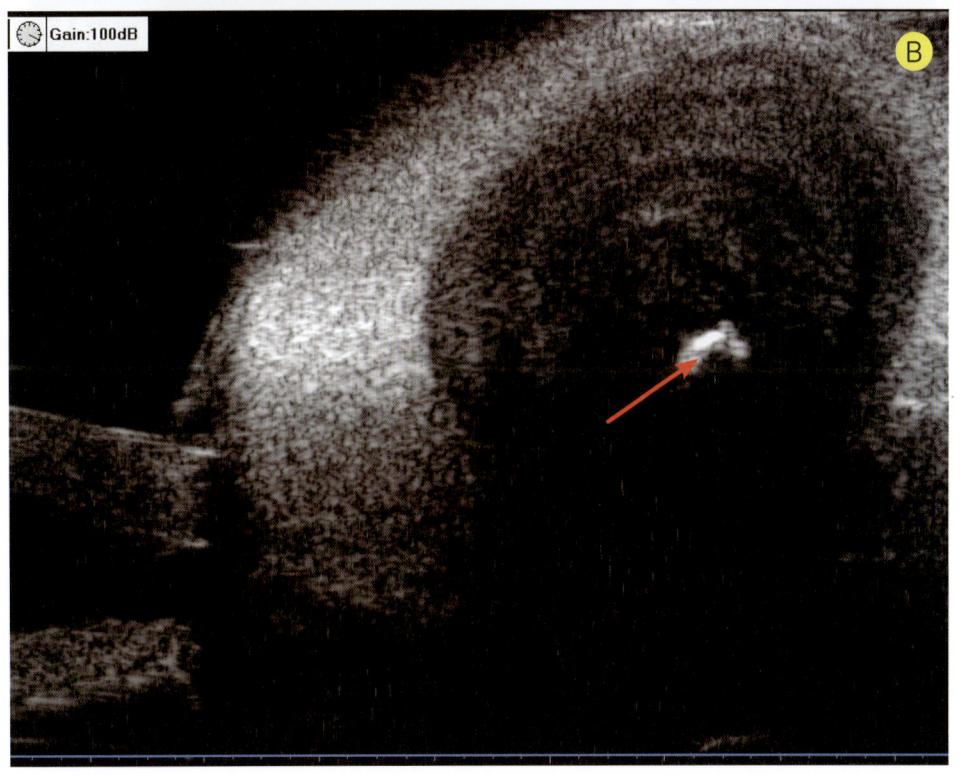

图2-1-7

结膜下寄生虫

结膜下寄生虫感染病灶呈现为包裹的类圆形低回声区域。箭头指向的斑点状高回声可能为虫体或虫卵相关物质。该宿主曾用田鸡敷眼。

结膜硅油渗透沉积

结膜硅油渗透沉积是指在眼部使用硅油进行治疗后，硅油渗透并在结膜组织内沉积的现象。在UBM图像中，由于结膜内硅油的渗透沉积，可以观察到明显的回声增强现象，伴有不同程度的声学阴影出现。这些声学阴影在一定程度上遮蔽了结膜下方的解剖结构，从而影响清晰度。

图2-1-8

结膜硅油浸润

A. 箭头指示的区域展现了结膜内硅油渗透沉积引起的回声增强现象相对较弱，产生的声学阴影也相对较轻。因此，该图像仍能相对清晰地展示巩膜、睫状体和玻璃体腔的结构。随着结膜硅油渗透沉积导致的声学阴影逐渐加强，这些眼内结构的可视性相应降低，其清晰度也逐渐受到影响。B. 箭头指向的区域中，由硅油渗透导致的声学阴影完全掩盖了巩膜、睫状体以及玻璃体腔，使这些结构无法被识别。

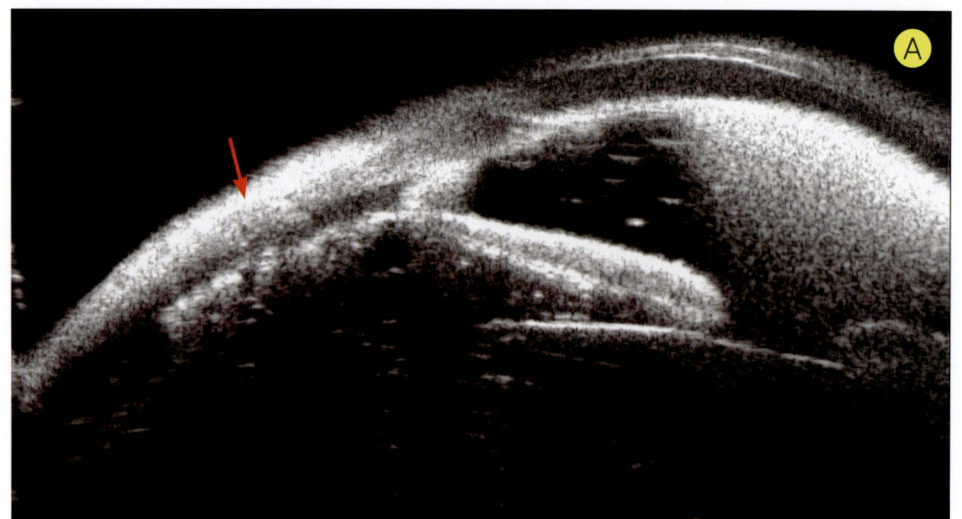
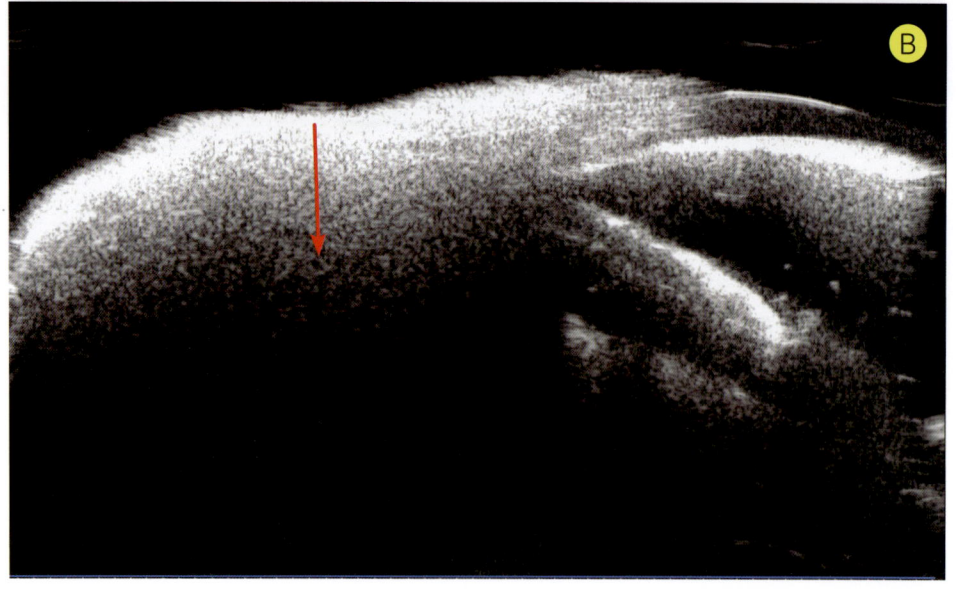

结膜囊性占位病变

结膜囊性占位病变包含囊肿和囊性肿瘤，这里主要谈囊肿。结膜囊肿是指在结膜组织中形成的液体或黏液聚集的囊性结构包块。在UBM图像中，结膜囊肿表现为结膜表面的隆起，周围界限清晰分明，内部显示为封闭的、无回声的暗区。

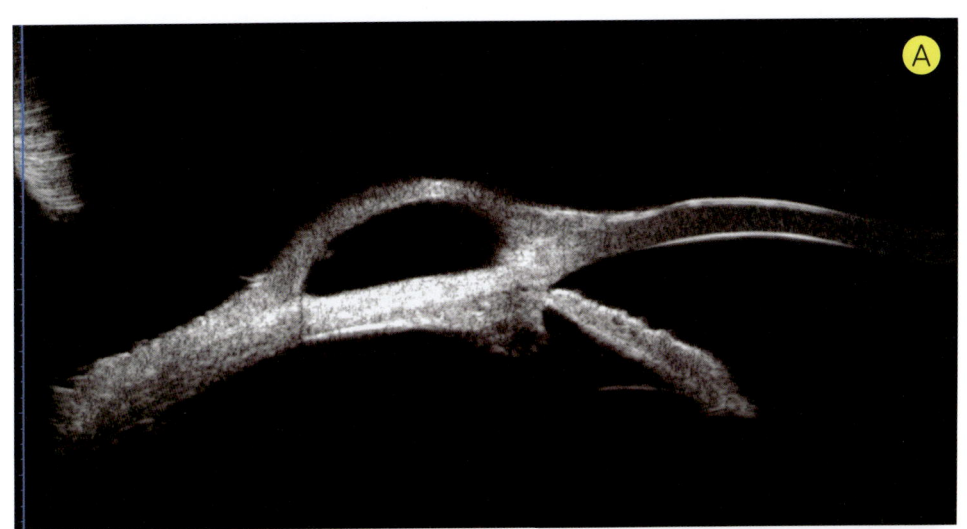

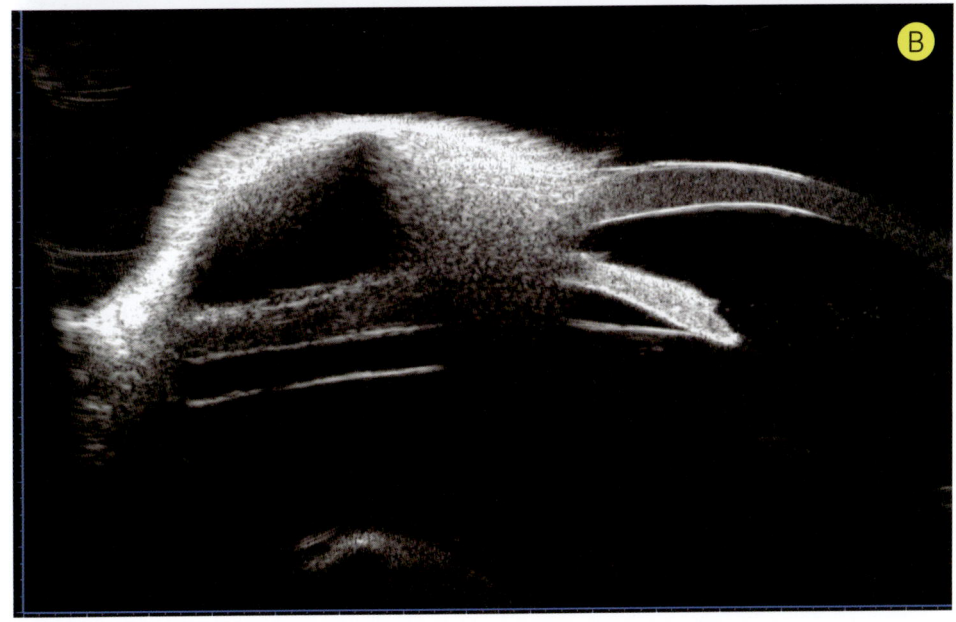

图2-1-9

结膜囊肿

A. 囊肿内部呈现为无回声。B. 结膜硅油的渗透沉积形成了囊性的病变区，该区域后方发生了畸变。

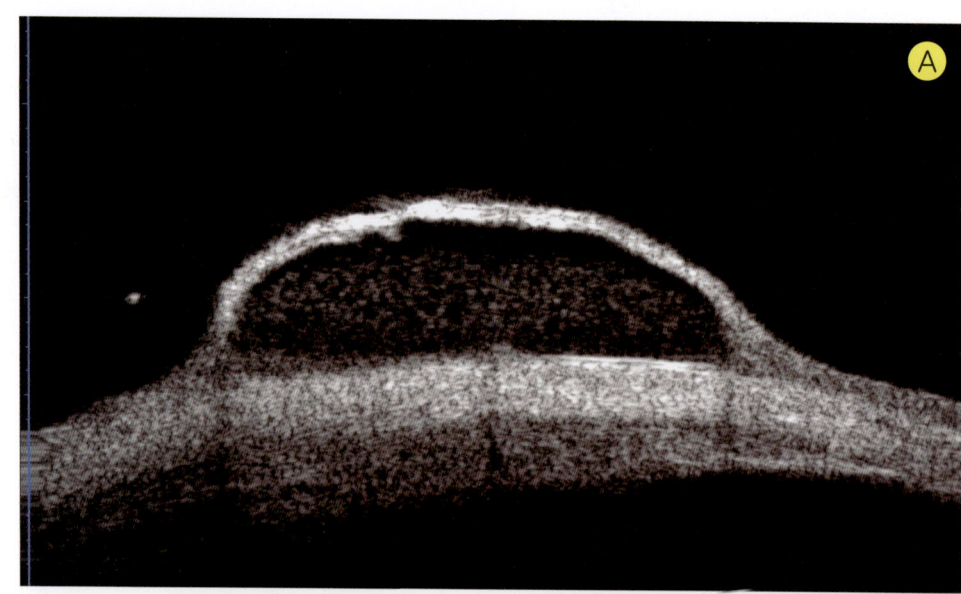

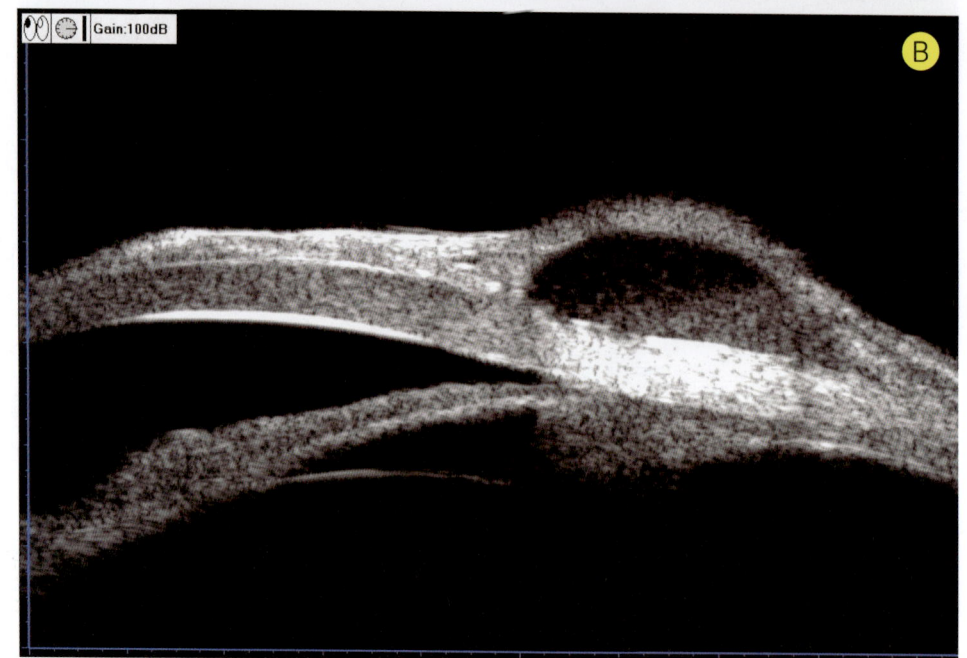

图2-1-10

结膜囊肿伴囊腔悬浮物

A. 囊肿内部的无回声暗区内分布着密集的点状回声，提示囊内含有悬浮物。B. 囊肿内部的点状物质主要集中在底部，形成了液平现象。这表明囊内密度大的成分沉积于底部，而相对密度较小的液体成分浮于上方。

结膜实性占位病变

结膜实性占位是指结膜区域内形成的实体肿块或病变,区别于囊性占位。在UBM图像中,这类占位表现为结膜厚度增加及表面隆起,其回声通常与正常结膜组织不同,可能表现为中低回声或中高回声,病灶边界清晰或浸润模糊。

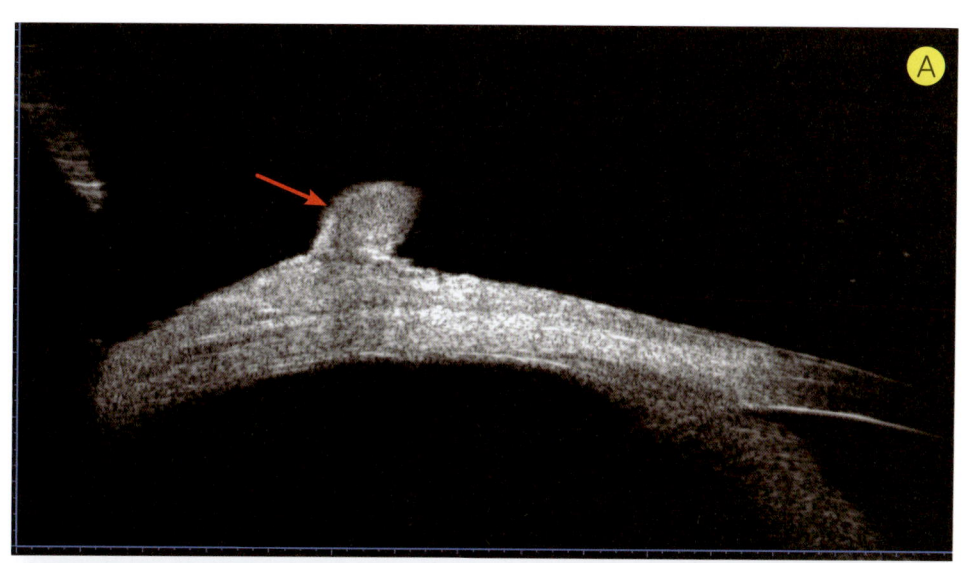

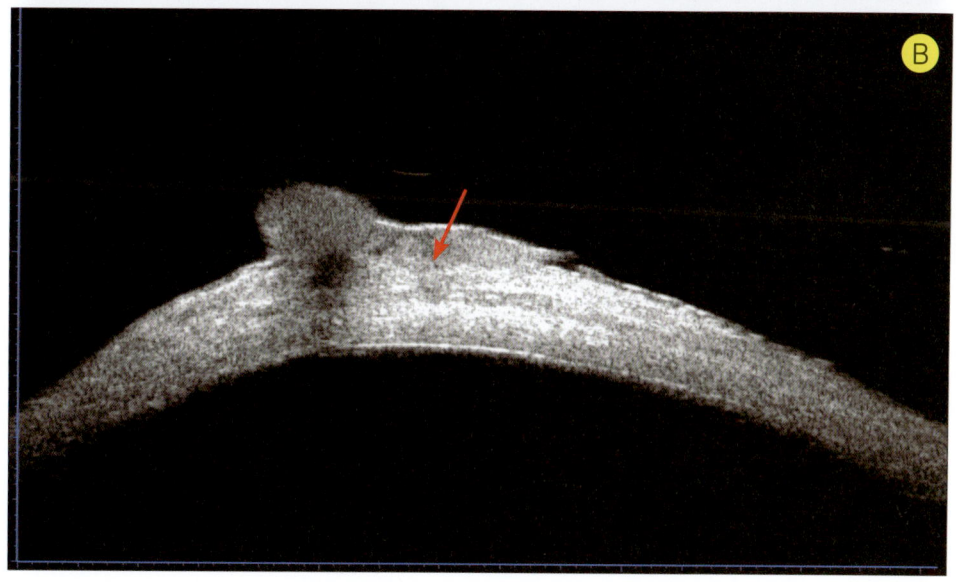

图2-1-11

结膜肉芽肿

A. 箭头所示结膜组织明显增厚并凸起,形成了一个呈中低回声的局限性类圆形实性结构。B. 箭头所示病灶基底清晰可见。

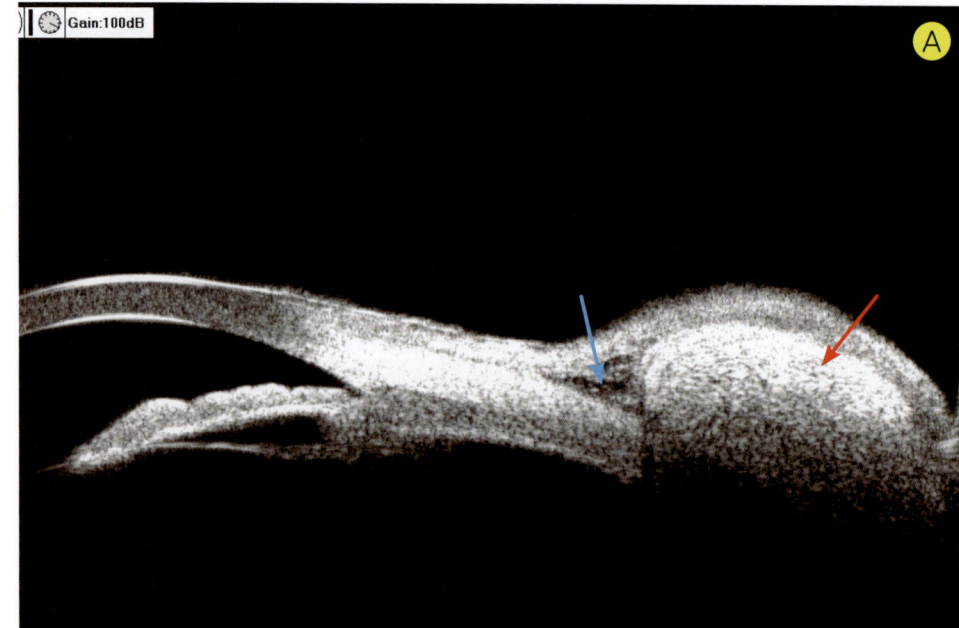

图2-1-12
结膜下眶脂肪脱垂和结膜脂肪瘤

A. 结膜下眶脂肪脱垂：红色箭头指向的包块位于结膜下方，呈现中高回声，边界清晰，包块顶压结膜使之向外突起。包块脱垂的前缘未完全填充留下了细小间隙，如蓝色箭头所示。B. 结膜脂肪瘤：结膜实性增厚隆起，病灶边界清晰，呈中高回声，因其为脂肪及周边组织异常增生所致，并无前端间隙的表现。

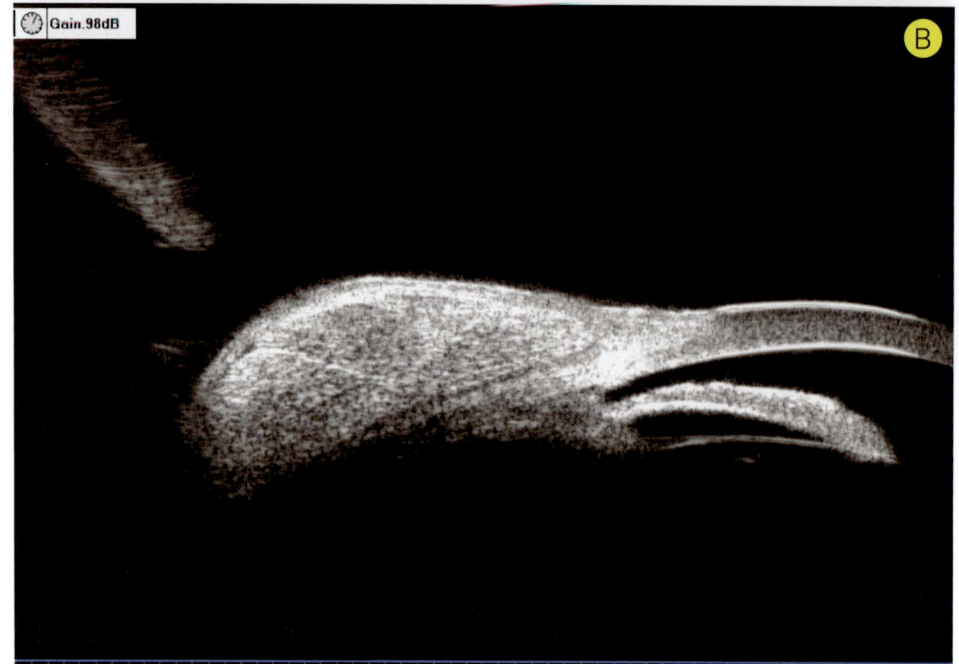

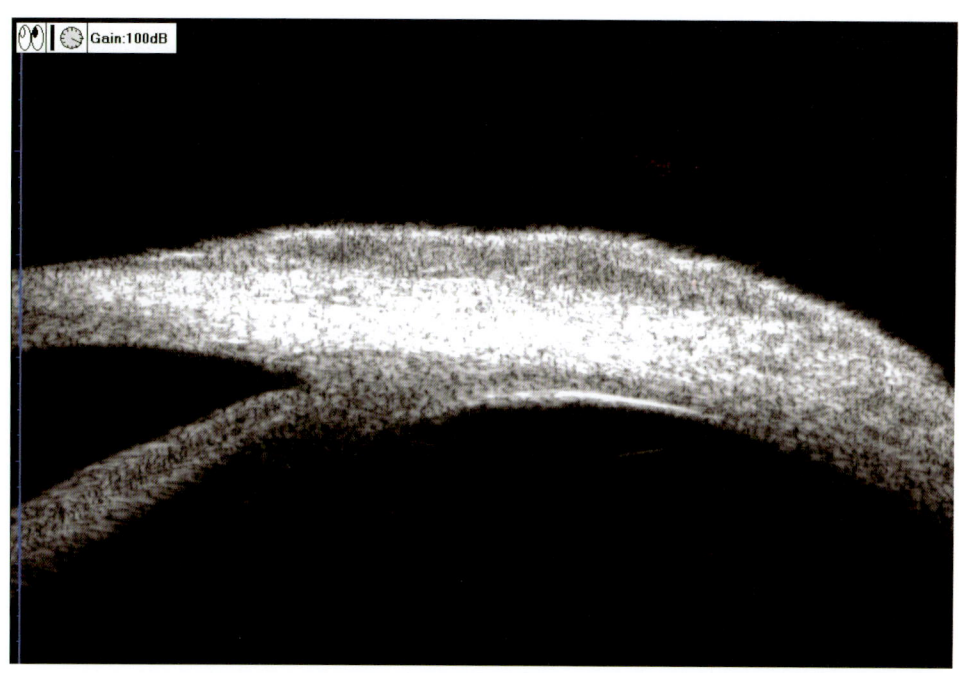

图2-1-13

结膜色素瘤

肿物位于角结膜缘，结膜层异常增厚，形成向外侧隆起的表现。病灶的回声相较于正常结膜更弱，边界不够清晰，肿物向前侵蚀到周边角膜的浅层。

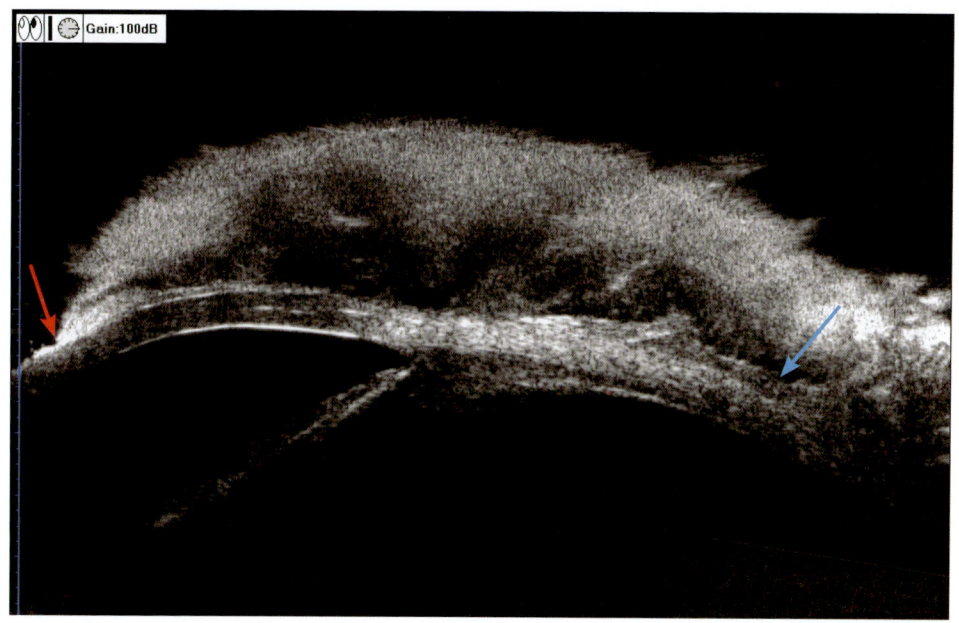

图2-1-14

结膜鳞状上皮癌

图中所呈现的结膜肿物体积较大，侵入角膜的中央部位（红色箭头所示），同时，病灶与周围组织的边界模糊、不平整（蓝色箭头所示）。这种模糊的边界通常是恶性肿瘤的一个重要影像学表现。

第二节　眼外肌和巩膜

眼外肌位于眼球周围，主要负责控制眼球的运动和定位。通过UBM图像，可以观察眼外肌的位置、形态和厚度等，包括上直肌、下直肌、内直肌、外直肌的前端，而上斜肌和下斜肌由于位置较后通常无法呈现。巩膜是眼球外层的坚韧结缔组织，具有保护眼球内部结构的功能。通过UBM图像，巩膜及其与角膜、结膜、睫状体和前段脉络膜的界限可被清晰展示。UBM有助于检测巩膜异常，并详细评估异常区域的位置、大小和形态。

正常眼外肌和正常巩膜

在UBM图像中，正常眼外肌位于筋膜和巩膜之间，表现为沿眼球壁方向的中低回声条状结构，前端细长，直接连接巩膜表面。巩膜自身为均匀的高回声组织，其边缘清晰可见。眼外肌附着区的巩膜厚度最小。巩膜内侧与睫状体及脉络膜相邻，外侧则与结膜和筋膜相邻，前方与角膜相邻。

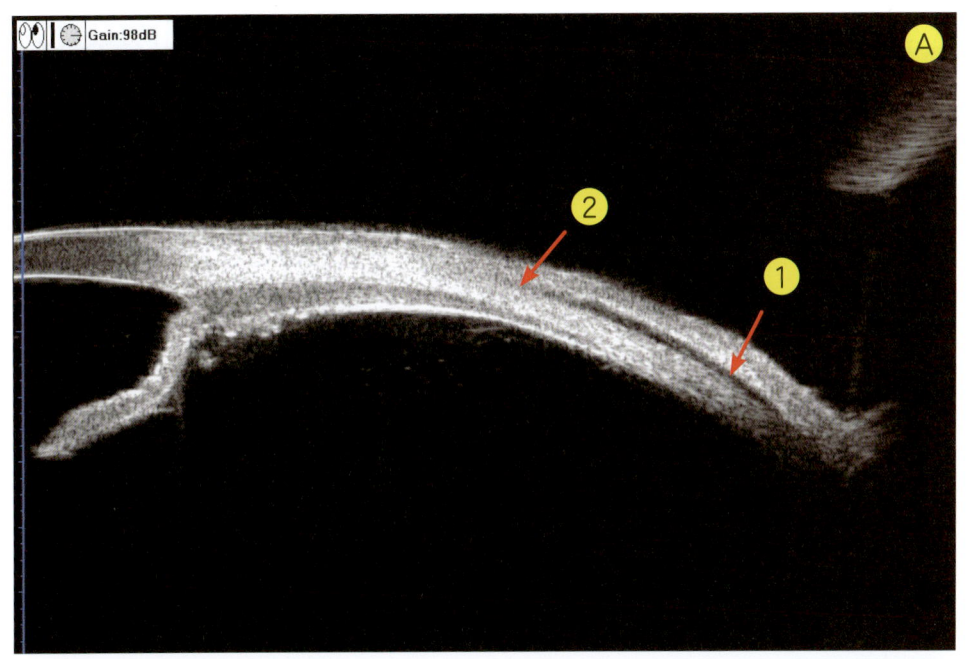

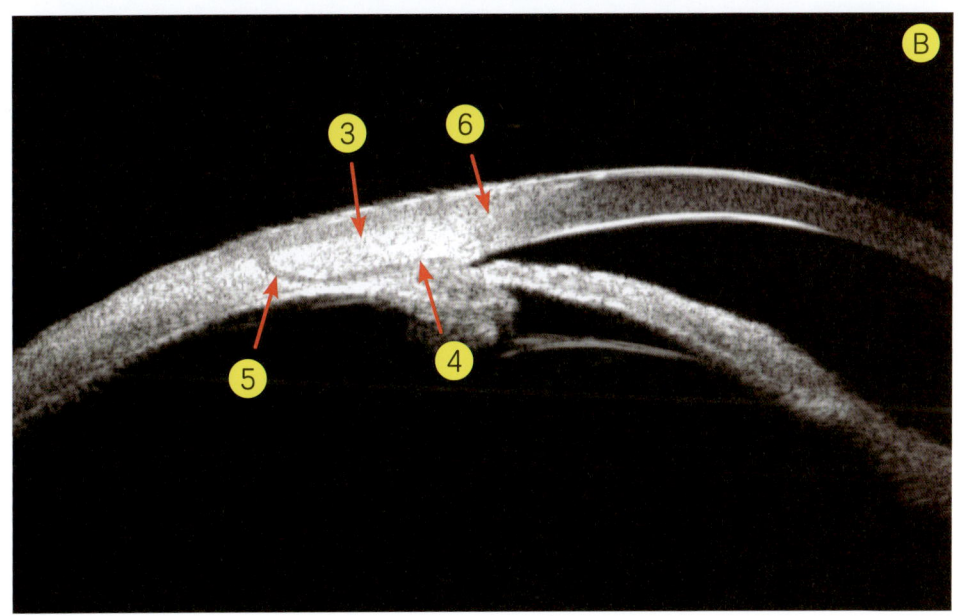

图2-2-1

正常眼外肌和正常巩膜

1.眼外肌。2.眼外肌附着处。3.巩膜外界面。4.巩膜内界面。5.穿透巩膜层行走的血管。6.角巩膜缘。

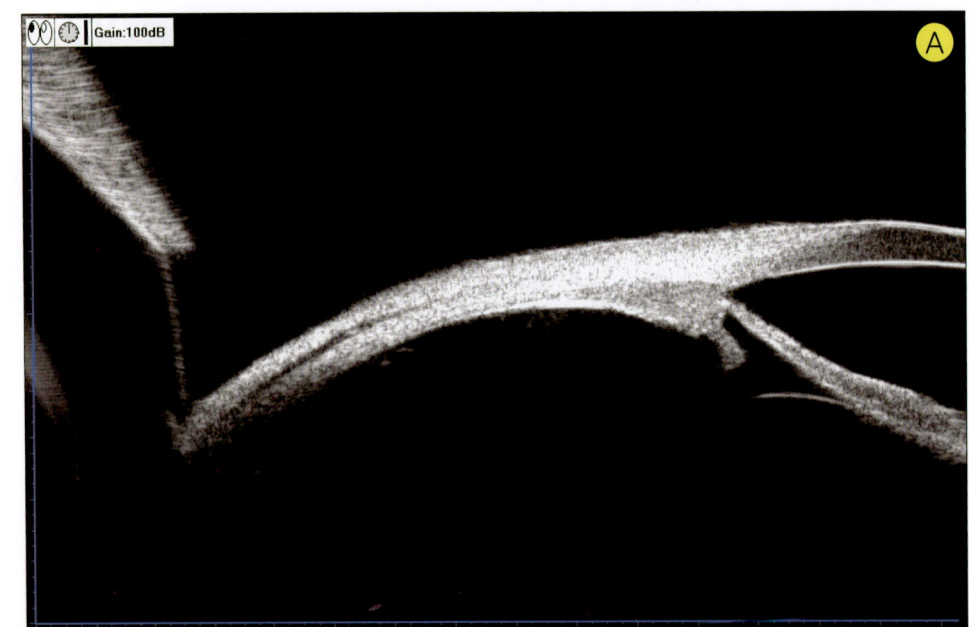

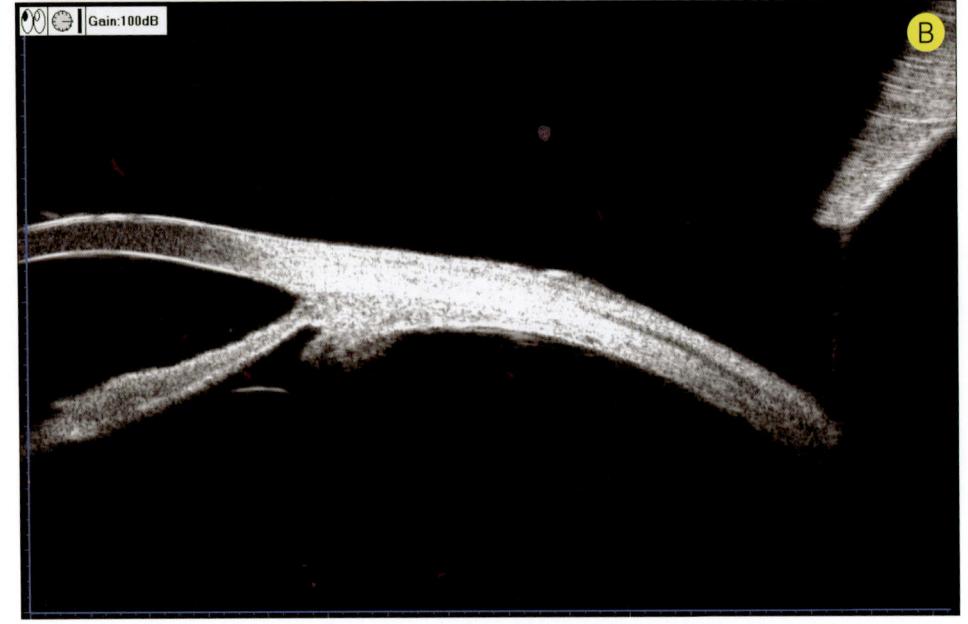

图2-2-2

四组眼外肌

A. 上直肌。B. 内直肌。C. 下直肌。D. 外直肌。

它们的主要功能分别是使眼球向上、向内、向下和向外运动。在UBM图像中的表现有一定相似性，但也存在细微差别。这些差异主要体现在肌肉的附着点位置、眼肌的厚度和肌体深度上。

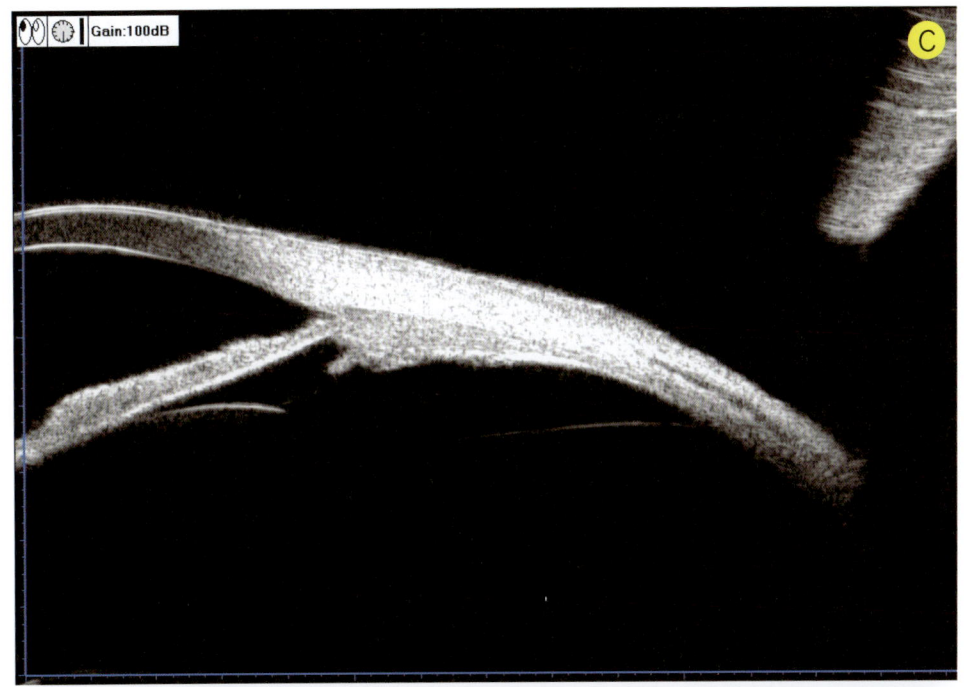

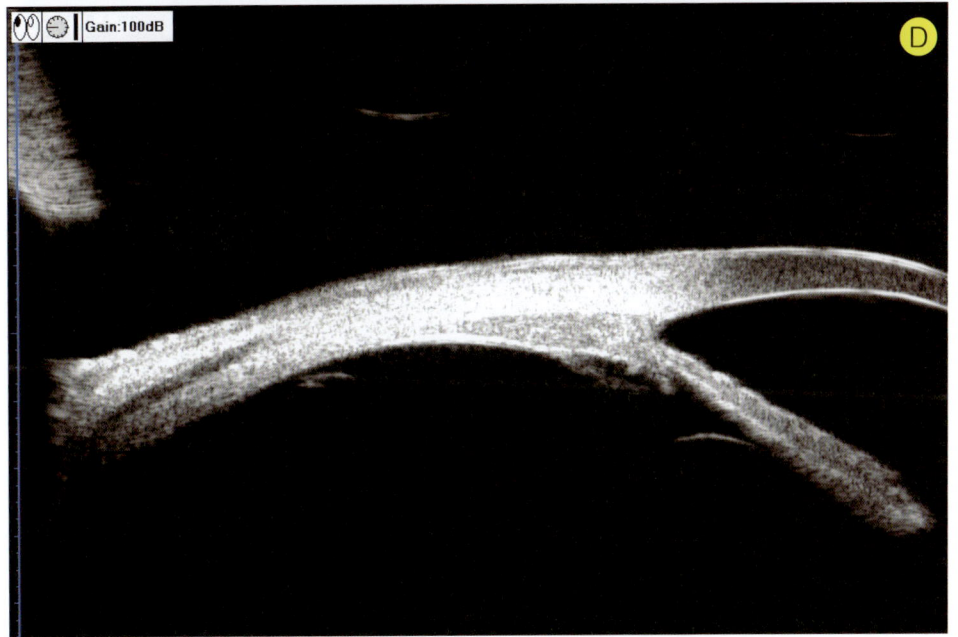

眼外肌异常

眼外肌异常指的是眼外肌出现的功能性或结构性异常，包括眼外肌的增厚、萎缩或炎症等。在UBM图像中表现为眼外肌厚度和回声的改变、肌肉轮廓的不规则性，以及眼外肌附着位置的改变。

图2-2-3
眼外肌炎

箭头所示外直肌显著增厚，周围的筋膜组织和结膜组织也表现出水肿的征象。

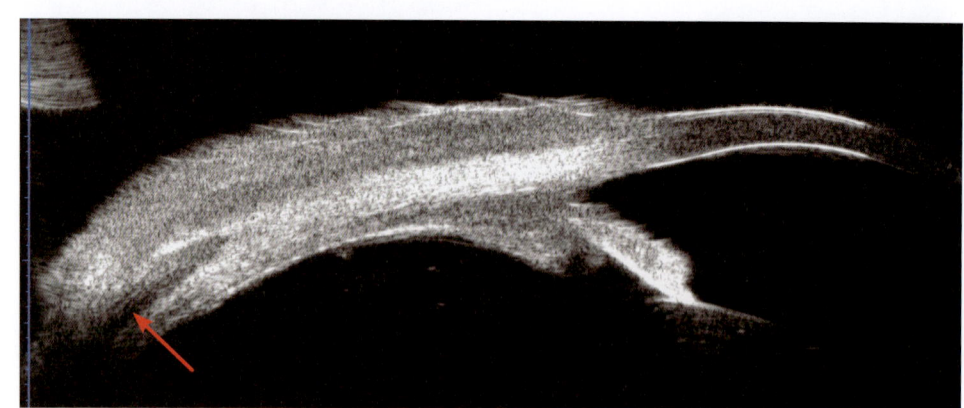

图2-2-4
眼外肌附着点靠前

箭头所示内直肌附着点所处的位置靠近睫状体冠部，明显偏离锯齿缘附近，与角膜缘的距离异常缩短，直观展现了眼外肌附着点异常靠前的影像特征。尽管眼外肌附着点的异常靠前并不直接影响其功能，但它在某些眼前段手术的评估和方案设计中具有重要意义。

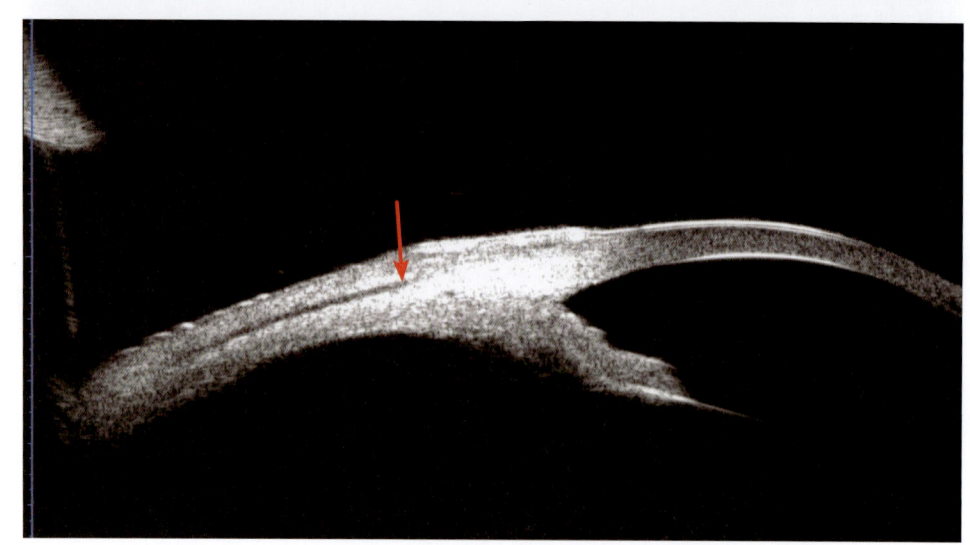

巩膜浅层浸润

巩膜浅层浸润指的是由炎症、肿瘤、感染或其他病理情况引起的巩膜表层浸润。在UBM图像中表现为巩膜浸润区的变薄或增厚，以及巩膜组织结构的改变。值得注意的是，在UBM图像中，巩膜水肿通常不以厚度增加的形式呈现，因为当水肿发生时，组织内液体含量增多而回声降低，该部分巩膜与结膜展现出相似的回声特征，使得表现为高回声的健康巩膜组织减少而呈现为"变薄"形态。

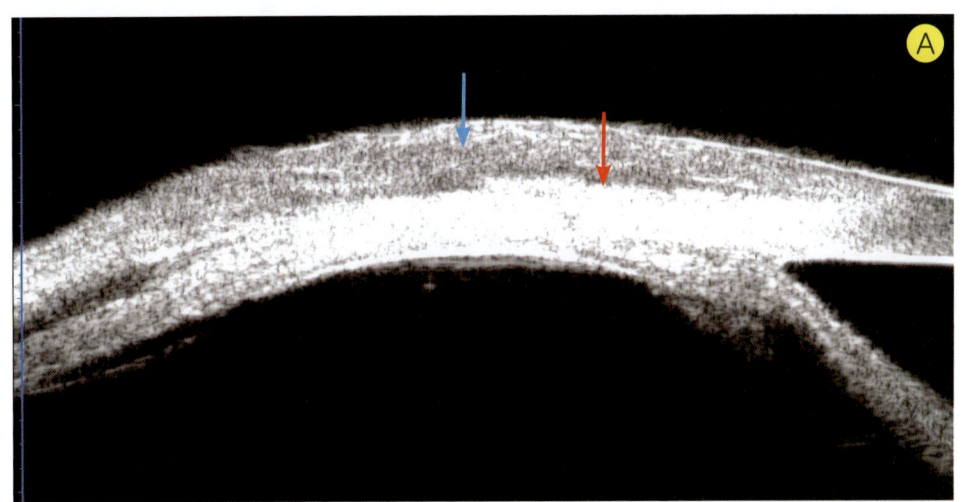
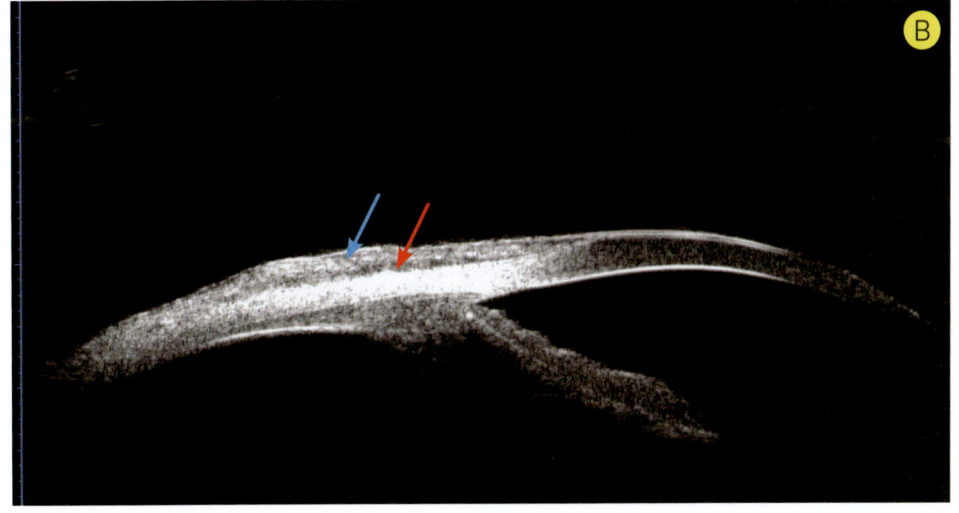

图2-2-5

巩膜浅层浸润炎

红色箭头所示的巩膜表层区域不规则回声降低，导致巩膜表层表现出回声不均匀，外观不平整。该区域的巩膜厚度可能轻微变薄，或保持正常水平。通常伴随外侧的结膜水肿征象（蓝色箭头所示），而内侧的葡萄膜则不受影响。

巩膜全层浸润

巩膜全层浸润是指浸润区域不仅涉及巩膜的表层，也包含巩膜的深层。在UBM图像中，巩膜全层浸润呈现为巩膜病灶区回声的降低，巩膜厚度的不同程度减少，甚至出现巩膜回声的完全缺失，通常伴随着外侧结膜和内侧葡萄膜的水肿征象。

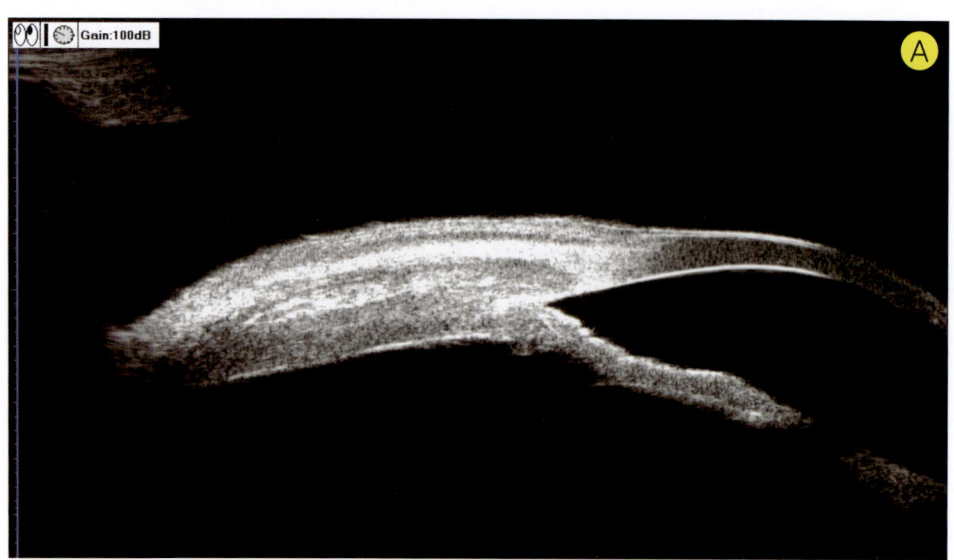

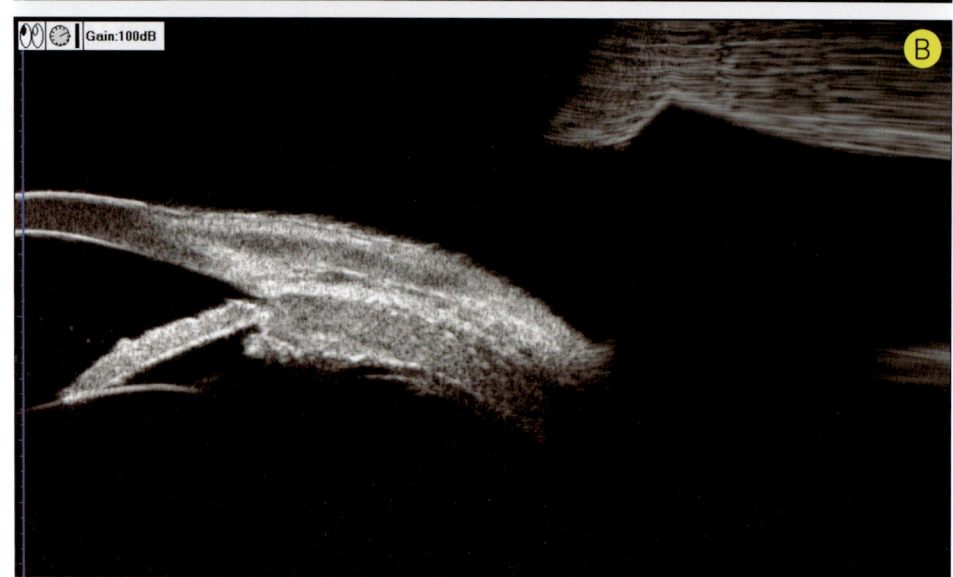

图2-2-6

巩膜全层浸润

巩膜外界面和内界面不平整，巩膜内部回声不均匀，伴随着结膜、睫状体和前段脉络膜水肿的征象。

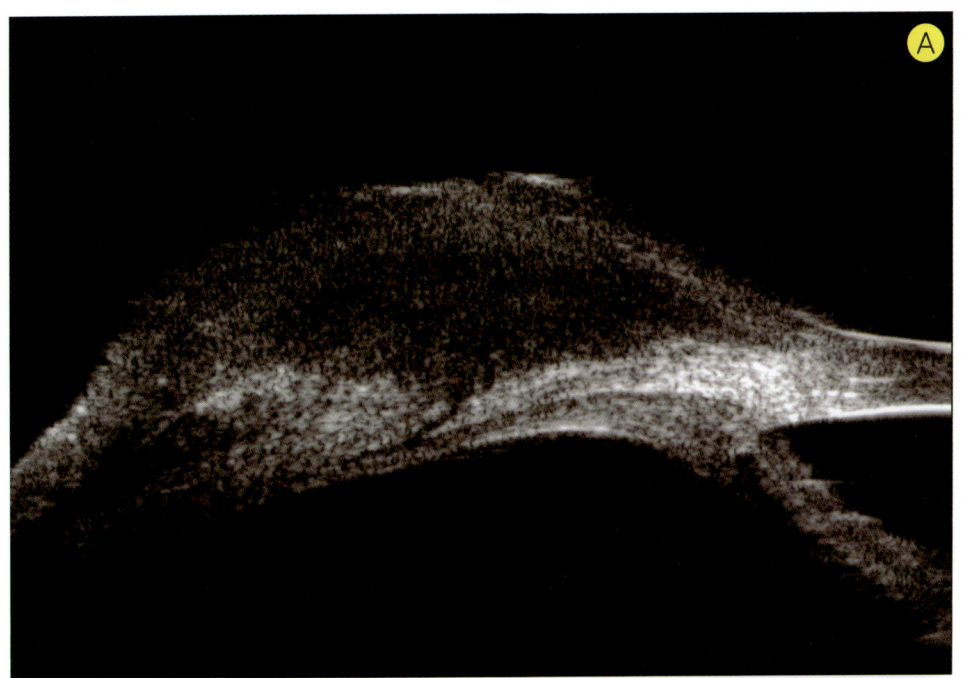

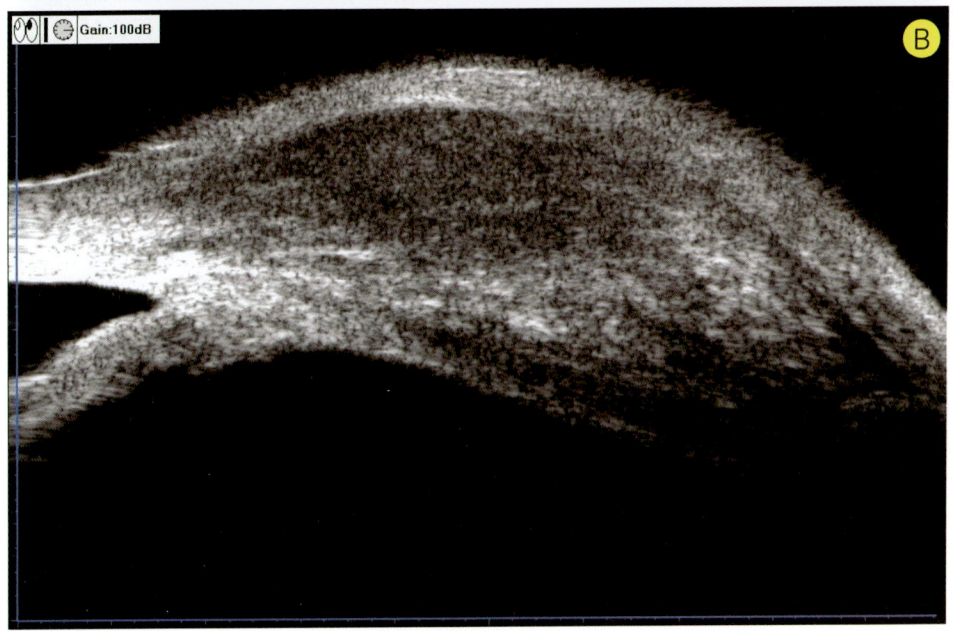

图2-2-7

结节性巩膜炎

巩膜内部的回声不均匀，并且在局部区域与结膜向外侧显著隆起，形成结节状外观。

图2-2-8

巩膜穿通软化

巩膜严重变薄,箭头指向的区域甚至出现巩膜回声完全缺失的情况,伴随着病灶的隆起表现。

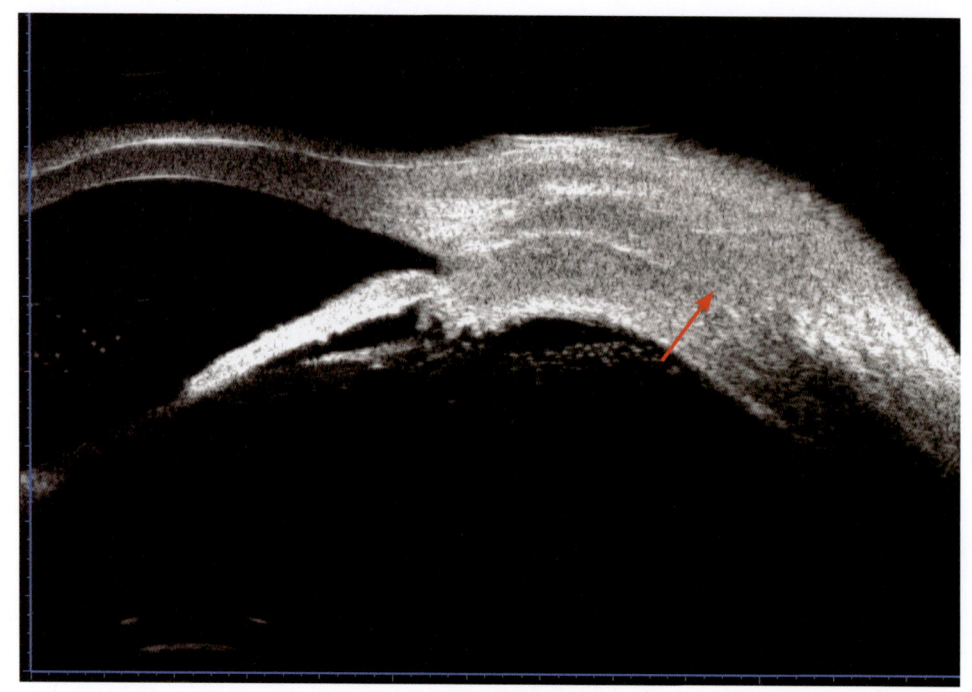

巩膜葡萄肿

巩膜葡萄肿是由眼内压力作用于巩膜局部薄弱区域而形成的突出物。在UBM图像中，巩膜葡萄肿的典型表现包括球壁变薄，向眼球外侧隆起，形成弯勺状的外观。病灶处的巩膜组织明显变薄，甚至完全缺失。

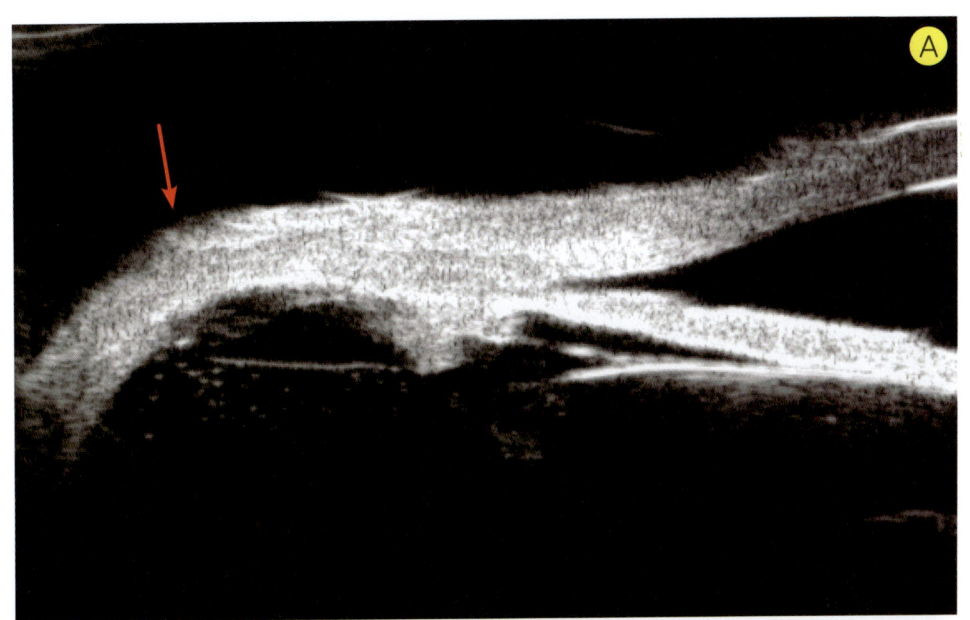

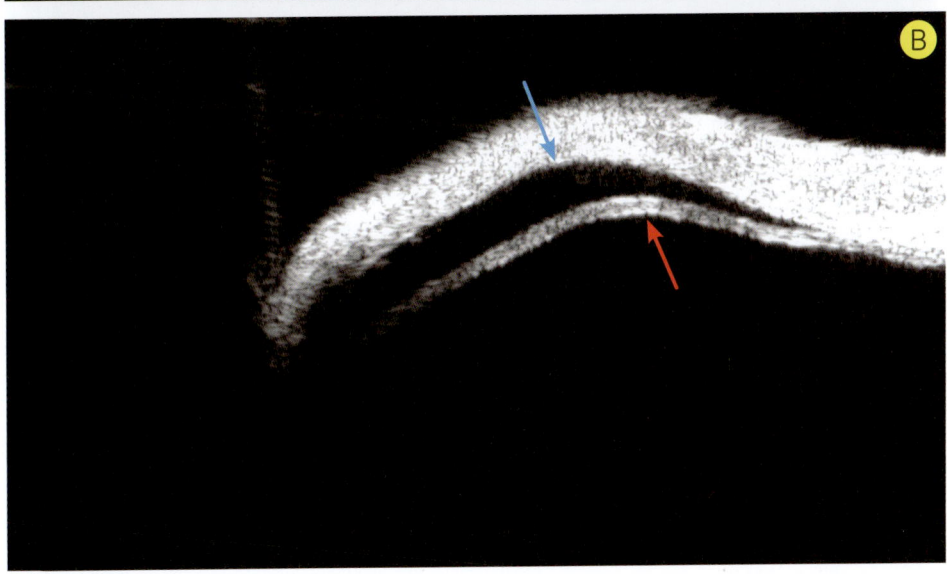

图2-2-9

巩膜葡萄肿

A. 箭头指向的球壁变薄且向外隆起，呈弯勺状。B. 在向外侧隆起的病变区域，可以观察到隆起的脉络膜（蓝色箭头所示）与周边视网膜（红色箭头所示）发生了脱离的现象。

巩膜钙化灶

巩膜钙化灶是指巩膜内部发生的局部钙盐沉积现象。在UBM图像中，巩膜钙化灶表现为高回声的斑块，常伴随有后声阴影，反映了钙化区域对超声波的强烈反射和吸收。

图2-2-10

巩膜钙化灶

箭头所示的巩膜钙化灶为高回声结构，并在其后方有非常明显的声学阴影，通常呈现为与巩膜平行的长条状形态（红色箭头所示），有时呈现为不规则弯曲的形态（蓝色箭头所示）。这样的影像表现与异物的影像特征相似，可以从以下几点鉴别：1.钙化灶通常在巩膜的浅层，且其分布通常与巩膜平行，而异物通常是以一定的角度插入。2.巩膜钙化灶通常发生在年长、有巩膜炎病史或全身免疫疾病的患者，而异物通常有外伤史。

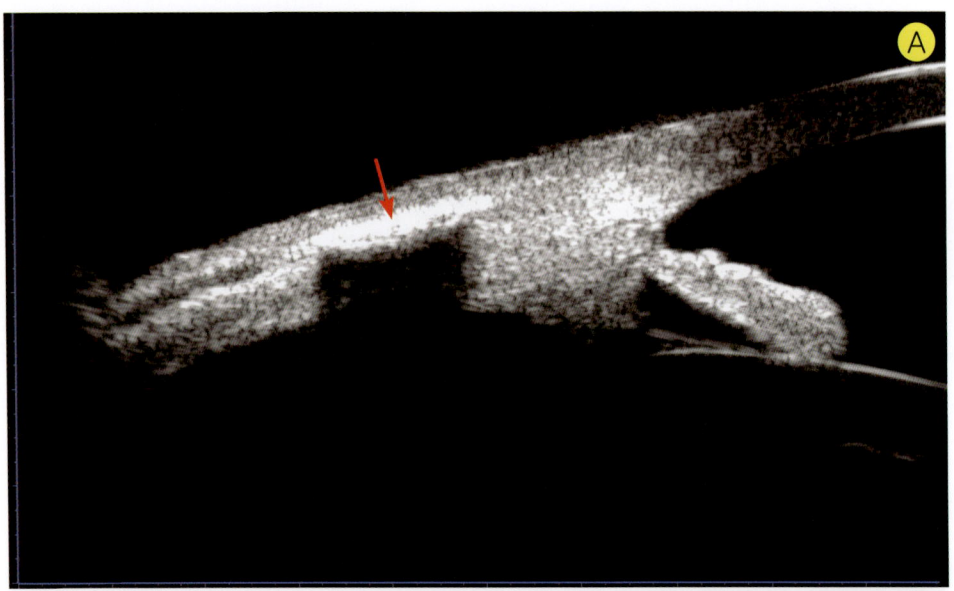

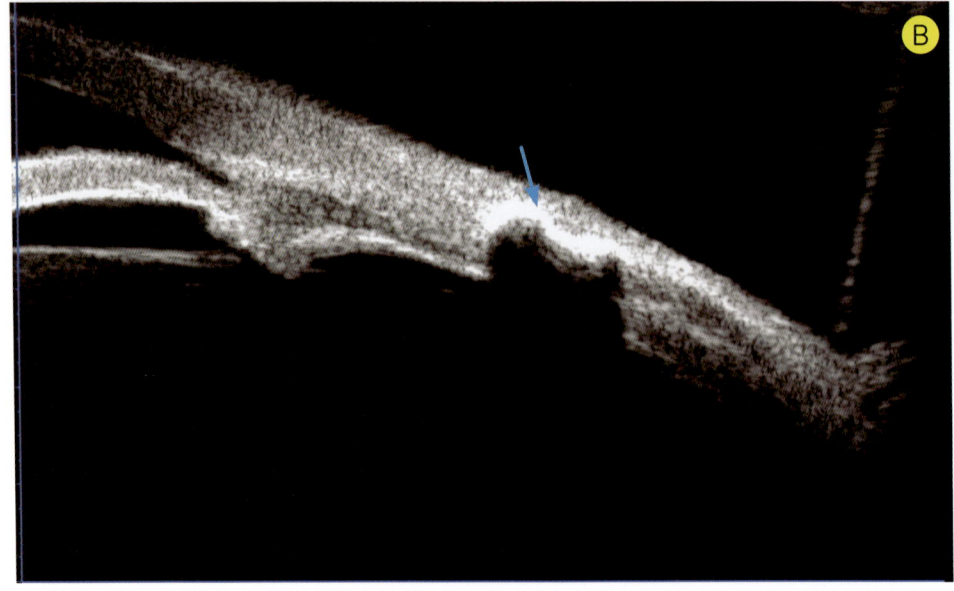

巩膜手术

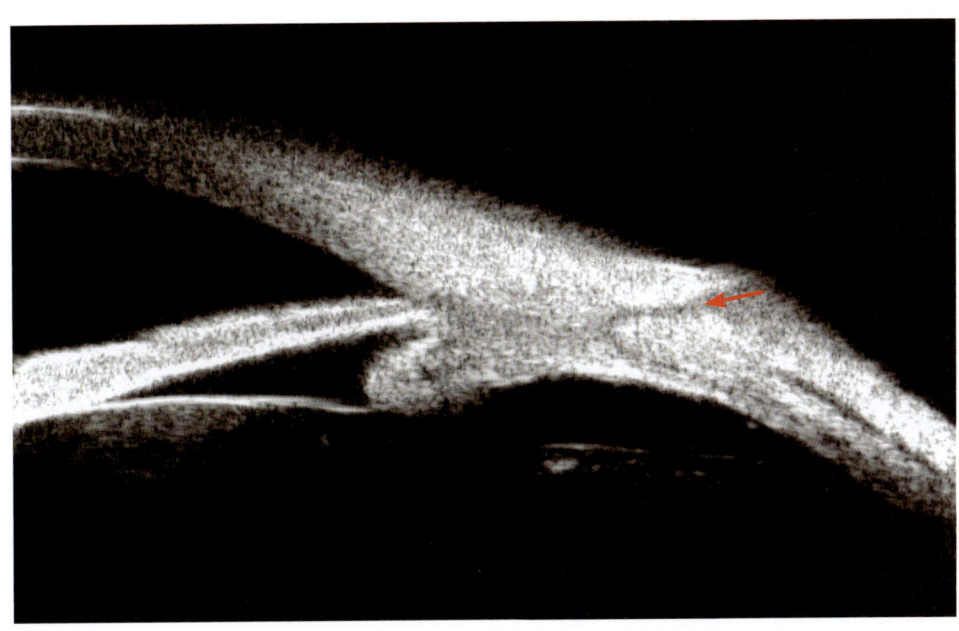

图2-2-11

巩膜异物剔除术后

箭头指向的区域显示了巩膜异物经外科手术移除后的变化,呈贯通巩膜全层的不规则低回声区域。

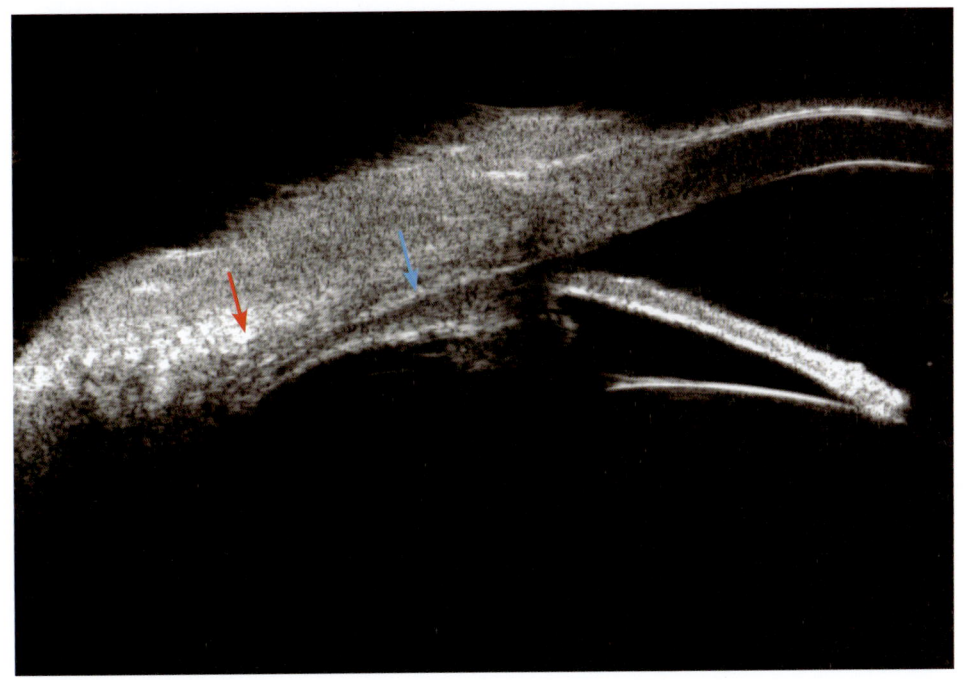

图2-2-12

异体巩膜移植术后

移植区域的球壁整体增厚,组织层次欠分明,红色箭头指向的异体巩膜与蓝色箭头指向的自体巩膜的回声特征不完全一致。

第三节　角膜

角膜是位于眼球前部的最外层的一片透明的层状组织，既保护眼球免遭外界物理伤害，又负责光线的折射，协助形成清晰的视觉图像。UBM增强了我们对角膜异常情况的检测能力，特别是在角膜透明度下降的时候。UBM可以识别这些异常的具体位置、涉及的范围以及它们的渗透深度。

正常角膜

在UBM图像中，正常的角膜前后表面呈现为亮白的高回声，中间的部分则表现为低回声。角膜的后方是前房，外围边缘与结膜和巩膜相邻。

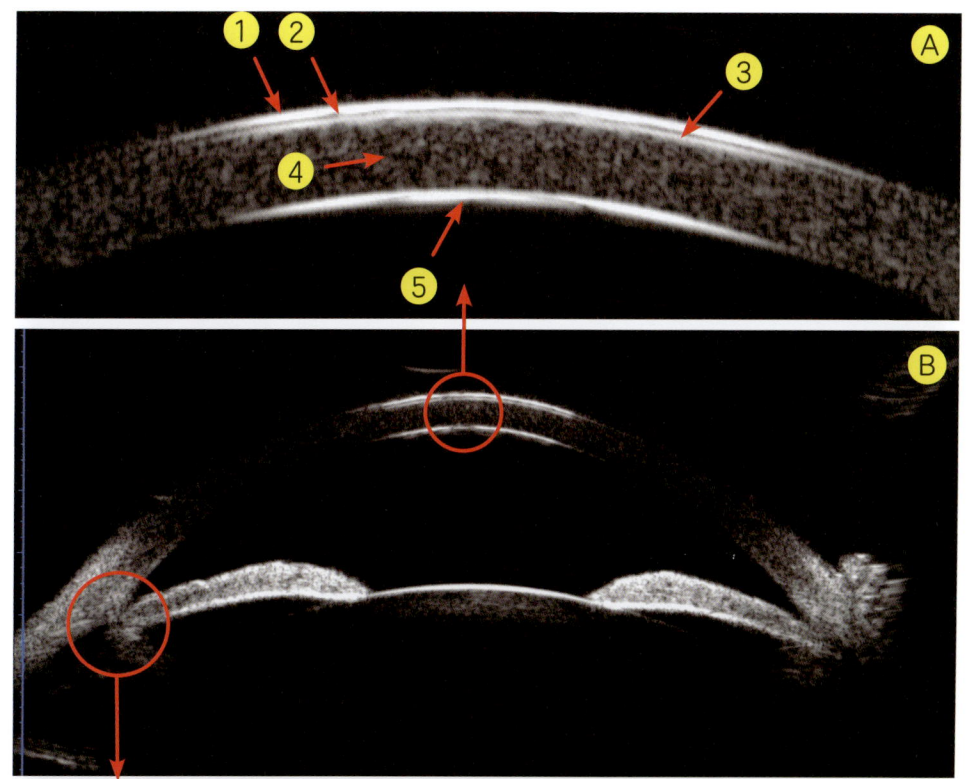

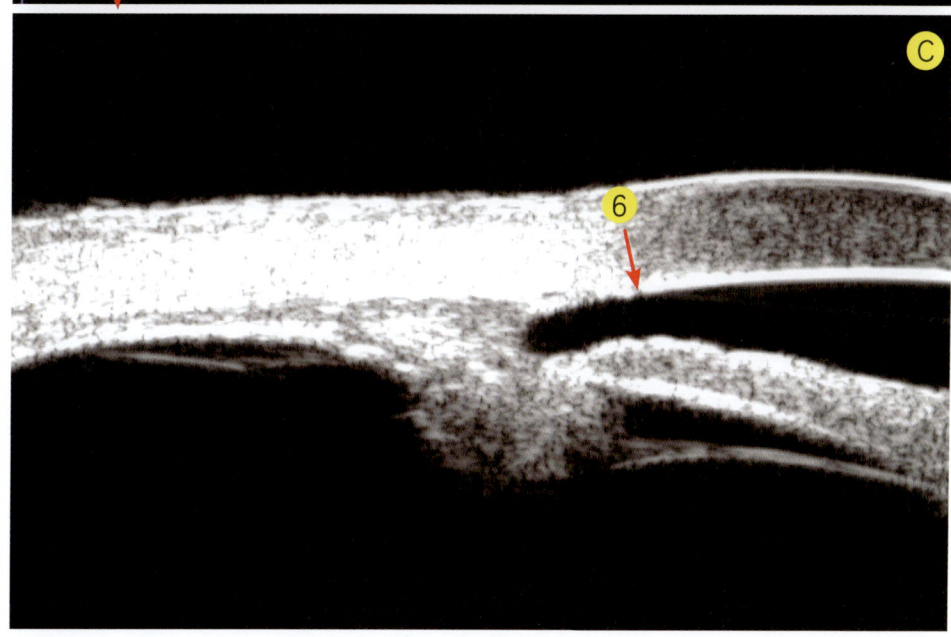

图2-3-1

正常角膜

图A和图C分别是图B圈定部位的局部表现。1.角膜上皮的表层部分。2.角膜上皮的深层部分。3.角膜前弹力层。4.角膜基质层。5.角膜后弹力层和角膜内皮层的复合回声。6. Schwalbe线，即角膜后弹力层的止端。

角膜水肿

角膜水肿是指角膜组织发生的异常液体积聚导致的肿胀状态。在UBM图像中，角膜水肿通常表现为角膜厚度增加、回声改变和边界模糊。

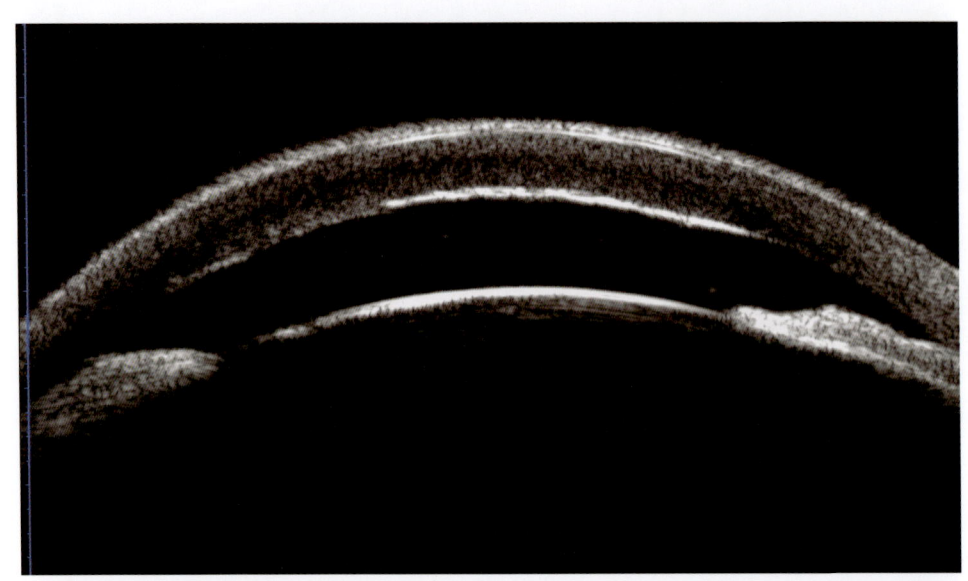

图2-3-2
角膜全层水肿

角膜上皮层水肿表现为角膜外界面模糊、厚度增加，并从光亮变为粗糙的毛玻璃样外观。与一般组织水肿表现为回声降低不同，角膜基质层水肿表现为基质层增厚，伴随着轻微的回声增强，与一般组织水肿表现为回声降低不同。角膜内皮层水肿表现为角膜内界面回声从光滑变为粗糙模糊，有时角膜内皮和后弹力层出现波浪形状的皱褶。

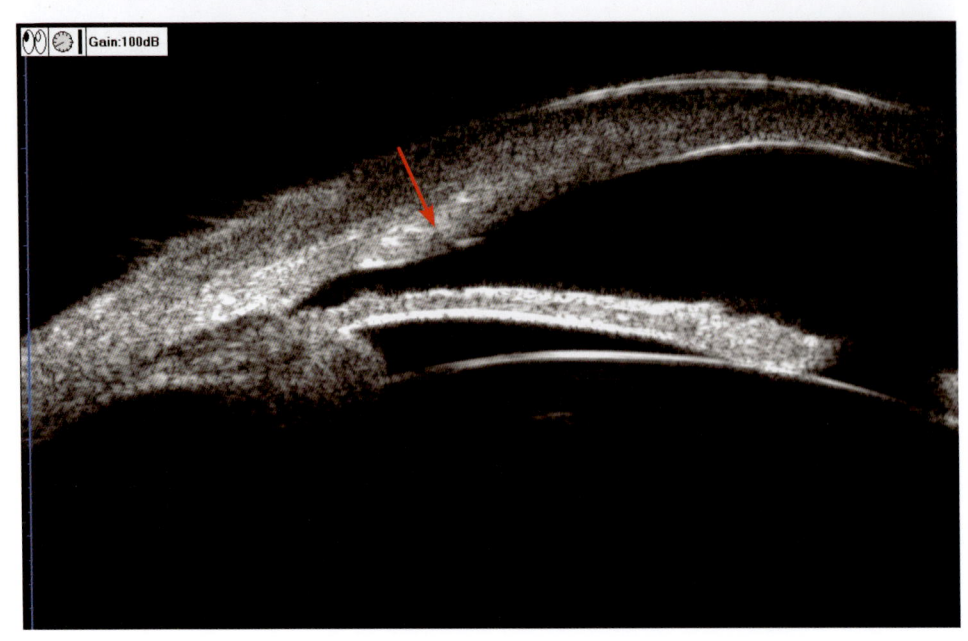

图2-3-3
角膜基质炎水肿

箭头指向的角膜基质层增厚并向内皮层轻微隆起，伴随着回声增强，这种回声比常规的角膜基质水肿回声增强更为明显。

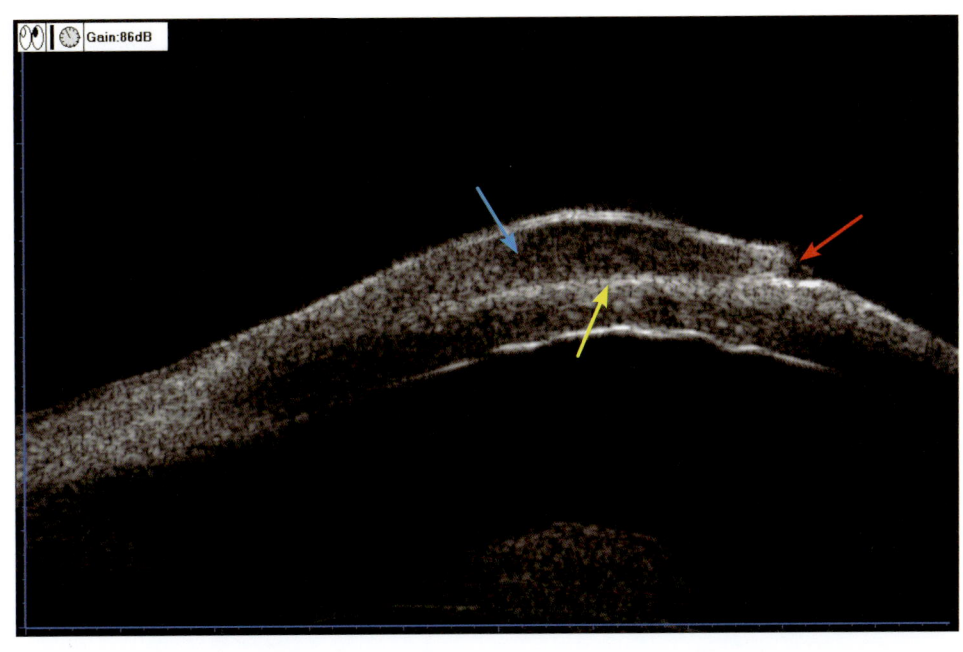

图2-3-4
角膜破裂水肿

角膜上皮层的连续性在裂口处回声中断（红色箭头所示），伴随角膜全层水肿的征象，其中角膜上皮水肿显著、厚度增加（蓝色箭头所示），角膜前弹力层的回声则较为完整（黄色箭头所示）。

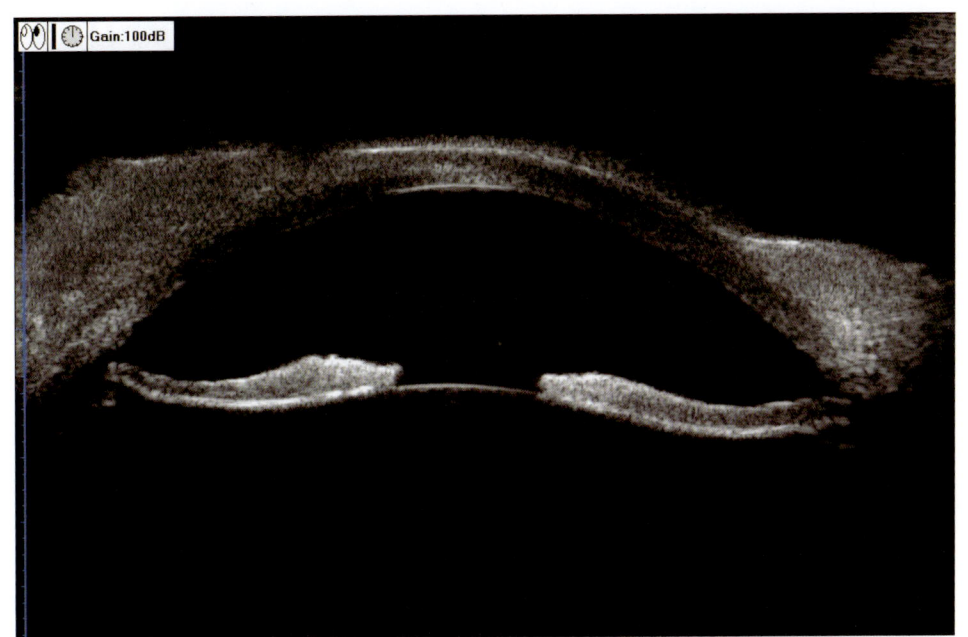

图2-3-5
化学伤角膜水肿

角膜上皮水肿呈现为毛玻璃样改变，角膜基质层回声增强。此外，结膜也呈现出水肿增厚的征象。

角膜混浊

角膜混浊指角膜透明度下降或变得不透明,在UBM图像表现为角膜病灶区回声增强、角膜结构不规则,以及角膜厚度改变。它可伴随角膜上皮层的回声粗糙、局部缺损或增殖现象,也可伴随角膜后弹力层的脱离或角膜内皮层回声的粗糙。

图2-3-6

角膜浅层混浊

箭头所示的角膜浅层回声增强。

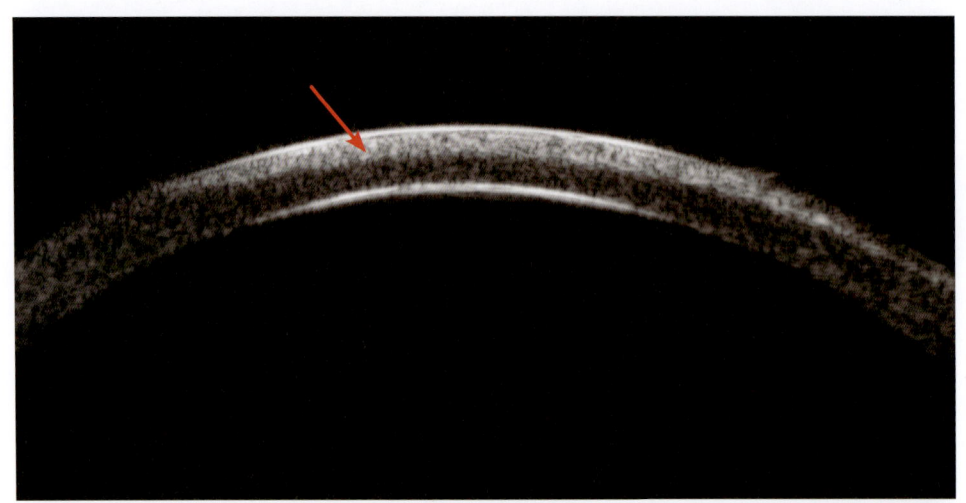

图2-3-7

角膜深层混浊

箭头所示的角膜深层回声增强。

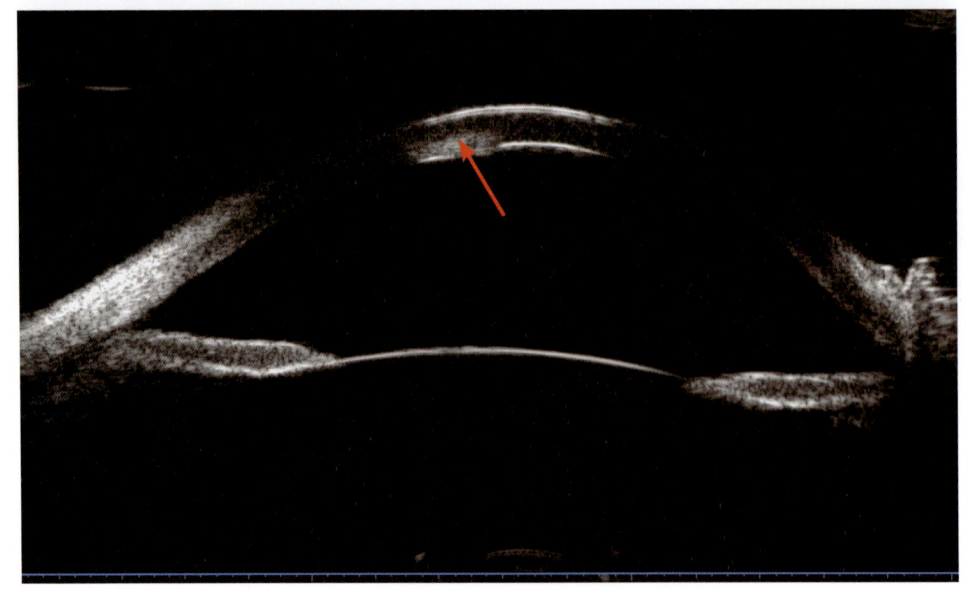

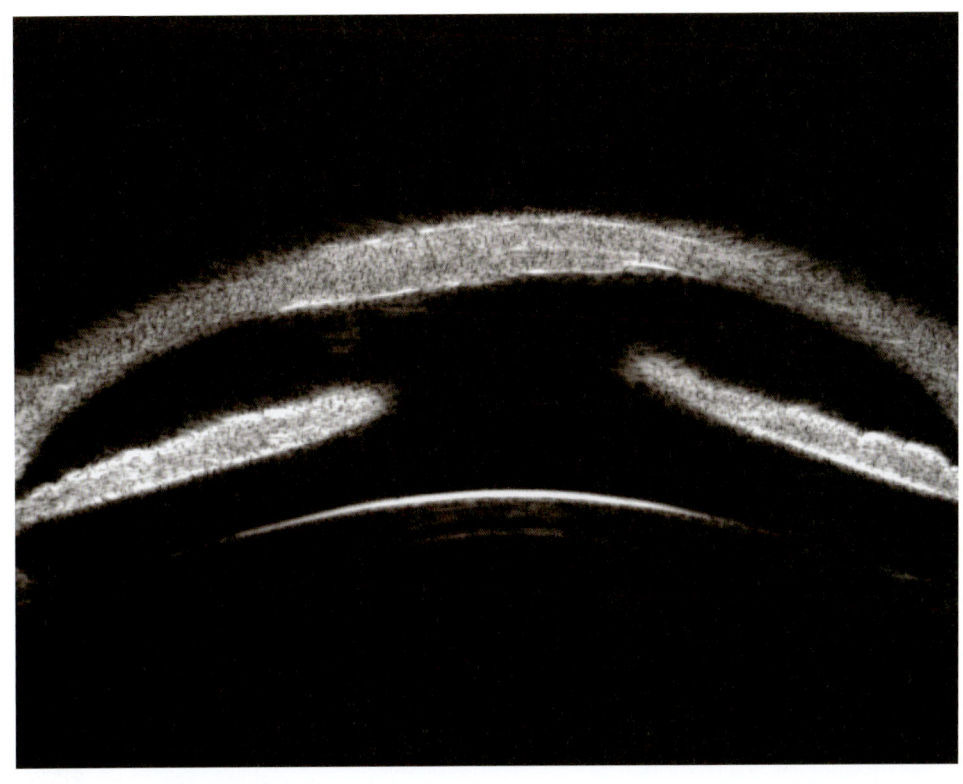

图2-3-8
角膜全层混浊
　　角膜全层回声增强。

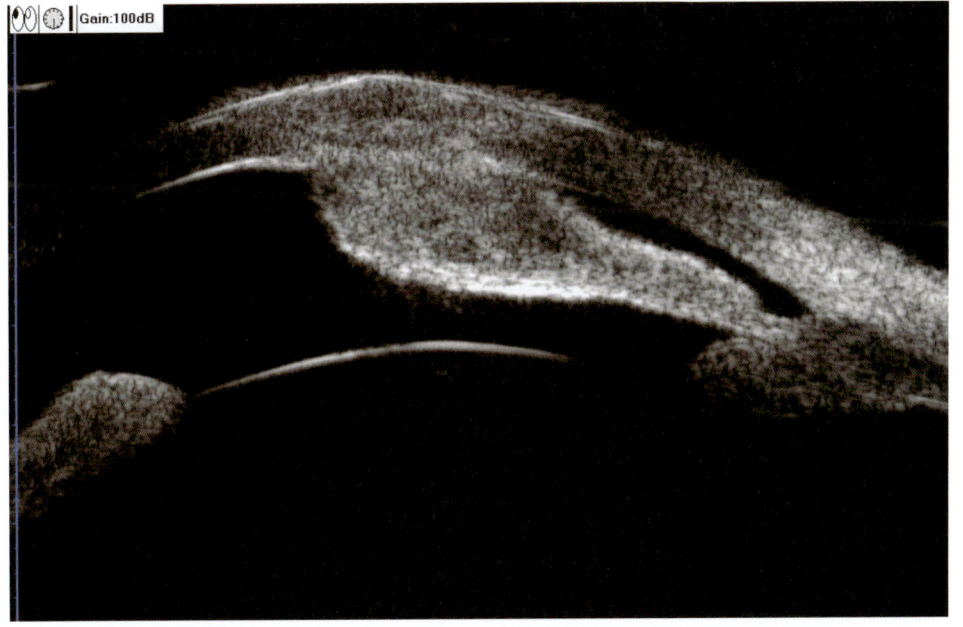

图2-3-9
粘连性角膜白斑
　　虹膜前粘连于角膜，粘连处的角膜回声增强。

角膜薄变

角膜薄变是指遗传因素、外伤、炎症或其他病理变化导致角膜厚度低于原本的厚度。在UBM图像中,角膜薄变表现为角膜整体或局部厚度的减少。

图2-3-10

角膜上皮局部缺损

箭头所示的角膜上皮层局部缺损,该区域的角膜前界面轻微凹陷,但凹陷未扩展到前弹力层。

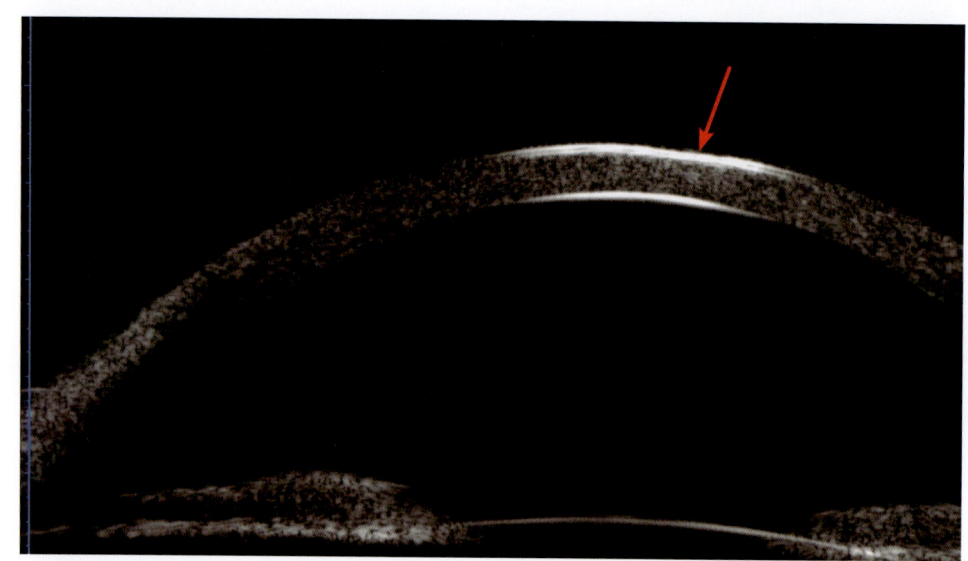

图2-3-11

角膜上皮广泛缺损并佩戴绷带镜

角膜上皮回声大范围缺失,角膜外侧覆盖着绷带镜(红色箭头所示),起到保护眼睛免受外界刺激、减轻眼睛疼痛并促进伤口愈合的作用。

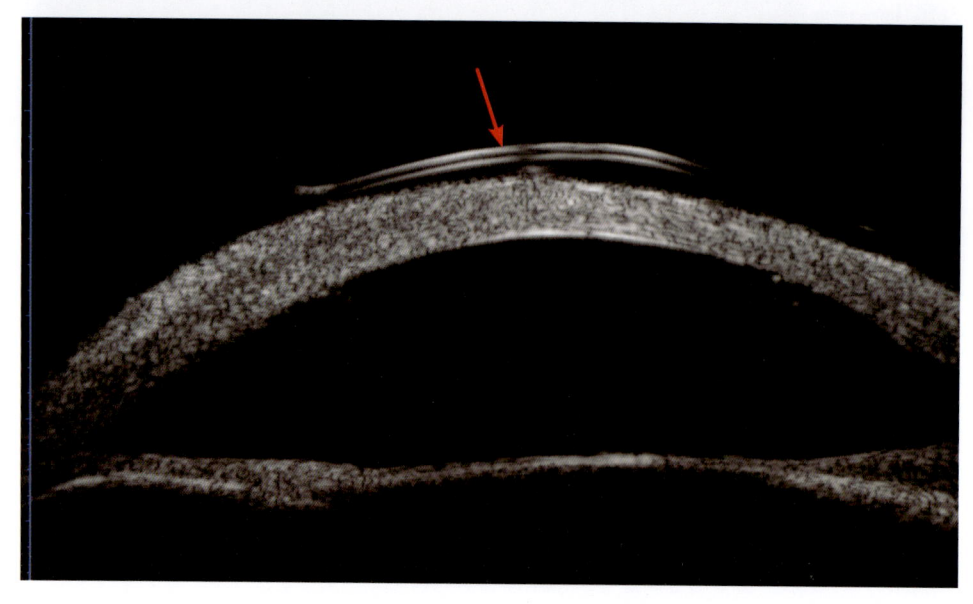

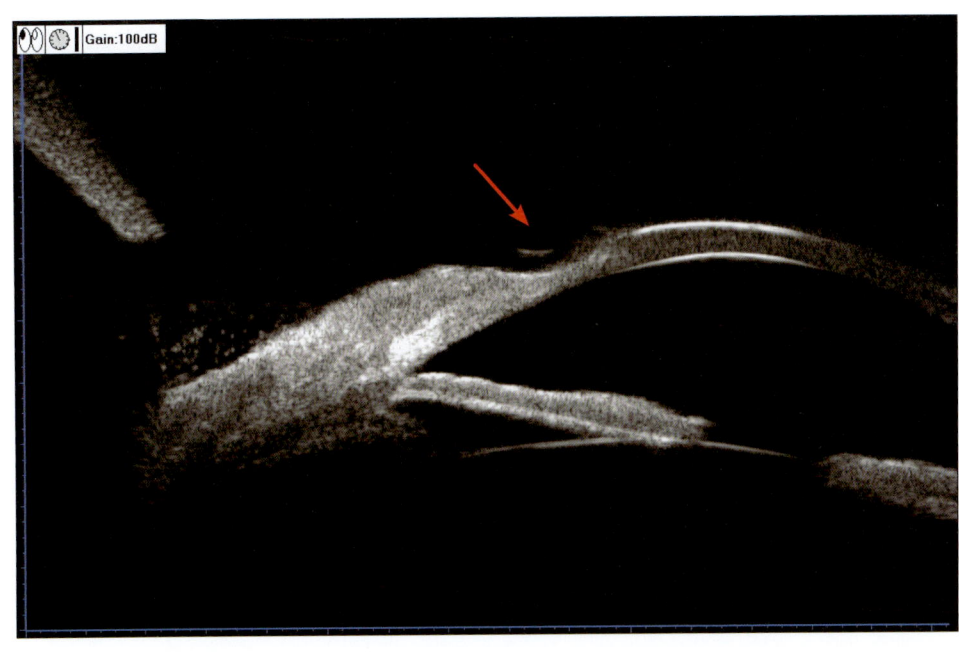

图2-3-12
角膜溃疡

箭头所示的角膜前表面缺损显著,角膜局部厚度明显减少和回声增强,角膜表面不规则凹陷,形成凹盆状的外观。

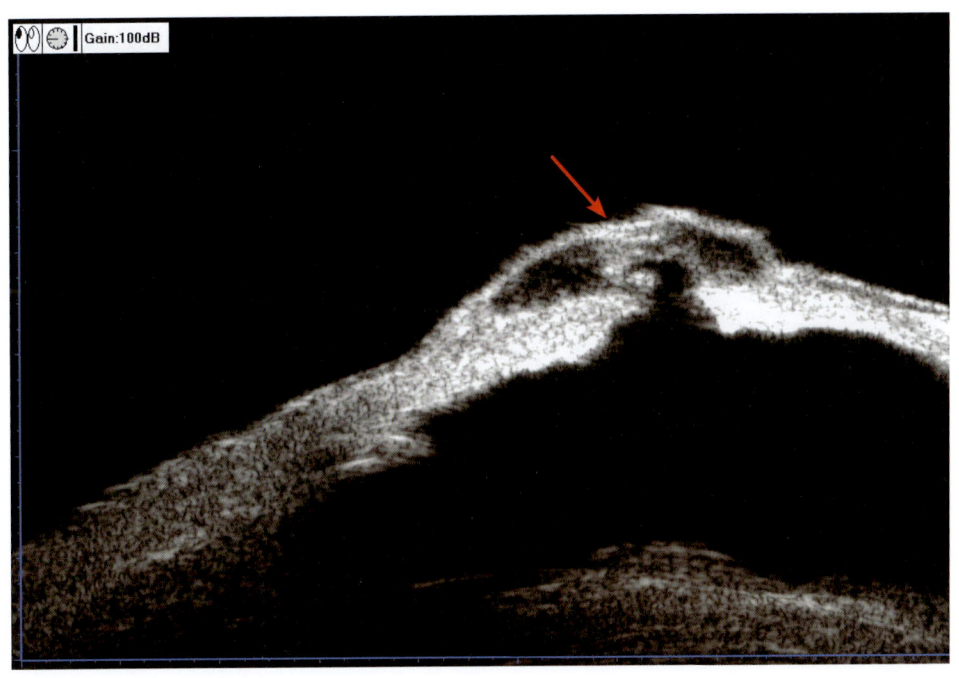

图2-3-13
角膜溃疡穿孔后自发愈合

角膜表层组织处于封闭状态(箭头所示),而深层的角膜组织仍旧未完全贴合。

图2-3-14
角膜后弹力层局部缺失

箭头所示的角膜后弹力层与内皮层构成的复合回声在局部区域出现中断，局部结构的完整性受损，厚度变小。

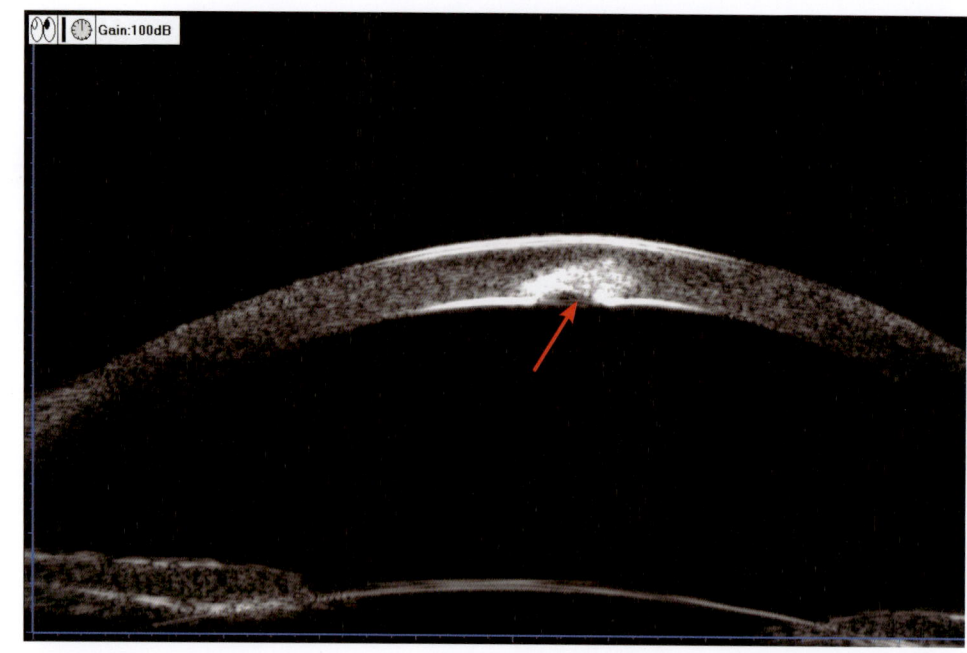

图2-3-15
角膜葡萄肿

角膜局部前后界面同时异常向前凸起，伴随着角膜厚度变化和病灶回声增强（箭头所示）。值得注意的是，角膜葡萄肿并非占位病变，而是角膜局部力学失衡导致的角膜组织向前凸起。

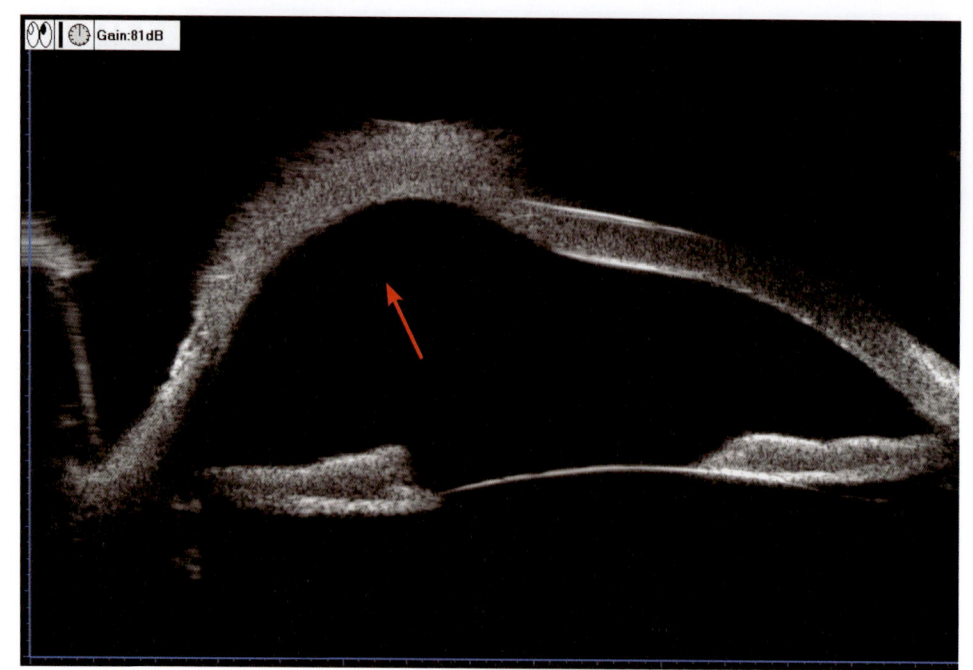

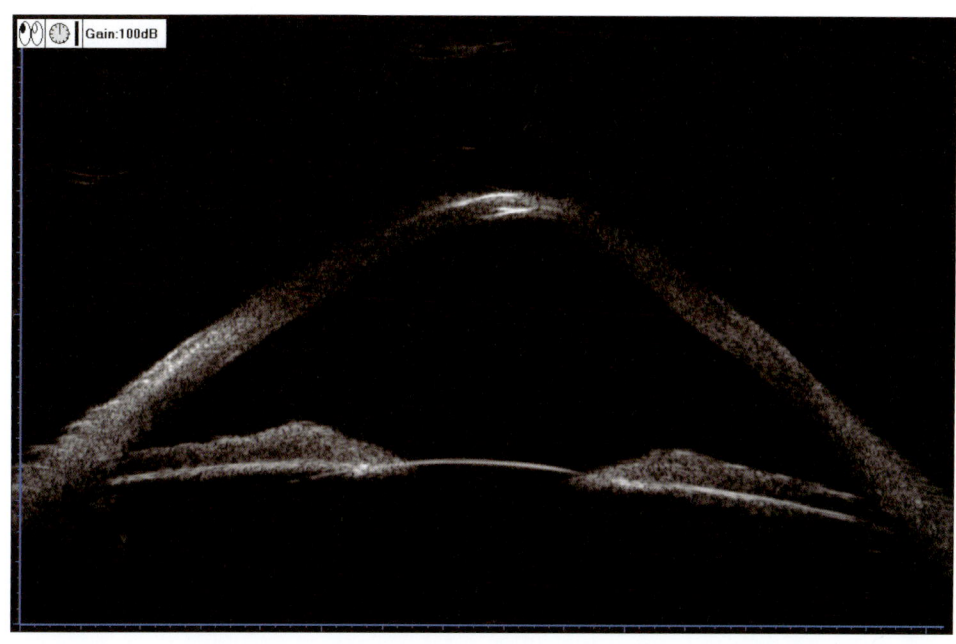

图2-3-16

圆锥角膜

角膜变薄并向前凸起,角膜表面失去了正常的平滑球形轮廓,转而呈现出不规则的锥形凸起。

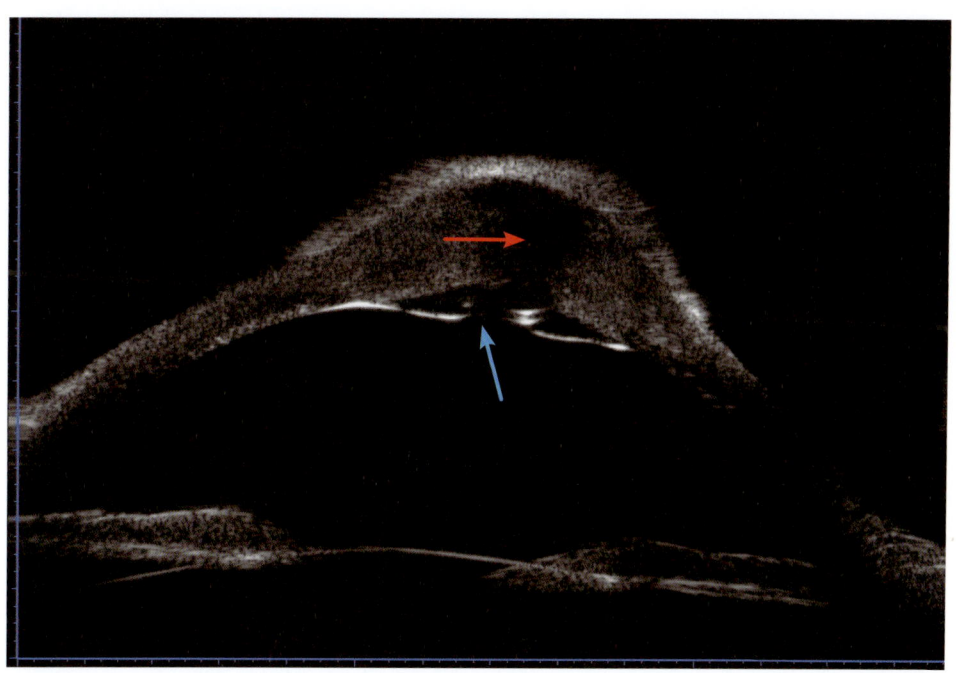

图2-3-17

急性圆锥角膜

角膜后弹力层出现破裂(蓝色箭头所示),同时角膜基质层出现撕裂并伴随水肿(红色箭头所示),角膜整体上呈现出锥形向前凸起的外观。

角膜后弹力层脱离

角膜后弹力层脱离是指角膜后弹力层与角膜基质之间发生了分离。在UBM图像中，脱离的角膜后弹力层表现为一条连续的线状结构，与角膜基质层形成半月状或带状空腔。

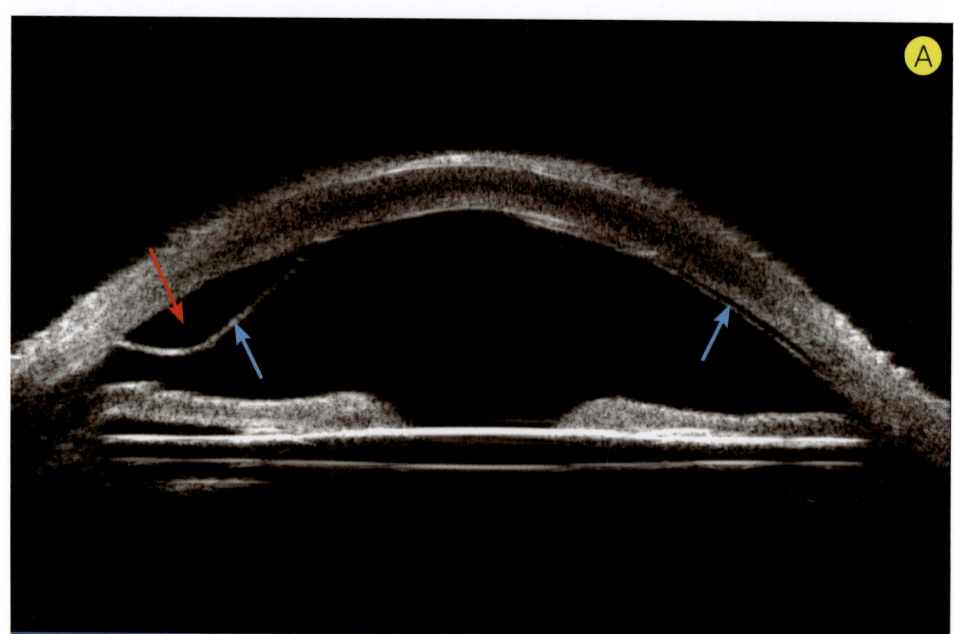

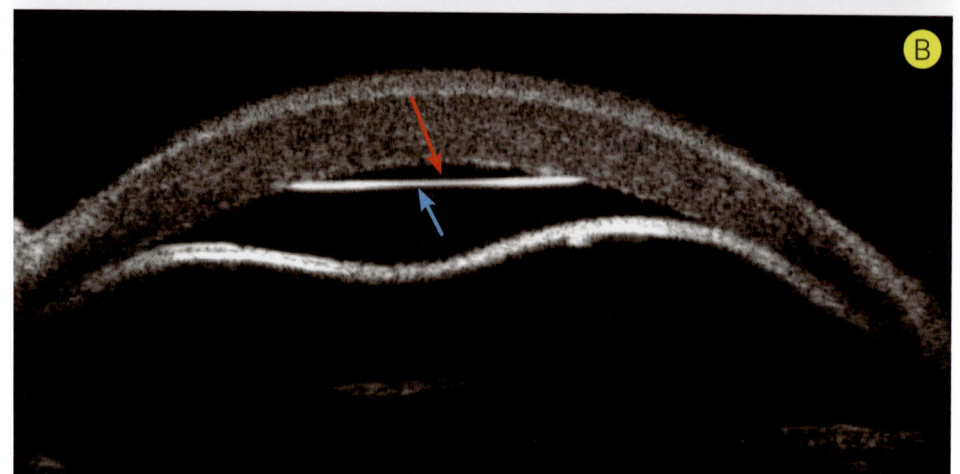

图2-3-18

角膜后弹力层脱离

角膜呈现水肿的征象，并且角膜后弹力层和内皮层的复合回声（蓝色箭头所示）与角膜基质层之间出现了分离并向后隆起现象，层间呈现为无回声的暗区（红色箭头所示）。

先天性角膜异常

先天性角膜异常指的是由遗传因素或胚胎发育过程中的异常而导致的角膜结构或功能异常。在UBM图像中，这些异常可能表现为角膜厚度不均、回声增强、角膜大小异常或角膜形态不规则。

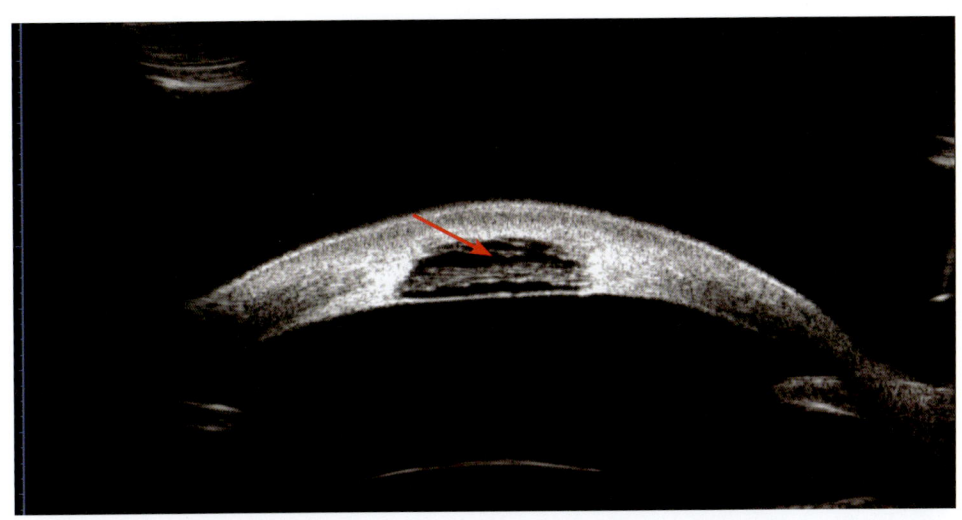

图2-3-19

角膜基质层局部缺失

角膜深基质层回声缺失，但角膜后弹力层回声完整，形成了角膜层间积液的现象。在缺损部位，可观察到藕丝状的组织形态（箭头所示）。

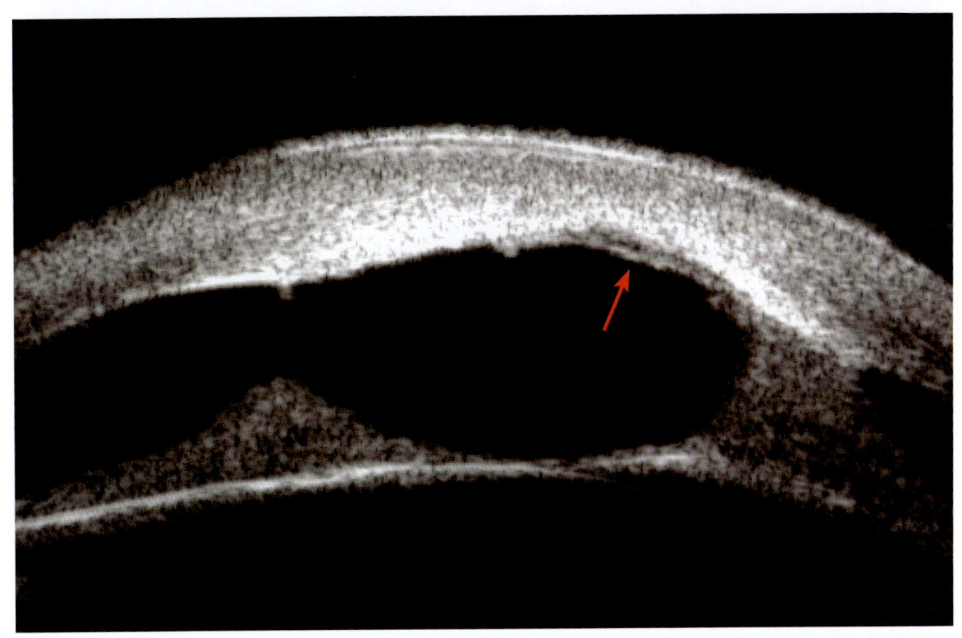

图2-3-20

角膜后弹力层缺失

箭头指向的区域示角膜后弹力层与内皮层的复合回声局部缺失，角膜后表面的回声变得粗糙不平，同时，角膜基质层部分缺失，伴随着虹膜前粘连。这些特征通常出现在Peter异常的个体中。

图2-3-21

扁平角膜

　　角膜呈现出明显的扁平特征，角膜及角巩膜缘区域相对较平，弯曲程度降低，曲率半径增大。

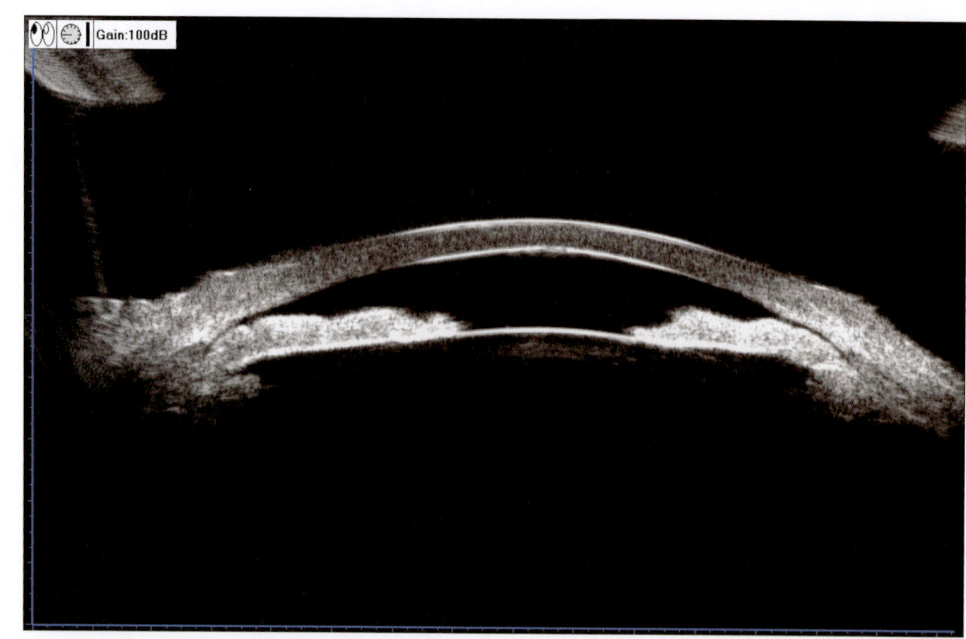

图2-3-22

大角膜

　　角膜直径为14mm，显著大于正常值（11~12mm）。尽管角膜直径增大，图像并没有显示角膜混浊或水肿的迹象，同时，伴随着前房过深和虹膜的厚度较薄的状况。资料显示，该个体无青光眼病史。

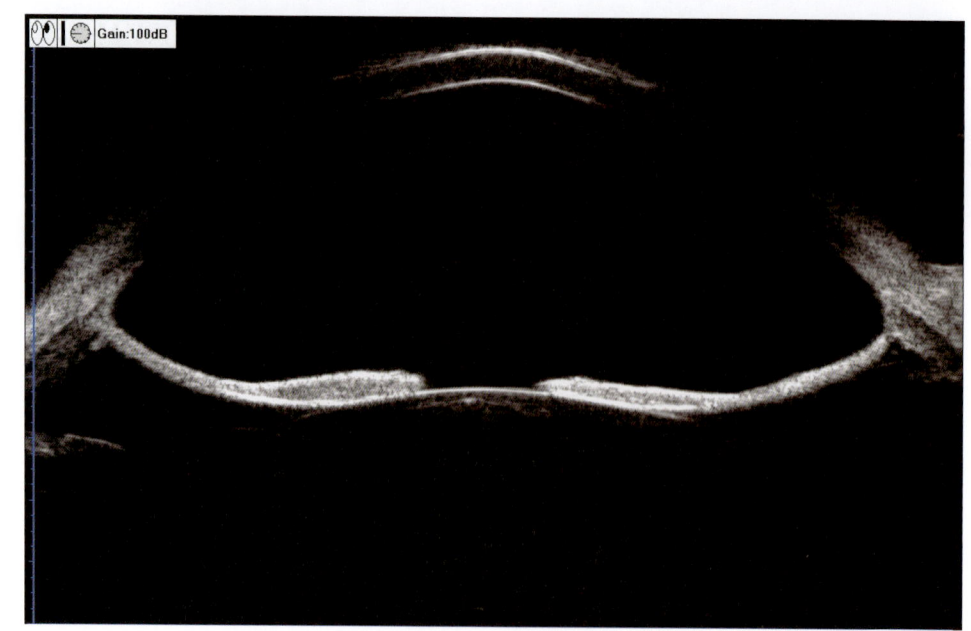

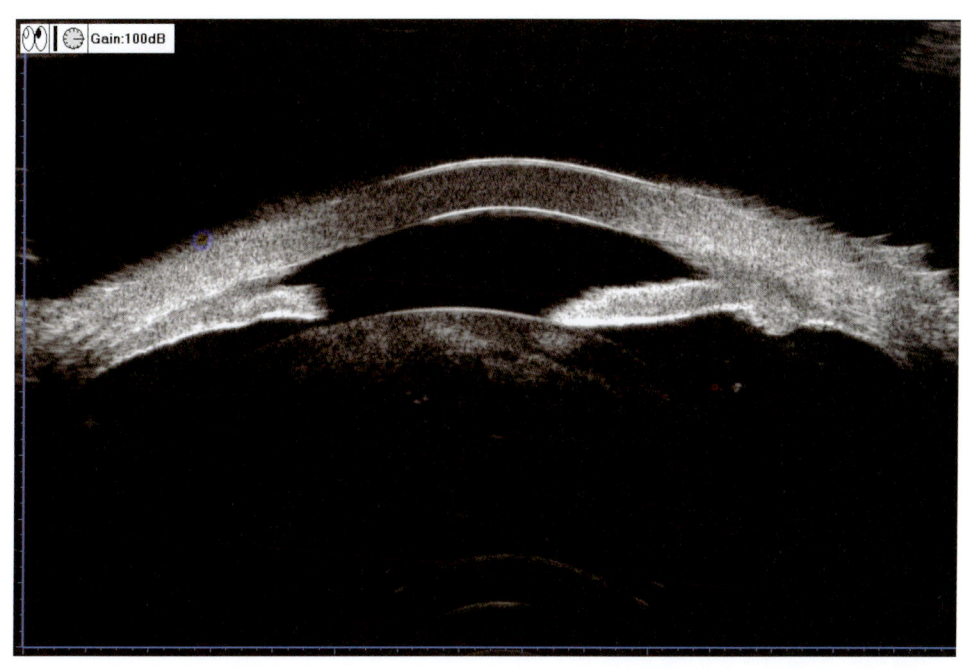

图2-3-23

小角膜

角膜直径为7mm，显著小于正常值（11~12mm）。角膜厚度增加，前房相对较浅，并伴有虹膜缺损的征象。

角膜变性

角膜变性是指由于多种原因引起的角膜组织结构和功能的慢性退行性变化。这些变化可能包括角膜混浊、沉积物形成、脂肪渗透或钙化等。在UBM图像中可能表现为角膜厚度的不规则增加、回声信号的异常，以及角膜边界轮廓的异常改变等。

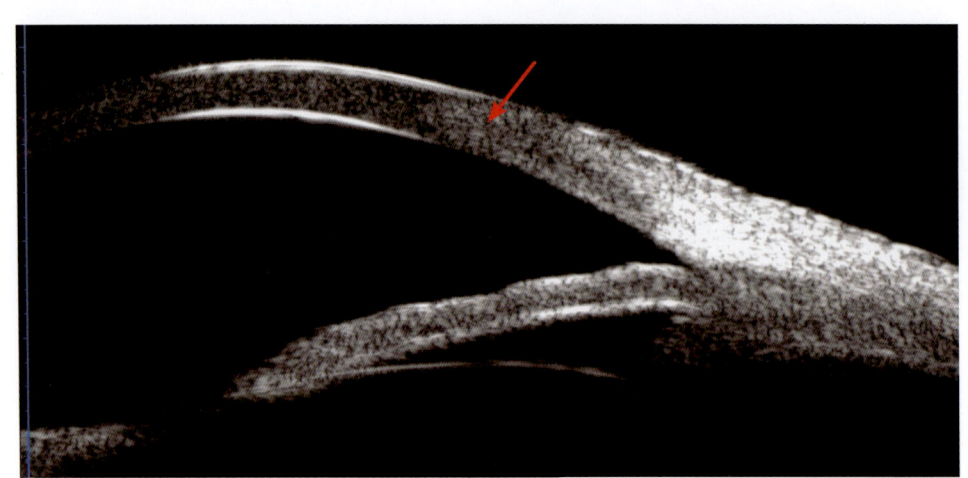

图2-3-24

老年环

箭头所示角膜边缘的基质层回声均匀增强，而角膜整体厚度没有增加，角膜的外界面和内界面的回声未受到影响。

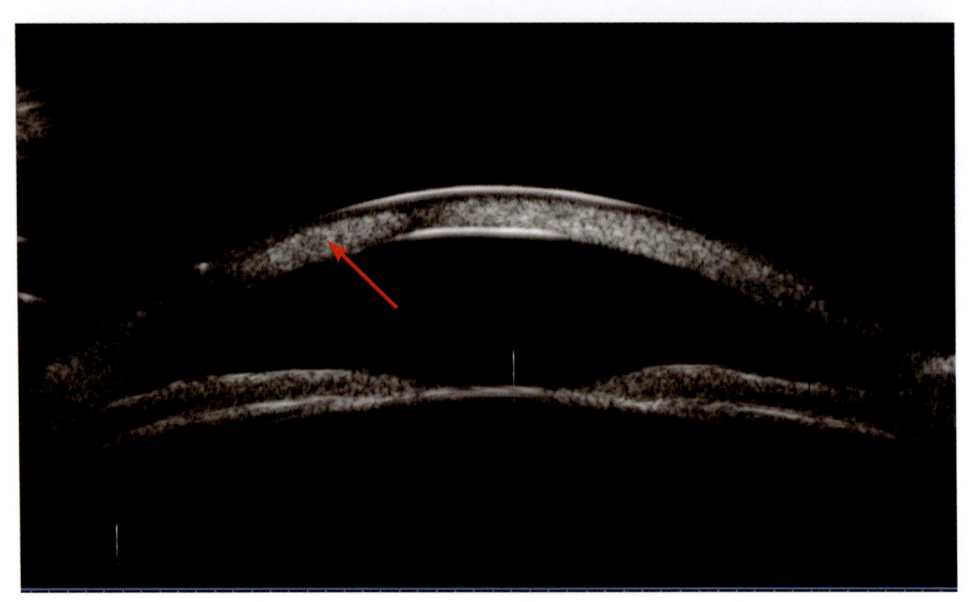

图2-3-25

角膜脂质变性

箭头所示角膜基质层广泛的回声增强，有较为清晰的边界但分布无规律，角膜整体厚度没有增加。

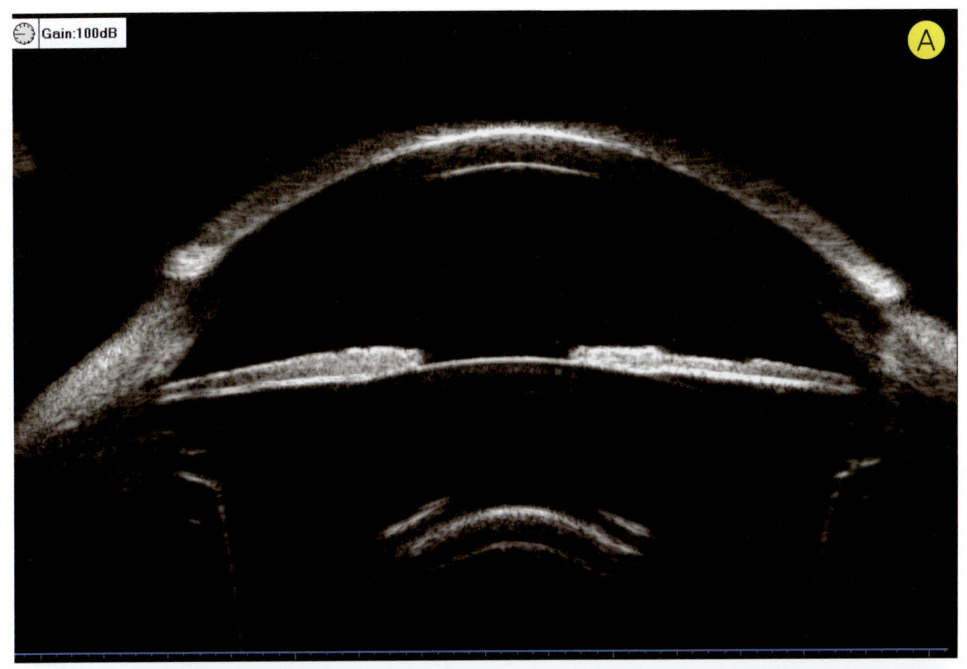

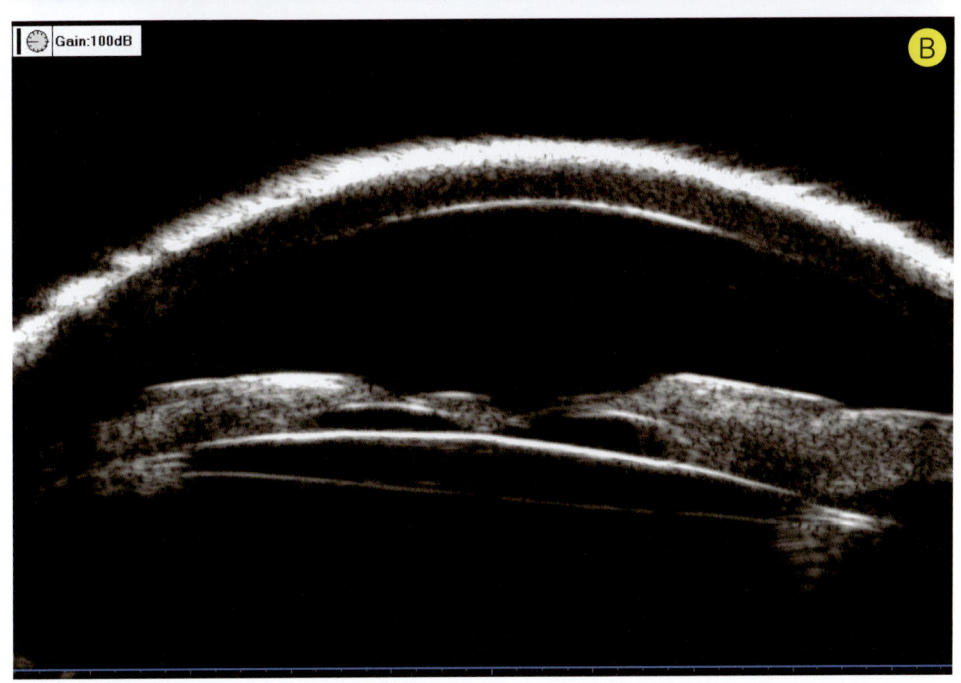

图2-3-26

角膜带状变性

钙质沉积主要发生在角膜的表层，导致角膜表层回声强度显著增加，边界模糊，类似毛玻璃样外观，有时伴随着病灶后方的声学阴影。

实用眼科超声生物显微镜图谱

图2-3-27
Terrien边缘角膜变性

箭头所示角膜的外界面和内界面不同程度上出现凹陷，整体角膜厚度减少，病灶主要位于边缘角膜区域。

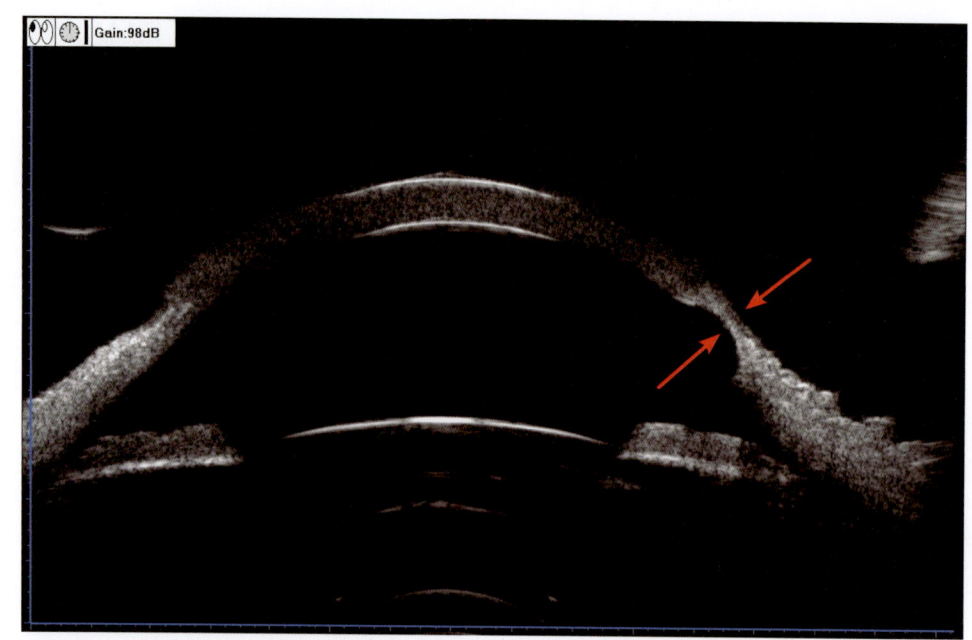

图2-3-28
角膜大泡样病变

角膜上皮层与角膜前弹力层分离并向前突出，伴随着角膜上皮层和角膜前弹力层之间的液体积聚。蓝色箭头指向前凸的角膜上皮层，黄色箭头指向角膜前弹力层，红色箭头指向角膜上皮层与角膜前弹力层之间的积液。

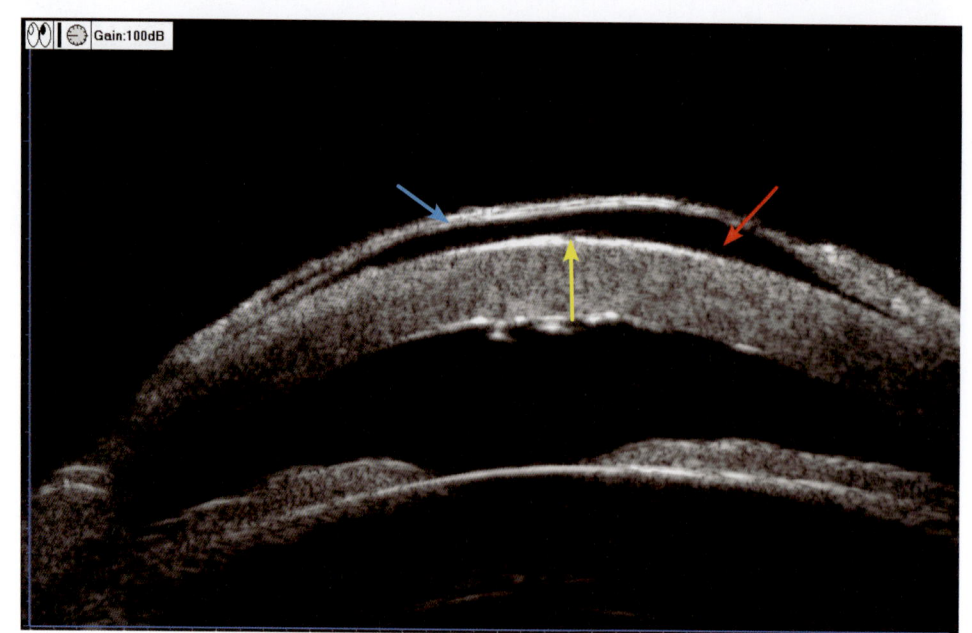

048

角膜营养不良

角膜营养不良是指各种原因导致的角膜细胞代谢障碍，出现营养物质供给不足或代谢产物排出不畅，从而引起角膜组织发生功能性和结构性改变的一类疾病。在UBM图像中，角膜营养不良可能表现为角膜厚度不均、回声改变，以及边界模糊不规则。

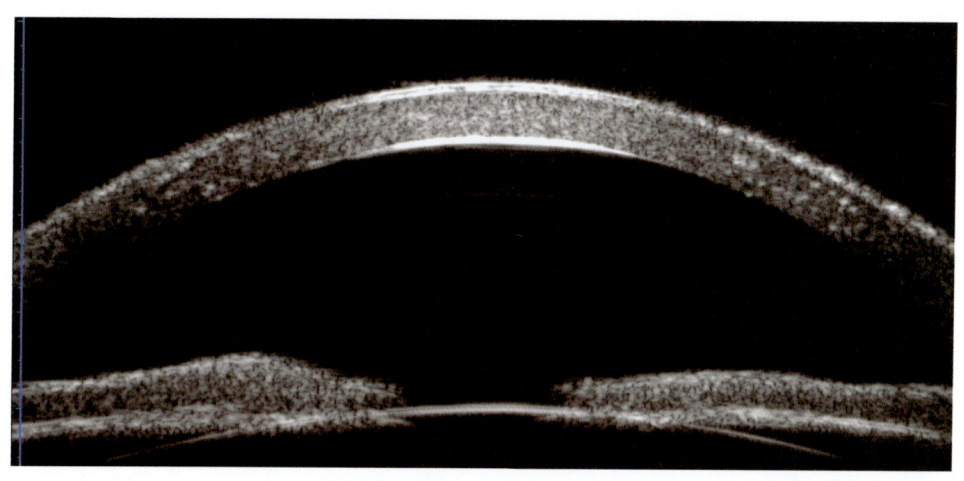

图2-3-29

格子状角膜基质营养不良

角膜基质层的回声弥漫性增强，伴随着散布的点状和线状的高回声区域。

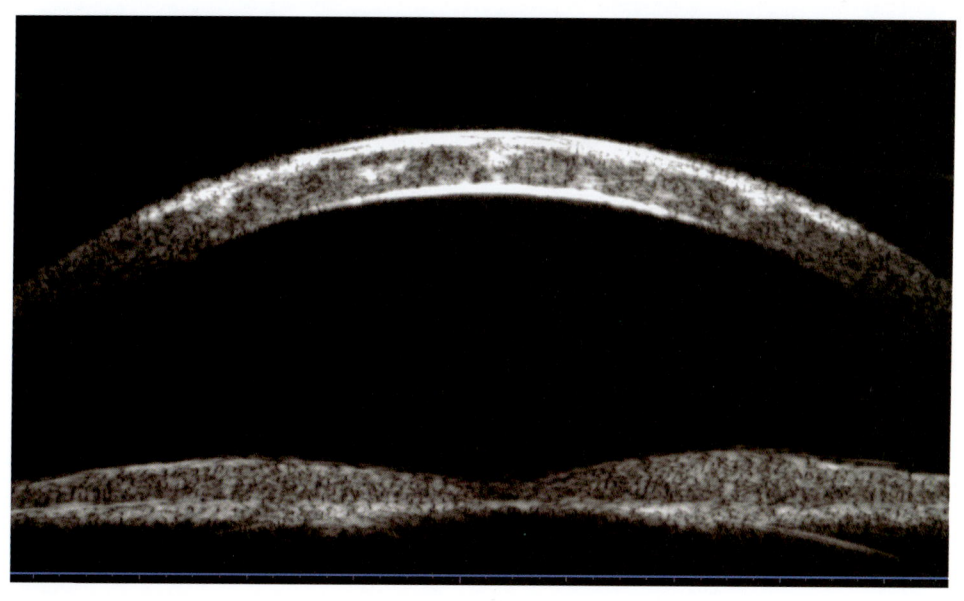

图2-3-30

颗粒状角膜基质营养不良

角膜基质层的回声弥漫性增强，伴随着散布的斑点状高回声区域。

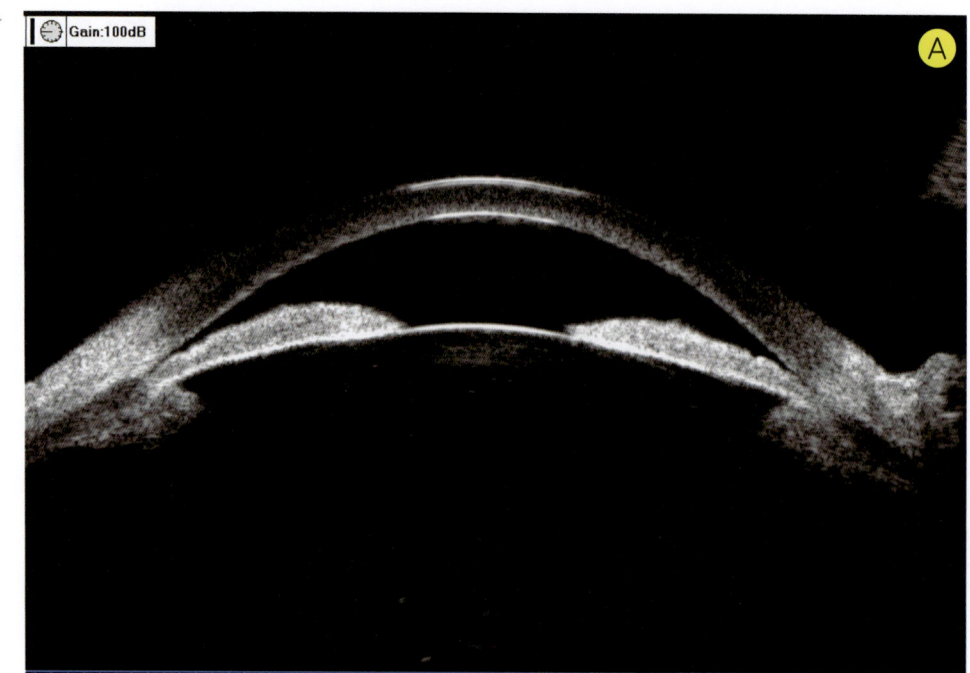

图2-3-31

角膜内皮营养不良

A. 角膜内皮营养不良的普遍特征：角膜后表面由原本光滑的状态转变为粗糙，并可观察到从角膜内皮向角膜深基质层散射的毛玻璃样回声。这种变化虽常见于角膜内皮营养不良，但并不具有特异性。B. 角膜后弹力层增厚，角膜内皮见疙瘩不平的疣状物（箭头所示），该特征常见于Fuchs内皮营养不良。

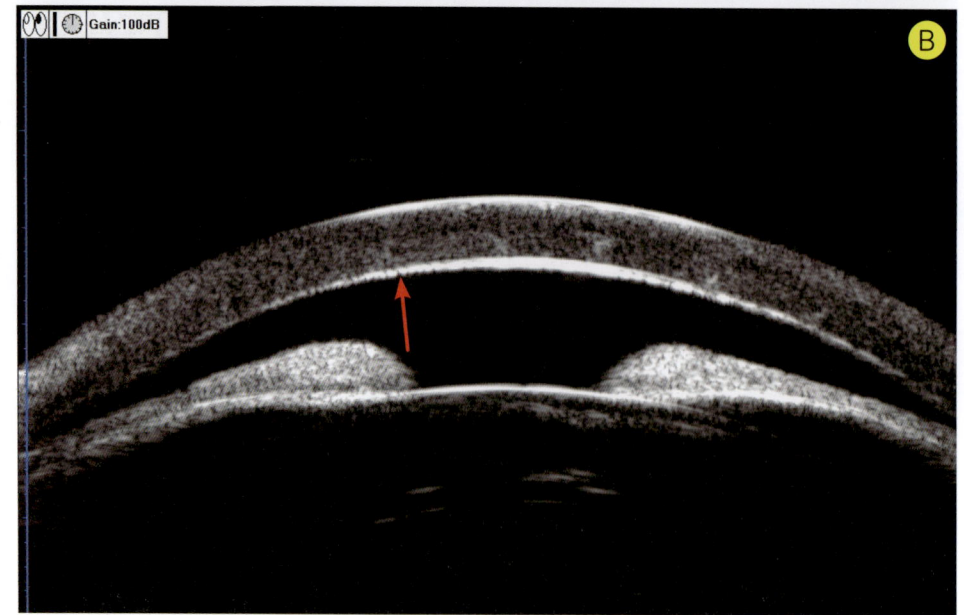

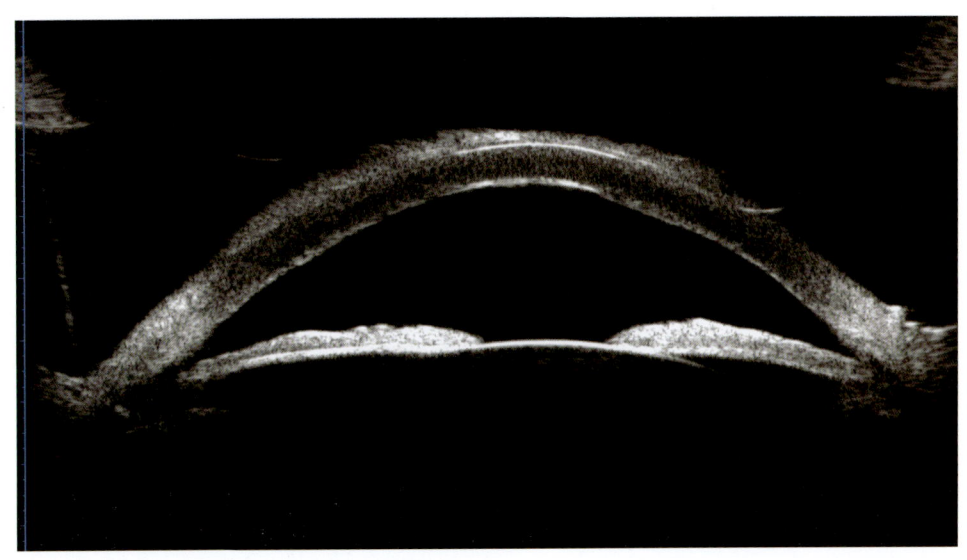

图2-3-32 角膜内皮失代偿

图示角膜内皮营养不良导致的角膜内皮失代偿影像表现，角膜后表面回声粗糙，伴随着基质层增厚、上皮层毛玻璃样改变的角膜全层水肿征象。

角膜增生性病变和角膜占位性病变

角膜增生性病变是指由于某些刺激或伤害导致的角膜组织非正常增生。角膜占位性病变指的是在角膜内部形成的异常组织或肿块。在UBM图像中，这两种病变有着相似的影像表现，通常表现为角膜厚度增加，病变区域回声异常，且病变区域可能拥有模糊或清晰的边界，形态和位置多样，产生不同程度的空间占位效应。特别指出，胬肉虽然是结膜增殖性疾病，但其主要影像改变为角膜的占位效应，因此放在这一节讲述。

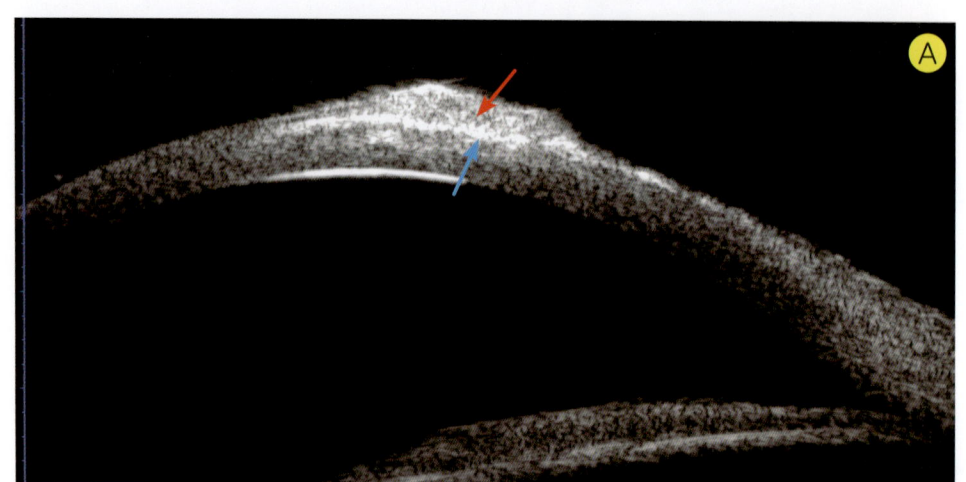

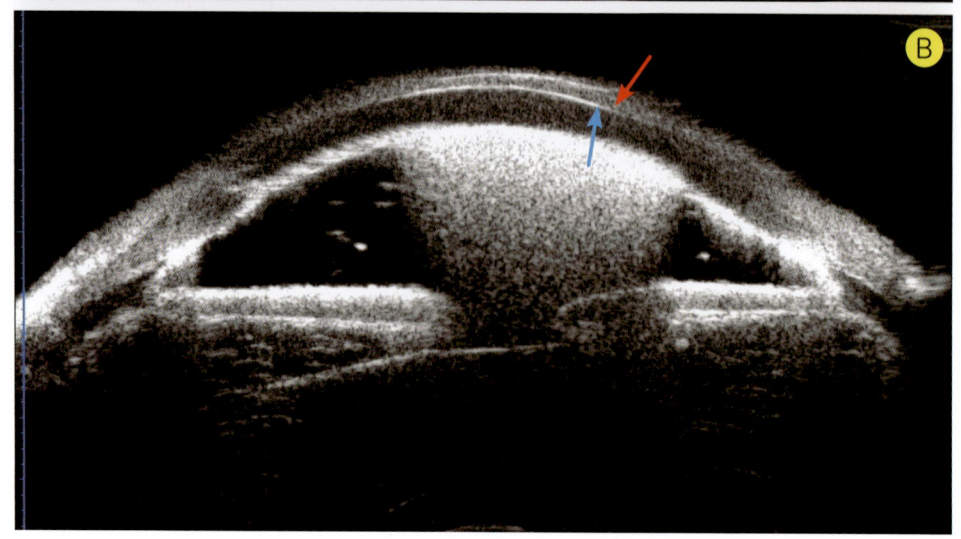

图2-3-33

角膜上皮增殖

红色箭头所示角膜上皮层区域呈现明显的增厚和隆起，同时伴随表面回声不均匀，而蓝色箭头所示角膜前弹力层回声特性保持完好。A. 倒睫刺激造成的局限增殖病灶。B. 发生在眼底手术后的广泛角膜上皮增殖。

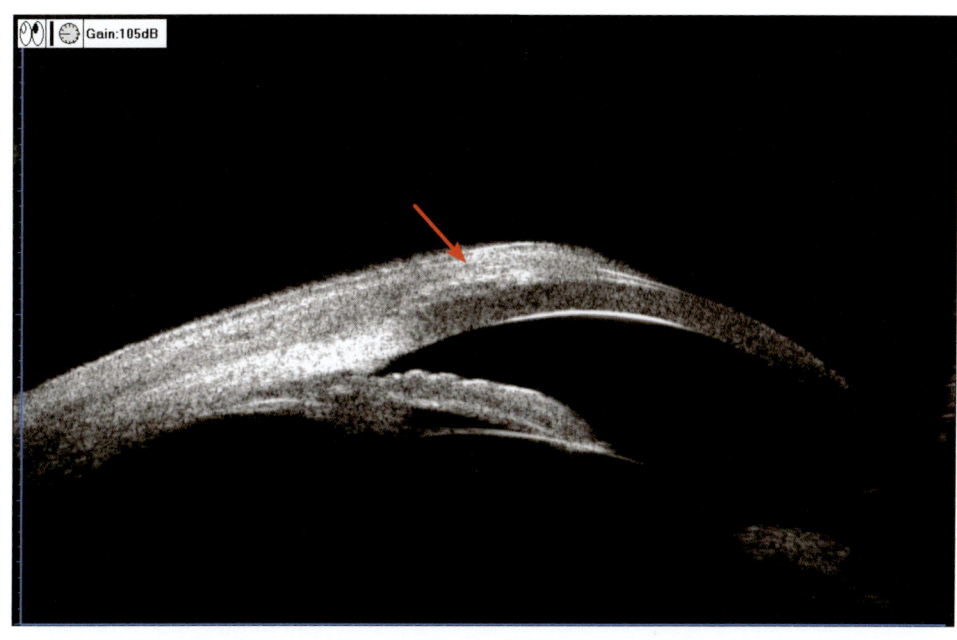

图2-3-34

翼状胬肉

箭头所示从结膜表面向角膜表层延伸的中高回声结构，表现为实性的隆起。病变区回声均匀，且局限在角膜表层。此外，病灶的头部可以观察到清晰的角膜上皮层与角膜前弹力层。

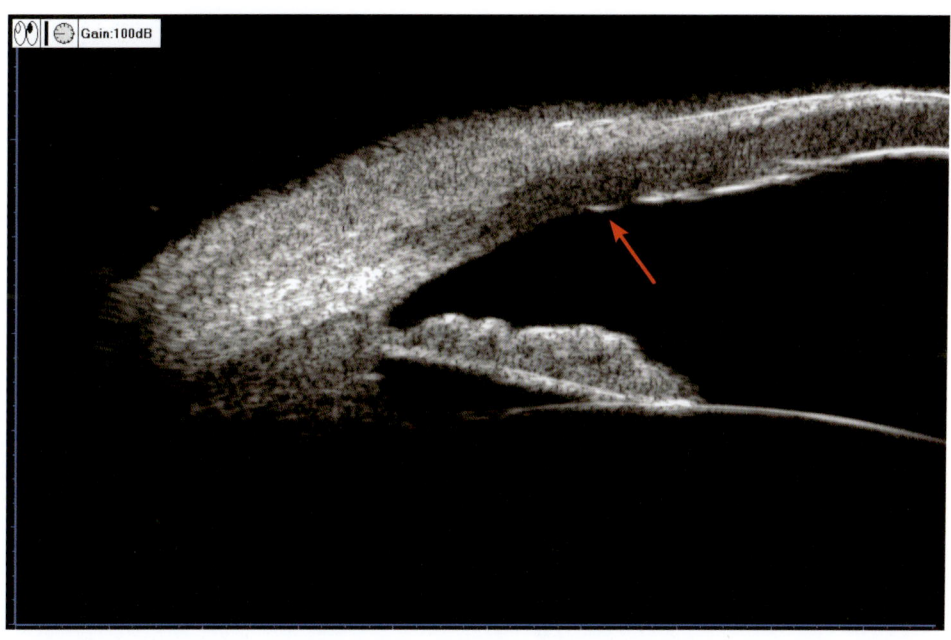

图2-3-35

复发性胬肉

其表现与翼状胬肉相似，但复发性胬肉常伴随着角膜轻微扭曲，失去原始的圆润外观（如箭头所示）。该形态的形成可能与胬肉的生长-切除-复发所经历的反复力学改变有关。

图2-3-36

假性胬肉

其表现与翼状胬肉相似，但假性胬肉病灶深度不规则，边界不齐整。此外，因其在角膜受损的基础上由结膜直接覆盖形成，通常在病灶区域，角膜上皮层与角膜前弹力层的结构紊乱不清。

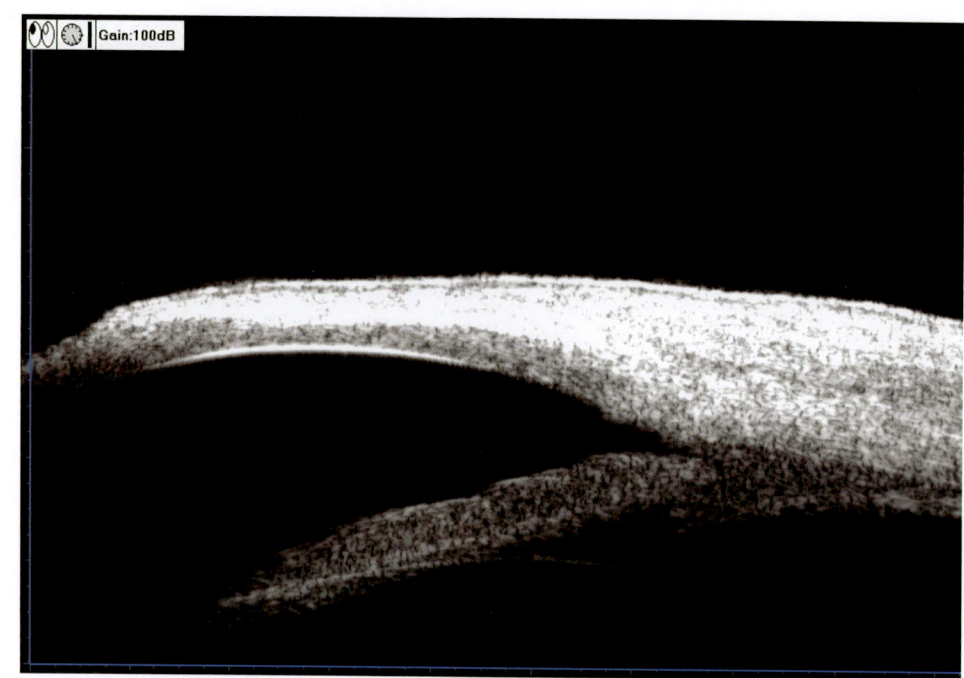

图2-3-37

角膜缘囊肿

角膜缘层间可以观察到一个类圆形的封闭囊性结构，该结构内部呈现为无回声暗区。

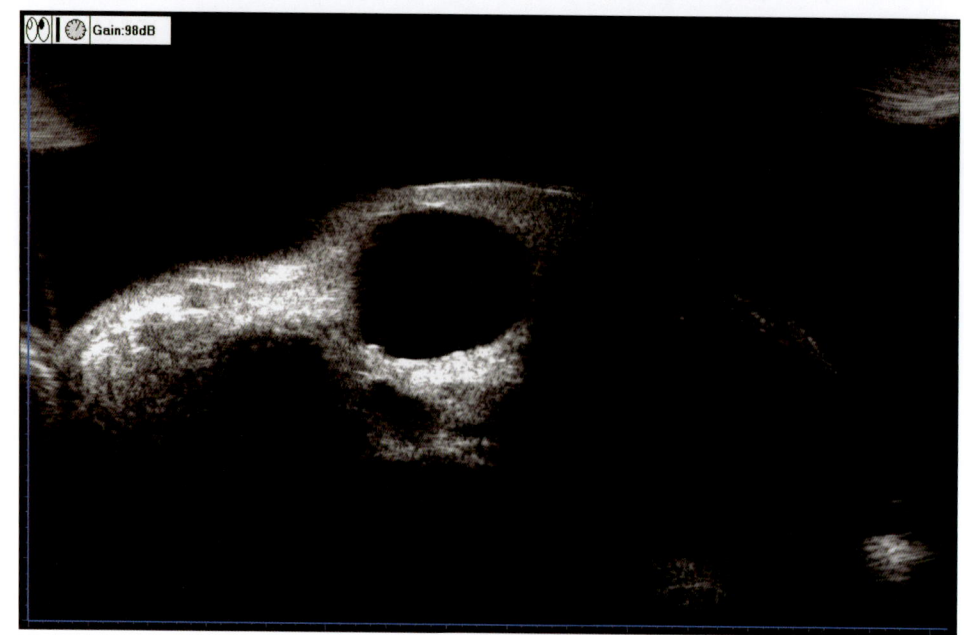

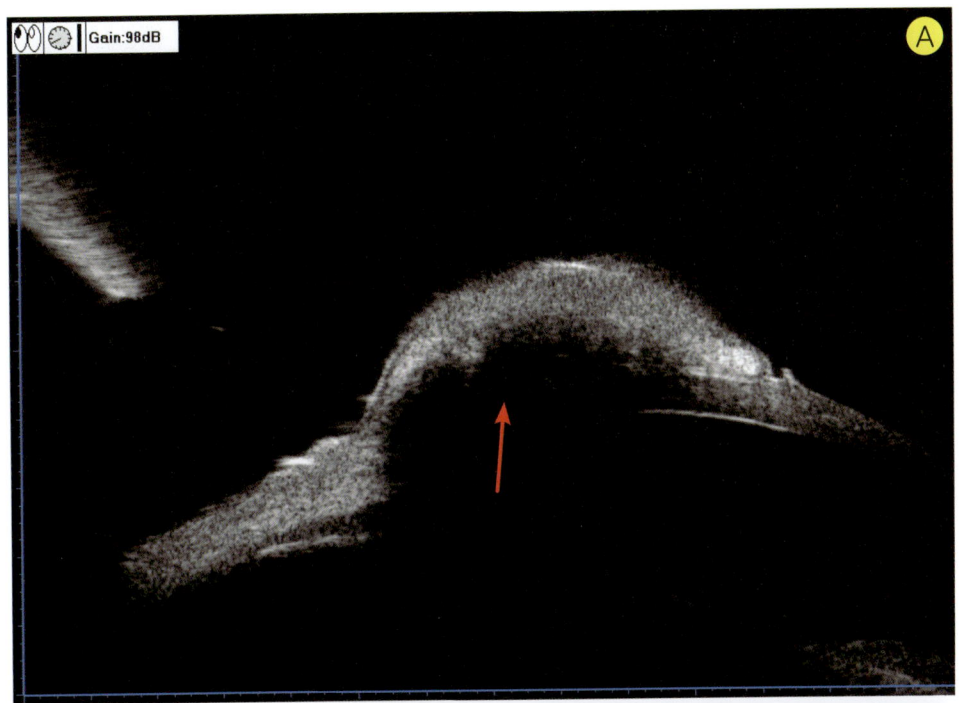

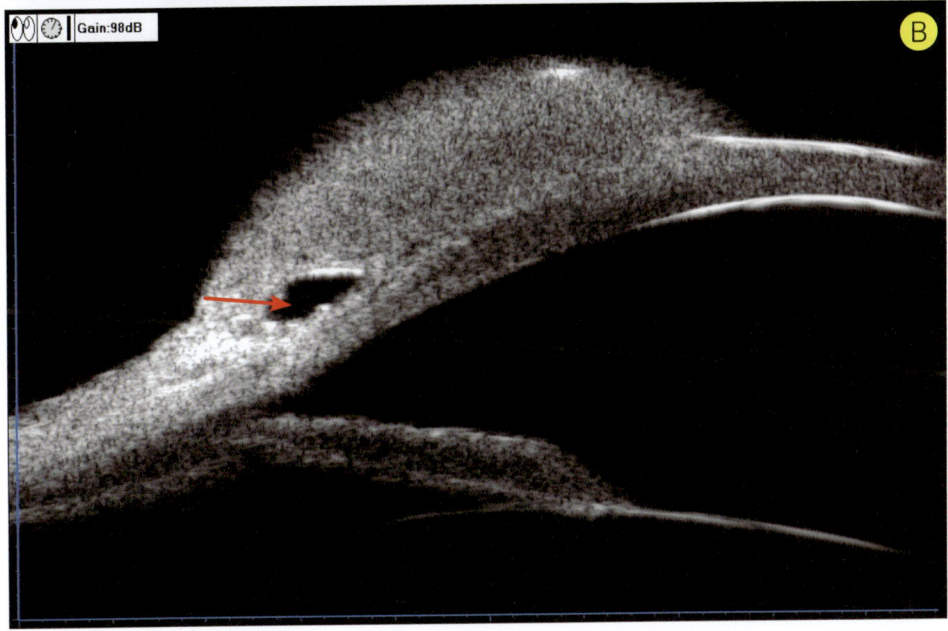

图2-3-38

角膜皮样瘤

A. 角膜缘区域呈现出显著的实性肿大并向外侧隆起,病灶深入角膜基质层,病灶后方可见后声阴影现象(箭头所示),这是角膜皮样瘤的一种典型影像表现。

B. 其影像特征与A相似,不同之处在于病灶内出现了细小的腔隙(箭头所示),隆起度相对较小,无后方阴影现象,这是角膜皮样瘤的另一种常见影像特征。

图2-3-39

结膜黑色素瘤侵犯角结膜缘

实性包块位于角膜缘，向外侧隆起，病变涉及角膜上皮层、前弹力层以及基质层，回声均匀，边界清晰，形态规则。

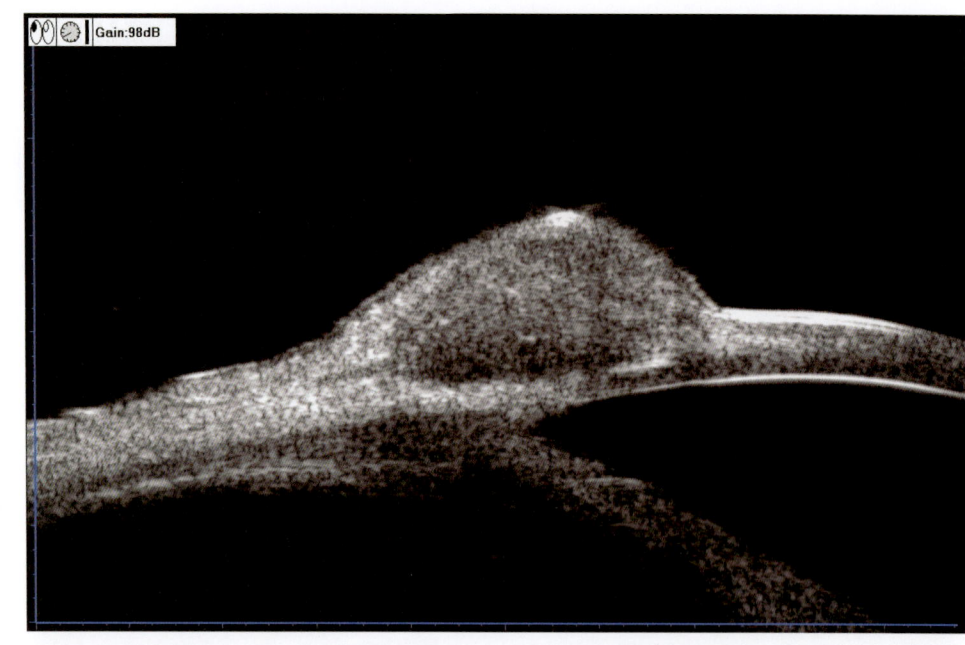

图2-3-40

结膜黑色素瘤侵犯角膜

结膜增厚且组织层次和边界不清晰，病灶从结膜向角膜延伸，并在角膜中周部呈现为不光滑的球状实性肿大隆起。

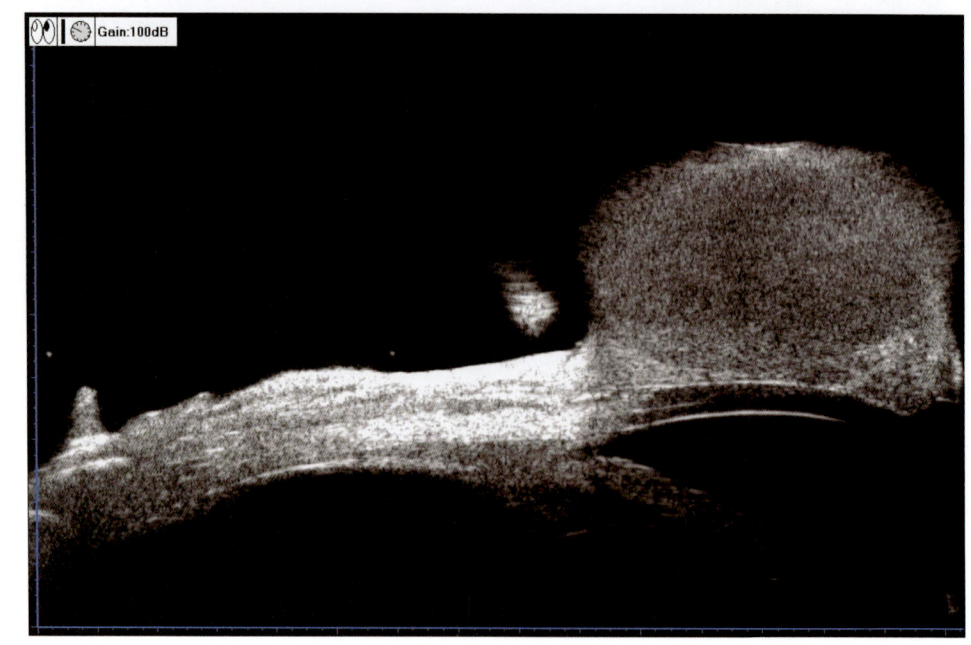

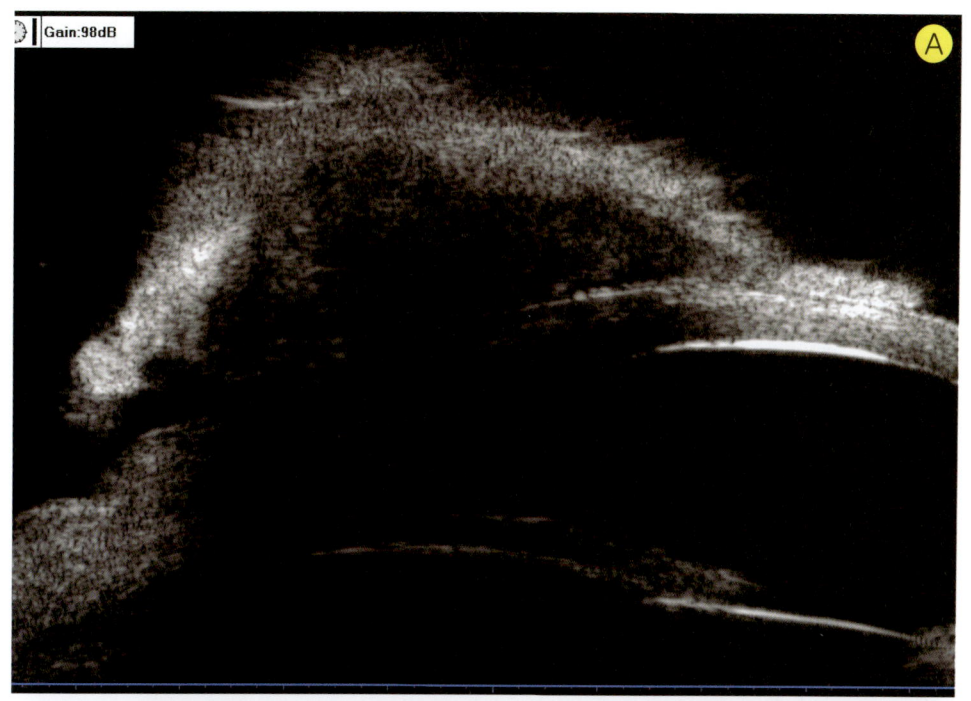

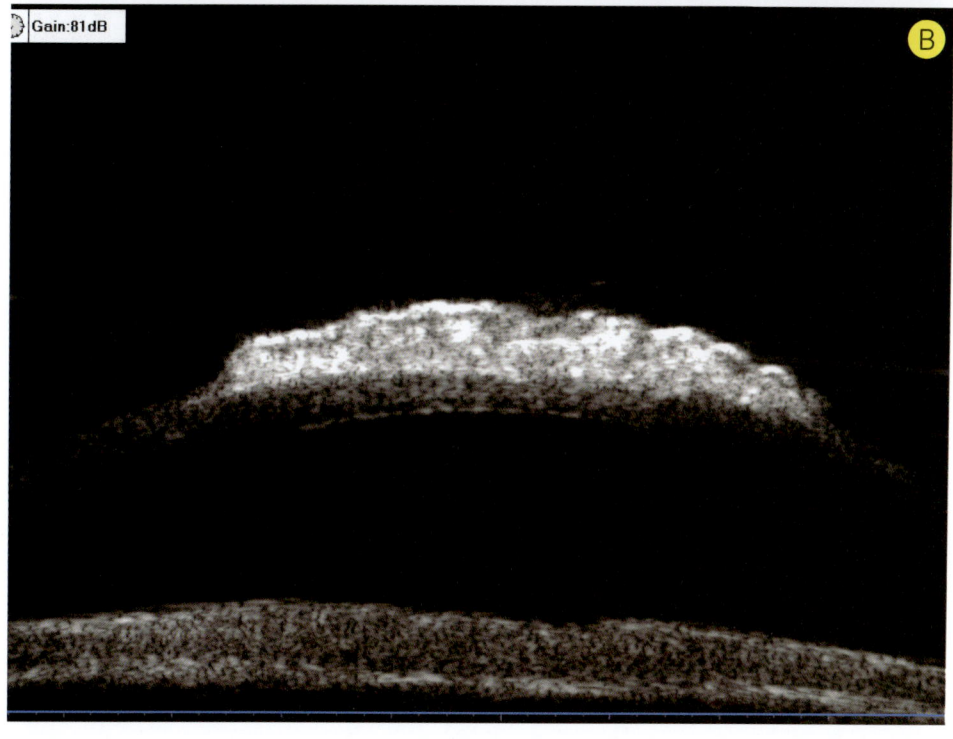

图2-3-41

角膜原位癌

角膜实性增厚和隆起，病变浸润至角膜浅基质层，内部回声不均匀，呈现为高回声与低回声结构的不规则分布，边界欠清晰，形态不规则。

角膜术后影像改变

图2-3-42

角膜异物剔除术后

箭头所示区域显示了角膜异物剔除后留下的痕迹，表现为异物通道处的局部回声增强，角膜内界表面轻微不平整。

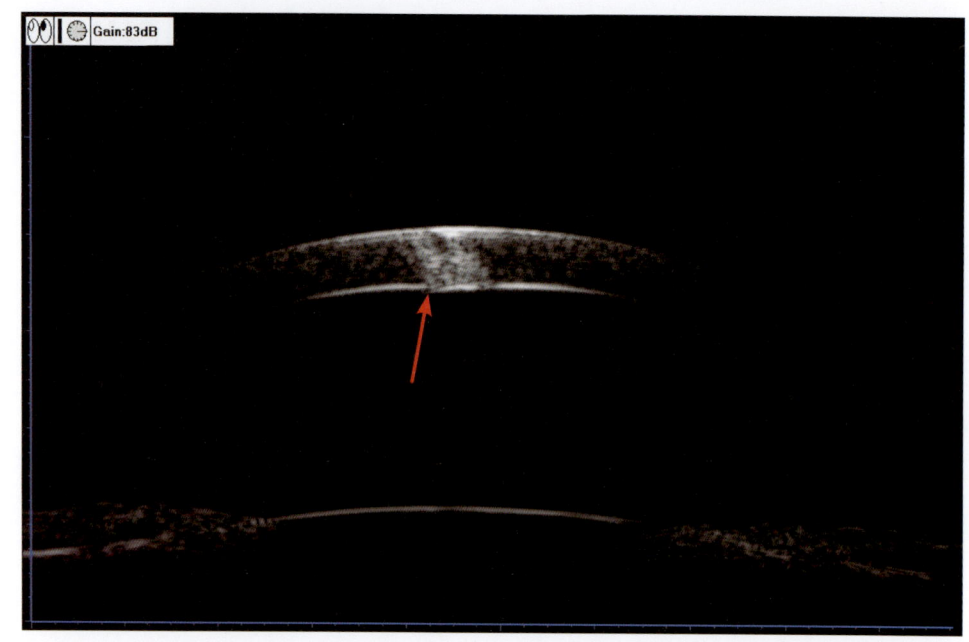

图2-3-43

羊膜覆盖术后

箭头所示的羊膜被组织吸收后，病灶整体清晰可辨，呈现中高回声。羊膜覆盖旨在促进角膜的自然愈合过程并提供一个保护性的生物层。

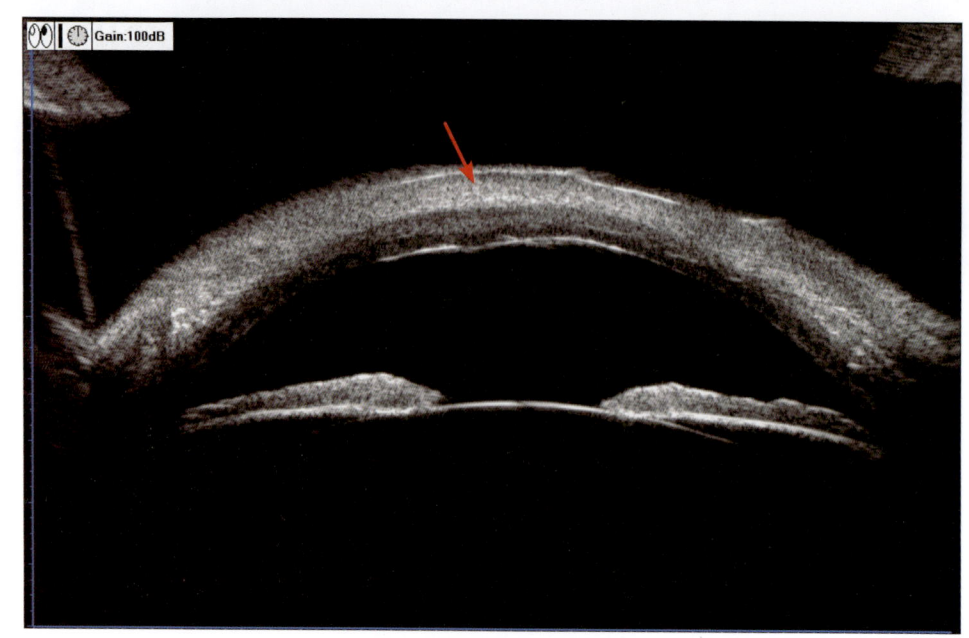

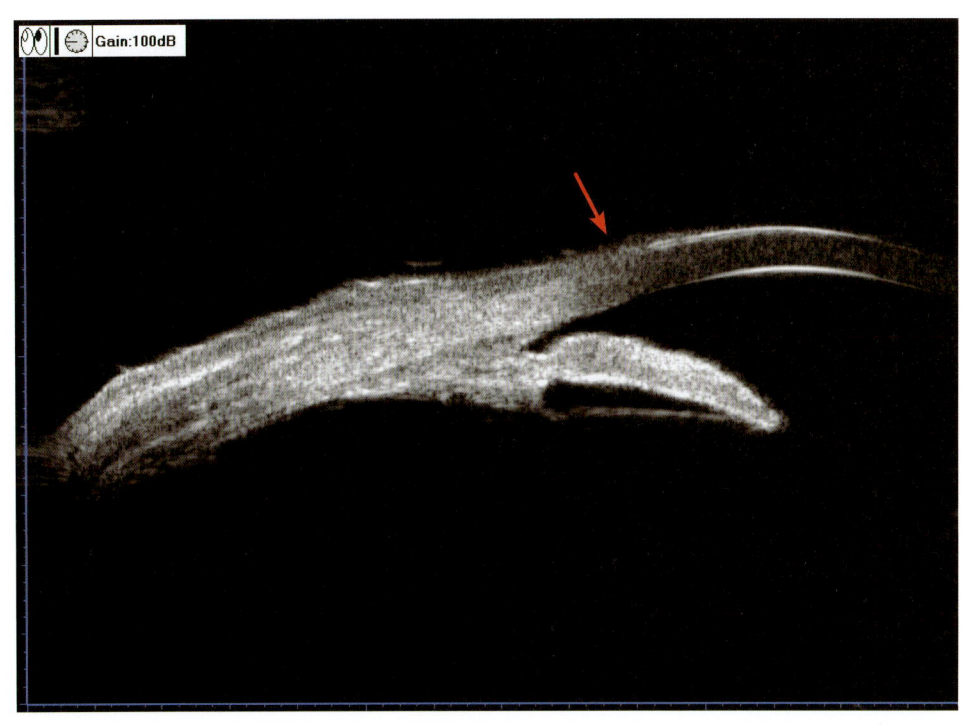

图2-3-44

胬肉切除术后

尽管原有的胬肉组织已被手术切除，但术后该区域的角膜回声出现了增强，手术区域的轮廓失去原有的光滑（箭头所示）。

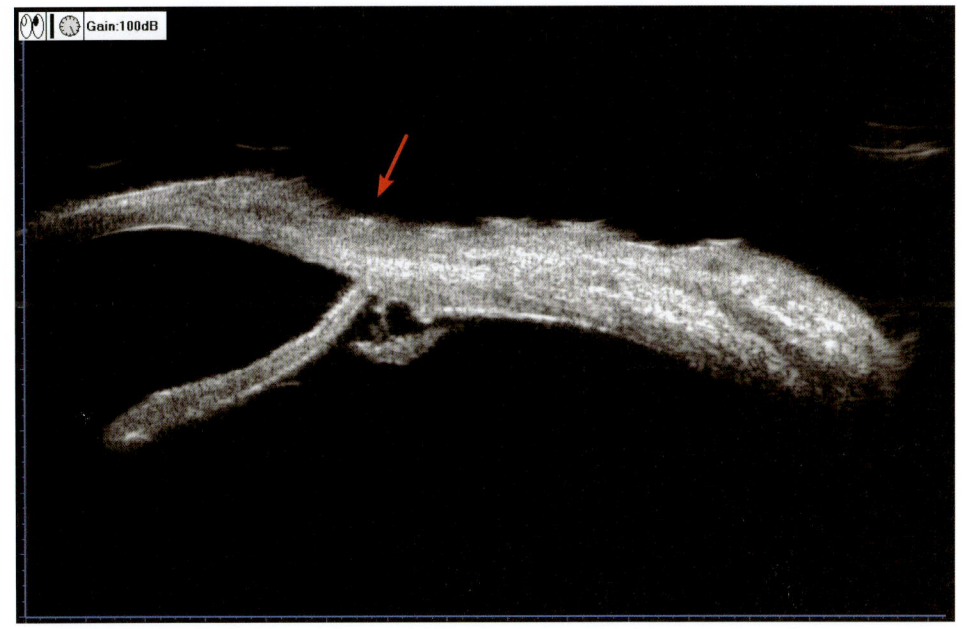

图2-3-45

角膜肿物切除术后

角膜肿物切除后，手术区域的角膜回声增强，角膜组织明显变薄，组织层次不规则、不完整，整体轮廓显著不平整（箭头所示）。

图2-3-46

前板层角膜移植术后

图中展示了前板层角膜移植的情况。红色箭头指向覆盖角膜的绷带镜，蓝色箭头指向移植的供体角膜。

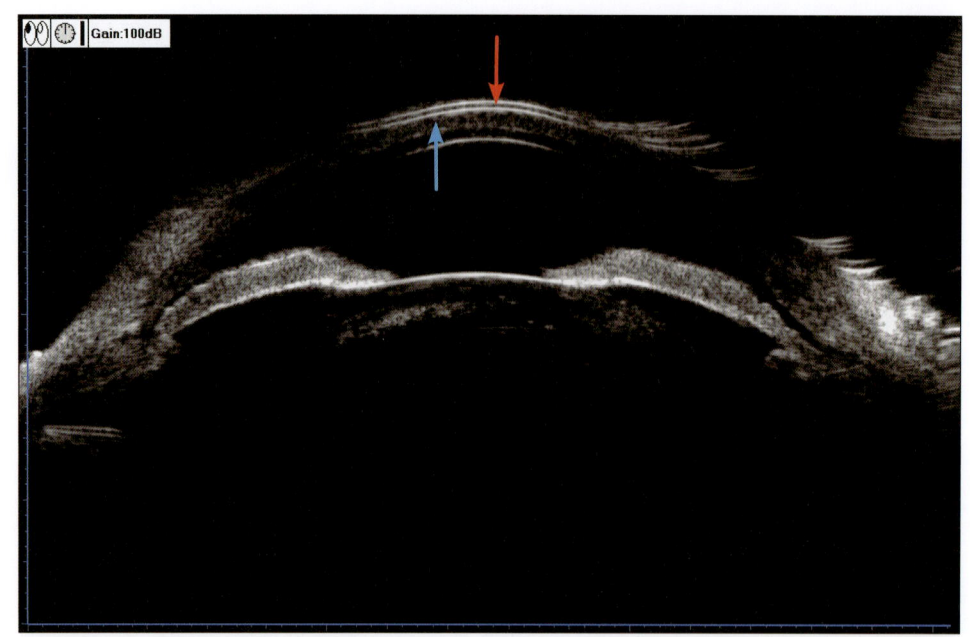

图2-3-47

角膜内皮移植术后

角膜内皮移植术后角膜的整体厚度与正常角膜的厚度非常接近，外观上看不出植片的明显凸起。箭头所示为只有角膜后弹力层和内皮层的薄植片。这种形态特征通常见于Descemet膜内皮移植术后。

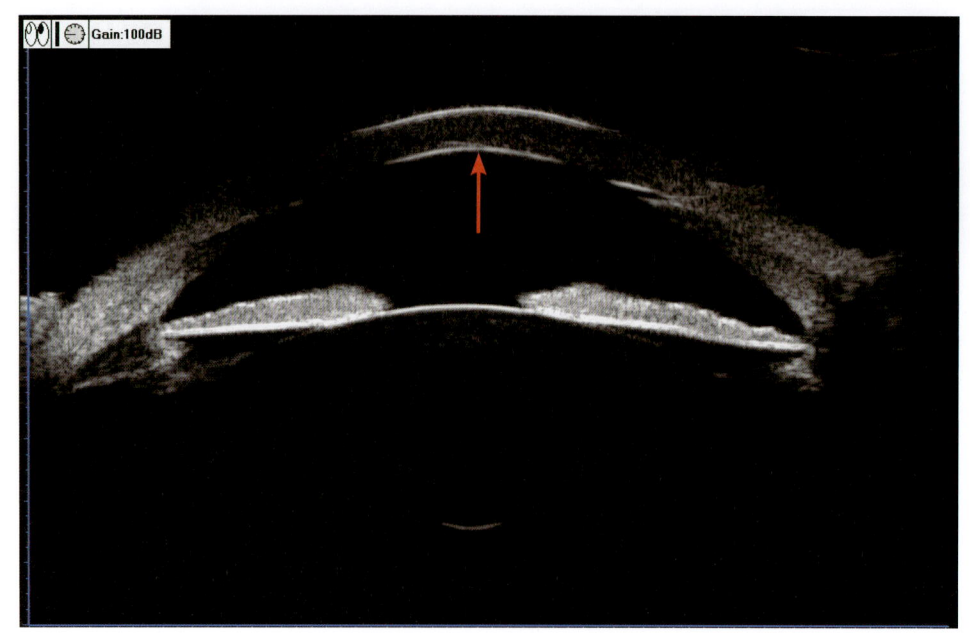

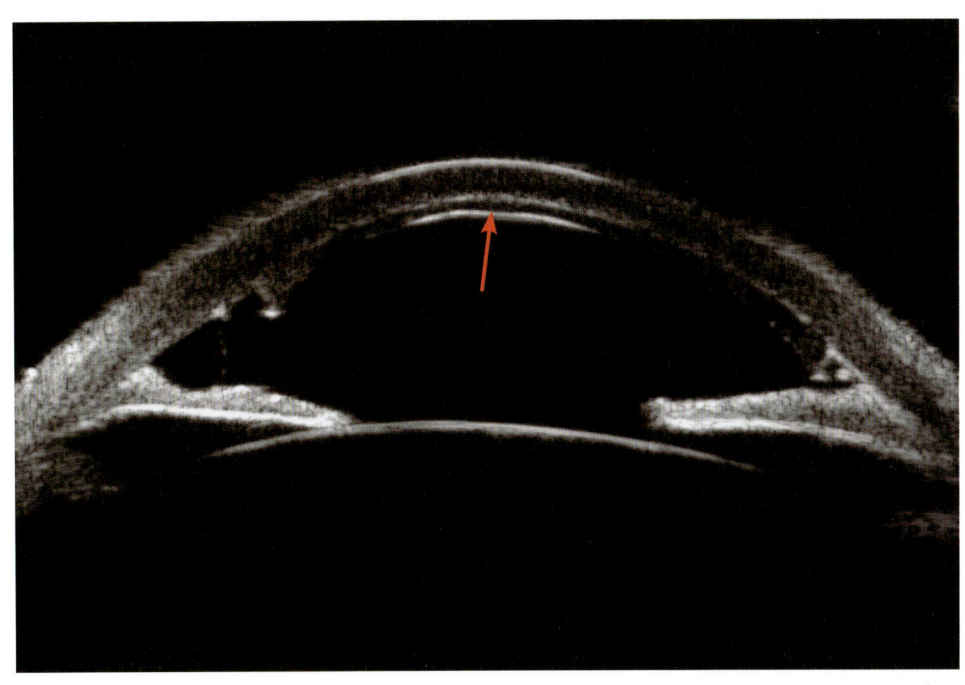

图2-3-48

角膜内皮移植术后

箭头所示的角膜植片不仅包含了角膜后弹力层和内皮层，还包含了部分角膜基质层，整体厚度较大，明显突出于原有的角膜内界面。该形态的植片通常见于Descemet膜板层角膜内皮移植术和Descemet膜剥离内皮角膜移植术术后。

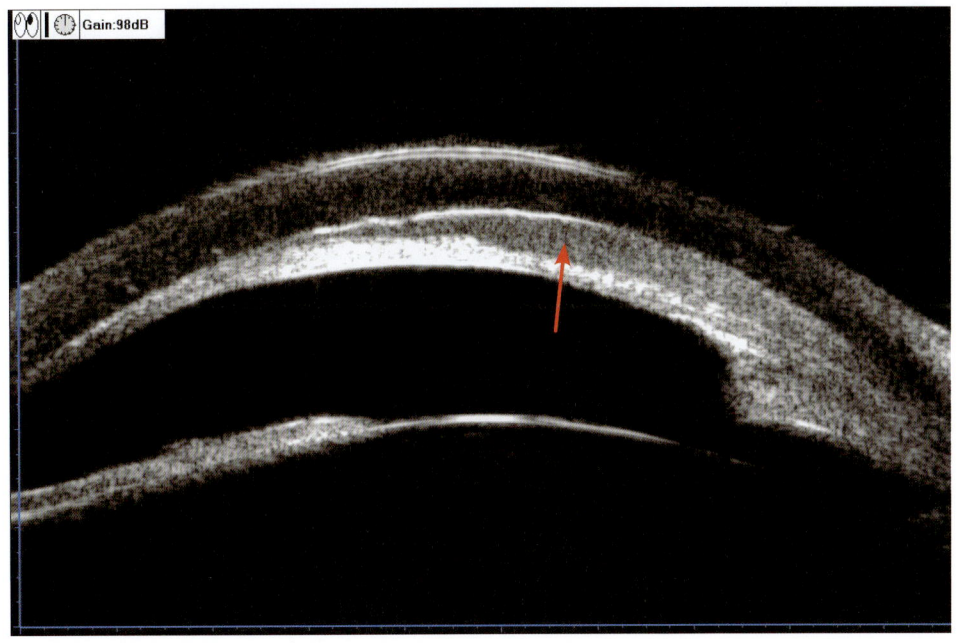

图2-3-49

角膜板层移植术后层间积血

角膜植片与植床之间发生了脱离，且在两者之间的腔隙中分布着密集且均匀的点状物质（箭头所示）。

图2-3-50
穿透性角膜移植术后

图示穿透性角膜移植术后的正常状态，角膜植片回声无明显增强，移植缝接处的角膜厚度有所增加，中央区域的角膜植片与周边角膜植床的曲率和弧度存在差异，植片通常较为平坦。

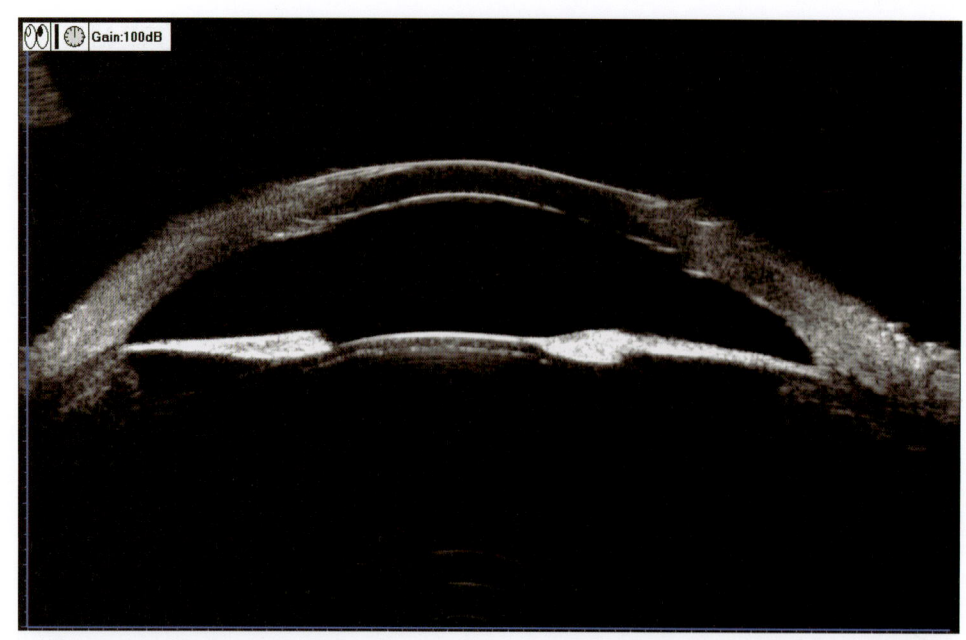

图2-3-51
穿透性角膜移植术后不良表现

图示穿透性角膜移植术后的排斥表现，角膜植片呈现水肿的征象。此外，虹膜前粘连于角膜移植缝接处，伴随着房角关闭（箭头所示）。

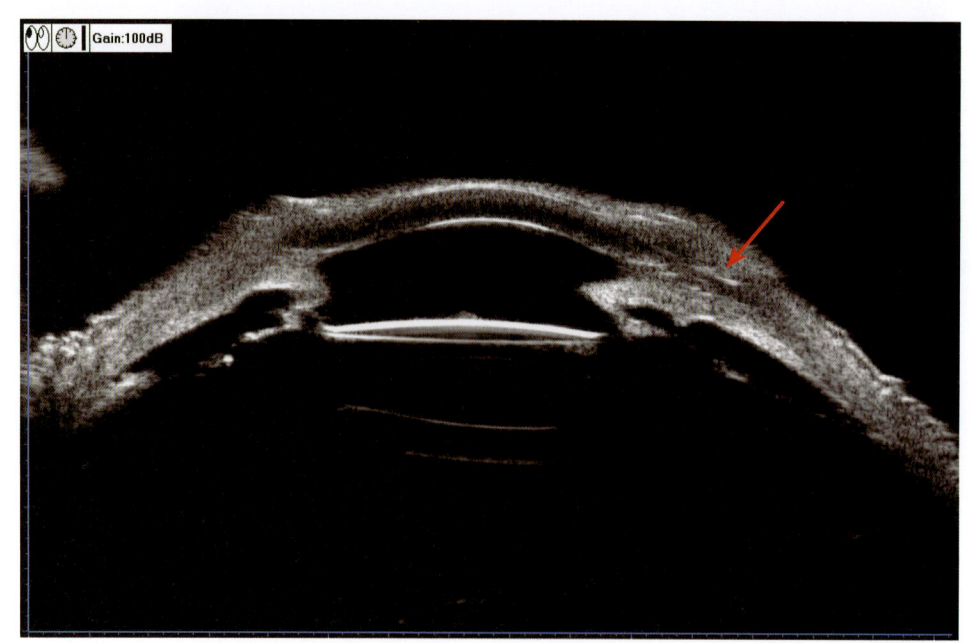

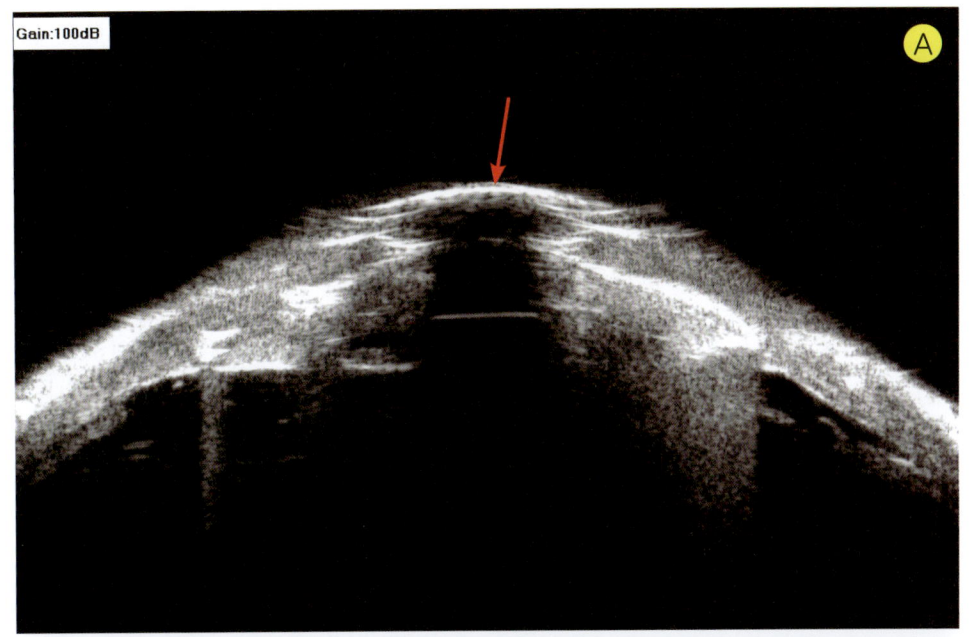

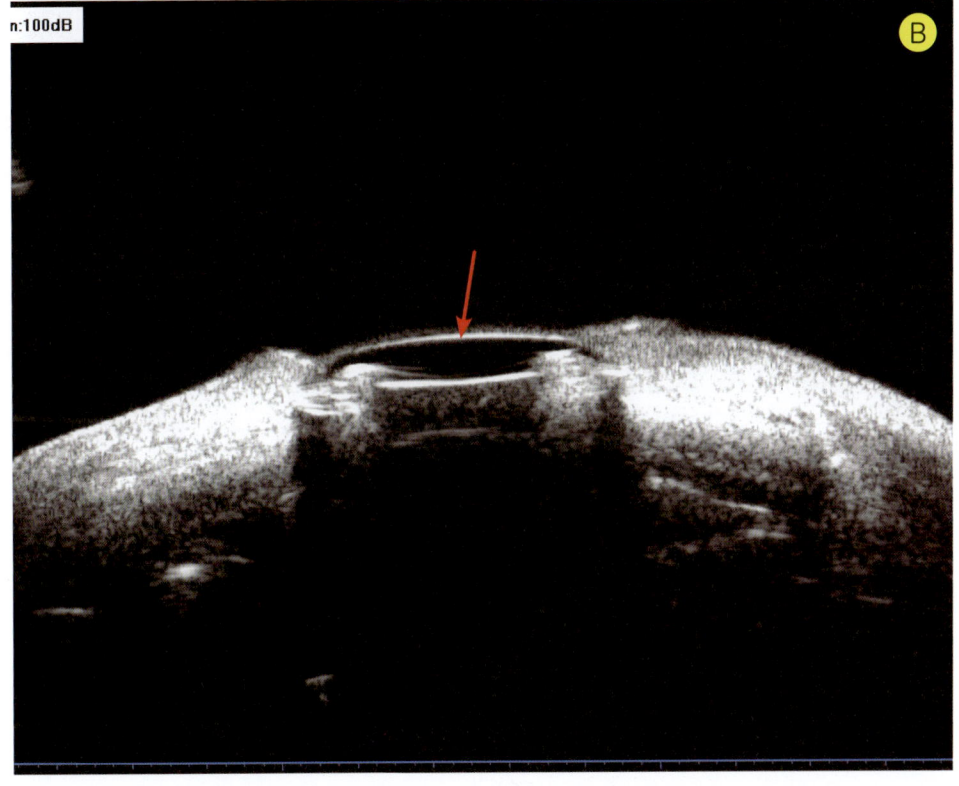

图2-3-52

人工角膜

图A与图B均为领扣型人工角膜。人工角膜的前界面呈现为光亮的弧形回声（箭头所示），由于人工角膜的材质对声波传播的影响，其深层的装置难以呈现。

第四节　前房及后房

前房和后房是眼球前部的两个空腔区域。前房被角膜、房角、虹膜和晶状体环绕。而后房由虹膜、晶状体、晶状体悬韧带和睫状体环绕。在UBM图像中，可以清晰地观察到前房及后房的边界和形态特征，并检测到异常的情况。

正常前房及后房

在UBM图像中，前房及后房均表现为无回声的区域。前房前方与角膜相邻，后方与虹膜及晶状体相邻，周边与房角相邻。后房前方与虹膜相邻，后方与晶状体及晶状体悬韧带相邻，外侧与睫状体相邻。

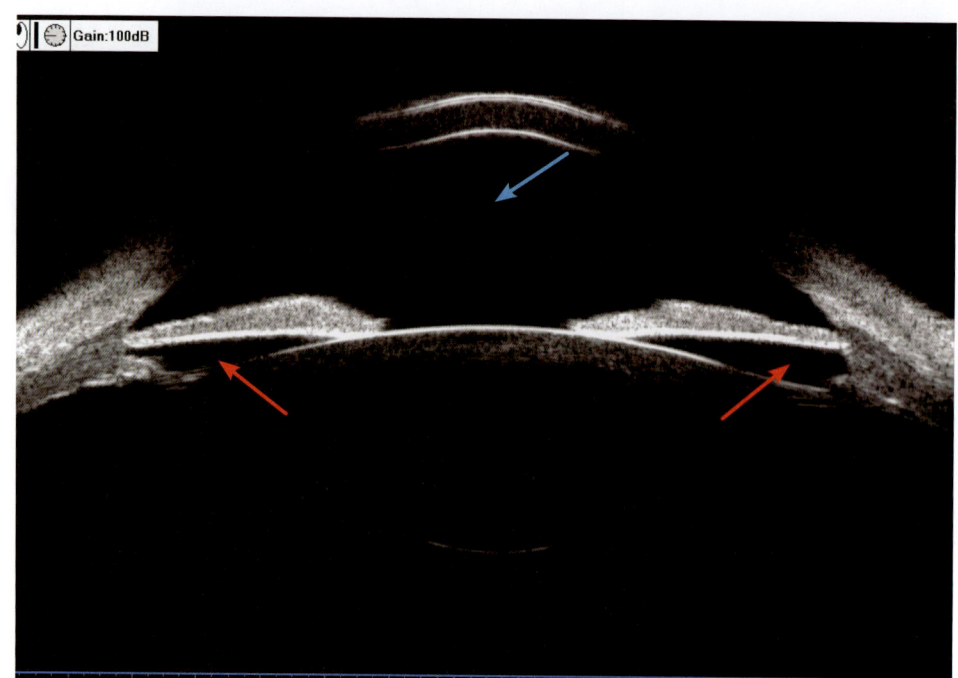

图2-4-1

正常前房和后房

蓝色箭头所示为前房，红色箭头所示为后房。两者深度适中，均呈现为无回声暗区。

不同形态的前房和后房

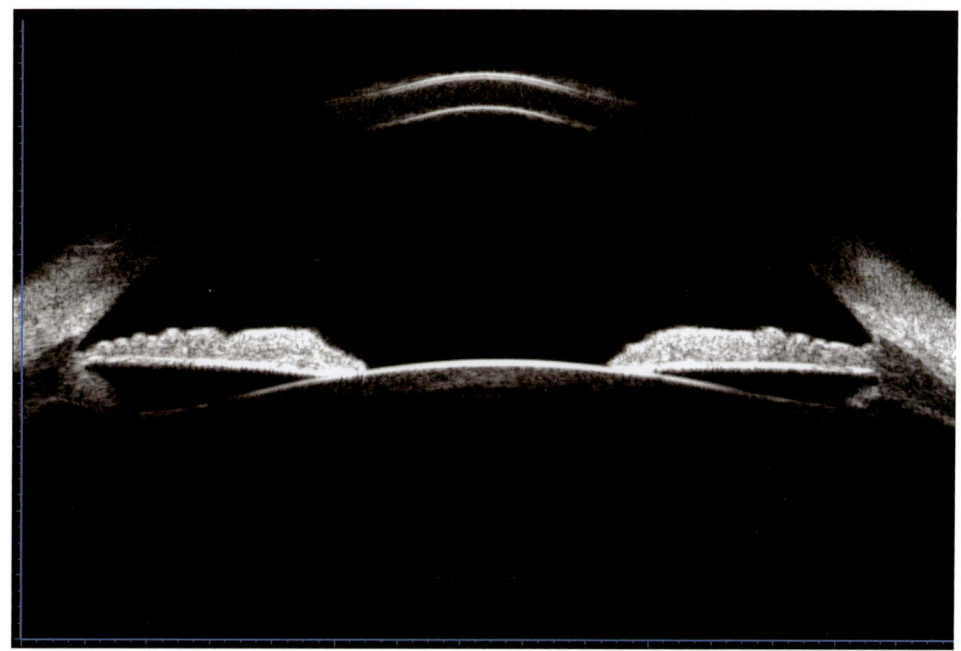

图2-4-2

深前房

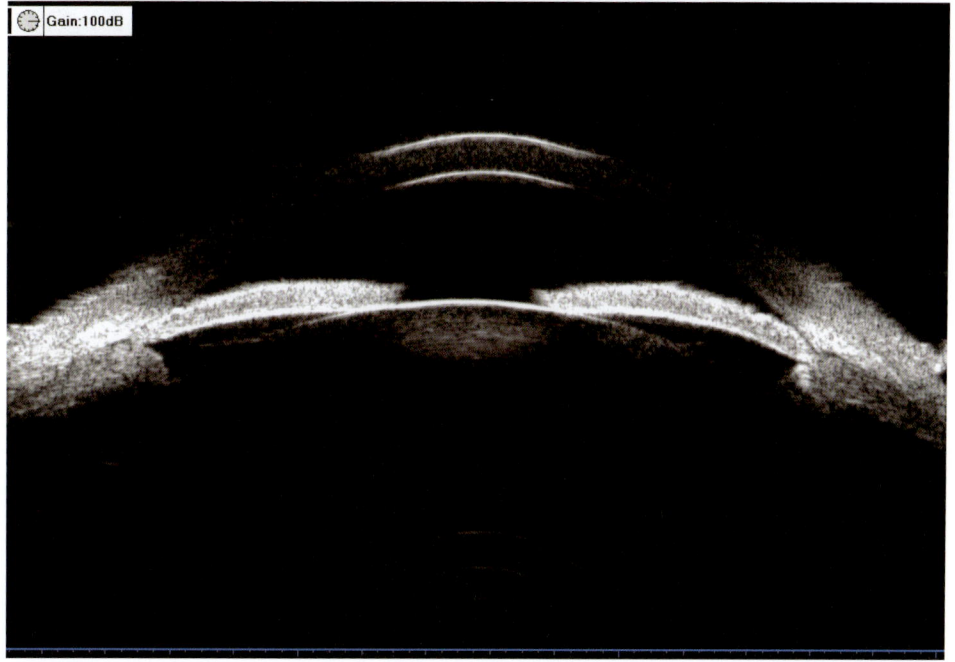

图2-4-3

浅前房

图2-4-4

无前房

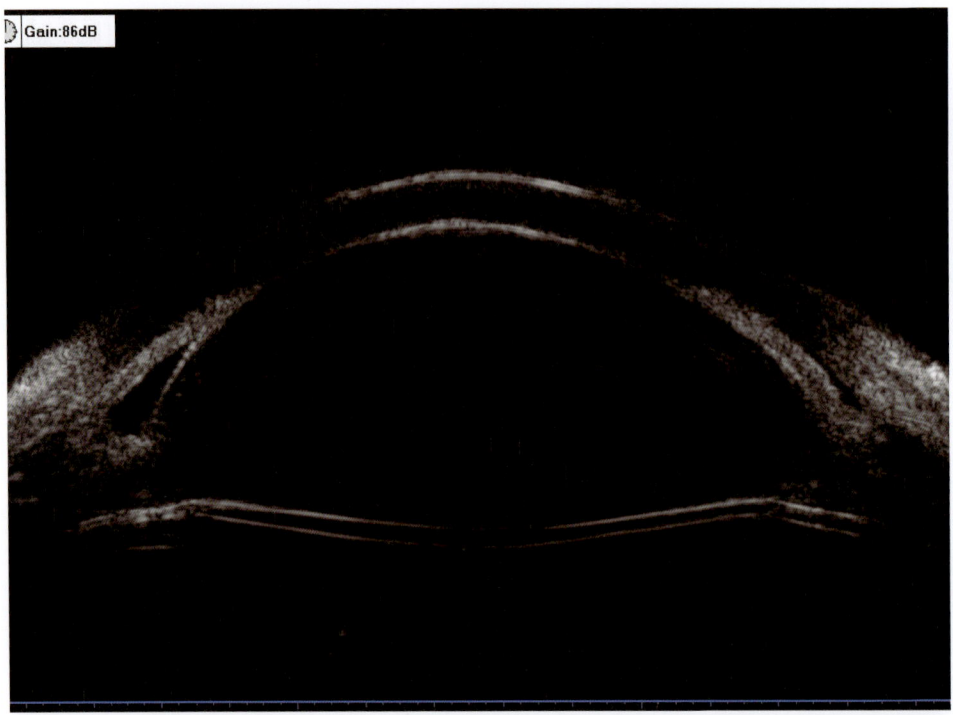

图2-4-5

深后房

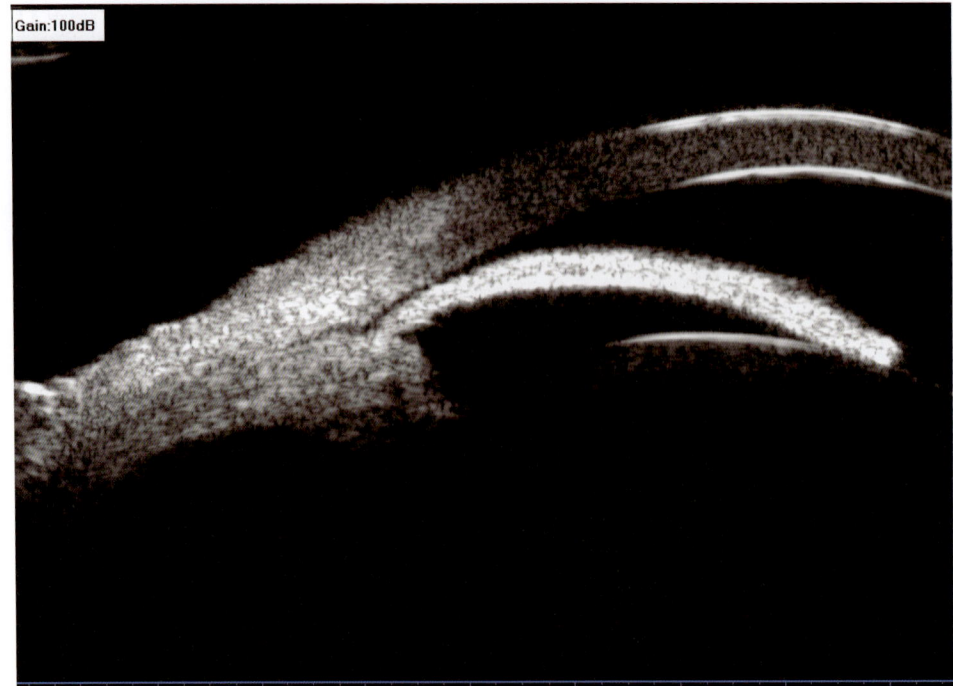

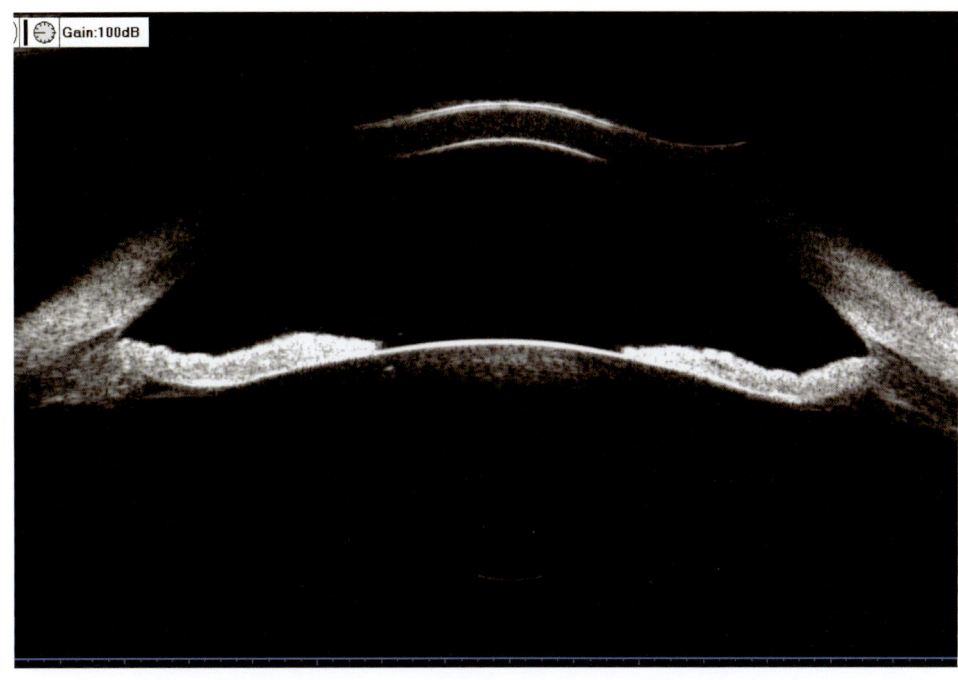

图2-4-6

浅后房

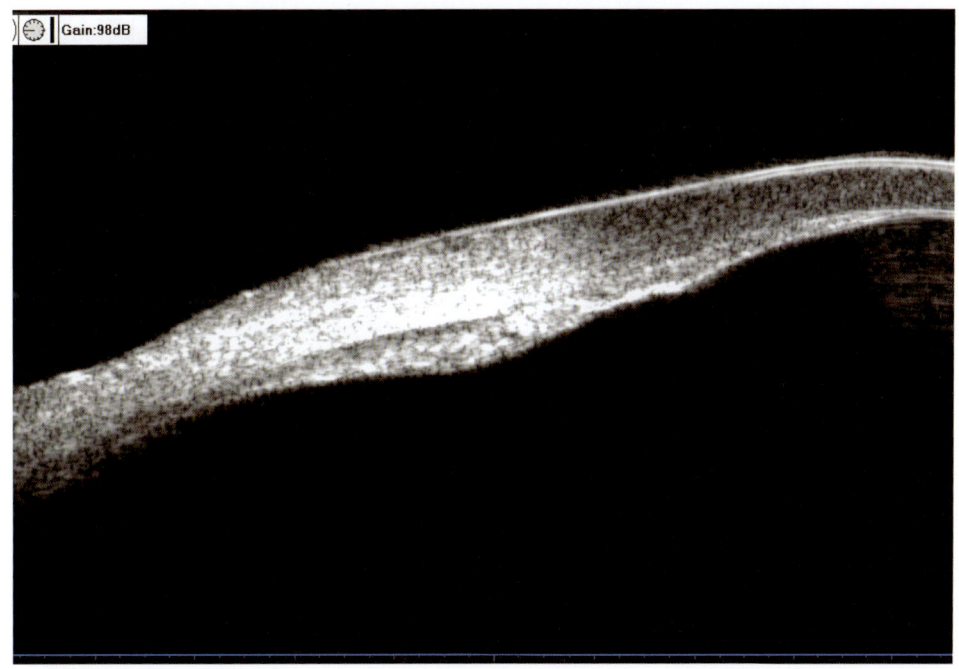

图2-4-7

无后房

晶状体贴于虹膜及角膜,未观察到后房空间。

前房及后房混浊

前房及后房混浊是指前房及后房内出现的任何使得其内容物不清晰的病理变化，可能由炎症、出血、细胞积聚或其他介质的混入所引起。在UBM图像中，混浊物通常呈现为点状、絮状、团片状或不规则形态。

图2-4-8
前房炎性渗出

图示为前葡萄膜炎的影像表现，前房内出现粗细不一的点状渗出物，同时伴随着角膜后的点状沉着物（箭头所示）。

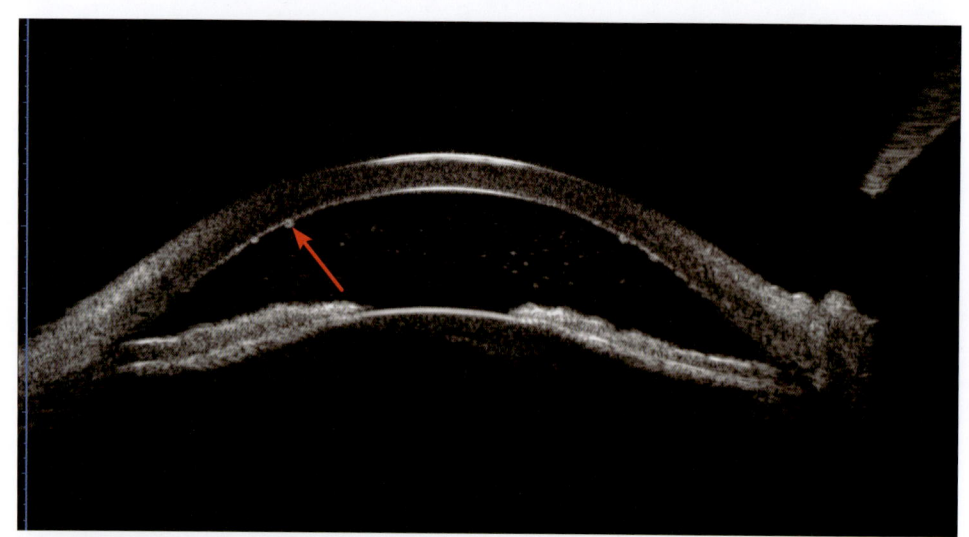

图2-4-9
前房及后房炎性渗出

图示为真菌性眼内炎，其特征为前房及后房内出现大量点状和絮状的渗出物，以及这些渗出物呈现聚集成团状的形态。

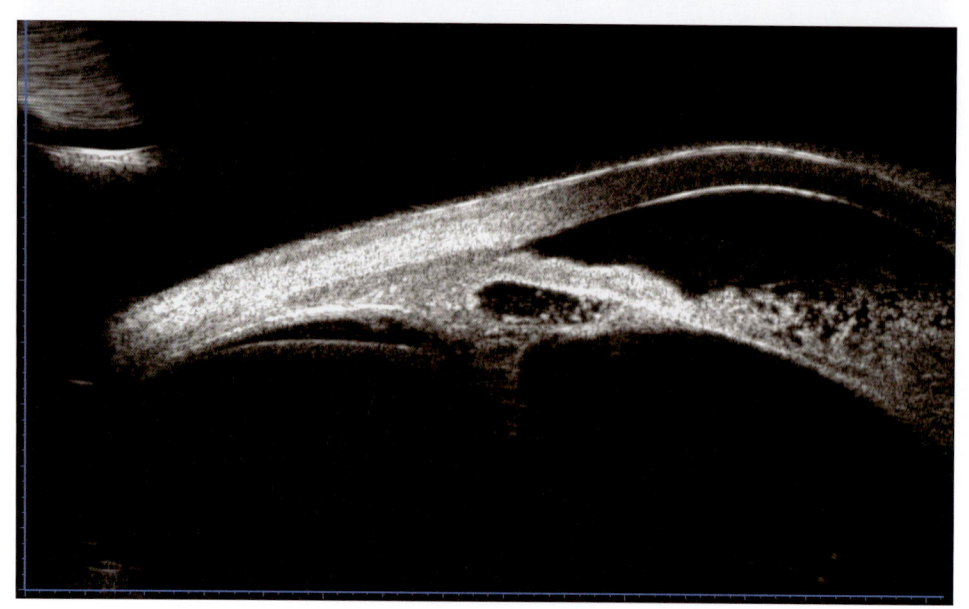

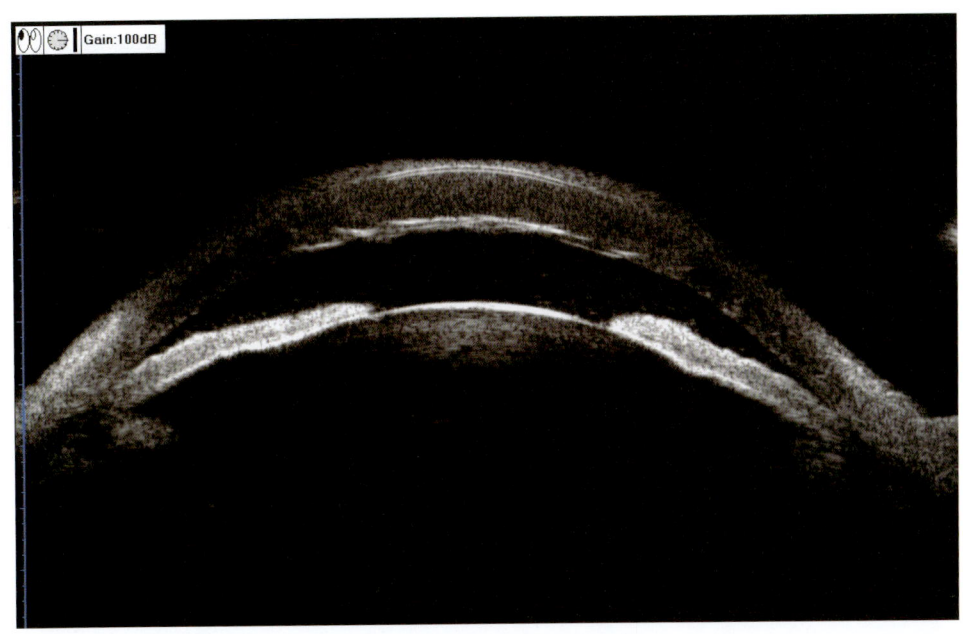

图2-4-10
急性青光眼的前房混浊

前房区域内散在分布点状混浊物，并且角膜背面有点状的沉着物，伴随着角膜的明显水肿和房角关闭。

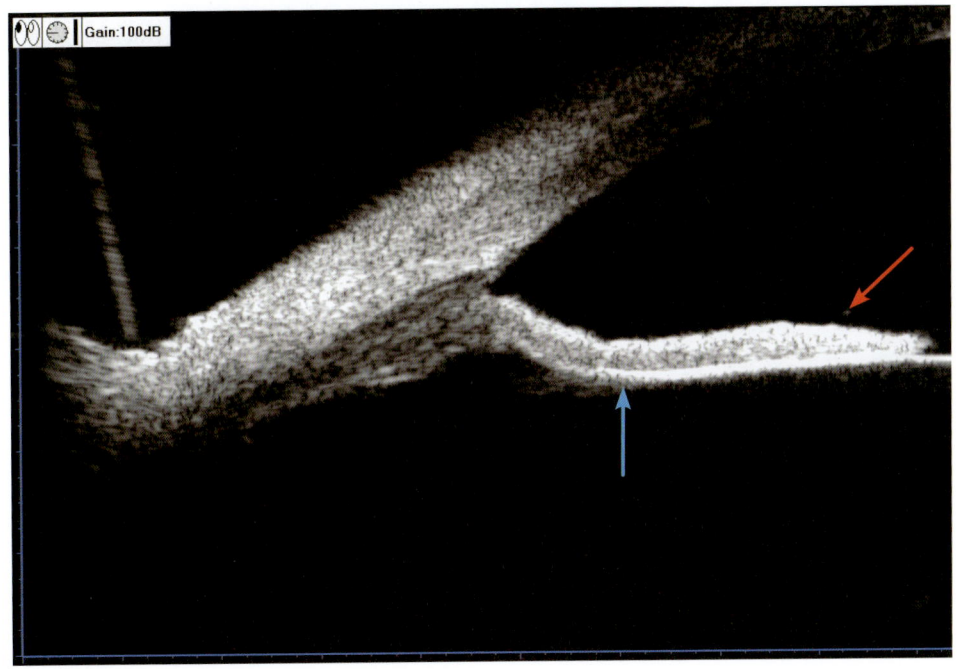

图2-4-11
色素播散综合征的前房混浊

图示前房区域有少量的点状混浊物（红色箭头所示），其特征是虹膜后陷并与晶状体的悬韧带紧密接触（蓝色箭头所示）。

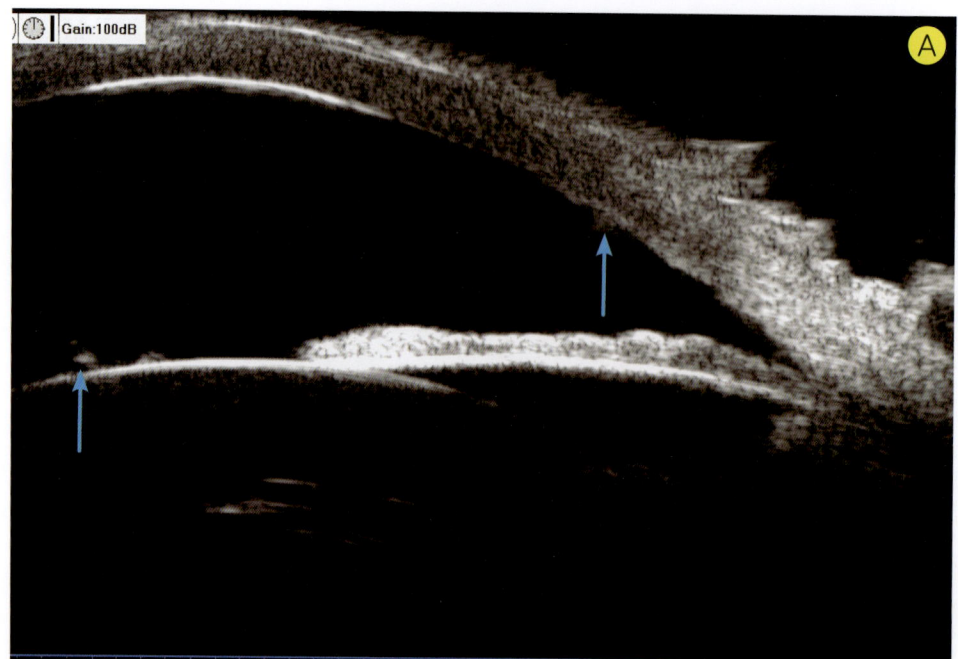

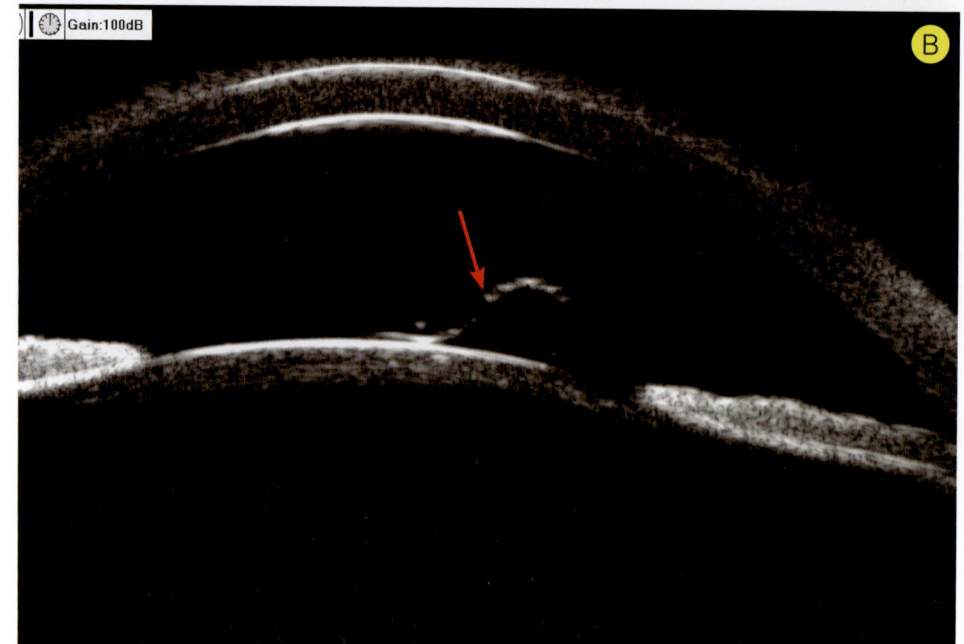

图2-4-12 剥脱综合征的前房混浊

角膜后和晶状体前囊膜可以观察到少量点状物质（蓝色箭头所示）和细小的膜状物质（红色箭头所示）附着，同时前房、房角及晶状体悬韧带表面均观察到少量相似的点状物质，这些物质可能与眼内组织剥脱有关。

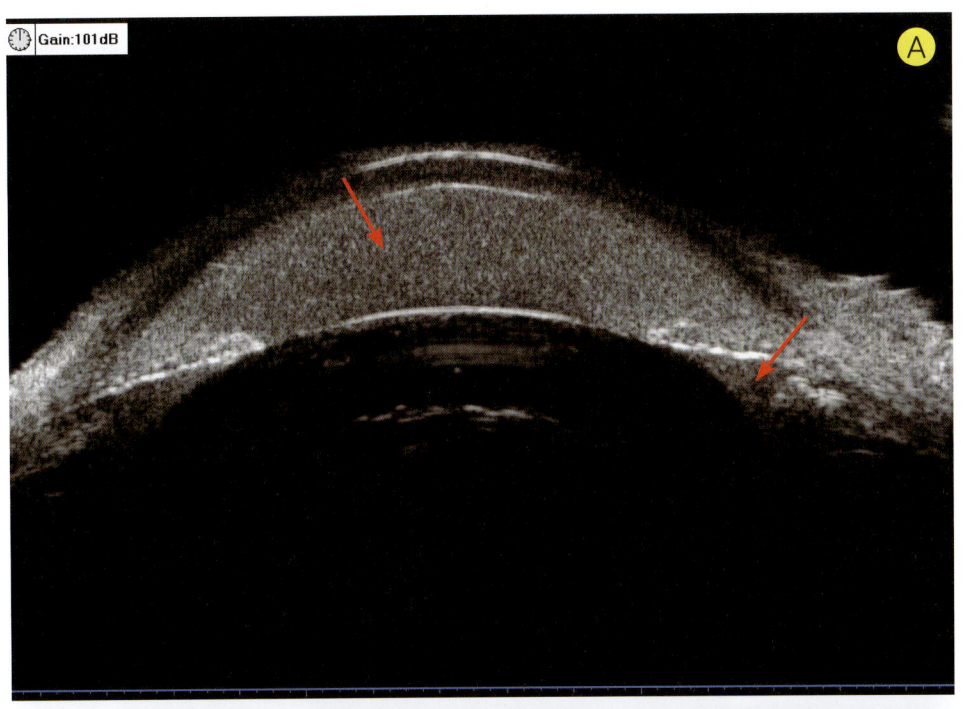

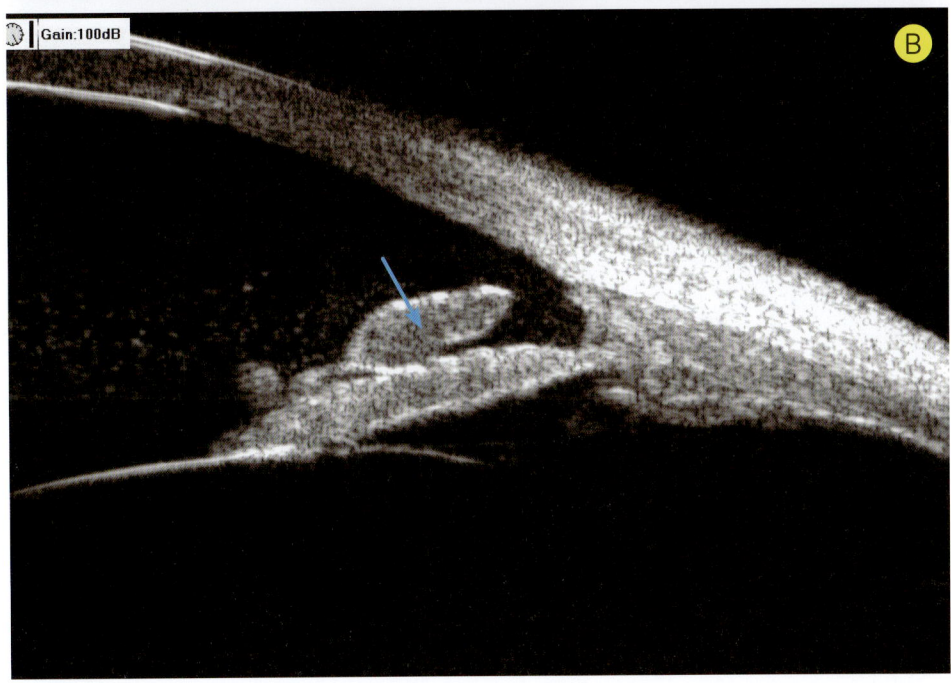

图2-4-13

前房及后房积血

A. 液态积血通常表现为密集均匀分布的细小点状混浊物，混浊物整体呈"细沙状"的外观，如红色箭头所示。B. 固态积血通常表现为团片状实性物质，其回声中等且边界清晰，如蓝色箭头所示。

前房晶状体内容物

前房晶状体内容物是指晶状体内容物脱离原来的位置并进入前房。这些物质可能包括不同形态的蛋白质沉积、细胞碎片、炎症细胞或外溢的晶状体团块等。在UBM图像中，这些物质呈现为前房内不同大小和不同回声特征的区域，表现为点状、团块状或云雾状等。

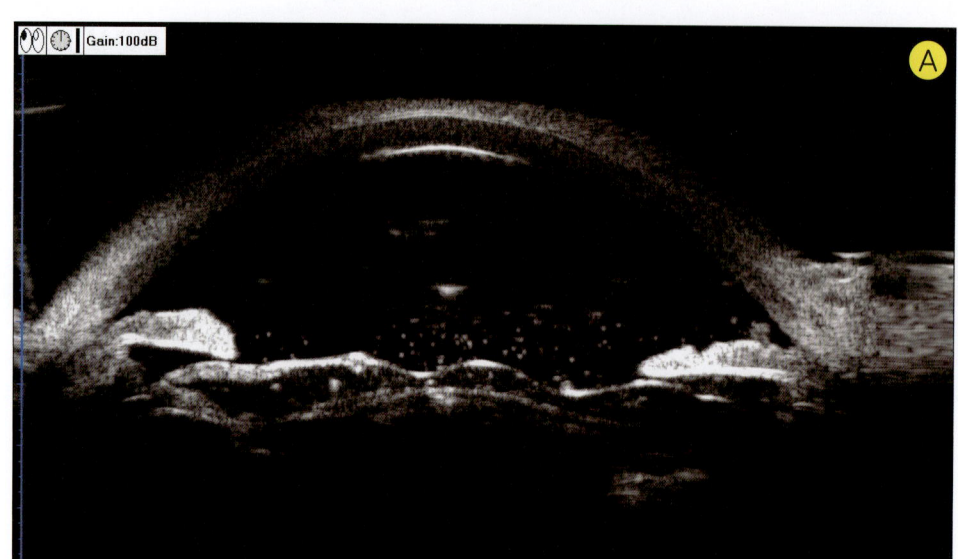

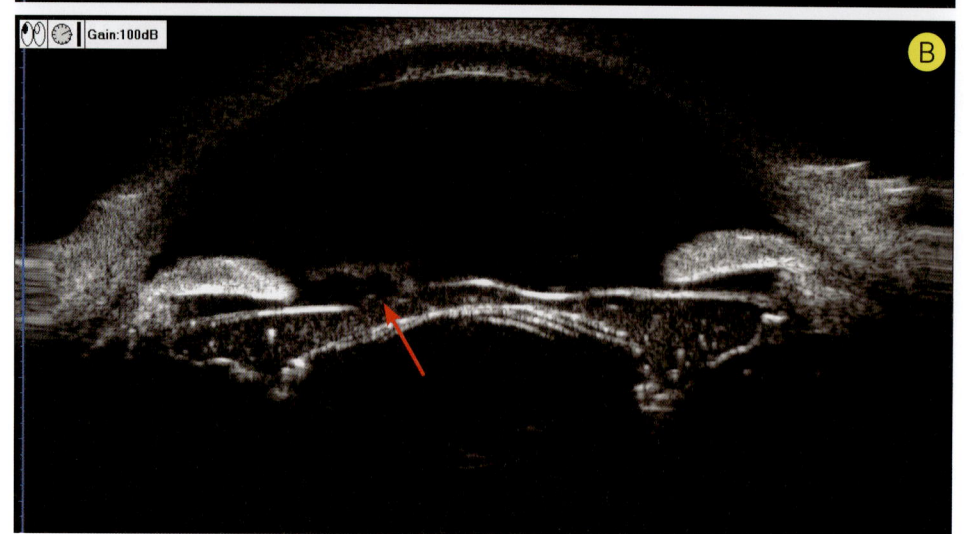

图2-4-14

前房晶状体溶解颗粒

晶状体回声增强，皮质呈密集的点状回声。此外晶状体前囊膜存在破裂（箭头所示）的现象，前房内出现了粗细不一的点状物质。这是晶状体溶解颗粒外溢到前房的表现。

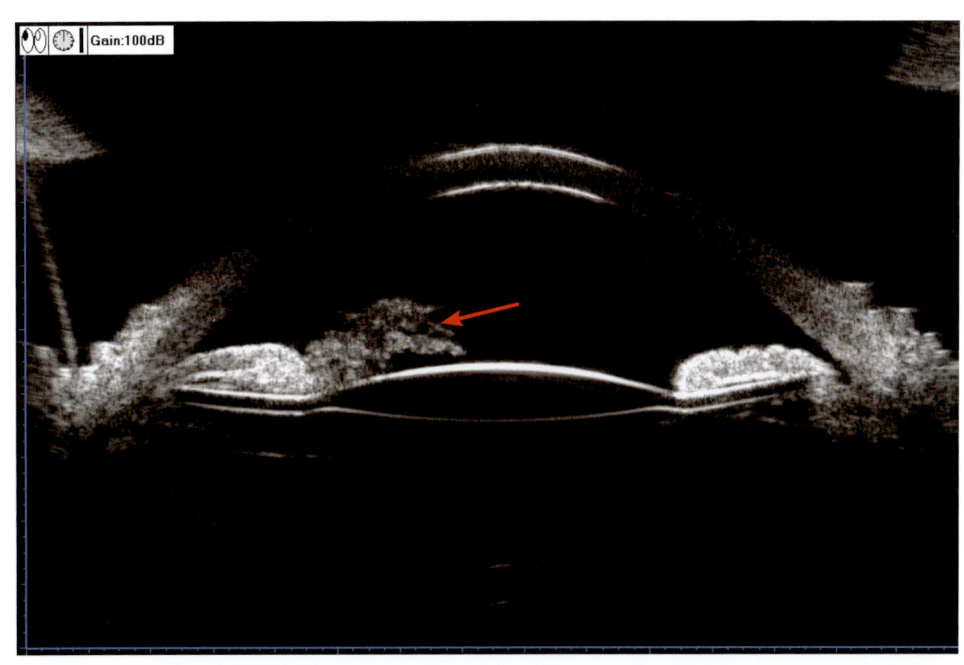

图2-4-15

晶状体皮质外溢至前房

箭头所示晶状体皮质外溢至前房，晶状体皮质从虹膜后往瞳孔区延伸，呈中等回声。此外，皮质呈现孤立的团状形态，边界清晰。

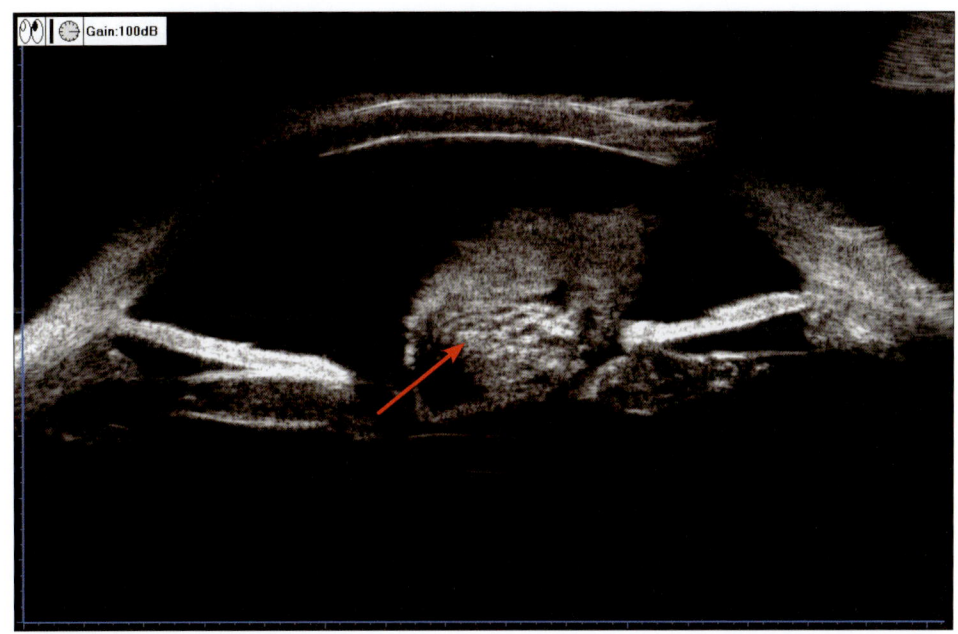

图2-4-16

晶状体核脱出前房

箭头所示晶状体核脱出前房，晶状体核位于瞳孔区，呈类圆形的团状形态。此外，观察到特征性的同心圆层状结构，这是晶状体核与晶状体皮质的关键区别之一。

前房玻璃体

前房玻璃体指的是玻璃体从其正常位置脱离并进入前房。在UBM图像中，前房中的玻璃体呈现为较大的点状或点絮状形态。玻璃体本身无回声，这些点状或点絮状回声的出现可能与玻璃体性质的改变以及玻璃体混合色素和/或组织碎屑有关，与周围的无回声前房区域形成鲜明对比，具有清晰的边界。

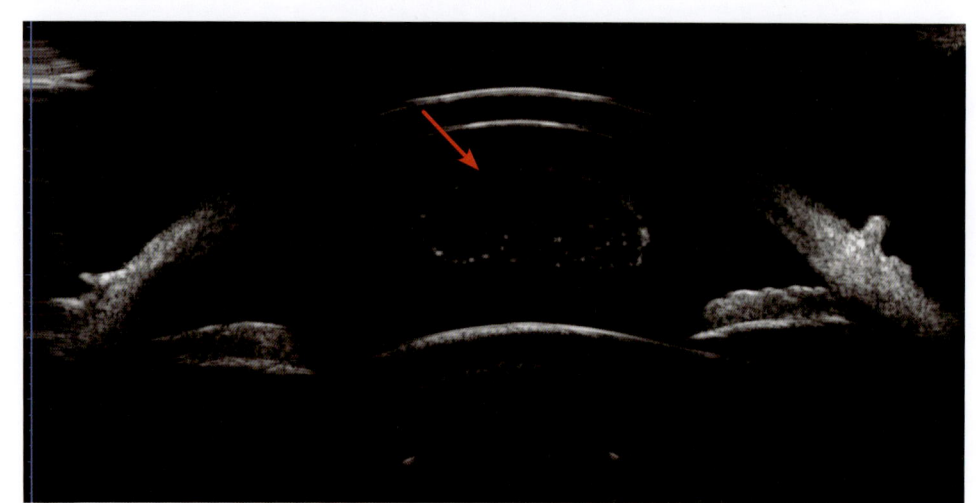

图2-4-17 前房玻璃体
箭头所示前房的囊泡状玻璃体结构。

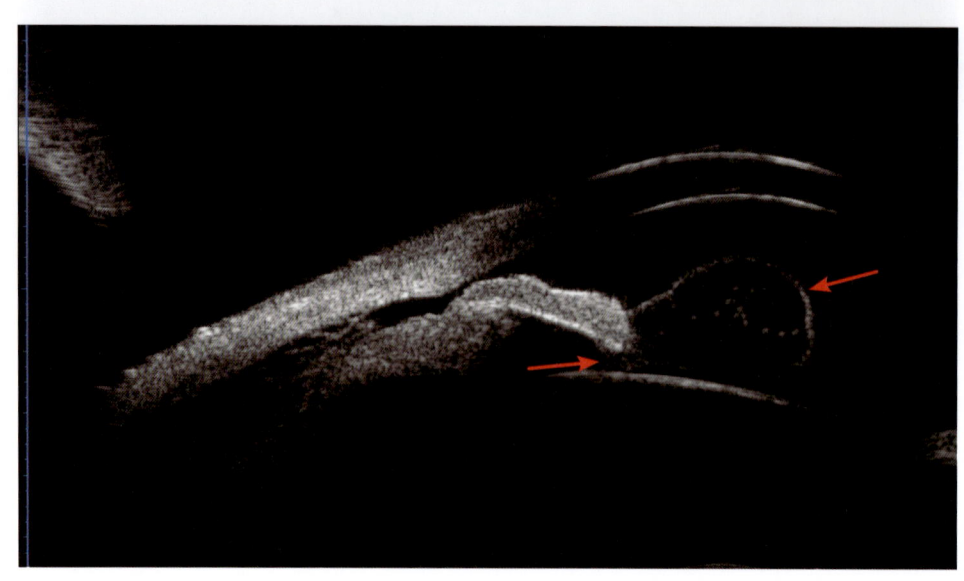

图2-4-18 前房玻璃体
箭头所示从后房经过瞳孔缘向前房凸起的弧形玻璃体结构。

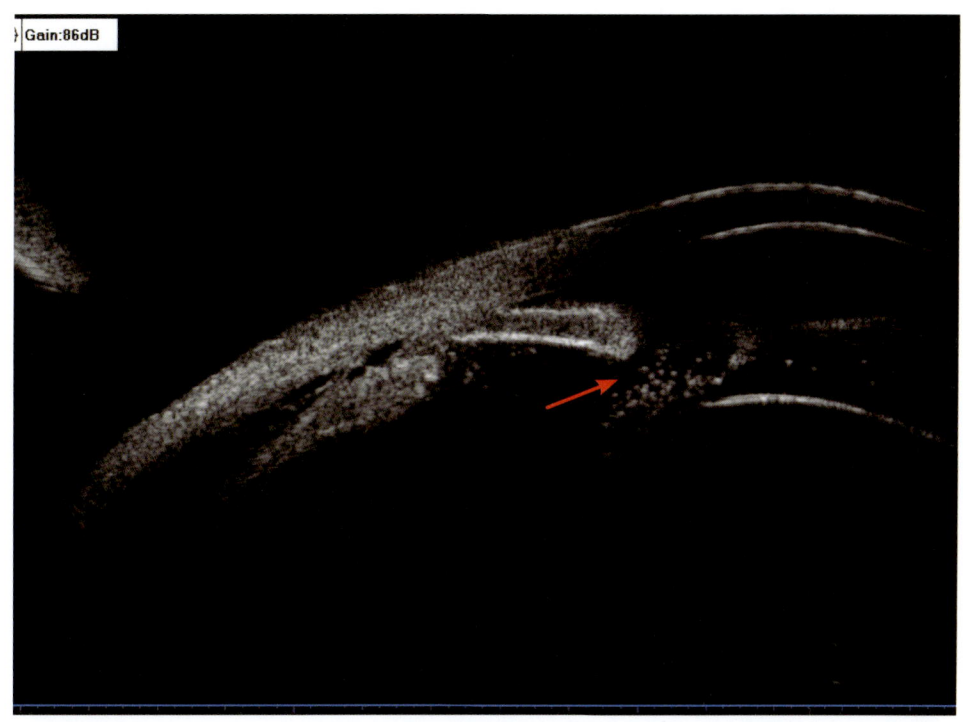

图2-4-19

前房玻璃体

箭头所示从后房向前房延伸的条带状玻璃体结构。

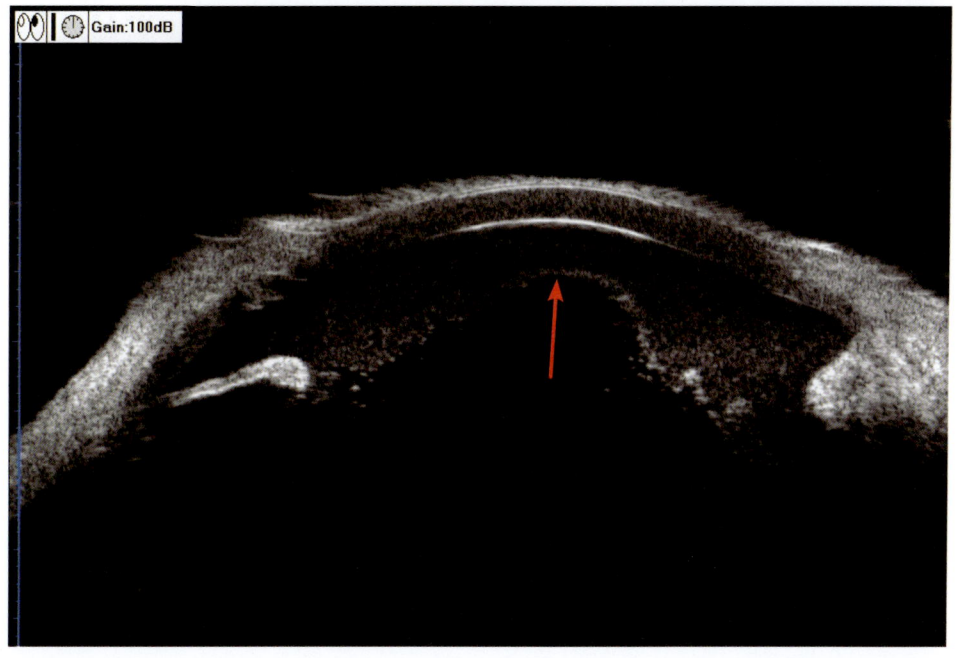

图2-4-20

前房玻璃体

箭头所示从晶状体缺失位置向前房凸起的弧形玻璃体结构。

第二章 眼前段的正常影像表现和异常影像表现

永存瞳孔膜

永存瞳孔膜，俗称为瞳孔残膜，是由于胚胎期间瞳孔前方的血管网在出生前未能完全退化而形成的，表现为附着在虹膜表面的纤维组织或薄膜残留。在UBM图像中，永存瞳孔膜呈现为从虹膜边缘延伸到瞳孔的细小条索状物质回声。这些纤维既可以非常细小，也可能相对较粗。

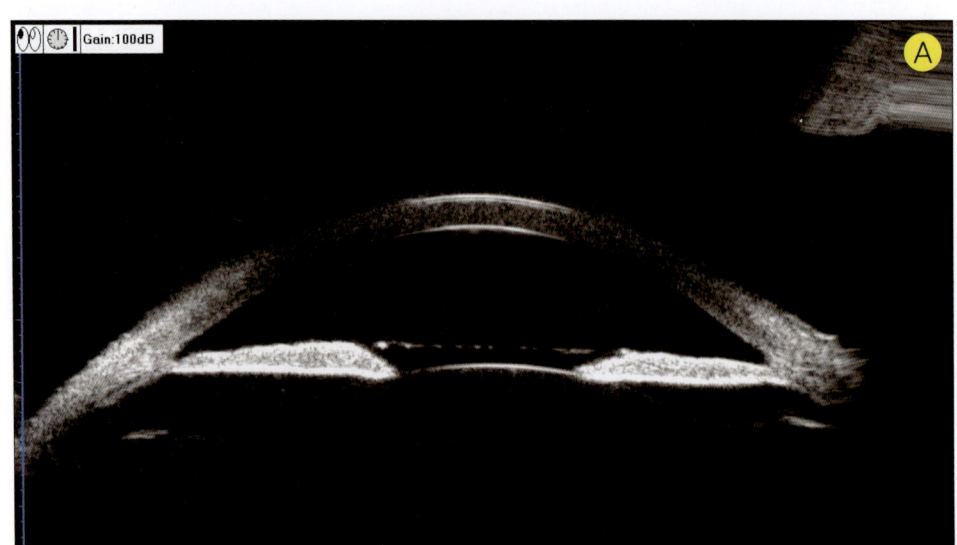

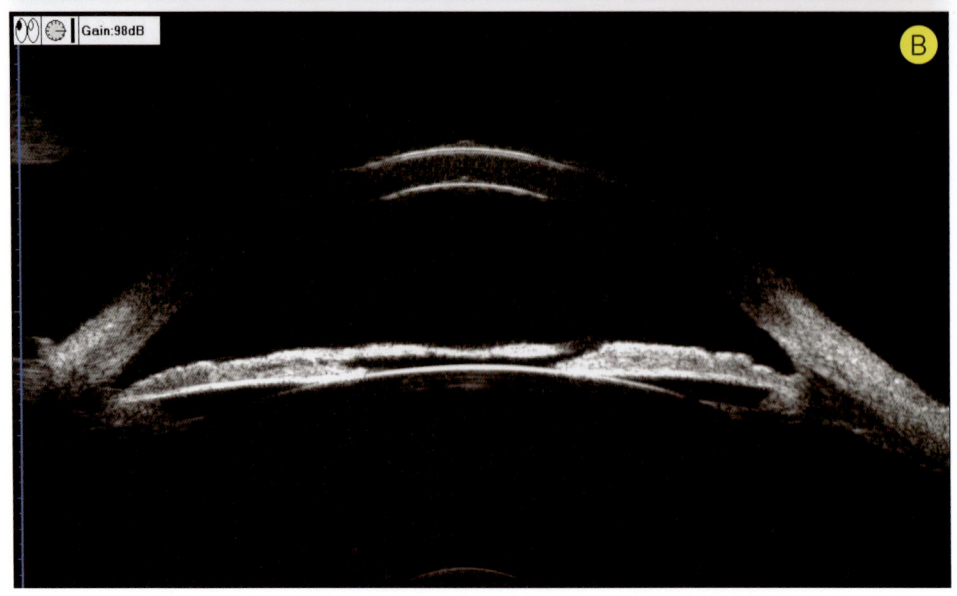

图2-4-21

永存瞳孔膜

永存瞳孔膜呈现为一种独特的膜状结构，具有与虹膜相似的回声特征。永存瞳孔膜的形态多样，有时呈直线状，有时则呈弯曲或波浪起伏的形态。A. 永存瞳孔膜纤细且相对平坦。B. 瞳孔残膜相比图A中的膜状结构更为厚实。

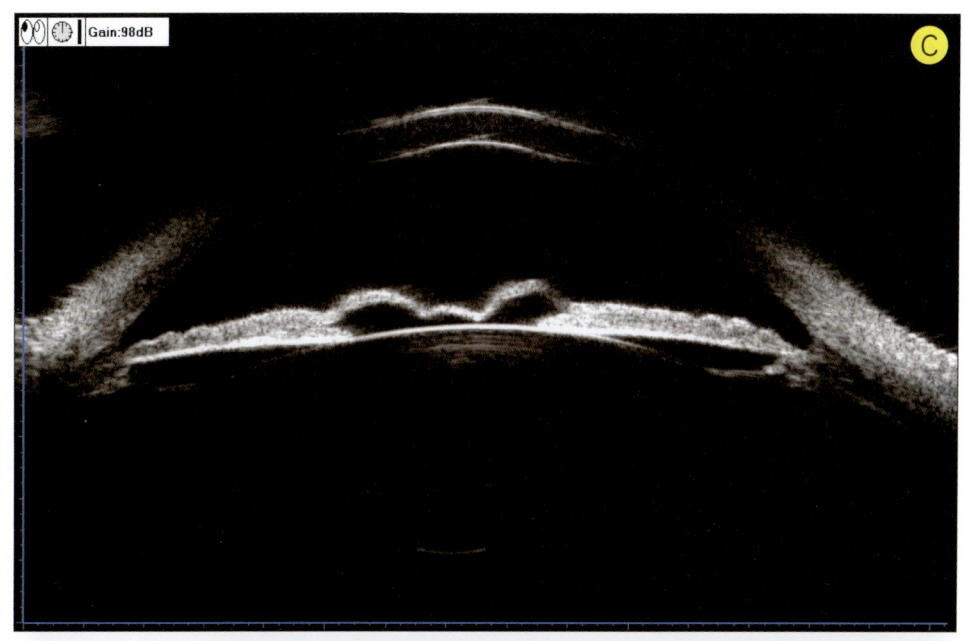

C. 永存瞳孔膜呈波浪起伏的形态。

D. 永存瞳孔膜囊肿，囊性结构的内部为无回声暗区。

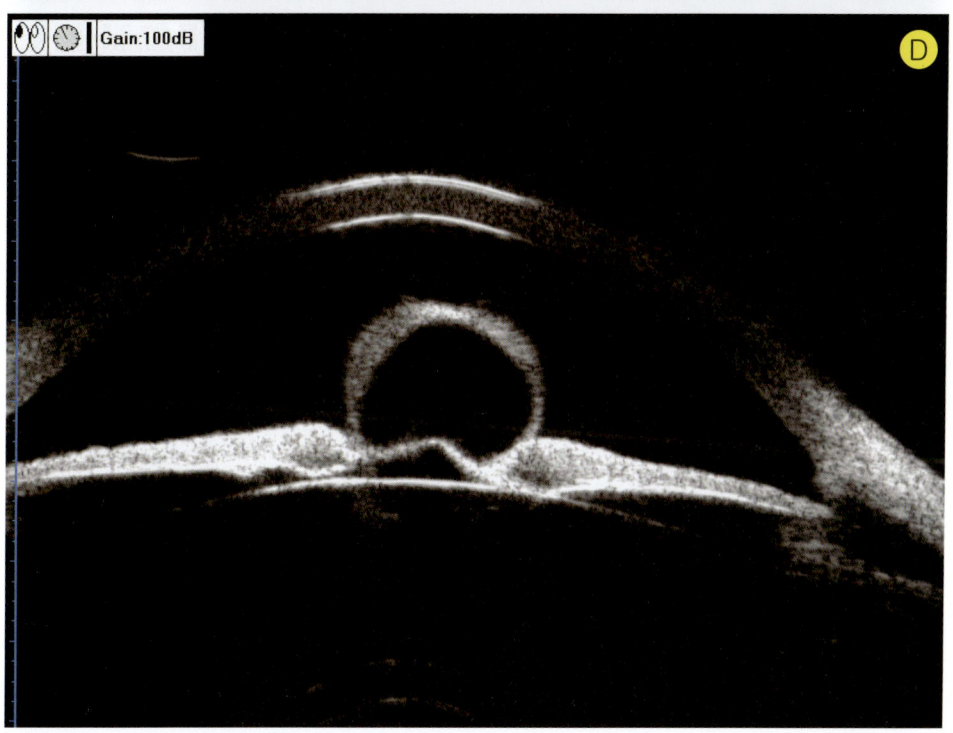

先天性纤维血管膜

先天性纤维血管膜是一种在眼前段出现的异常膜状组织。这些组织由未完全退化的原始细胞和组织构成，包括纤维组织、血管残留物以及其他细胞元素。在UBM图像中，先天性纤维血管膜呈现为前房或后房内的条索状中到高回声区域，通常附着于晶状体表面或虹膜表面。刘杏、方蕾等人将先天性纤维血管膜继发青光眼的人群，依据虹膜和前房的形态特点，分类为U形、Y形和无前房型。

图2-4-22
无继发青光眼的先天性纤维血管膜

箭头所示为虹膜后的纤维血管膜，虹膜形态未受影响，保持平坦的状态，房角开放。

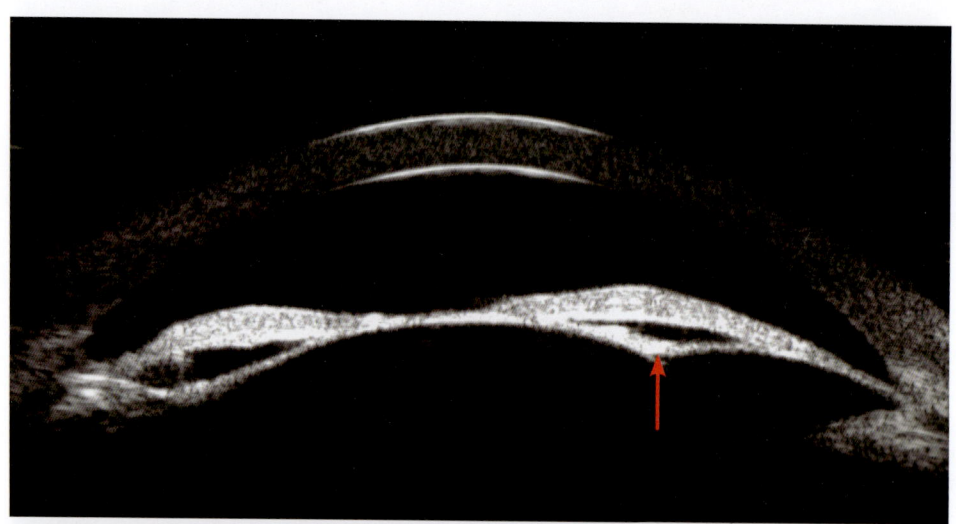

图2-4-23
U形先天性纤维血管膜

箭头所示为虹膜后的纤维血管膜，虹膜呈现膨隆状态，瞳孔膜闭，虹膜之间存在间隙而未粘连，前房整体呈U形外观。

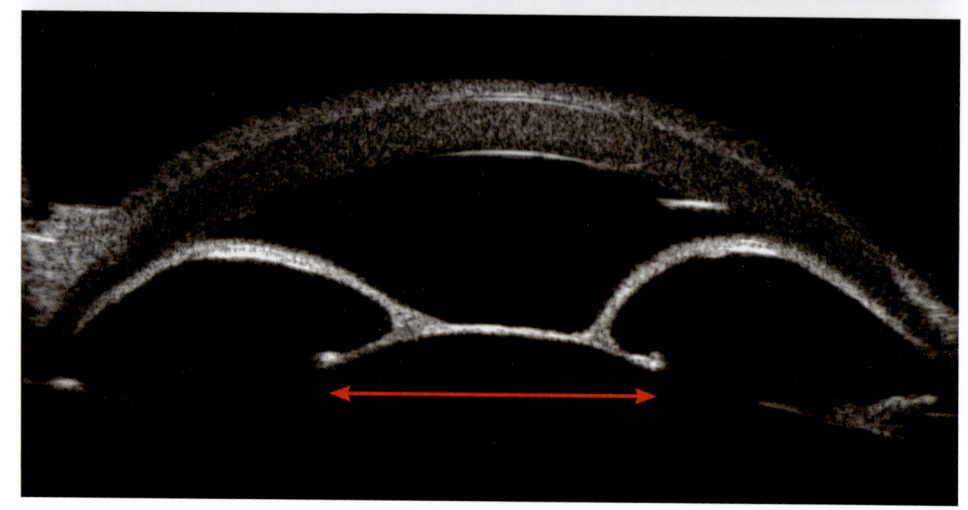

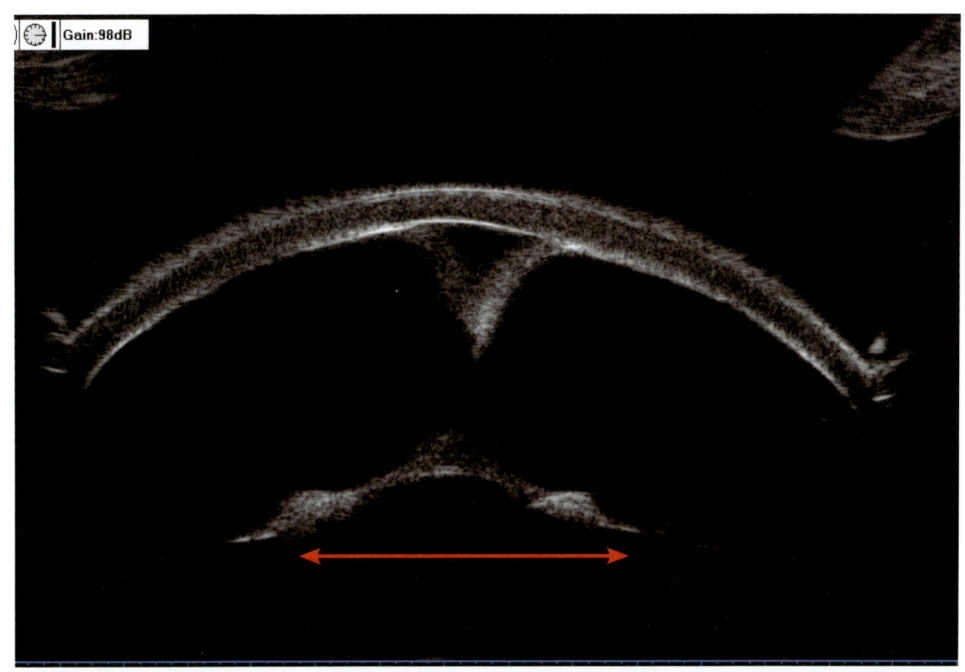

图2-4-24

Y形先天性纤维血管膜

箭头所示为虹膜后的纤维血管膜，虹膜膨隆更为显著，瞳孔膜闭，虹膜互相紧密粘连，但有前房空间，整体呈Y形外观。

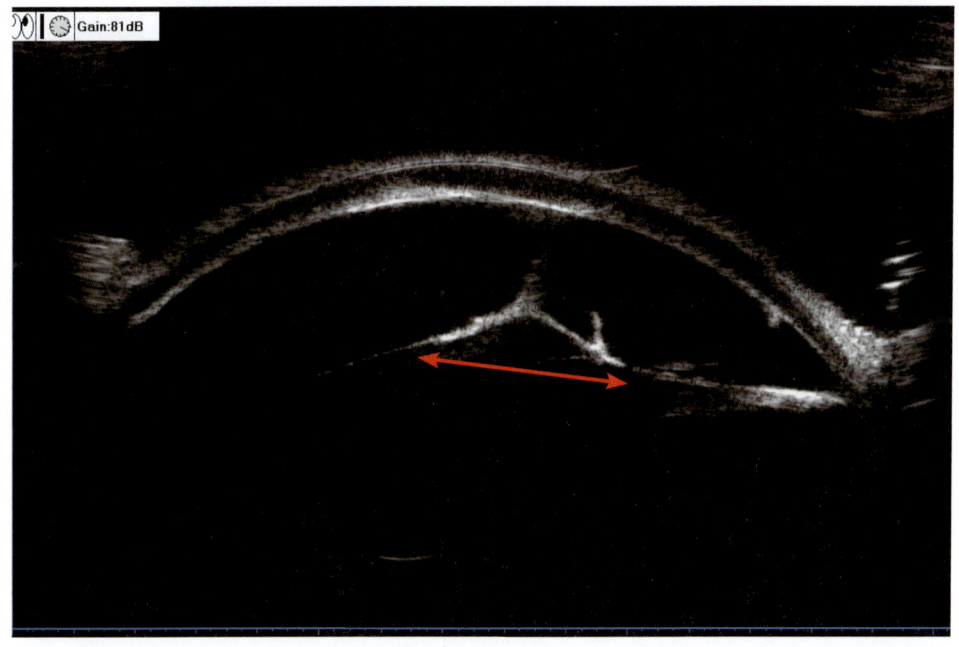

图2-4-25

无前房型先天性纤维血管膜

箭头所示为虹膜后的纤维血管膜，虹膜互相紧密粘连并完全贴附于角膜上，形成无前房空间的状态。

前房占位性病变

前房占位性病变是指在前房内出现的异常组织或肿块。UBM检查可以确定病变的位置、大小、形态及与周围组织的关系。前房本身并不会产生占位改变，而是容纳周边组织的占位。这些占位病变根据其来源编写在对应的组织中，而上皮植入性囊肿可能源于角膜或结膜上皮，种植位置可能是角膜或虹膜，但均表现为前房占位效应。因此将前房植入性囊肿纳入此处讲述。

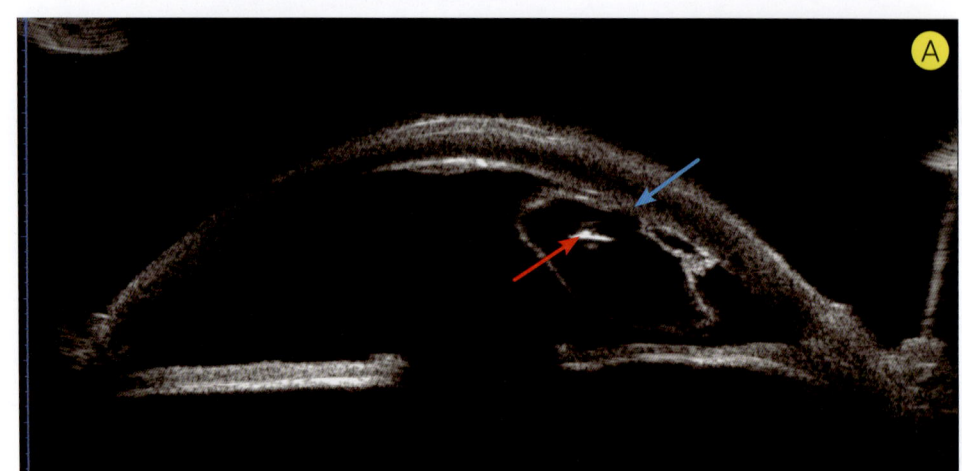

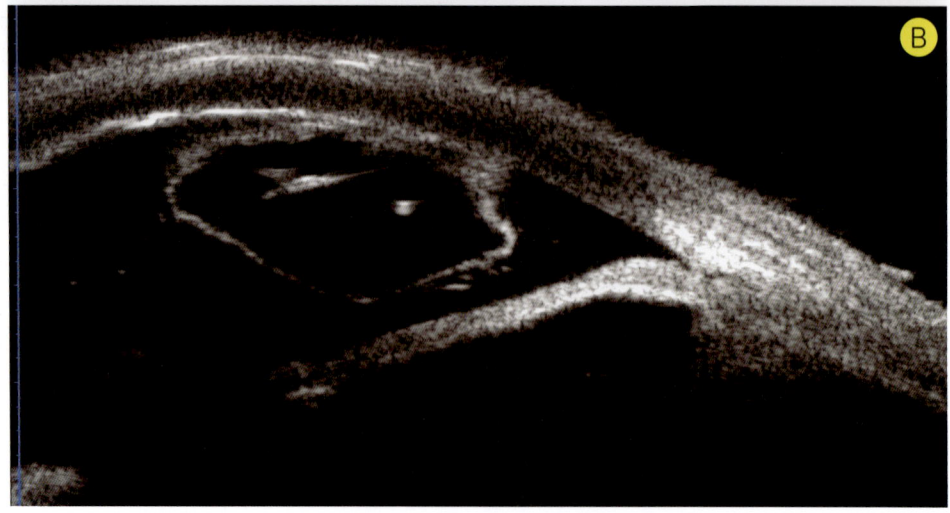

图2-4-26

前房植入性囊肿

前房内的囊性结构与角膜相连（蓝色箭头所示），结构内存在高回声异物（红色箭头所示）。这种囊性结构可能由异物穿入前房时携带的上皮组织异常植入角膜形成。

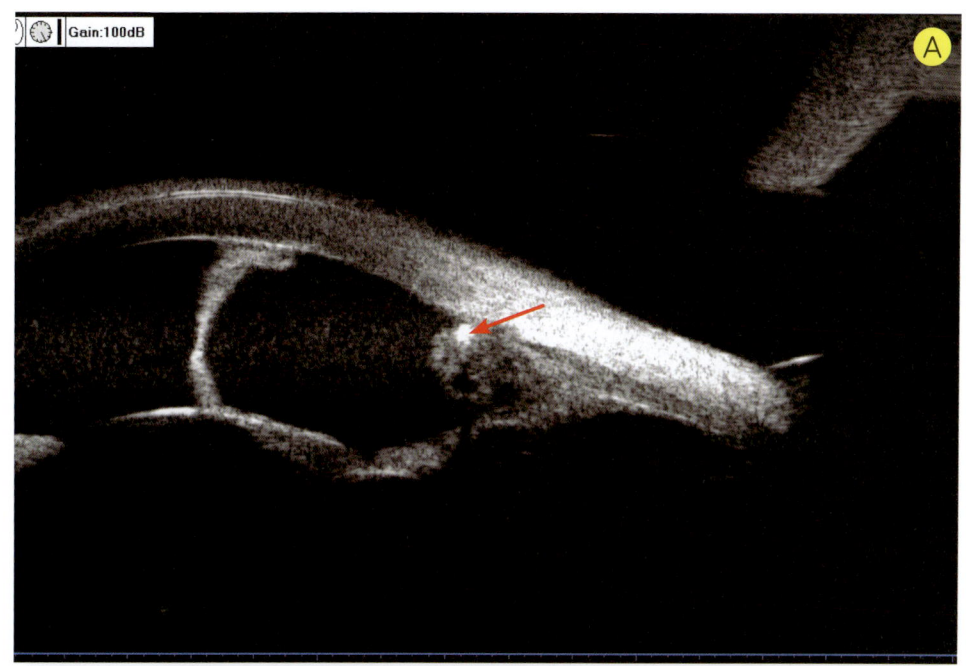

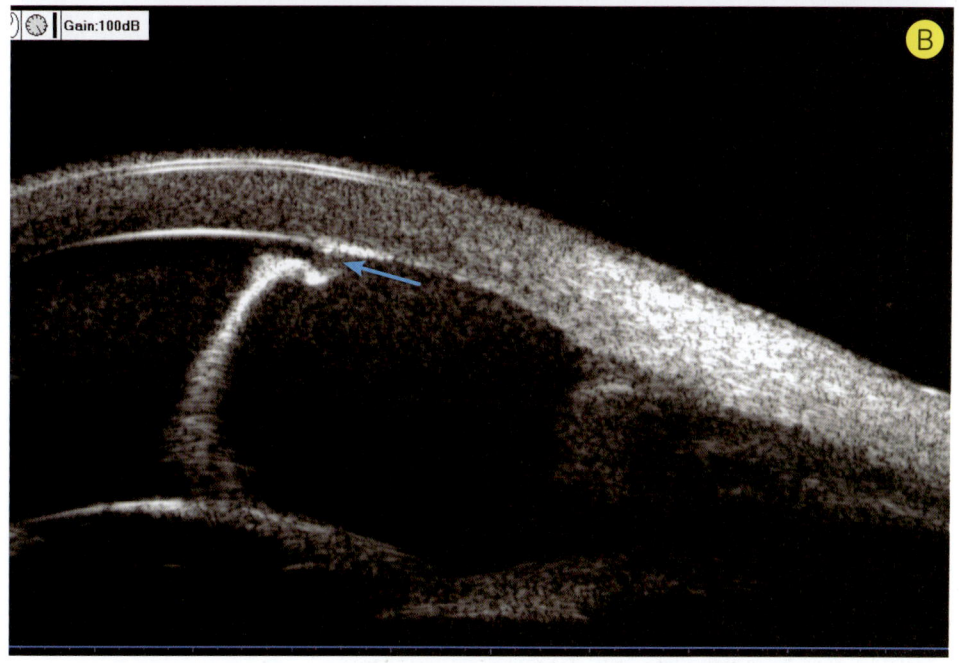

图2-4-27

前房植入性囊肿破裂

A. 前房内的囊性结构位于虹膜组织，红色箭头所示结构内部的斑点状高回声异物，囊腔密布点状悬浮物，这种囊性结构可能由异物穿入前房时携带的上皮组织异常植入虹膜形成。

B. 蓝色箭头所示为囊壁破裂口，前房中密布与囊腔相同的点状悬浮物，提示囊壁发生了破裂并且囊腔内容物进入前房。

第五节 房角

房角，又称为前房角，是位于角巩缘与虹膜根部之间的一个解剖夹角。该区域是房水流出的主要通道，由前壁、后壁和隐窝构成。包含多种重要结构，如巩膜突、小梁网、Schlemm管、虹膜根部及睫状带等。通过UBM图像，可以观察到房角的结构和形态特征，实现对房角开放角度及开放距离的精确测量，进而评估分析房角的具体状态。

正常房角结构

在UBM图像中，正常房角的结构层次可以清晰分辨：

（1）Schwalbe线是角膜后弹力层的止端，标志着房角前壁的前缘。

（2）小梁网位于巩膜突与Schwalbe线之间，是一个筛状结构，构成房角前壁，呈现粗糙的界面。

（3）Schlemm管位于小梁网外侧，是一条类圆形、长条形的弱回声细小管道。

（4）巩膜突位于角巩缘内侧，呈向内凸起的高回声结构，标志着小梁网的后缘，是巩膜内边界线与角膜内皮延线的交汇点。

（5）房角隐窝位于巩膜突之后，是一个无回声空腔。

（6）睫状带位于巩膜突与虹膜根部之间，是构成房角的睫状体部分。

（7）房角后壁即虹膜根部。

图2-5-1

正常房角结构

1. Schwalbe线。2. 小梁网。3. Schlemm管。4. 巩膜突。5. 房角隐窝。6. 睫状带。7. 虹膜根部。

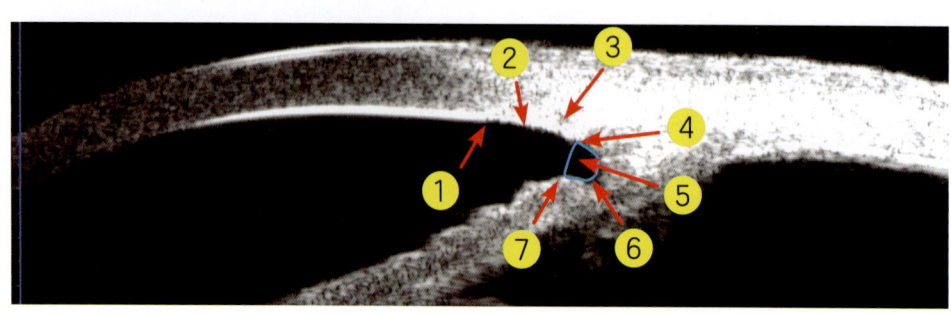

房角开放状态

在常规UBM检查中，小梁网上缘难以被清晰定位，但下缘即巩膜突的位置通常清晰可见。因此，评估房角状态时，关键在于巩膜突是否暴露在周边前房。房角开放时巩膜突与虹膜保持一定距离，巩膜突暴露于周边前房。而房角关闭时巩膜突与虹膜贴合，巩膜突未能暴露在周边前房。小梁网与虹膜之间形成的角度，即房角开放角度，是房角开放程度的重要指标，其评估通常参考Shaffer分级系统。Shaffer房角开放程度分级：0级，0°；1级，10°；2级，20°；3级，25°~35°；4级，35°~45°。

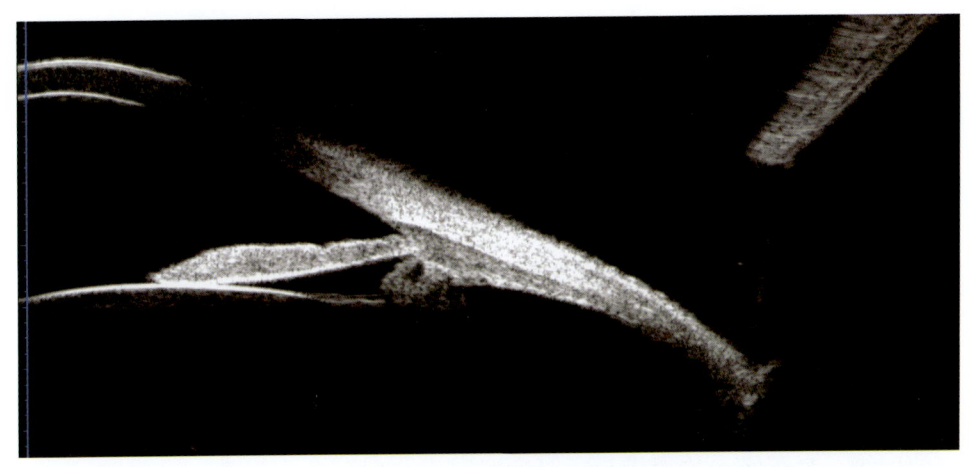

图2-5-2

UBM房角Grade 4（开放）

巩膜突充分暴露在周边前房，房角开放角度为35°~45°。

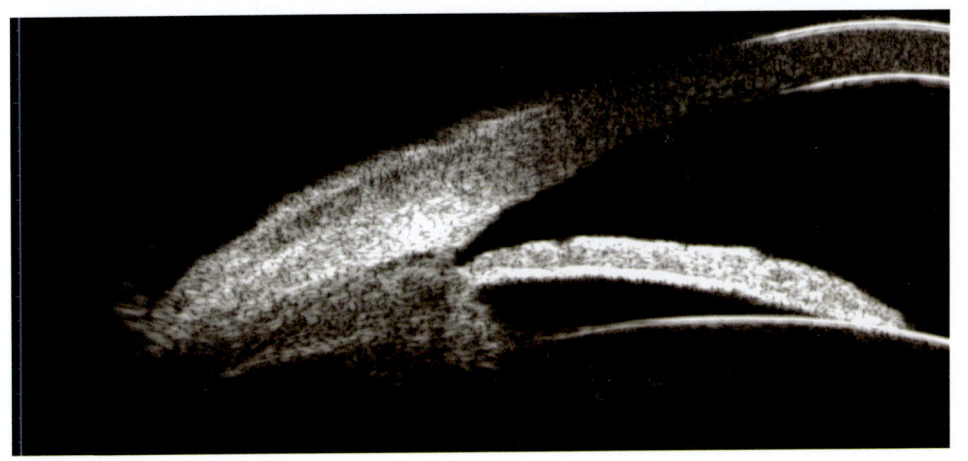

图2-5-3

UBM房角Grade 3（中度开放）

巩膜突暴露在周边前房，房角开放角度为20°~35°。

图2-5-4
UBM房角Grade 2
（狭窄）

巩膜突暴露在周边前房，房角开放角度为10°~20°。

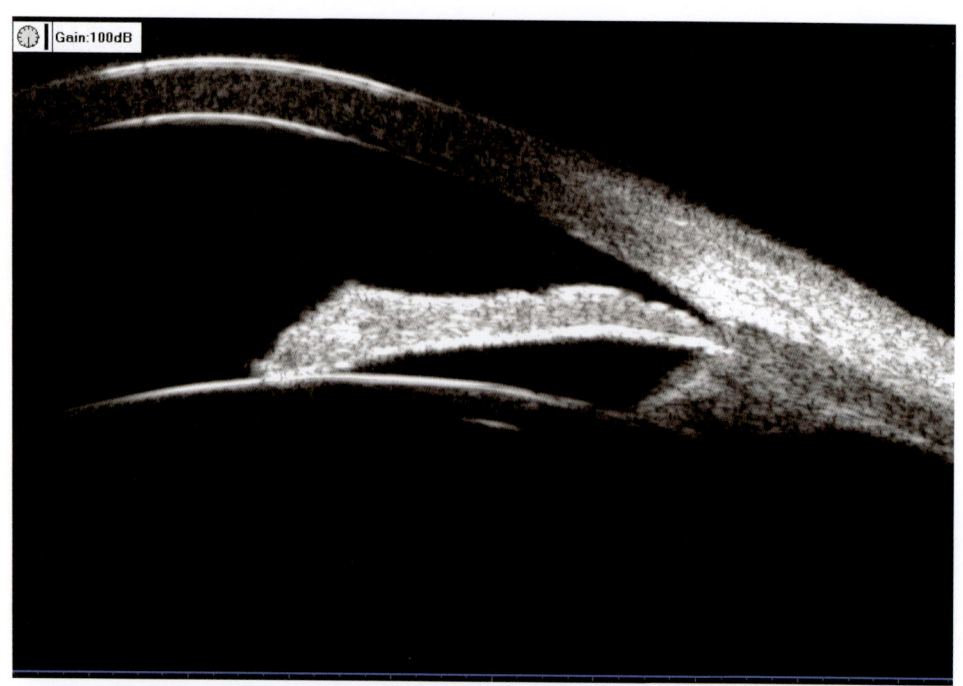

图2-5-5
UBM房角Grade 1
（重度狭窄）

巩膜突暴露在周边前房，房角开放角度小于10°，大于0°。

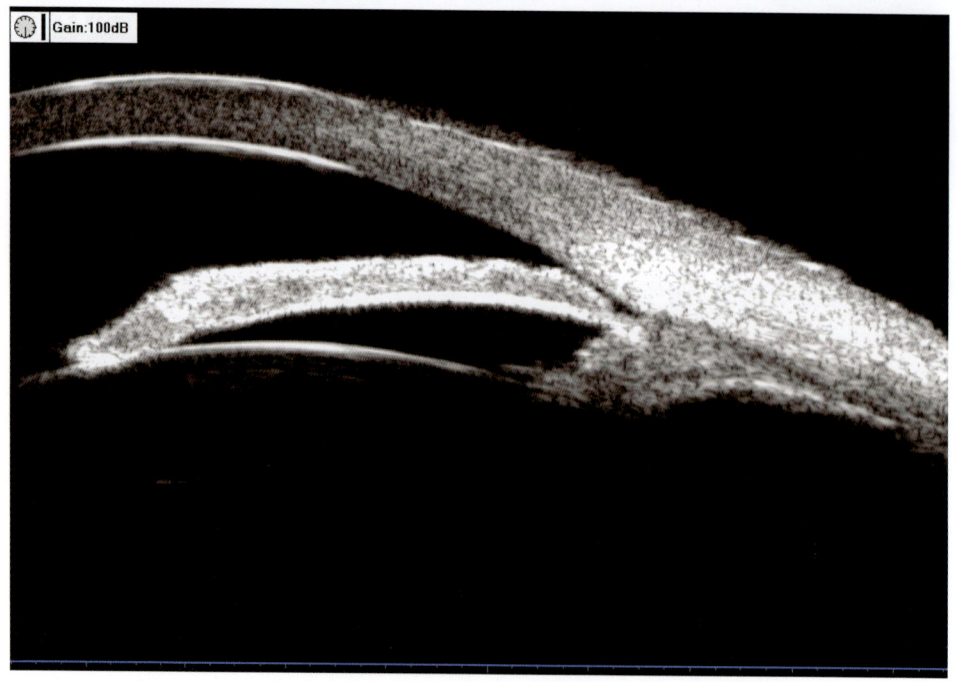

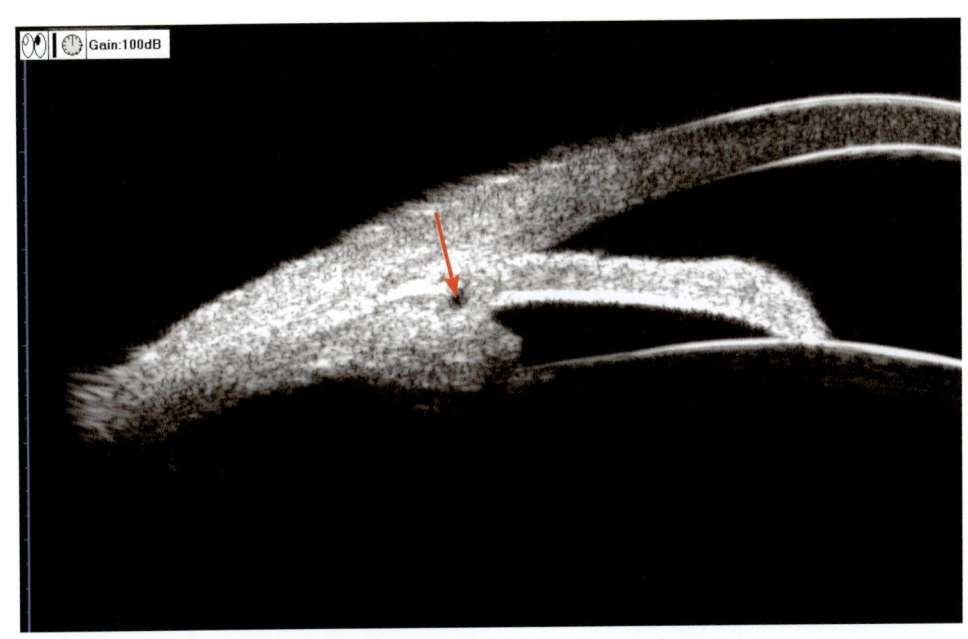

图2-5-6
UBM房角Grade 0
（同位关闭）

箭头所示巩膜突与巩膜根部之间仍有一定空隙，但由于虹膜紧贴于巩膜突之前的小梁网处，使得巩膜突未能暴露于周边前房，房角开放角度为0°。该状态被定义为房角同位关闭，又称为房角功能性关闭。

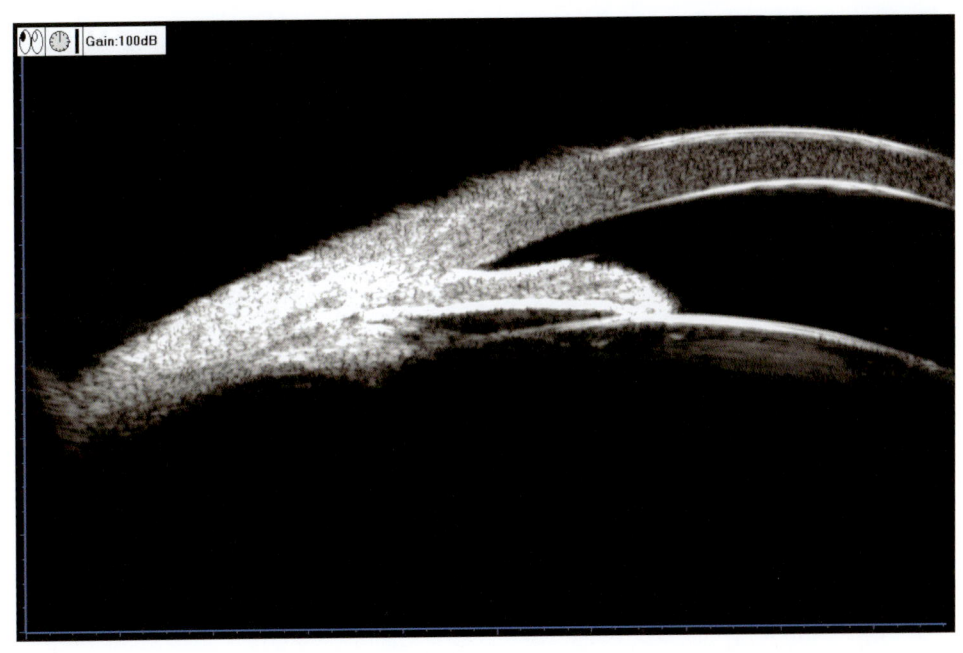

图2-5-7
UBM房角Grade 0
（闭角）

巩膜突未暴露于周边前房，且与虹膜紧密贴合无间隙，房角开放角度为0°。

原发性房角狭窄或闭合

原发性房角狭窄或闭合是由眼球解剖结构的某些特征引起的，而不是其他眼病或外部因素导致的房角狭窄或完全闭合。根据2019年王宁利、余敏斌等专家共识，原发性闭角型青光眼分为单纯性瞳孔阻滞、虹膜高褶、睫状体前位、晶状体位置异常和脉络膜膨隆5种类型。因UBM检测脉络膜的范围较为局限，在此不对脉络膜膨隆型进行展示。

图2-5-8

单纯性瞳孔阻滞

瞳孔阻滞导致后房压力大于前房压力，引起虹膜膨隆向前凸起，表现为后房空间增大和前房空间缩小。未见虹膜高褶、睫状体前位和晶状体前移等表现。

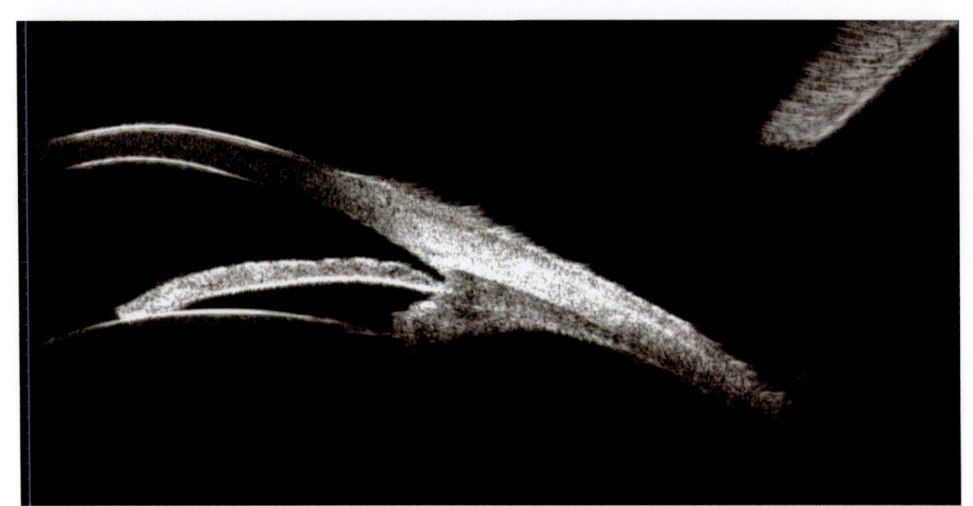

图2-5-9

虹膜高褶

虹膜中部相对平坦或稍微后陷，而虹膜根部向前褶起形成陡峭的虹膜角（箭头所示），导致房角空间缩小。未见虹膜膨隆、睫状体前位和晶状体前移等表现。

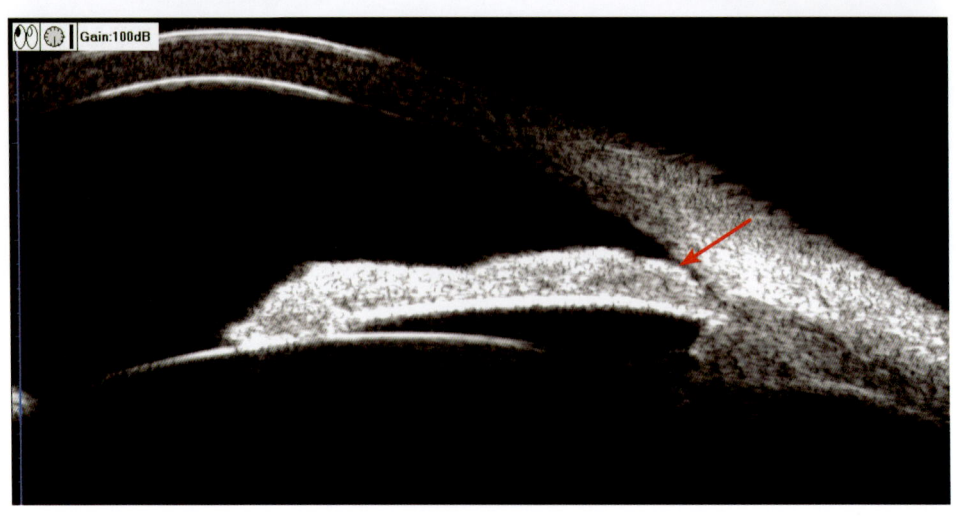

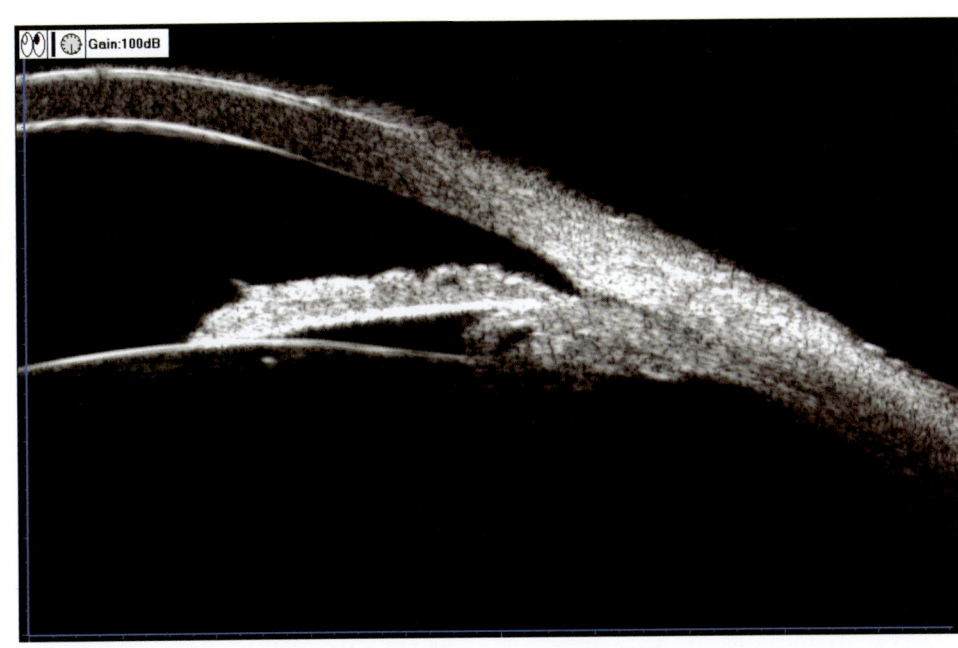

图2-5-10
睫状体前位

睫状体的位置异常靠前，顶压虹膜前移导致房角缩小，表现为小梁网–睫状体夹角和距离缩小，虹膜与睫状体之间的接触距离增加，睫状沟变浅甚至消失。未见虹膜根部肥厚、虹膜膨隆和晶状体前移等表现。

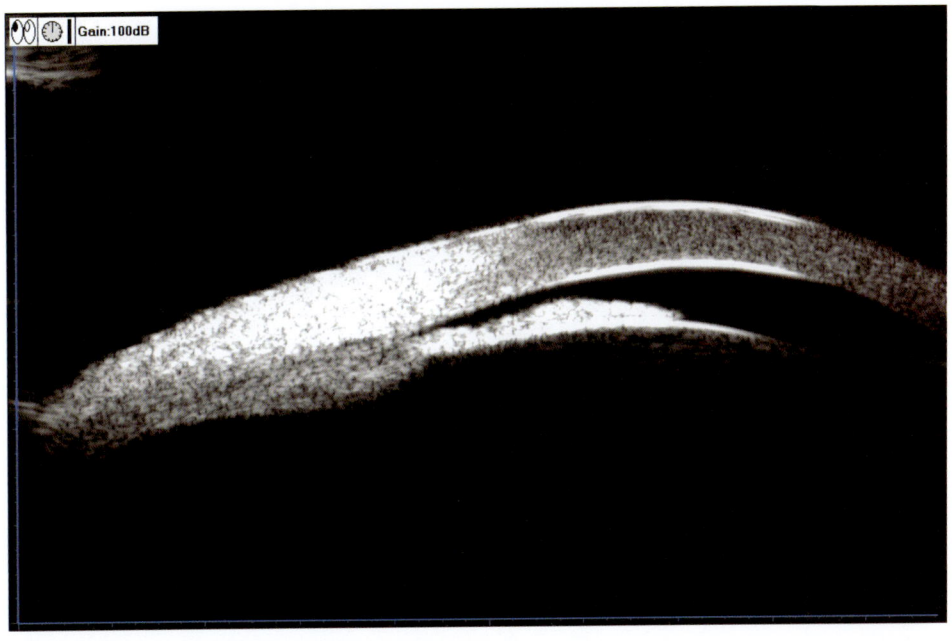

图2-5-11
晶状体位置异常

晶状体虹膜隔前移，但区别于晶状体脱位所导致的晶状体前移。未见虹膜膨隆、虹膜高褶、睫状体前位等表现。

图2-5-12

周边虹膜肥厚

虹膜周边部肥厚，但未形成周边虹膜凸起和陡峭的虹膜角，区别于高褶虹膜，虹膜整体呈现平坦状态。无虹膜膨隆、睫状体前位和晶状体位置异常的表现。虽然周边虹膜肥厚并未归为原发性闭角型青光眼的机制，但这种厚度异常也会导致房角空间缩小。

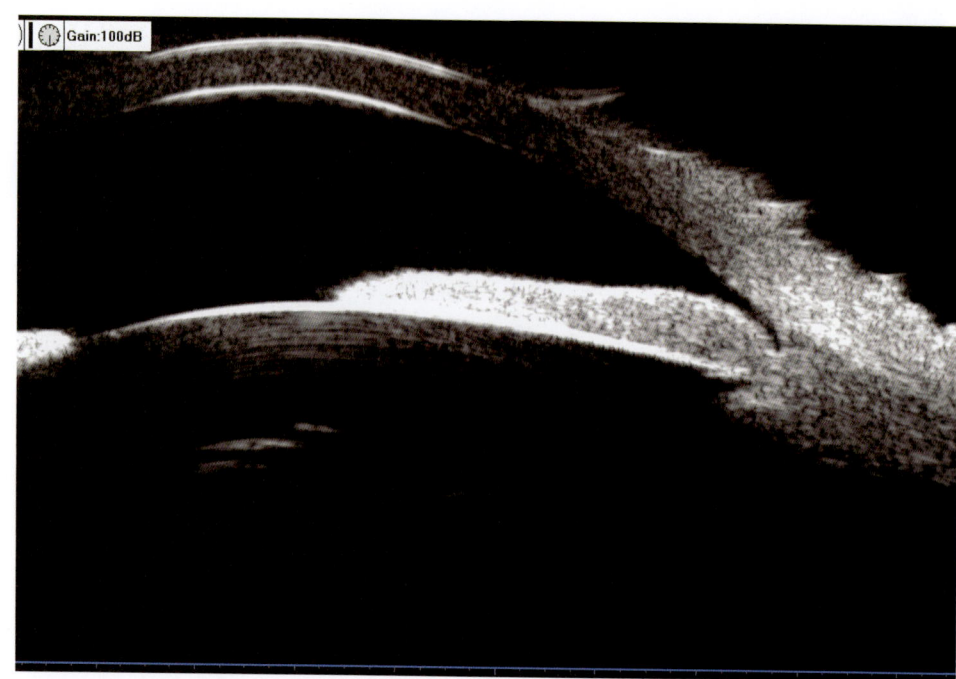

图2-5-13

瞳孔阻滞+虹膜高褶

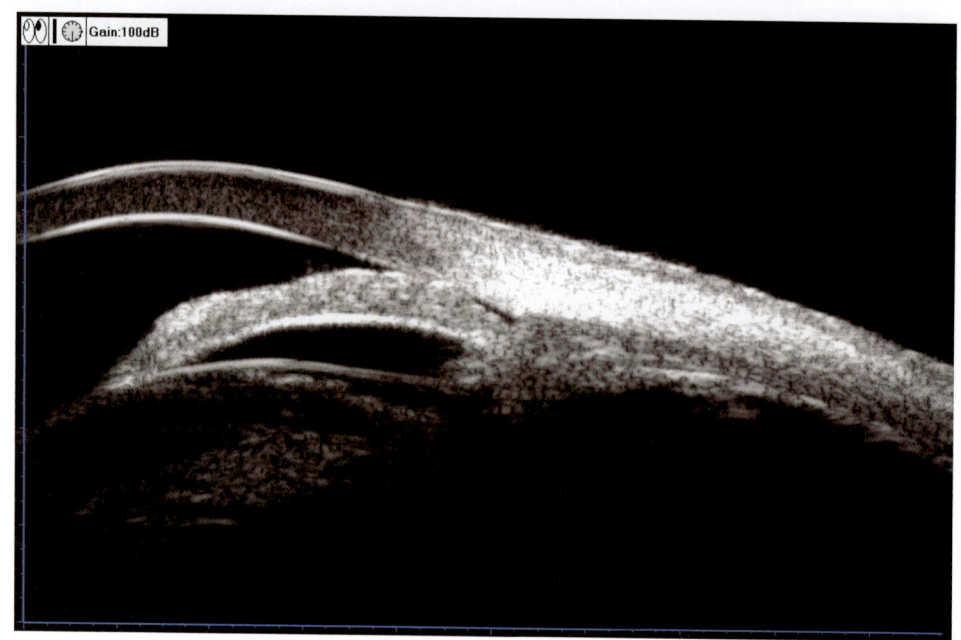

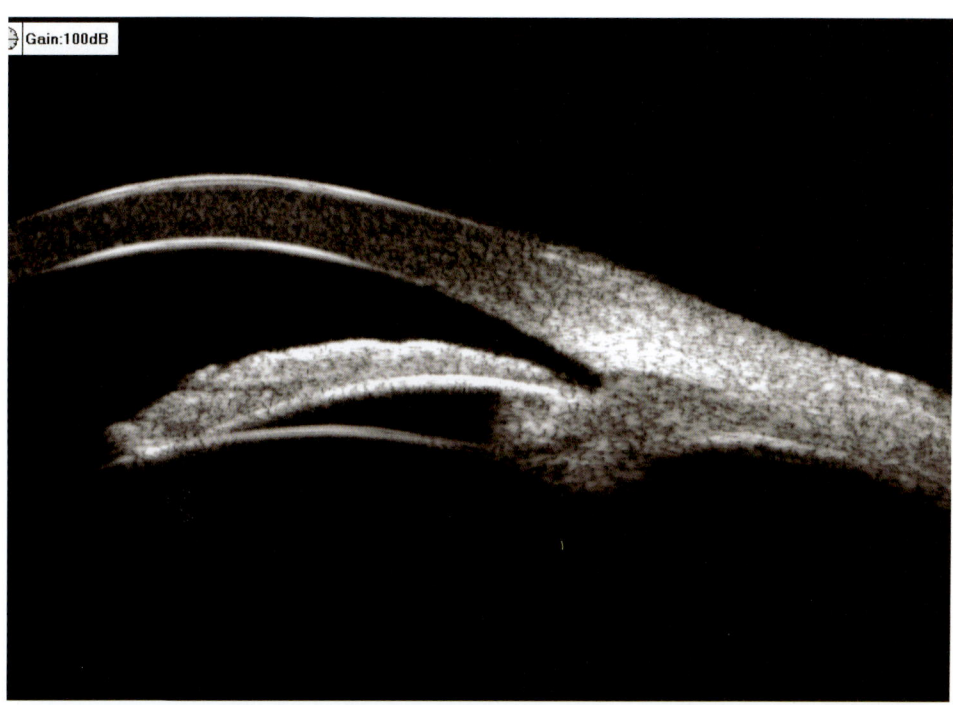

图2-5-14

瞳孔阻滞+睫状体前位

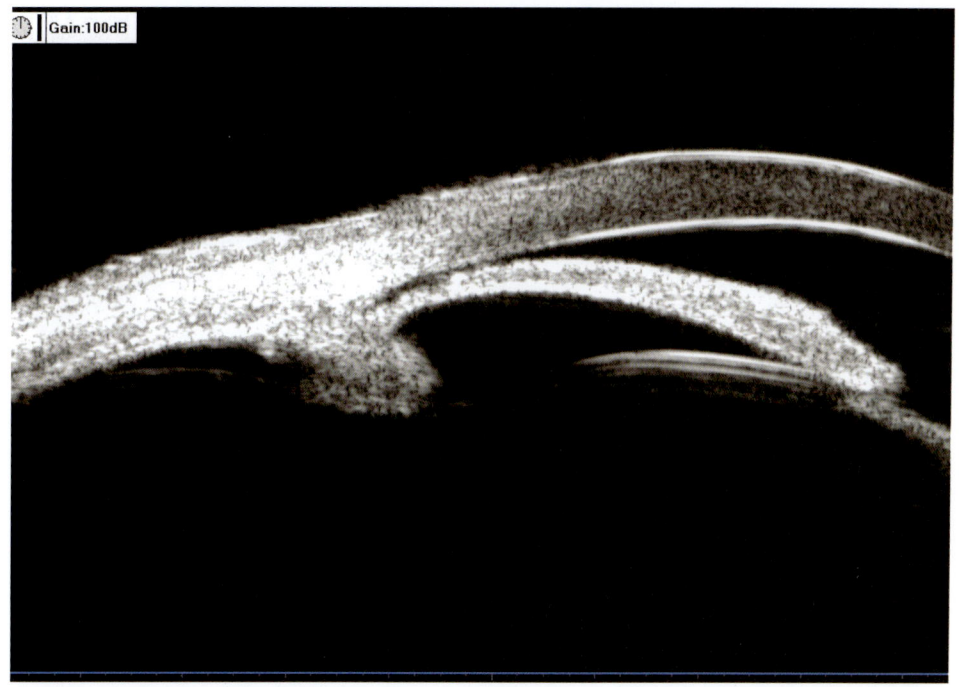

图2-5-15

瞳孔阻滞+晶状体位置异常

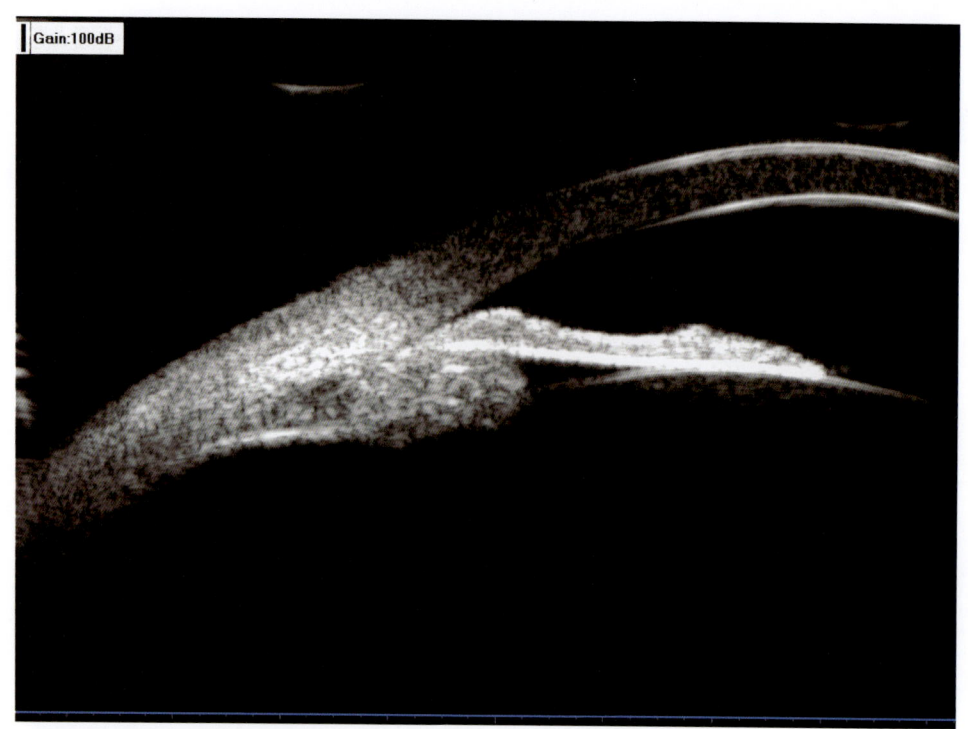

图2-5-16 虹膜高褶+睫状体前位

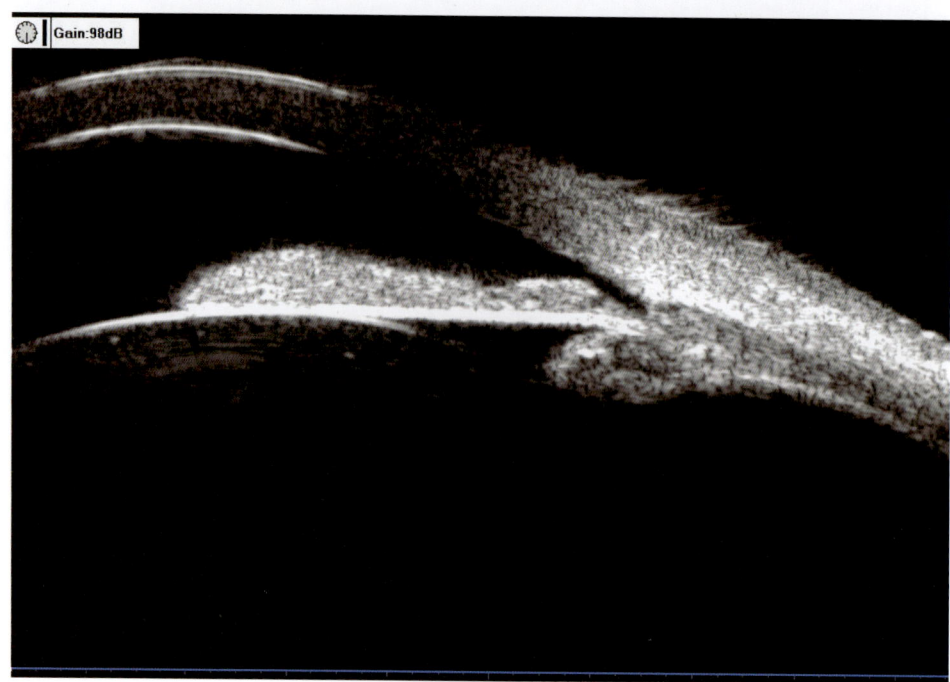

图2-5-17 虹膜高褶+晶状体位置异常

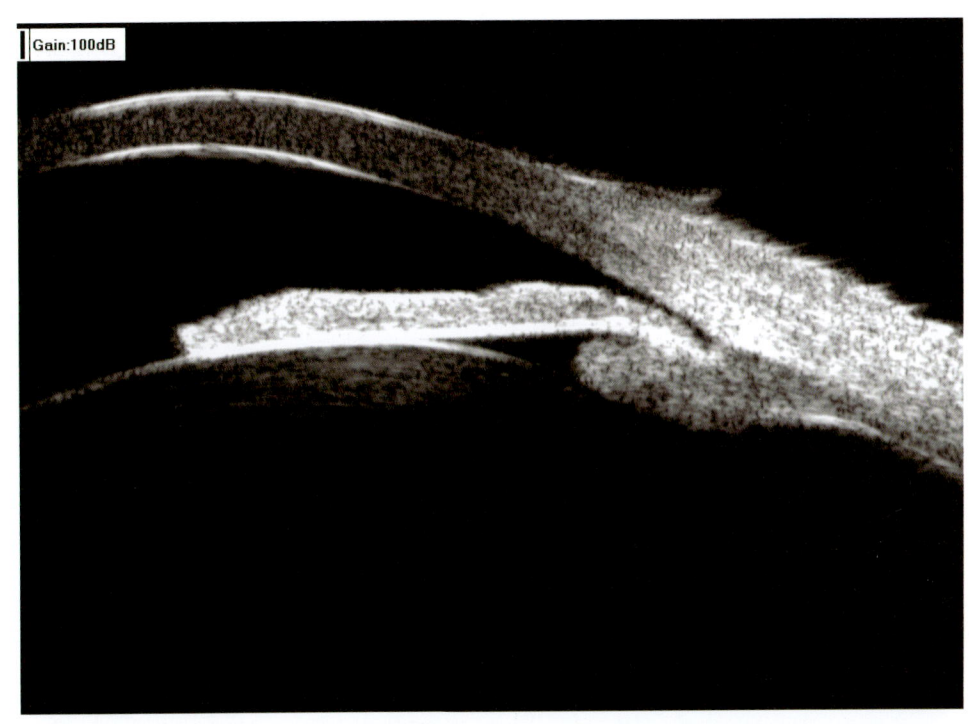

图2-5-18
睫状体前位+晶状体位置异常

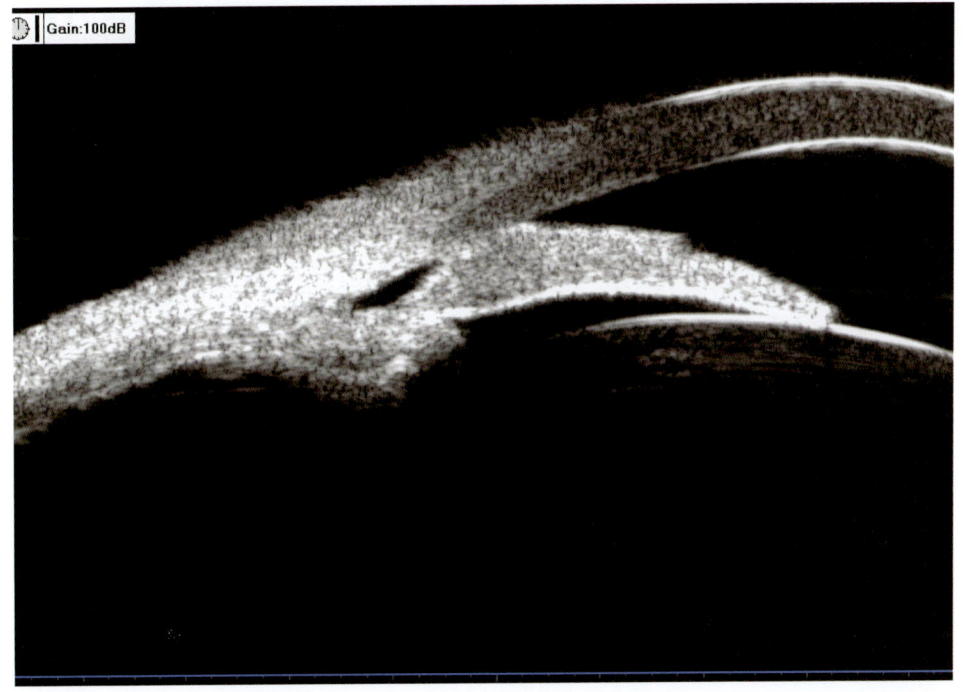

图2-5-19
瞳孔阻滞+虹膜高褶+睫状体前位+晶状体位置异常

继发性房角狭窄或闭合

继发性房角狭窄或闭合是由于眼内其他病理条件（如炎症、外伤、肿瘤、出血等）或眼部手术引起的房角狭窄或关闭。在UBM图像中表现为房角开放角度缩小，并伴随着眼部炎症、房角区域内新生血管的出现、组织损伤或眼部手术后的影像改变征象。

图2-5-20

虹膜睫状体炎继发房角关闭

其特征是虹膜和睫状体存在显著的水肿渗出，周边虹膜前粘连导致房角关闭。

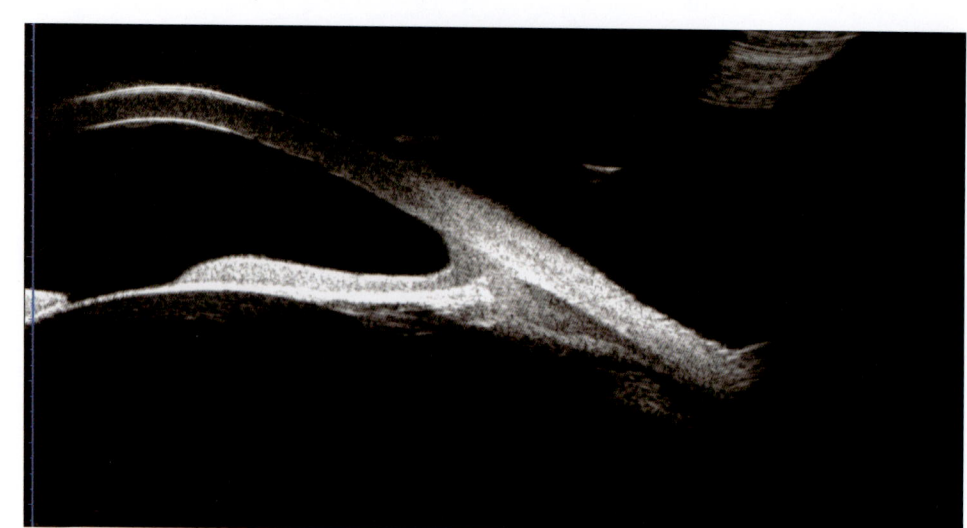

图2-5-21

虹膜角膜内皮综合征继发房角关闭

虹膜与角膜粘连导致房角关闭，其特征是中周部虹膜前表面与角膜粘连，虹膜后表面通常保持水平，形成三角形的虹膜形态，常伴随着虹膜裂孔和虹膜基质疏松。

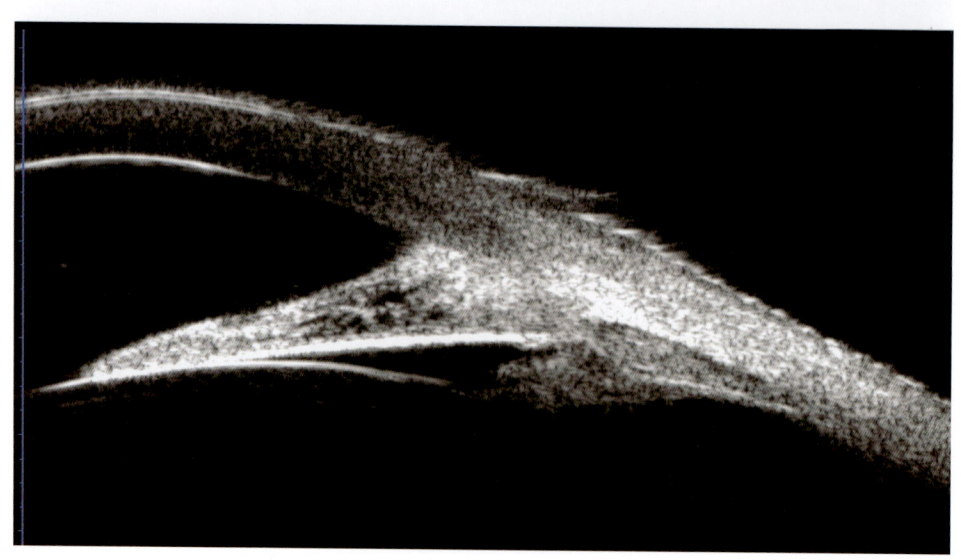

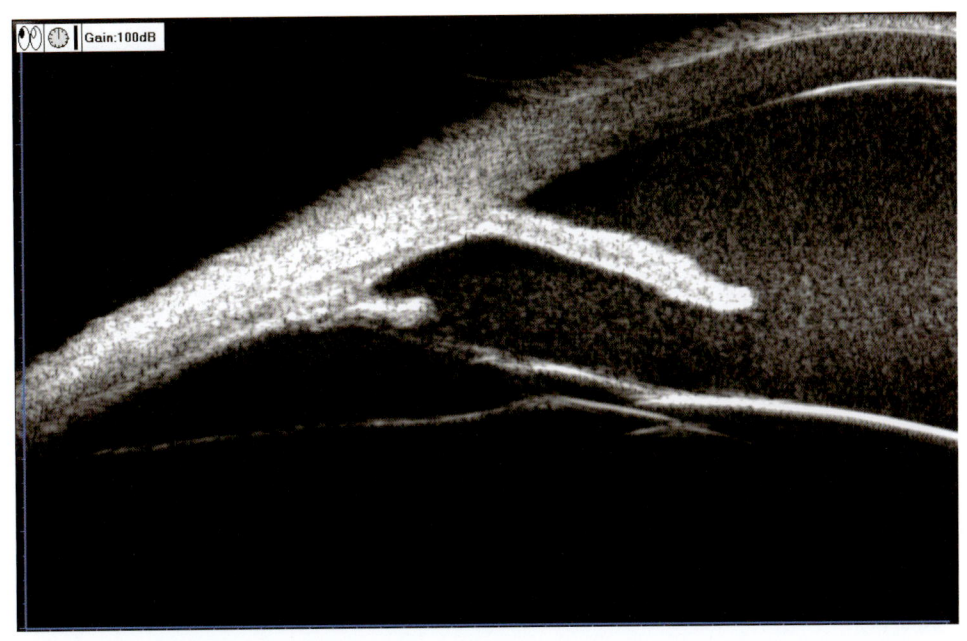

图2-5-22

新生血管继发房角关闭

新生血管牵拉使得虹膜从根部开始向前粘连,导致房角关闭。粘连于角膜的虹膜与未粘连的虹膜形成折角的形态,同时虹膜厚度减小并且呈现出僵直、无明显纹理的萎缩征象。

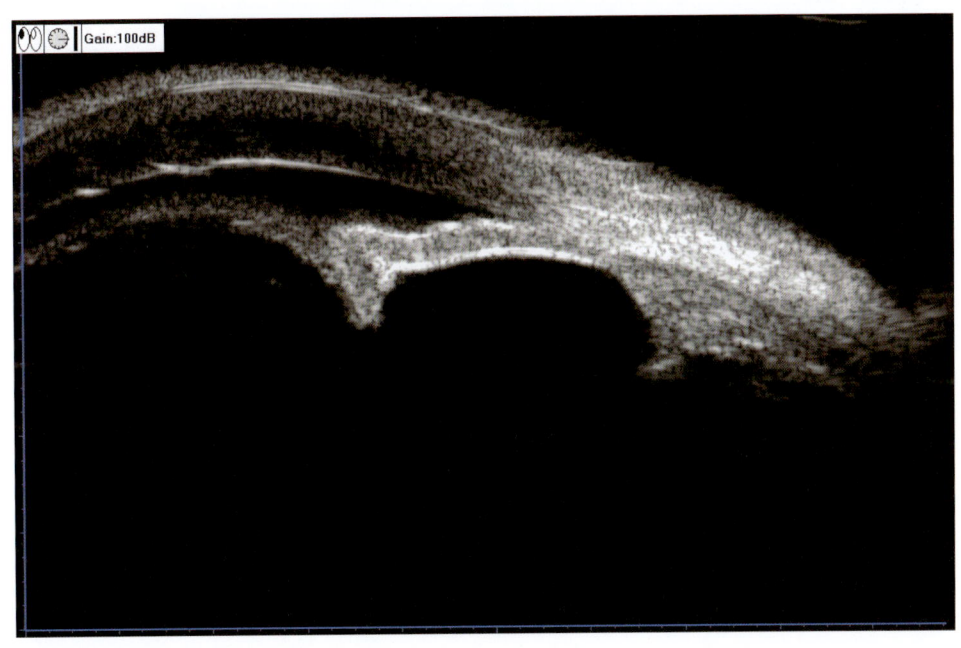

图2-5-23

晶状体脱位继发房角关闭

其特征是晶状体悬韧带离断和晶状体向前倾斜,不仅导致晶状体位置偏移,也对房角结构造成直接的影响,引起房角关闭。

图2-5-24

虹膜后占位继发房角关闭

图示睫状体肿物压迫虹膜根部前移，导致房角关闭。

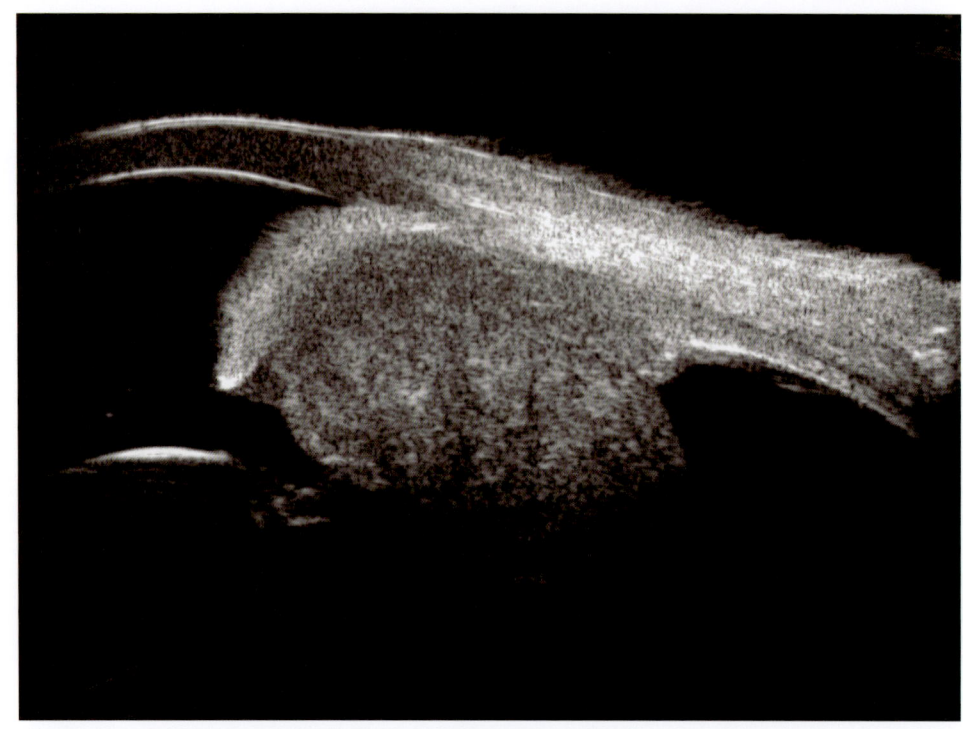

图2-5-25

角膜移植手术继发房角关闭

图示角膜植片与植床的缝合区域发生了虹膜的前粘连，导致房角关闭。

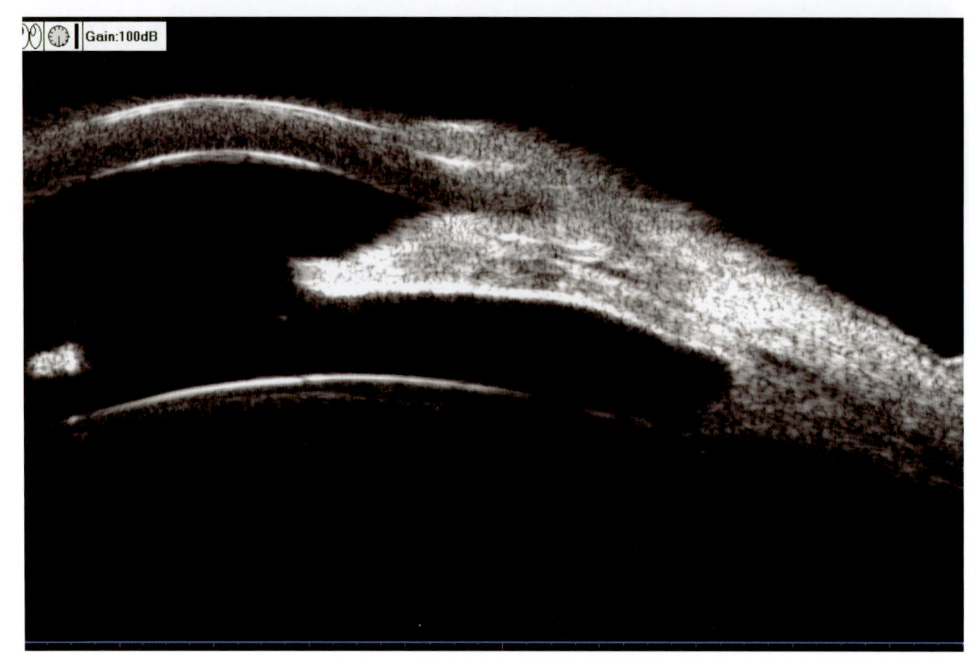

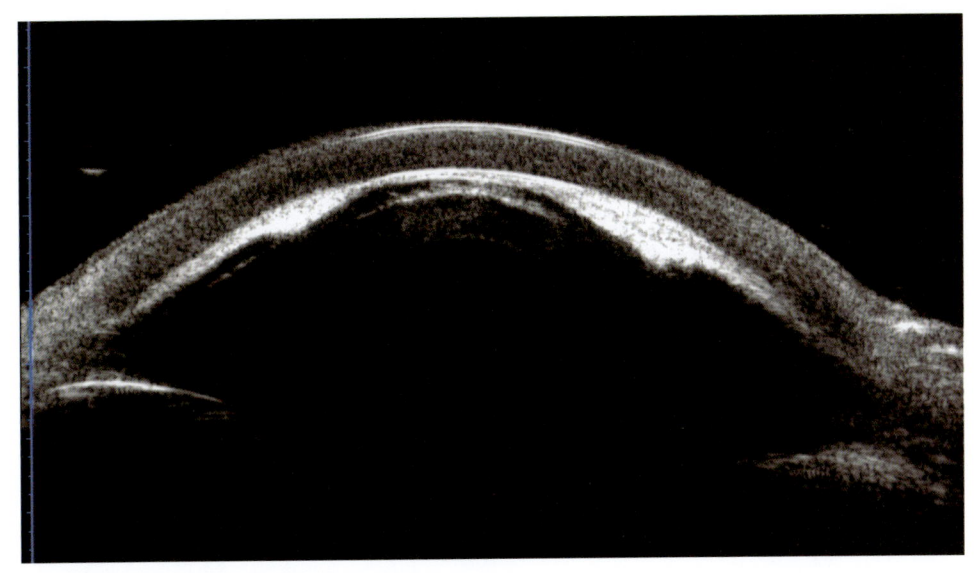

图2-5-26

视网膜玻璃体手术继发房角关闭

图示硅油填充术后继发的虹膜与晶状体贴于角膜、前房消失和房角关闭。

房角损伤

房角损伤指的是外力导致的房角结构受到任何形式的损伤，包括小梁网裂伤、房角劈裂、睫状体撕裂和虹膜根部离断。在UBM图像中，房角损伤表现为房角结构的完整性受损，如小梁网凹陷、睫状带呈"V"形或"L"形裂开、睫状体撕裂和虹膜根部与睫状体分离等。

图2-5-27

小梁网裂伤和房角劈裂

红色箭头所示为小梁网裂伤，小梁网区域表现为局部凹陷，边界粗糙。房角劈裂是指睫状体的纵行肌与环行肌之间发生的撕裂或分离，如蓝色箭头所示。表现为睫状带裂开，房角隐窝的顶点后移，形成粗糙不规整的宽阔空隙，边界由圆滑平整"U"形或"("形变为"V"形或"L"形的外观。

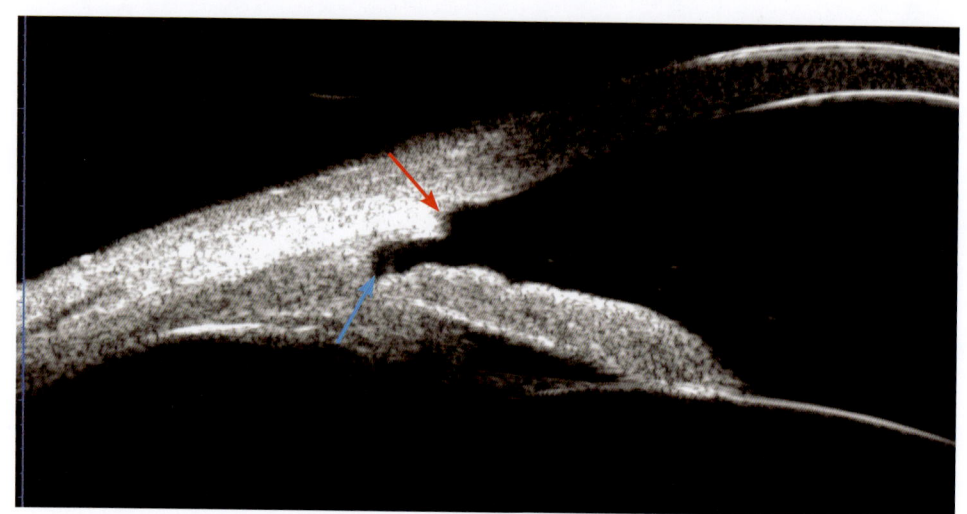

图2-5-28

睫状体撕裂和虹膜根部断离

睫状体从前端的巩膜突（红色箭头所示）位置开始，沿着巩膜内界向后撕脱后退，称为睫状体撕裂。它是睫状体纵形纤维与巩膜的分离，并非睫状体不同类型纤维的分离（房角劈裂）。蓝色箭头所示虹膜根部与睫状体之间发生了分离，称为虹膜根部断离。

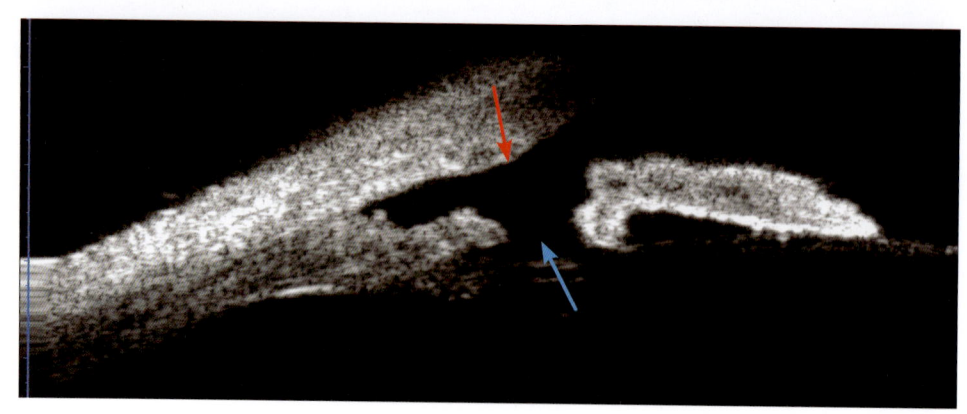

先天性房角异常

先天性房角异常指的是在个体的眼睛发育过程中，房角区域未能正常形成，这可能涉及小梁网、房角隐窝、虹膜根部或睫状体带等结构。在UBM图像中，这些异常通常表现为房角结构的不典型形态，例如小梁网处的厚度变异、虹膜根部的位置异常，以及睫状体带或房角隐窝的畸形。

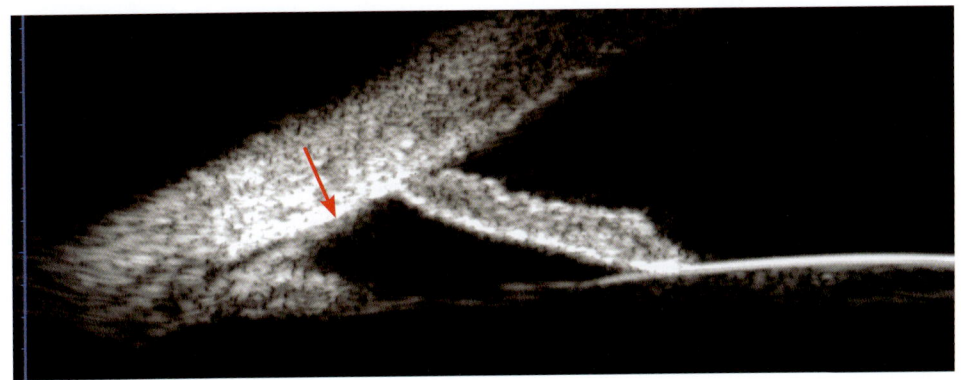

图2-5-29
虹膜附着位置异常

红色箭头所示为巩膜突。正常情况下，虹膜附着在睫状体上。然而，在一些先天性房角异常的个体中，虹膜附着在小梁网上，导致房角结构异常。

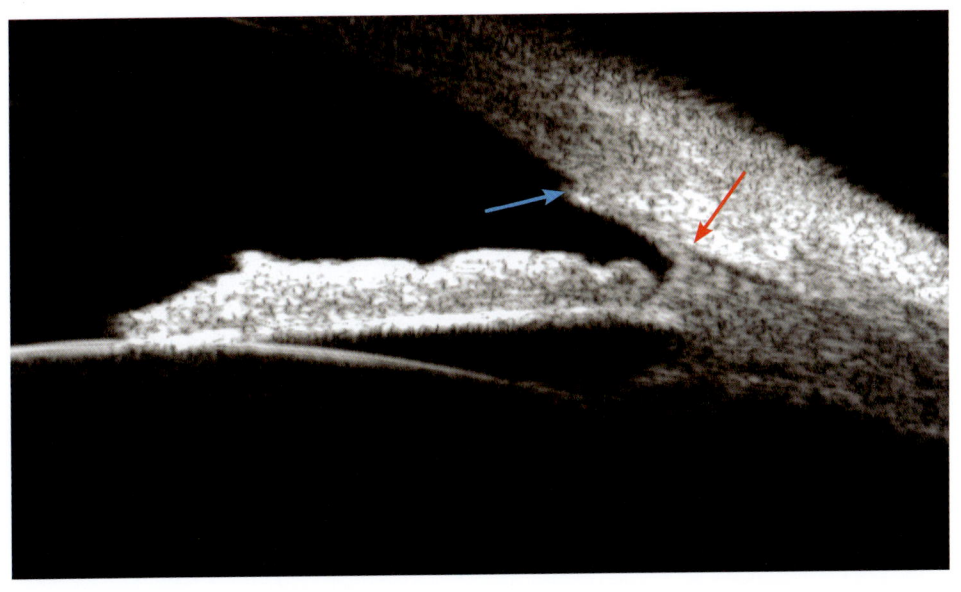

图2-5-30
小梁网异质物攀附

红色箭头所示为巩膜突。在小梁网的内侧，观察到异于小梁网回声的物质攀附（蓝色箭头所示）。该物质由睫状体向前延伸，突出于小梁网，呈现与睫状体同质回声的特征，这可能是由于睫状肌异常向前攀附形成。

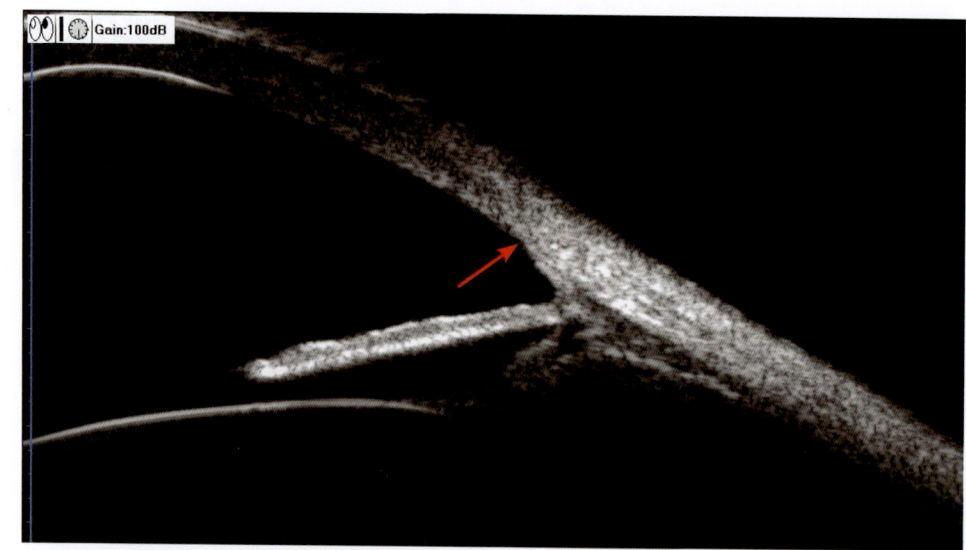

图2-5-31

小梁网区域塌陷

　　一般而言，角膜厚度从中心区域向周边区域递增。然而，箭头所示的小梁网区域相对于前方角膜区域出现了向外侧的凹陷，并伴随着厚度的减少。这种现象可能意味着在该区域的组织结构中存在异常，包括Schlemm管和小梁网等重要部分。

青光眼术后影像改变

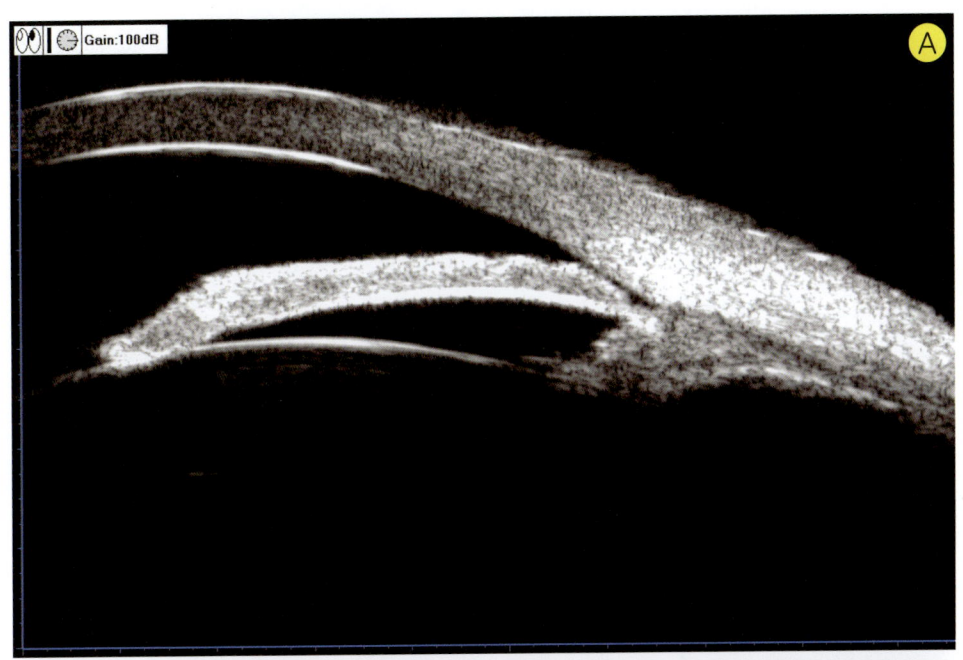

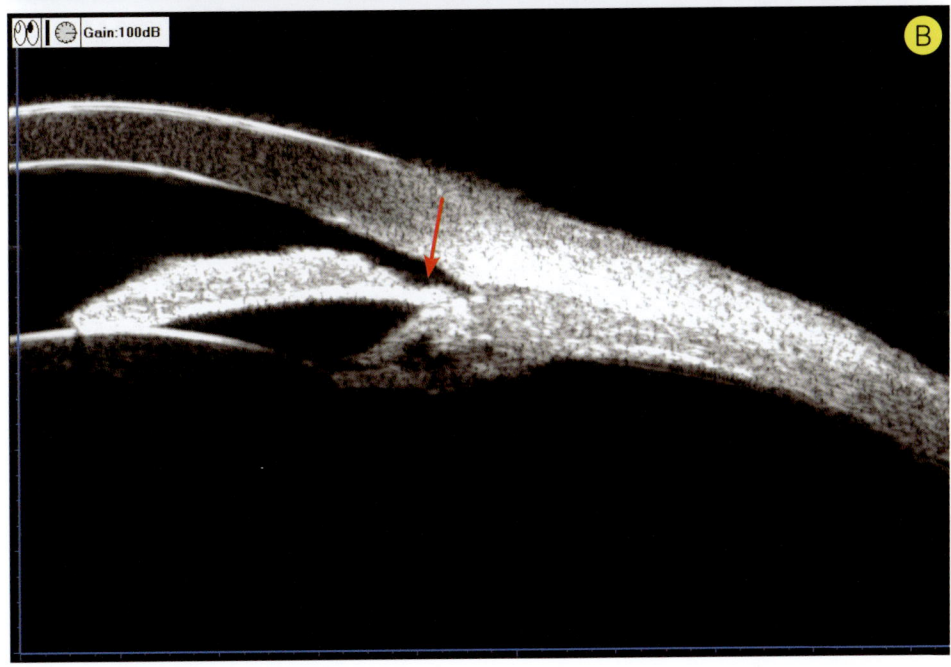

图2-5-32

虹膜周边成形术

A.虹膜成形术前。
B.虹膜成形术后。箭头所示虹膜根部的厚度经激光处理后明显变薄,这种变化增大了房角的开放角度。

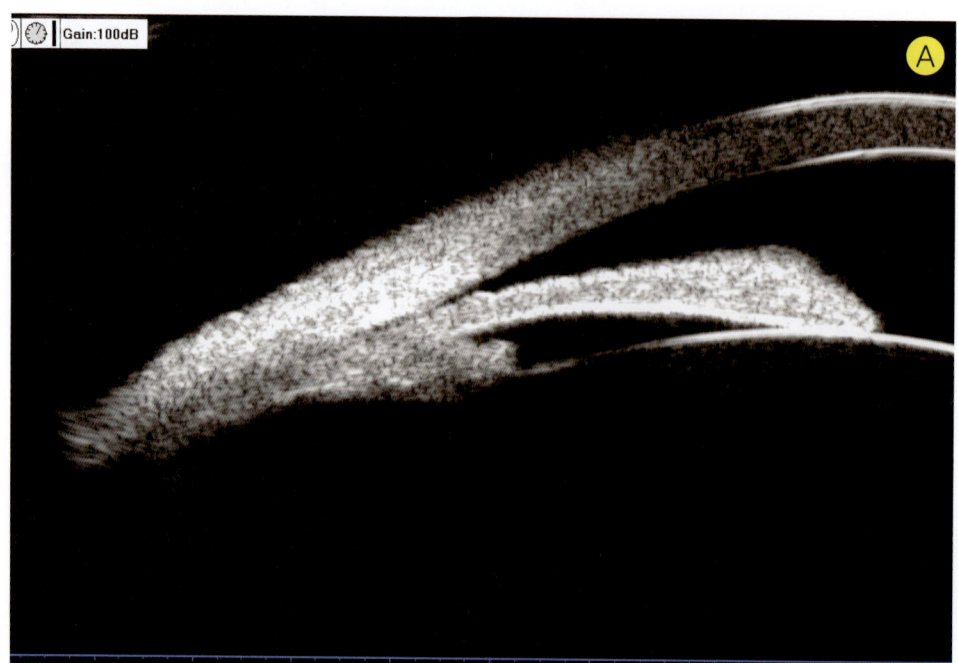

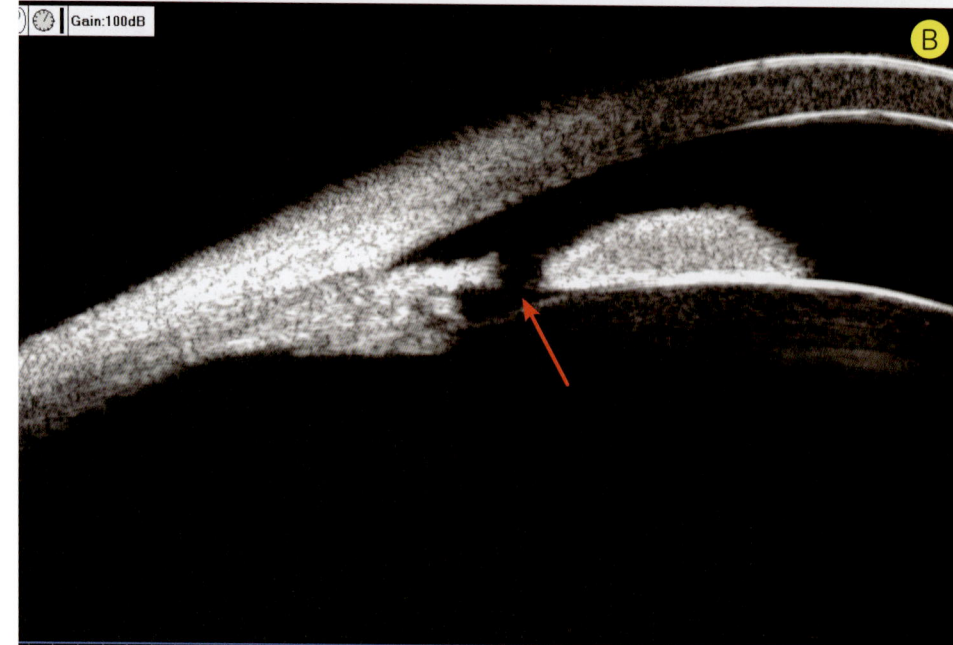

图2-5-33

激光虹膜周边切除术

A. 激光虹膜周边切除术前。B. 激光虹膜周边切除术后。箭头所示为激光虹膜周边切口,术后解除了瞳孔阻滞,虹膜由膨隆变得平坦。

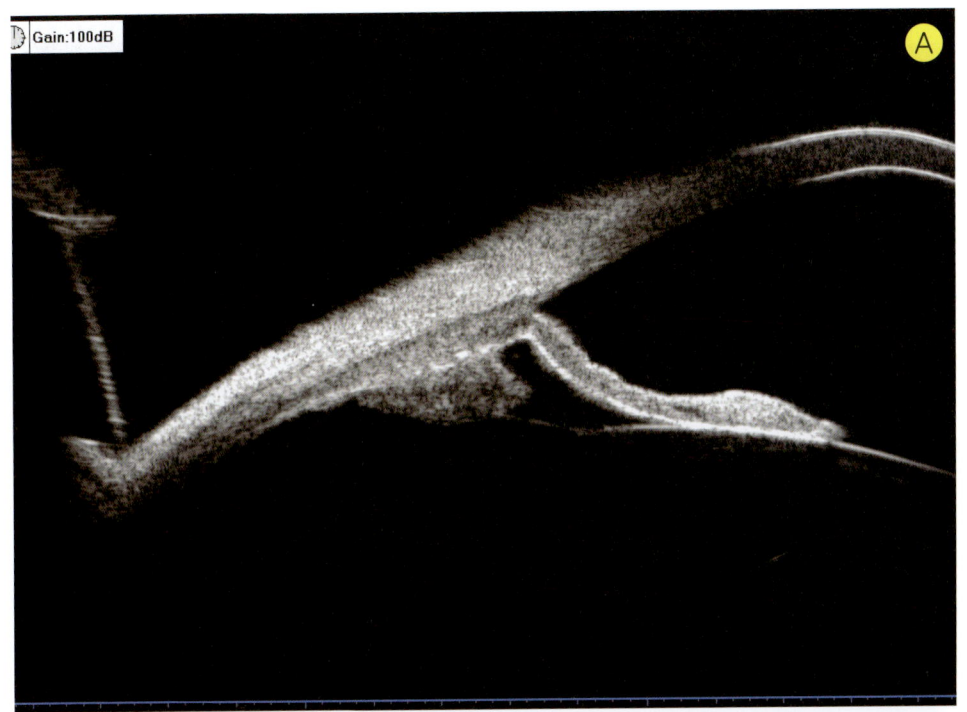

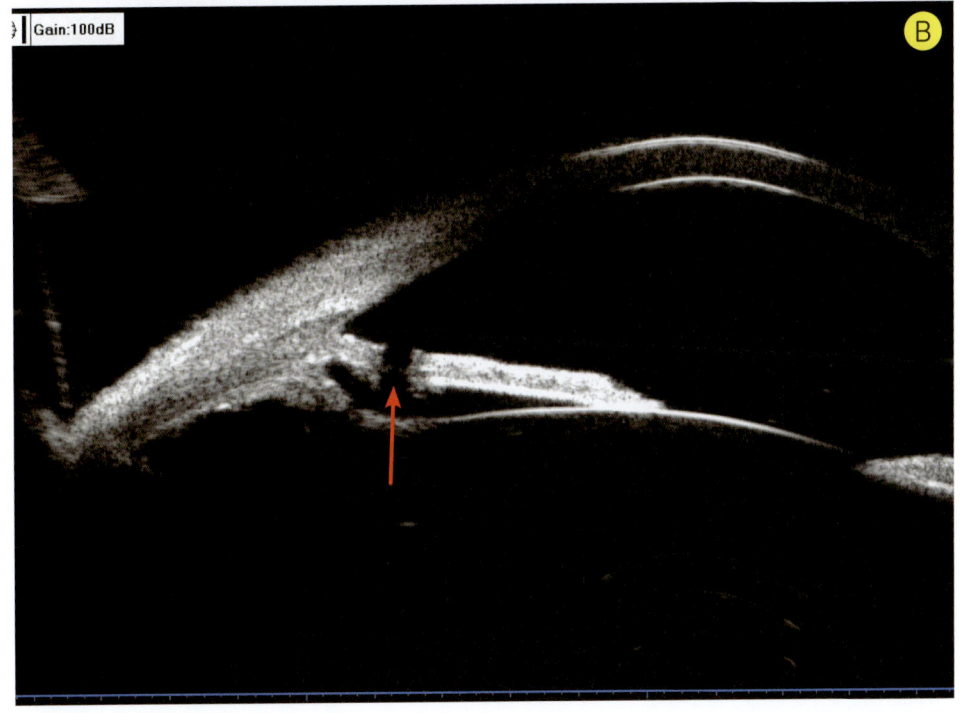

图2-5-34

激光虹膜周边切除术

A. 激光虹膜周边切除术前。B. 激光虹膜周边切除术后：箭头所示为激光虹膜周边切口，术后解除了反向瞳孔阻滞，虹膜由后陷变得平坦。一般而言，激光虹膜周边切除术形成的虹膜局部缺口较小且边缘粗糙，并与虹膜附着点保持一定距离。虹膜周边切除术形成的虹膜局部缺口相对较大且边缘平整，位置靠近虹膜附着点。

图2-5-35 激光虹膜周边切除术后虹膜色素上皮层未穿破

虹膜基质层已经消融，而虹膜色素上皮层则保持完整（箭头所示）。

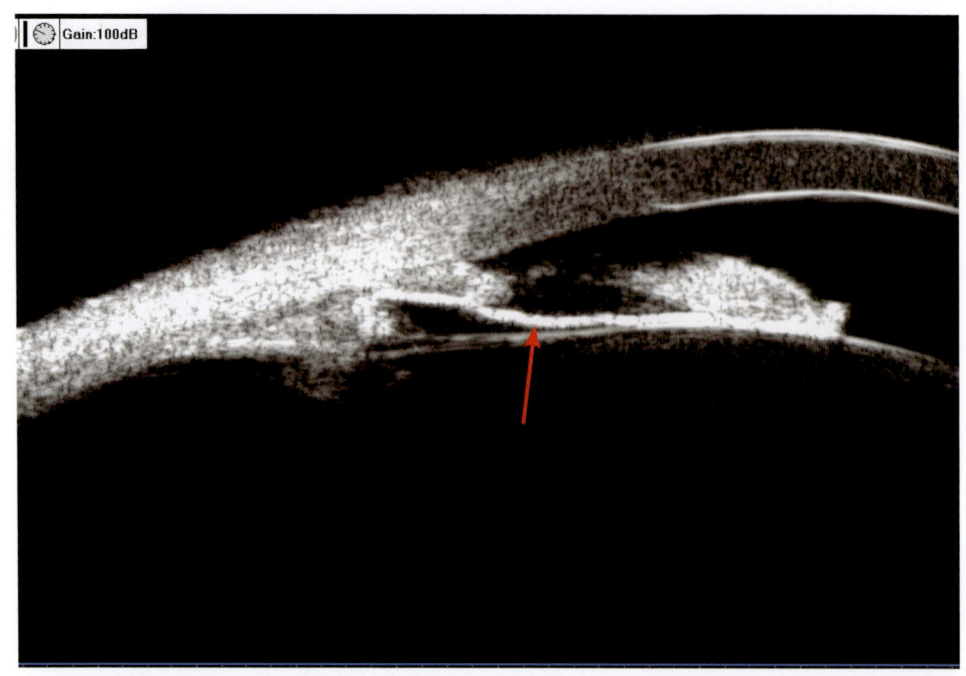

图2-5-36 激光虹膜周边切除术后激光口后粘连

激光口后粘连晶状体。

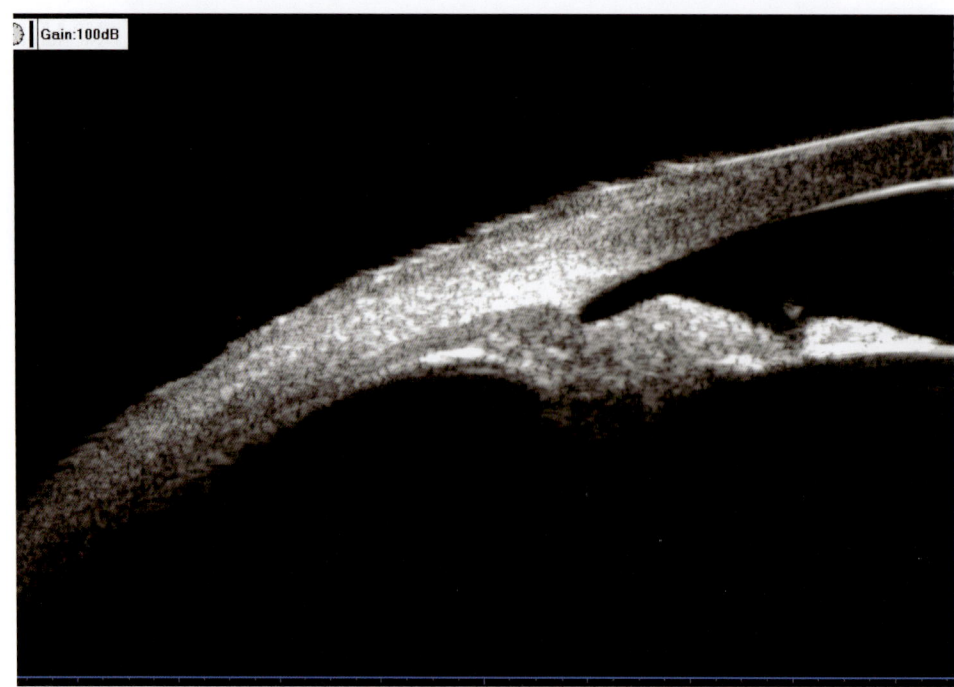

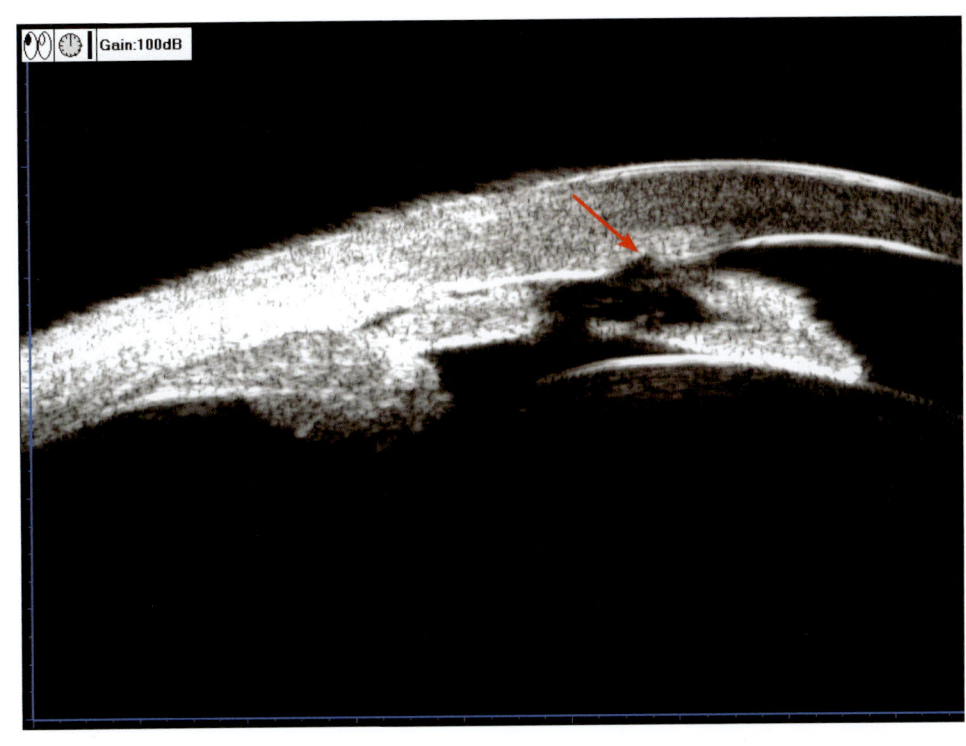

图2-5-37
激光虹膜周边切除术后激光口前粘连

激光口前粘连角膜,并且激光造成了角膜损伤,引起角膜水肿和后弹力层缺失(箭头所示)。

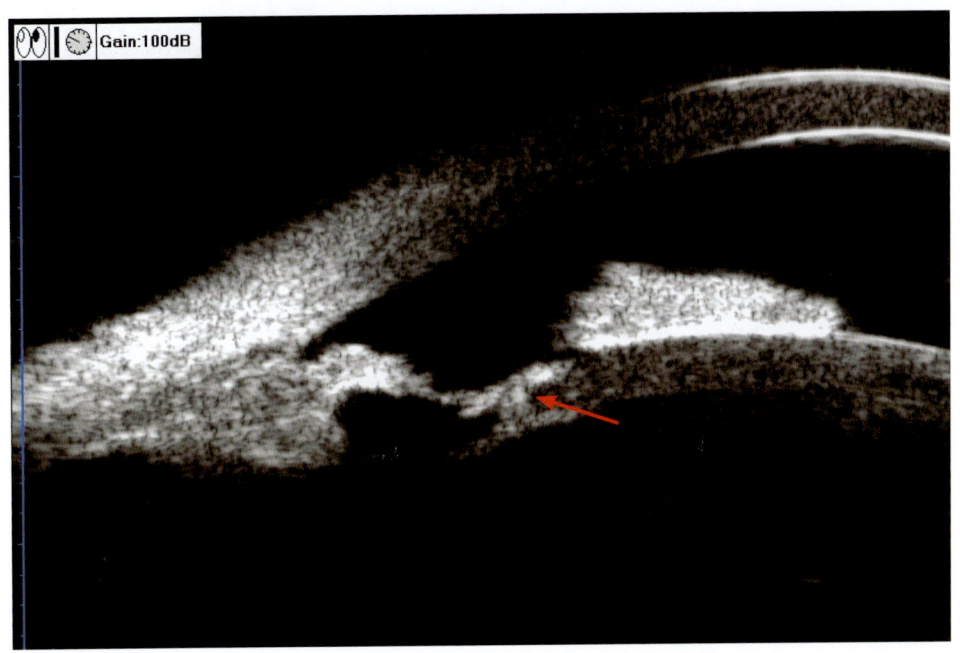

图2-5-38
激光虹膜周边切除术后晶状体损伤

激光造成了晶状体损伤,引起晶状体前囊膜回声粗糙,囊膜下的皮质回声增强(箭头所示)。

图2-5-39

非穿透性小梁切除术后

非穿透性小梁切除术后，在小梁网外侧形成一个无回声暗区，该暗区与周边前房未贯通，存在很薄的组织间隔（箭头所示）。

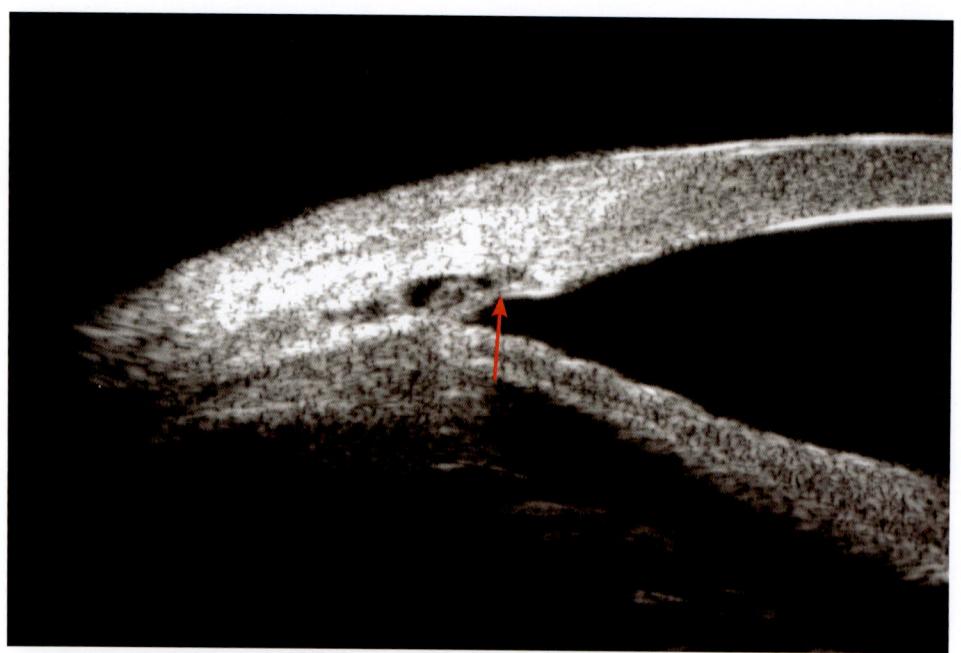

图2-5-40

小梁切除术后

小梁切除术后的结构层次：1.虹膜周边切口；2.滤过泡内切口；3.巩膜穿透点；4.巩膜瓣；5.巩膜床；6.巩膜池（又称巩膜滤过泡）；7.滤过泡腔；8.滤过泡壁。

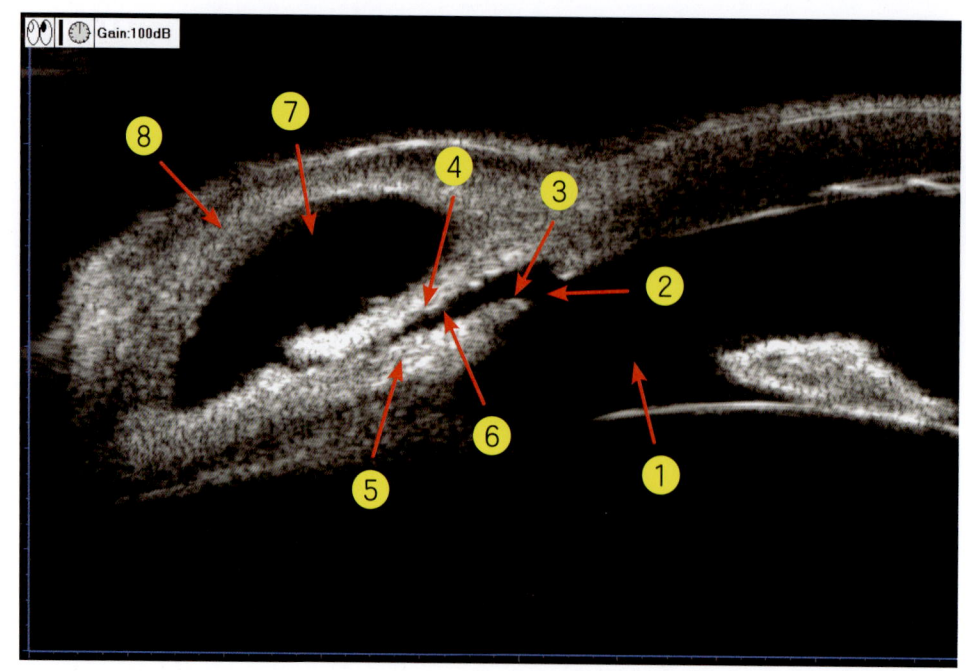

在众多利用UBM对滤过泡进行的研究和分类中，由Yamamoto等人提出的分类方法具有较广泛的影响力。他们基于滤过泡的回声特性、形态以及其下方巩膜通道的状态，将滤过泡分为L型、H型、E型和F型4种。

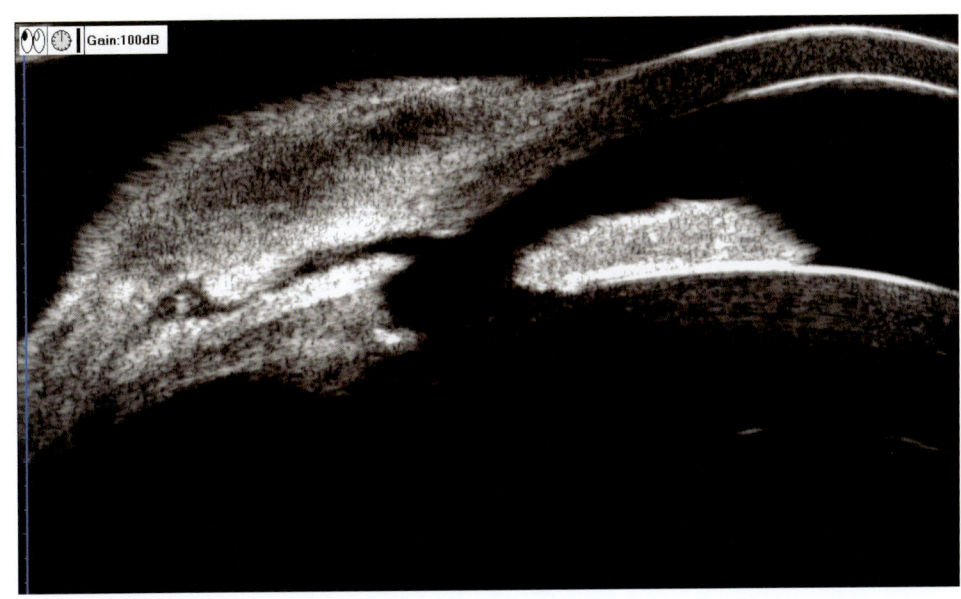

图2-5-41

L型滤过泡

滤过泡隆起，呈低回声，并存在巩膜下滤过通道。此型滤过泡功能良好。

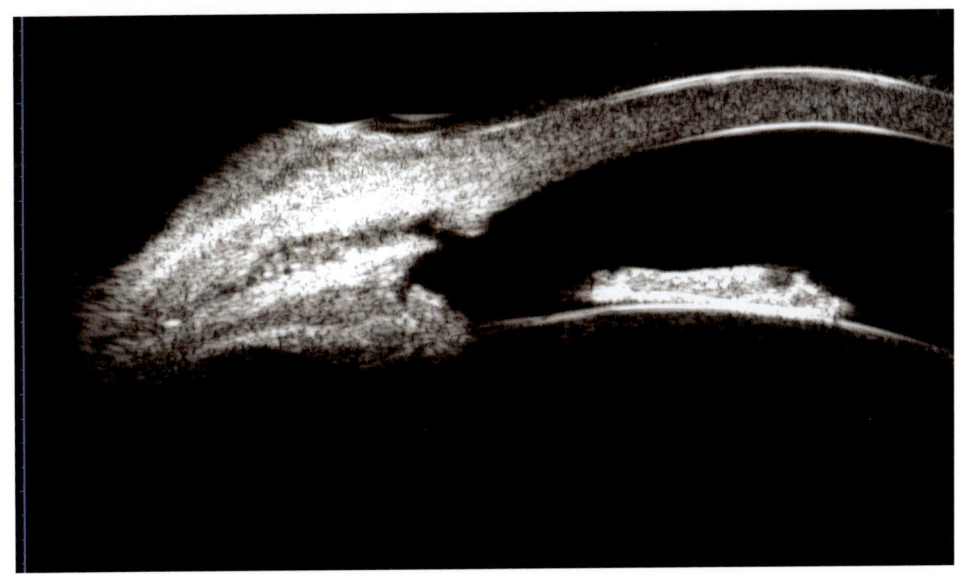

图2-5-42

H型滤过泡

滤过泡隆起，呈高回声，并存在巩膜下滤过通道。此型滤过泡功能一般。

图2-5-43

E型滤过泡

滤过泡隆起，呈高回声，巩膜下滤过通道通畅性不明显，形成封闭的囊泡状。此型滤过泡功能较差。

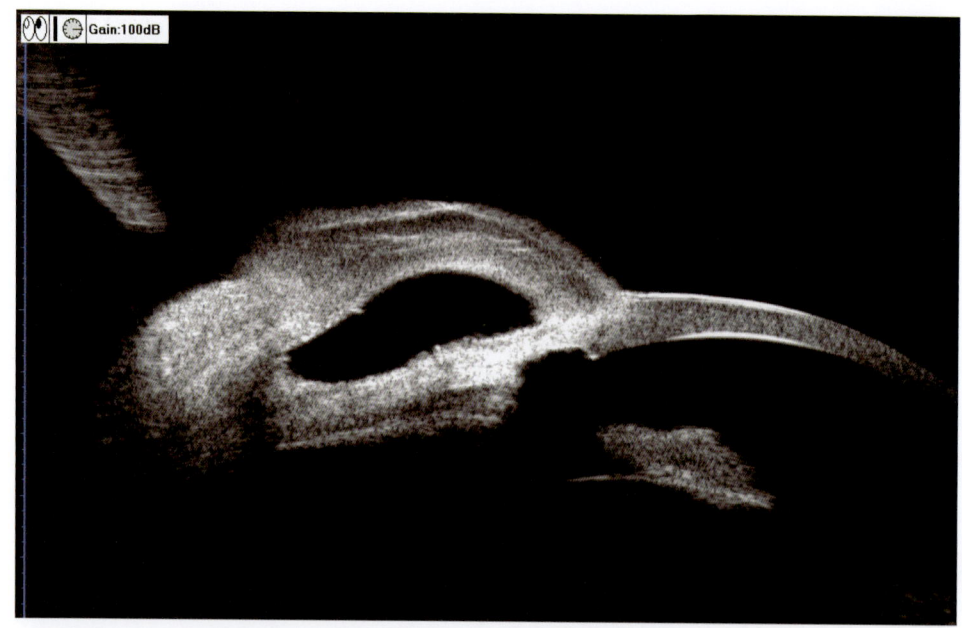

图2-5-44

F型滤过泡

滤过泡扁平，不明显，呈高回声，无巩膜下滤过通道。此型滤过泡功能最差。

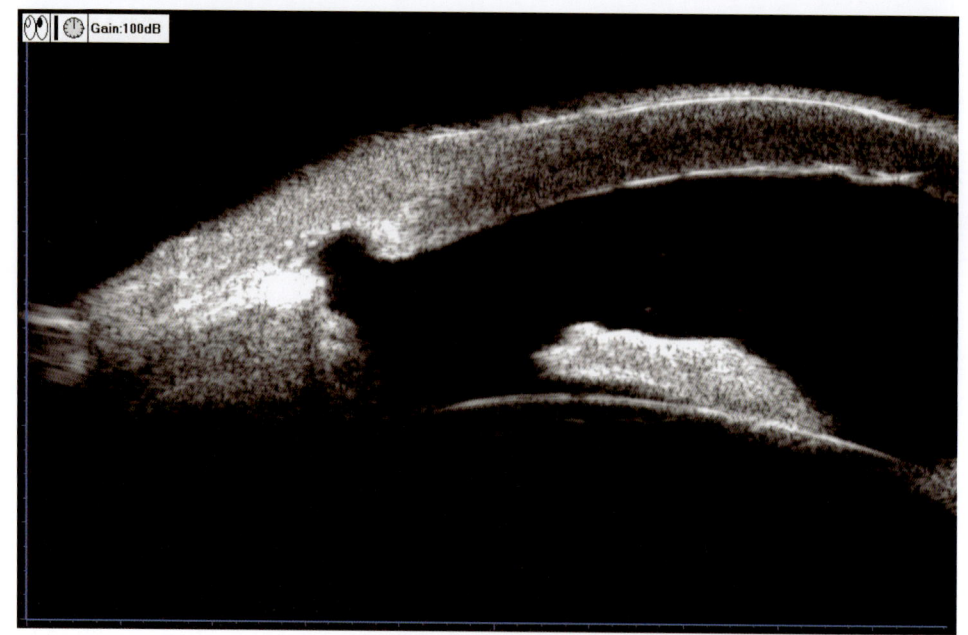

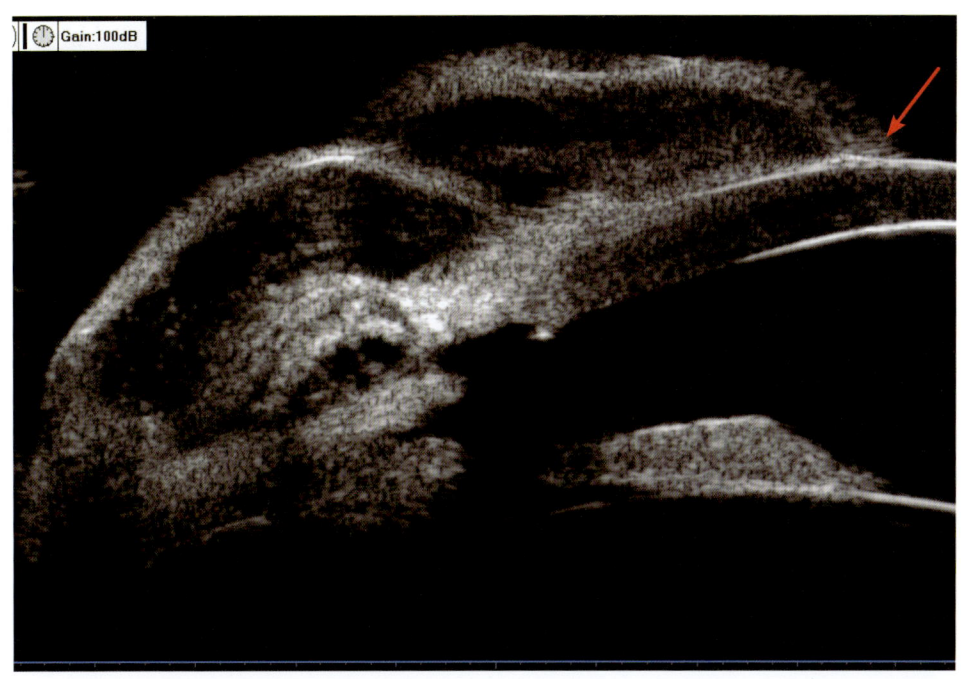

图2-5-45

滤过泡悬垂

　　箭头所示滤过泡范围明显超过了角巩缘，延伸至角膜中央，且滤过泡的泡壁相对较薄。

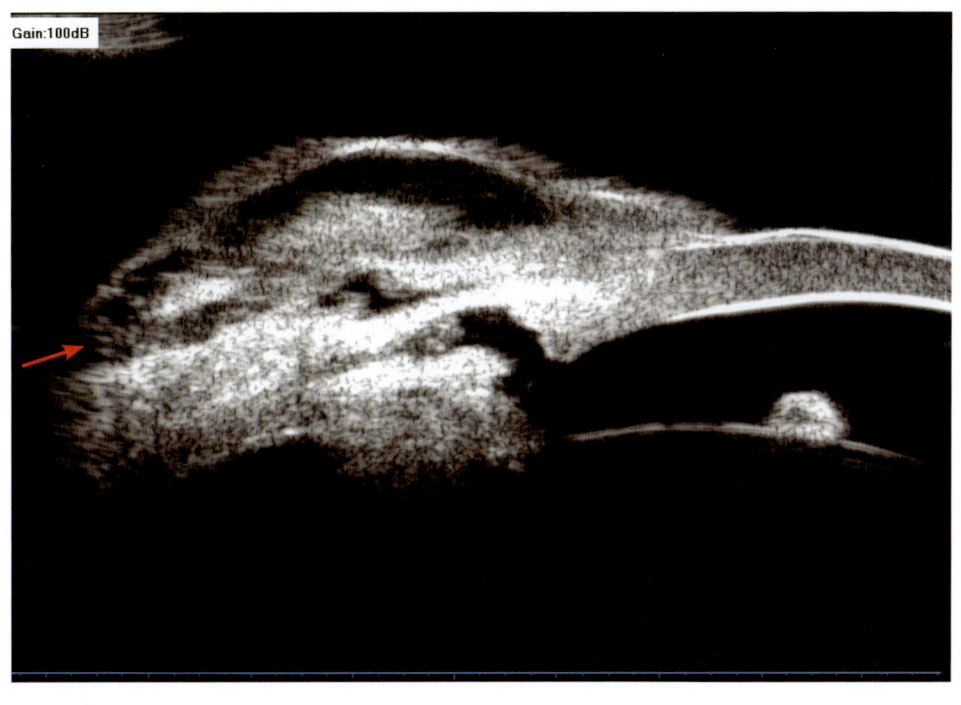

图2-5-46

滤过泡渗漏

　　滤过泡的泡壁较薄，并且箭头所示的区域出现了局部泡壁回声中断的渗漏点。

图2-5-47

小梁切开术后

小梁网内侧可见一个无回声区域穿透至周边前房（箭头所示），形成一个局部的小缺口。

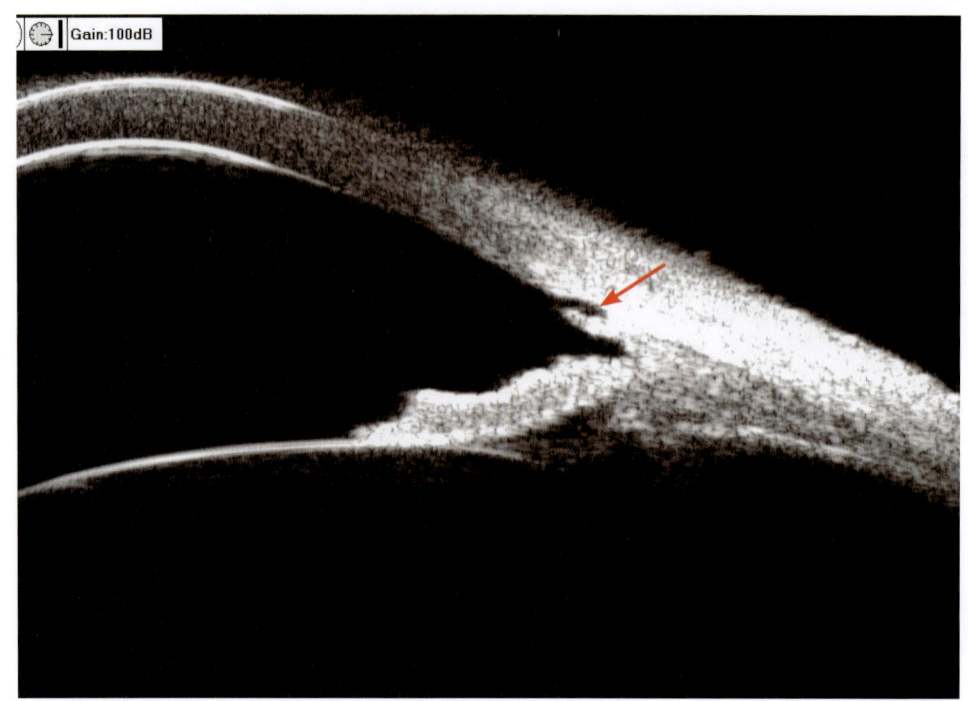

图2-5-48

粘小管成型术后

箭头指向Schlemm管内穿行的缝线呈现为一个斑点状的高回声区域，并伴有"彗星尾"征。

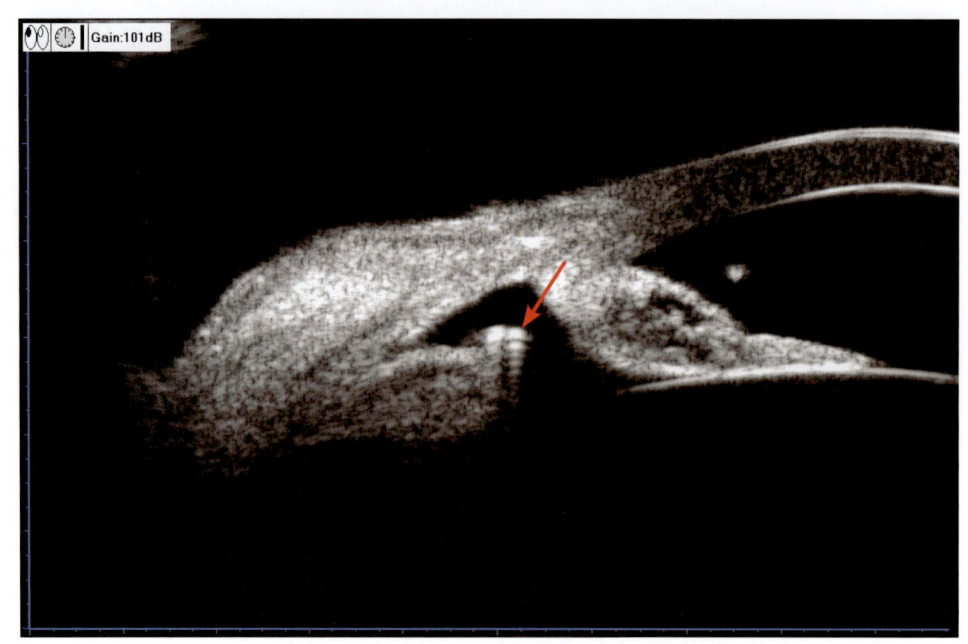

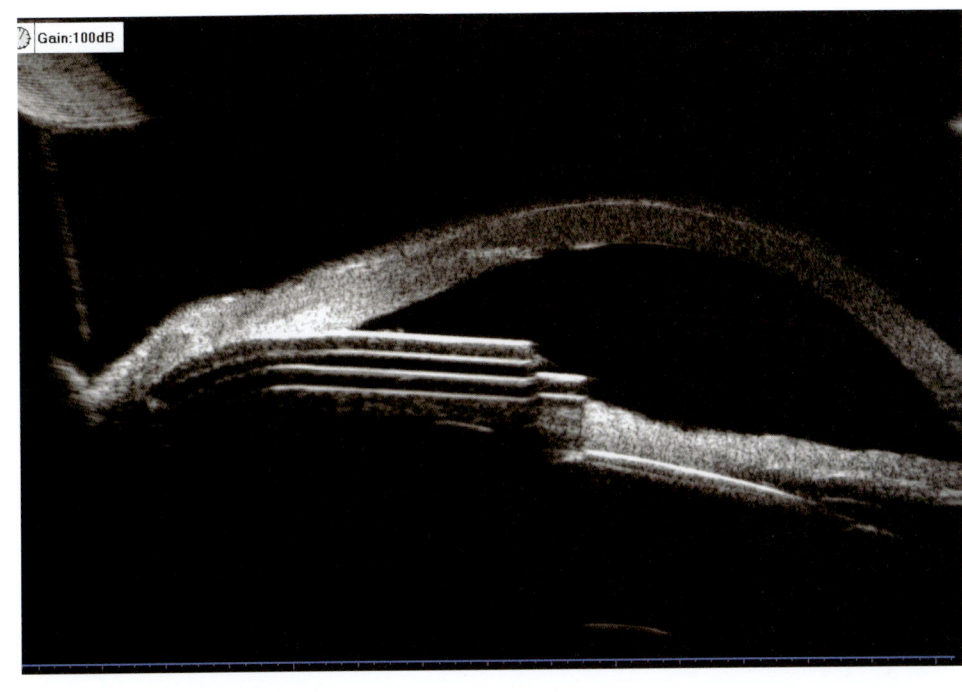

图2-5-49

引流阀植入术后

引流管位于前房，未与其他结构接触，管腔无堵塞。

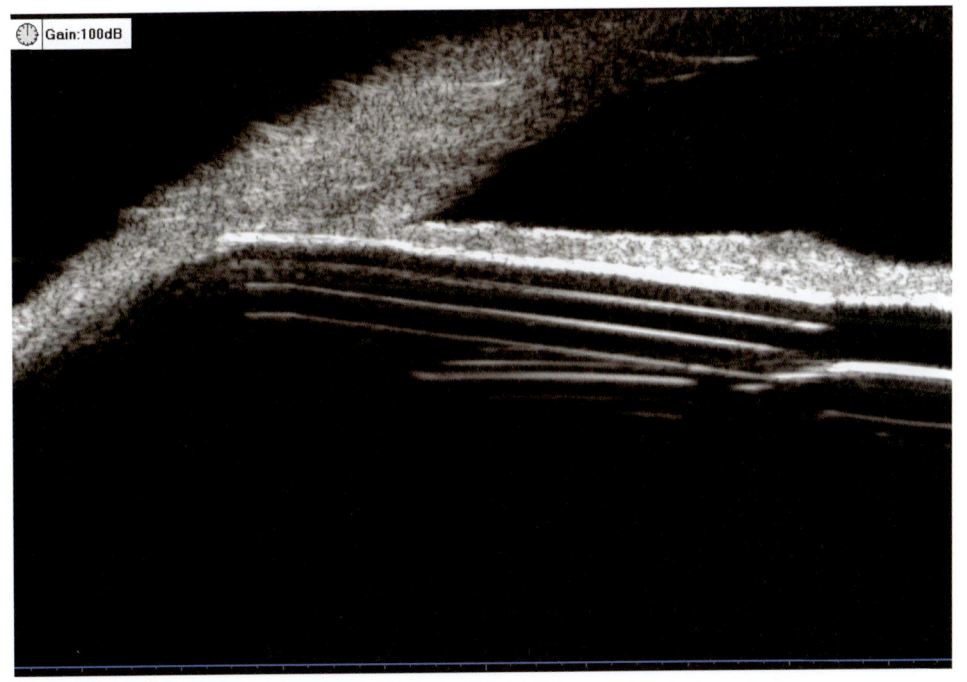

图2-5-50

引流阀植入术后

引流管位于后房，未与其他结构接触，管腔无堵塞。

图2-5-51
引流阀植入术后引流管部分堵塞

引流管管口被机化渗出物部分堵塞。

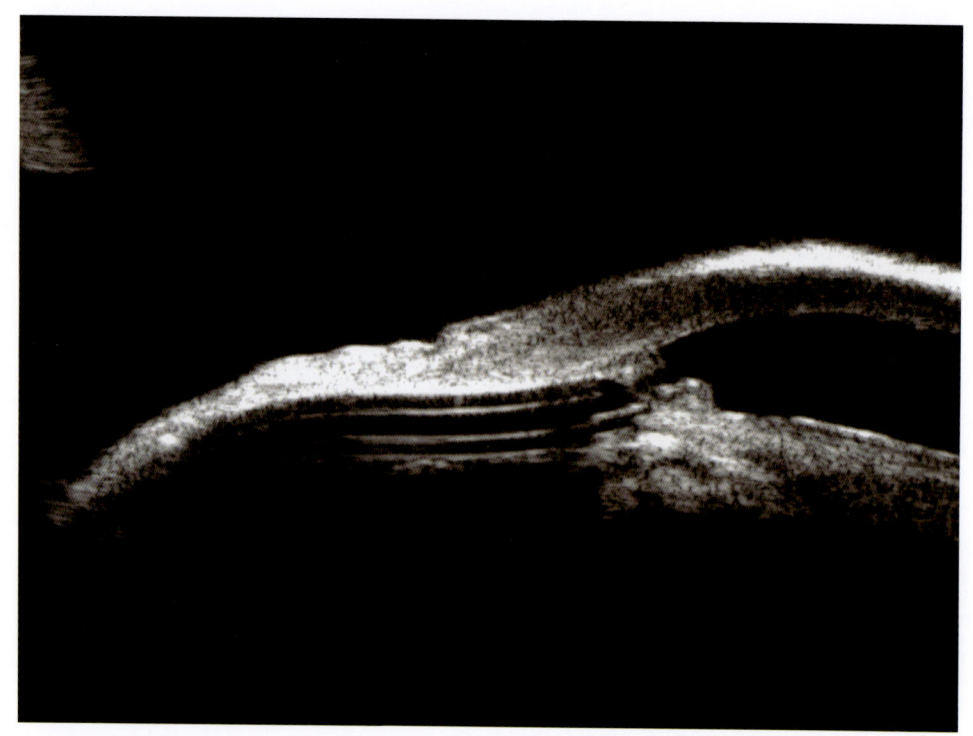

图2-5-52
引流阀植入术后引流管完全堵塞

引流管管口被虹膜遮蔽完全堵塞。

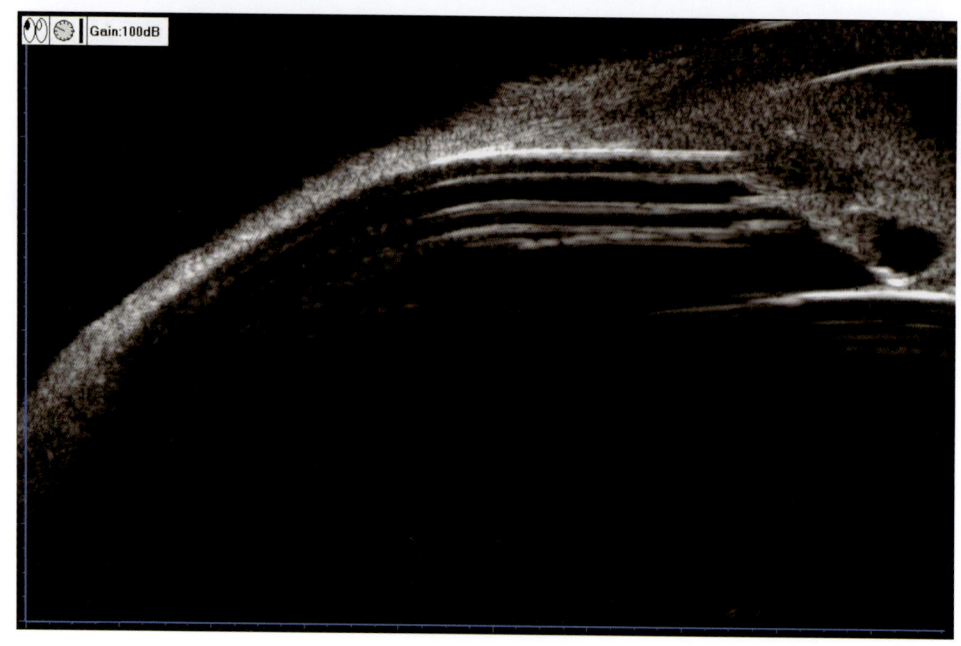

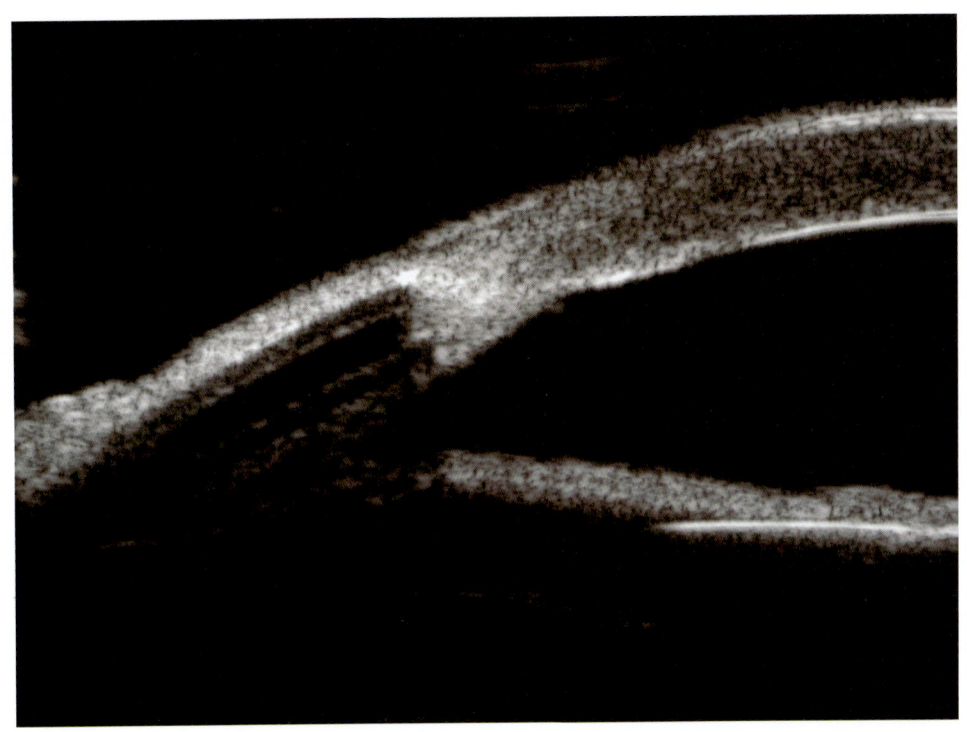

图2-5-53

引流阀植入术后引流管未突入前房

引流管位于角巩缘内，未穿入前房。

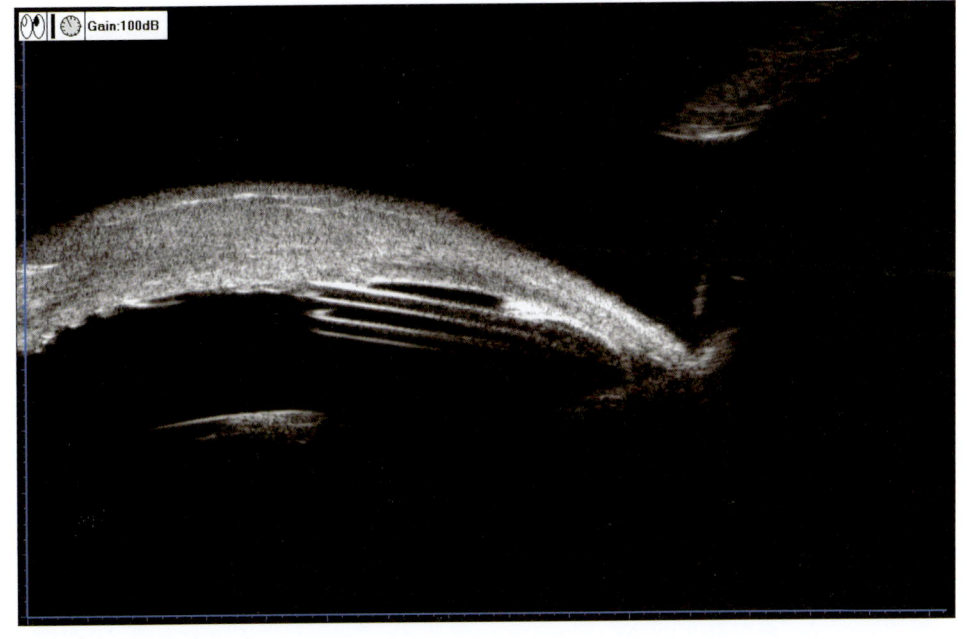

图2-5-54

引流阀植入术后角膜水肿

引流管管口与角膜接触并引起角膜水肿。

图2-5-55
引流阀植入术致睫状体分离

　　引流管从睫状体上腔穿出前房,导致睫状体分离。分离的睫状体由于受外侧引流管的遮挡,未能成像。箭头所示为巩膜内界面。

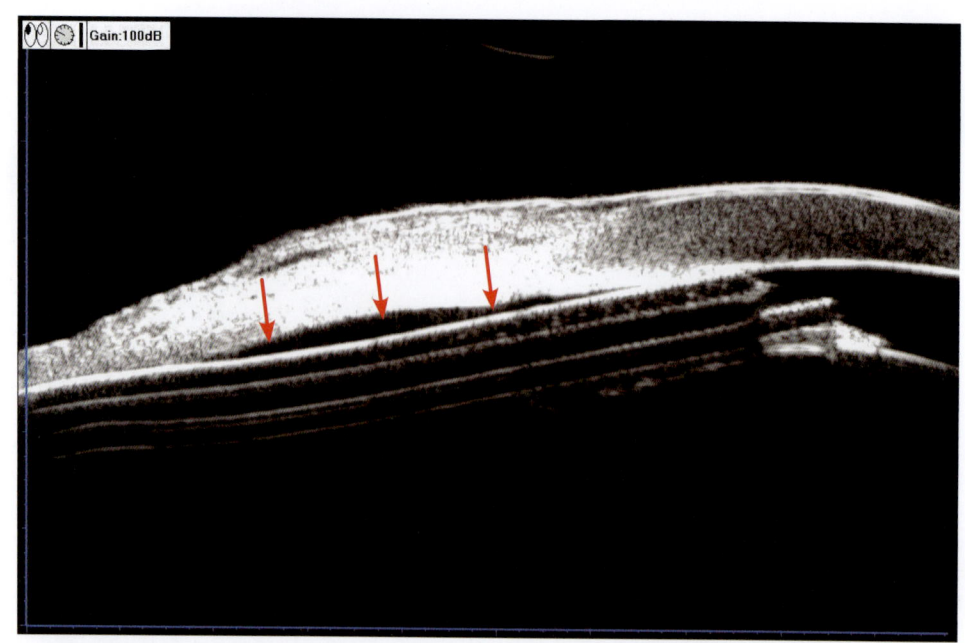

图2-5-56
引流阀植入术后引流管暴露

　　箭头所示引流管暴露,其外侧无组织覆盖,与外部环境贯通。

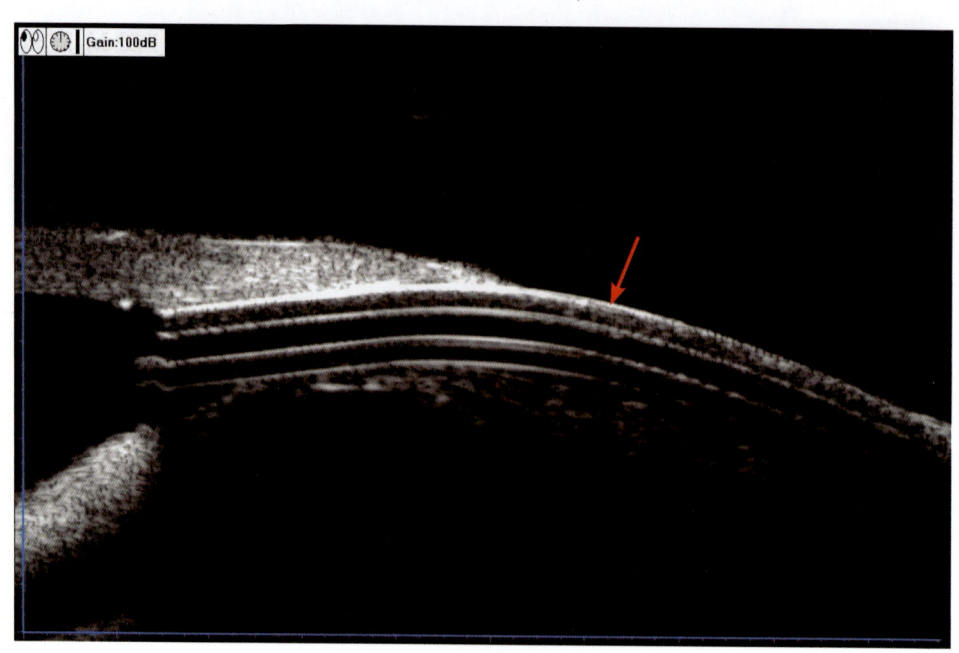

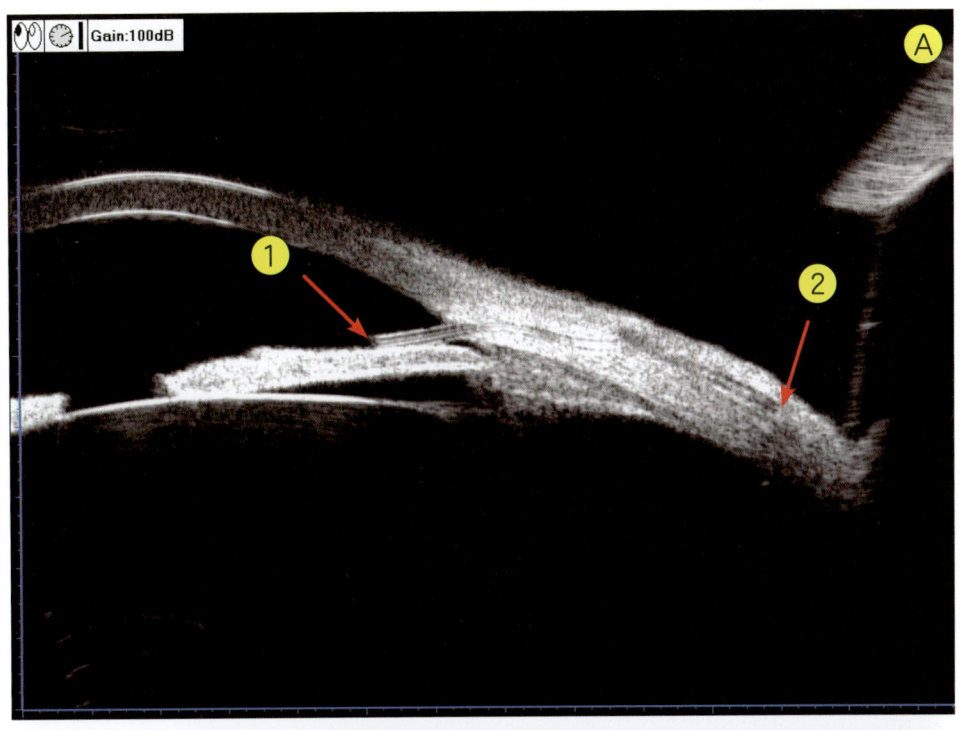

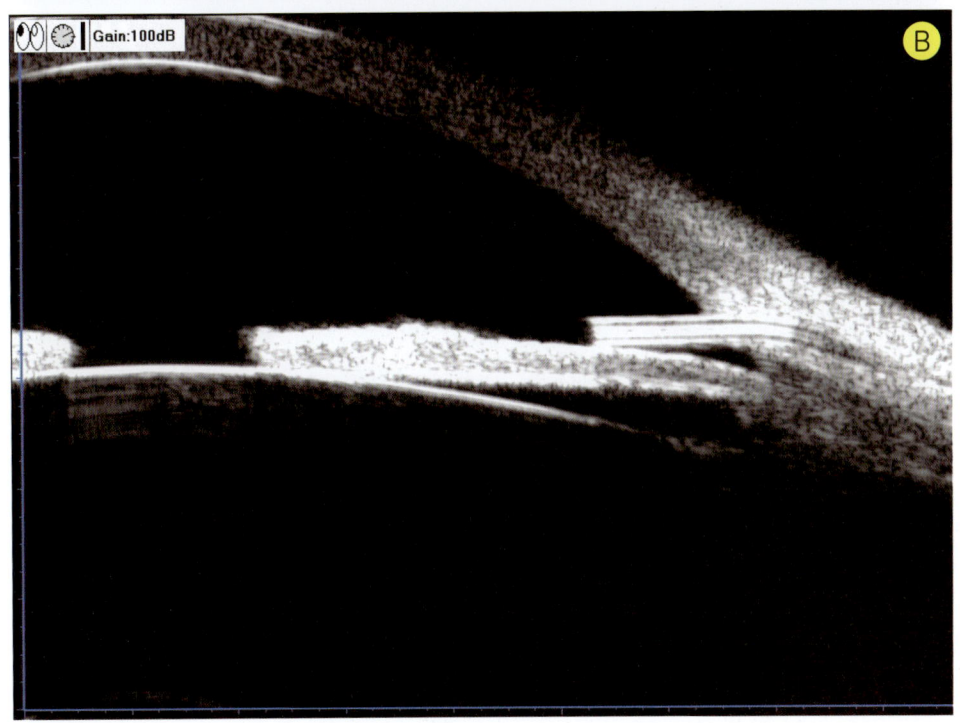

图2-5-57

青光眼微管植入术后

微管的形态和位置可以清楚辨认，1处为内口，2处为外口。然而，由于微管的腔道较小，其内部管腔状态难以通过UBM清楚显示。

图2-5-58

引流钉植入术后

引流钉位于周边前房，未与其他结构接触。由于引流钉的材质特性，在其后方观察到"彗星尾"征，引流钉内部的腔隙未能直接观察到。

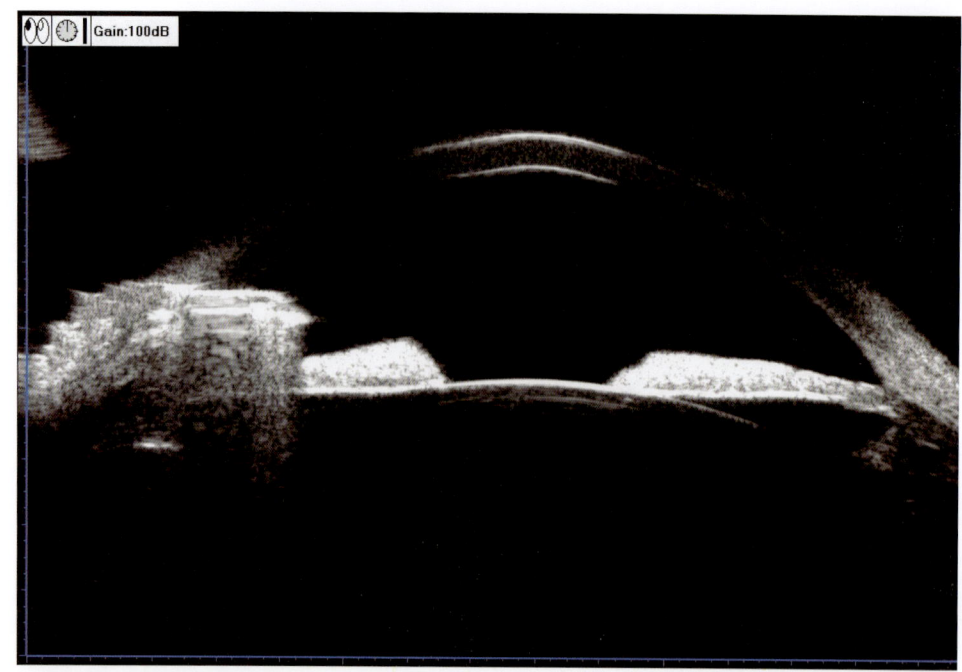

图2-5-59

引流钉植入术后不通畅

引流钉斜插入虹膜，虹膜遮挡了引流钉的入口。

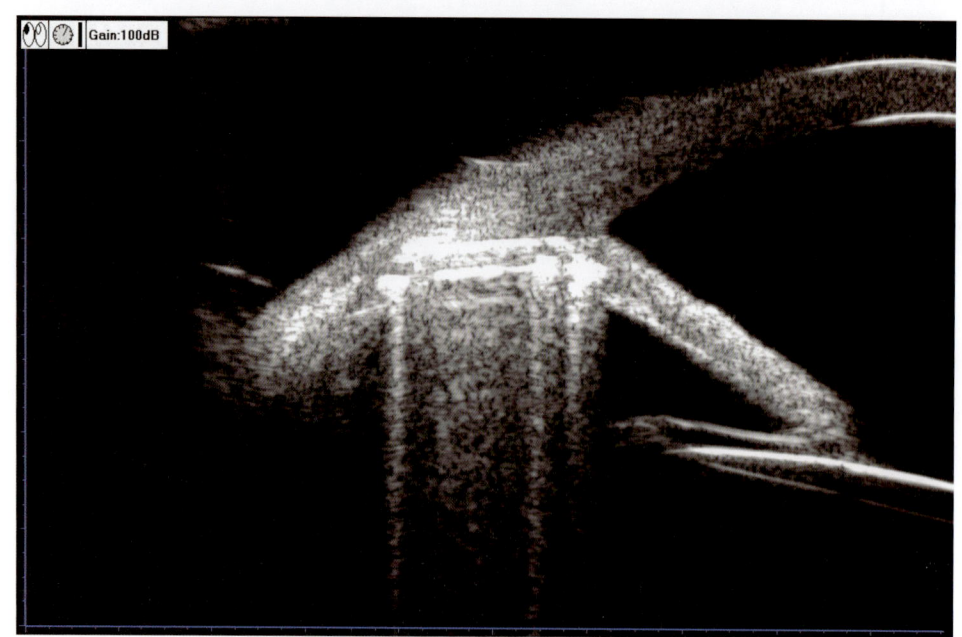

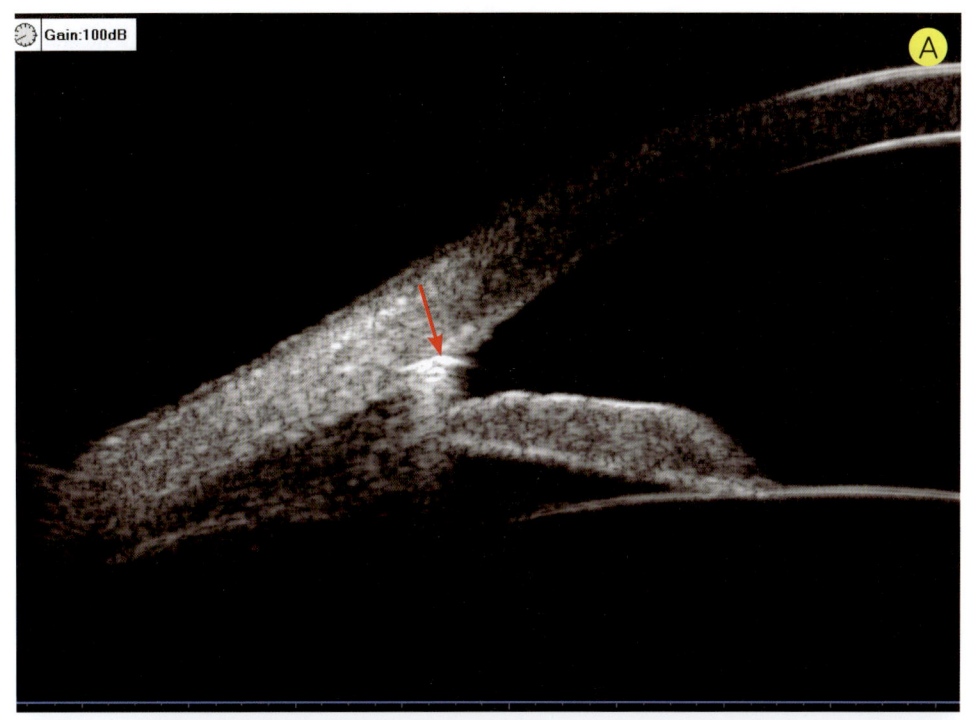

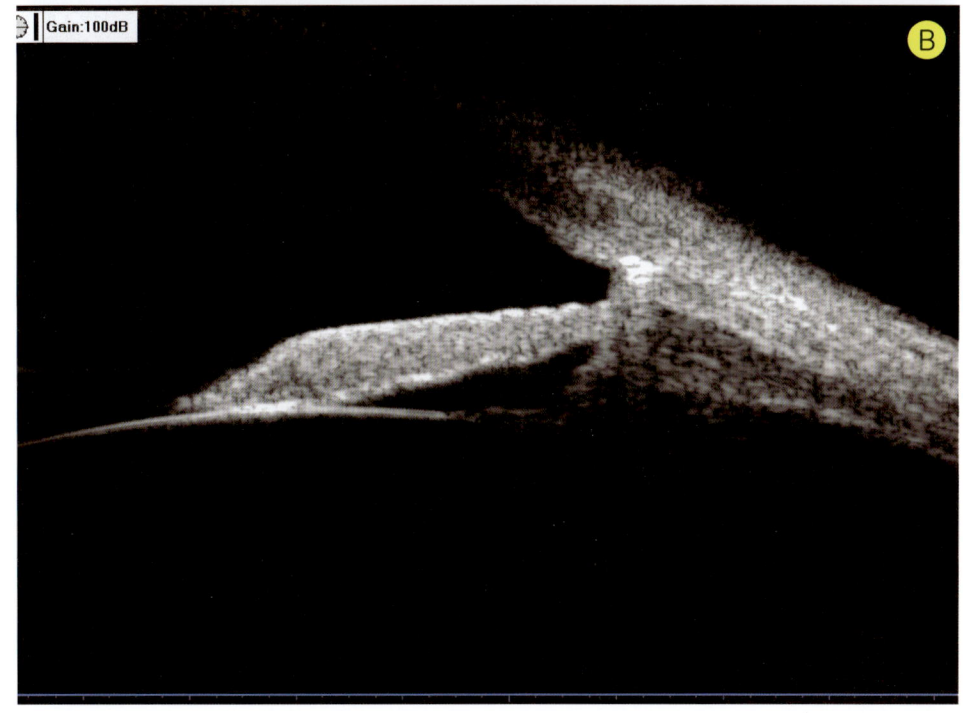

图2-5-60

小梁支架植入术后

小梁支架位于小梁网处，贯通周边前房与Schlemm管。由于引流钉的材质特性，其后方可以观察到"彗星尾"征。

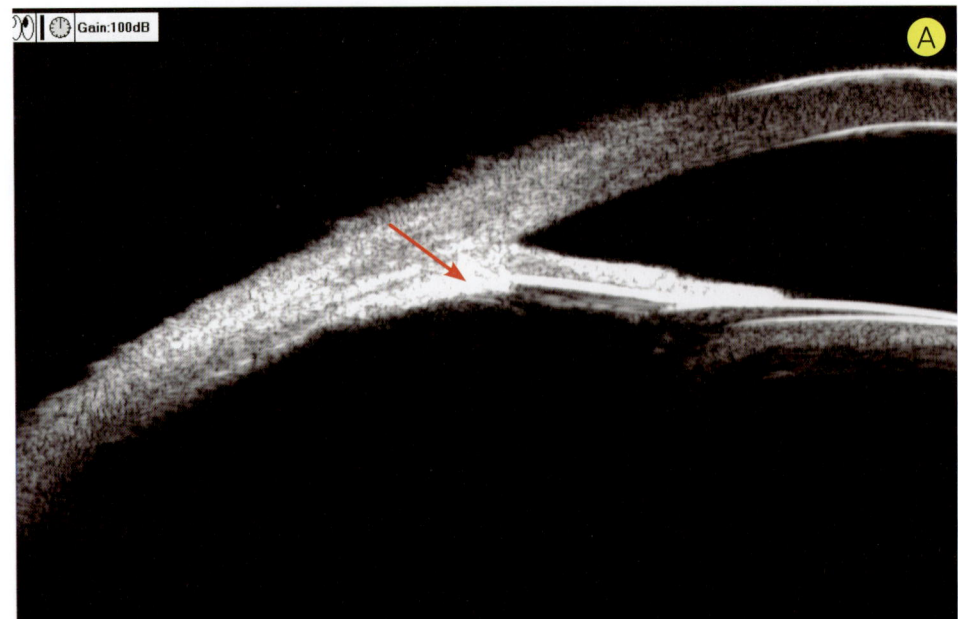

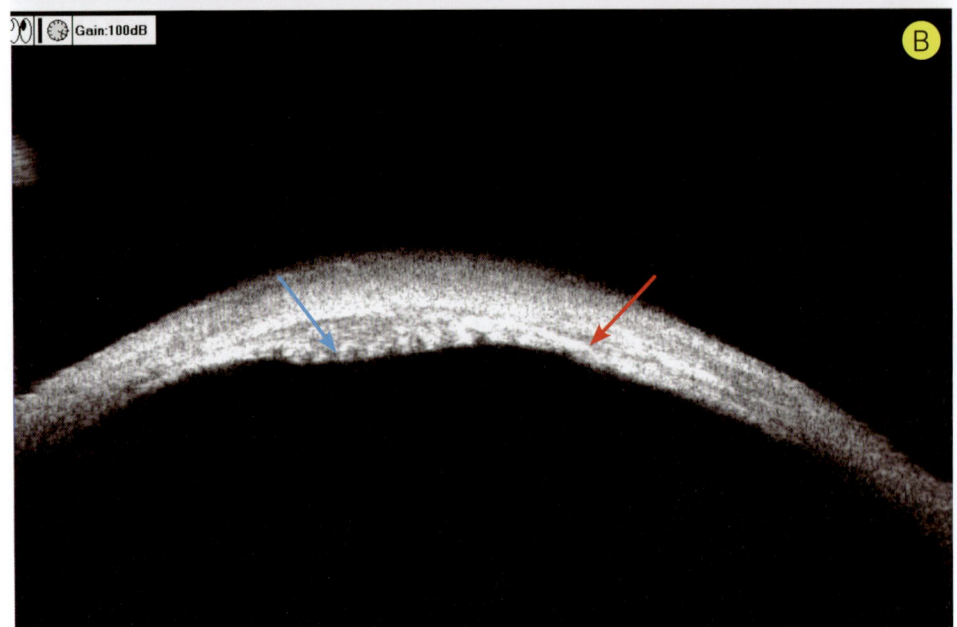

图2-5-61

超声睫状体成形术后

超声睫状体成形术后睫状体回声增强、体积减小，睫状突变得更短小甚至消失，这些是术后睫状体萎缩的影像特征。其中蓝色箭头所示区域是未遭受破坏的睫状体部分，而红色箭头所示区域是经过手术破坏后的睫状体部分，两个区域形成了明显的对比。A. 睫状体的放射状扫描。B. 睫状体的切向扫描。

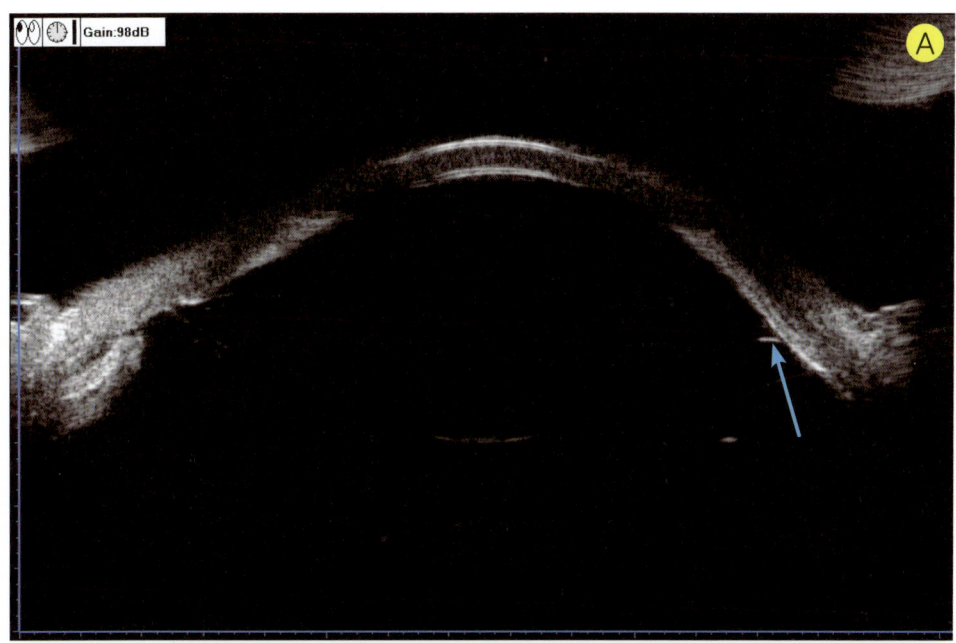

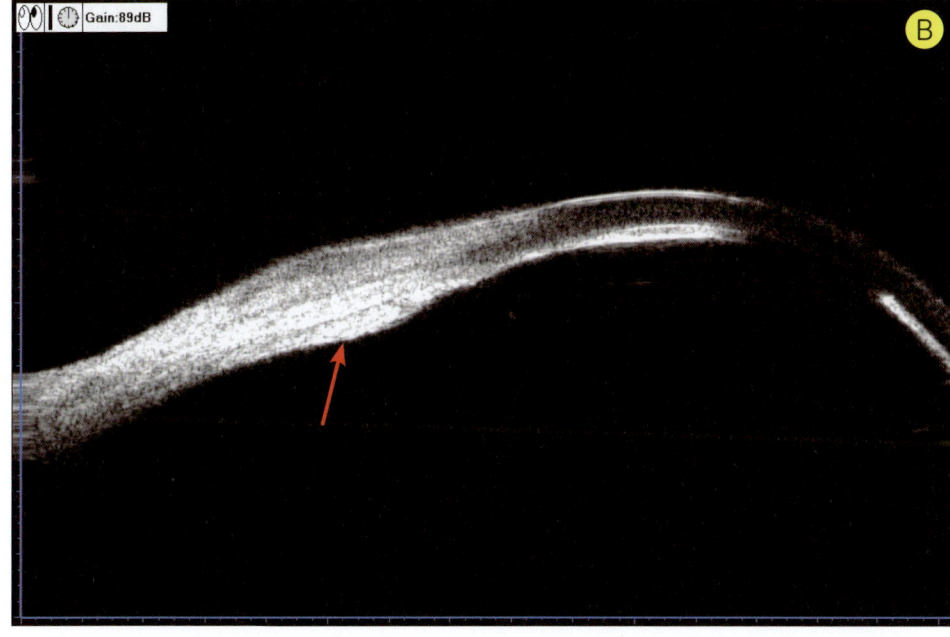

图2-5-62

恶性青光眼

前房和后房空间变得非常小甚至完全消失；晶状体与虹膜共同前移，虹膜变薄并紧贴于角膜；睫状体出现体积缩小，睫状体冠状部变得扁平（红色箭头所示），并且这种睫状体特征并不会因为恶性青光眼得到控制后完全恢复。此外，睫状体与晶状体或玻璃体前界膜（蓝色箭头所示）之间形成环形的紧密接触，形成睫状环阻滞。

第六节 虹膜

虹膜位于眼球前部，是一个环状结构，其中央的圆孔即为瞳孔。虹膜上的瞳孔开大肌和虹膜瞳孔括约肌负责调节瞳孔大小，进而调控进入眼内的光线量。UBM图像可以清晰显示瞳孔的边缘，观察虹膜的长短和形态，测量虹膜的厚度、长度和瞳孔的直径。

正常虹膜

在UBM全景图像中，虹膜呈现为左右大致对称的长条状结构，中间的缺口表示瞳孔位置。虹膜位于前房之后、晶状体和后房之前，与睫状体相邻。虹膜的超声层次大致可分为两部分：虹膜基质层的复合回声以及虹膜色素上皮层的回声。虹膜基质层，含有色素细胞、结缔组织、肌肉和血管，呈现为中高回声；而色素上皮层则因其由致密的色素细胞构成，呈现出光亮的高回声。

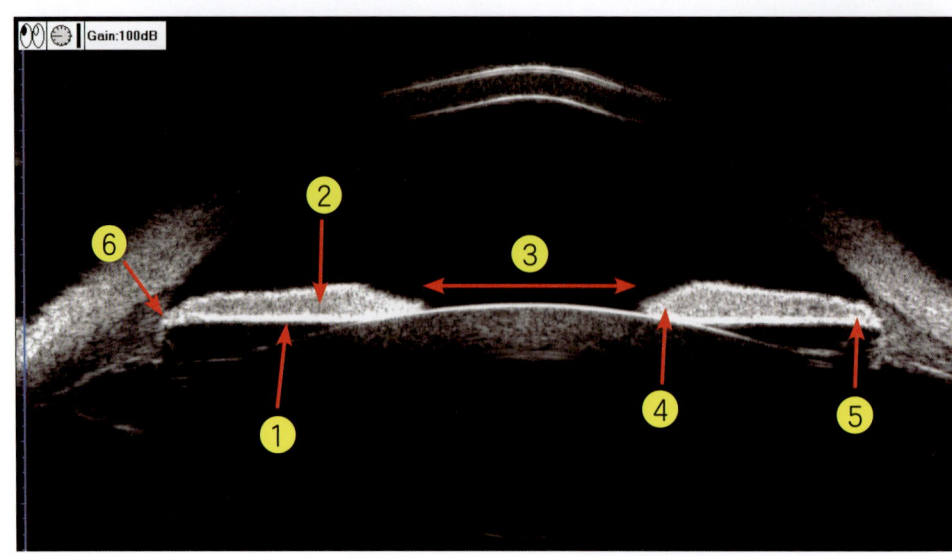

图2-6-1

正常虹膜

1. 虹膜色素上皮层。2. 虹膜基质层。3. 瞳孔。4. 瞳孔缘虹膜。5. 虹膜根部。6. 虹膜根部附着点。

虹膜分类

在对虹膜进行解剖学分类时，依据虹膜厚度在不同区域的分布特点将虹膜分为周边虹膜肥大型、瞳孔缘虹膜肥大型和均衡型。

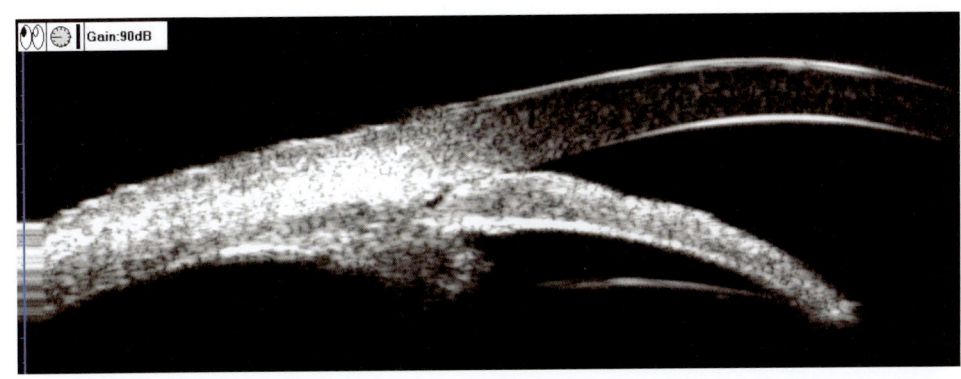

图2-6-2

周边虹膜肥大型

虹膜周边部明显厚于中央部及瞳孔缘。

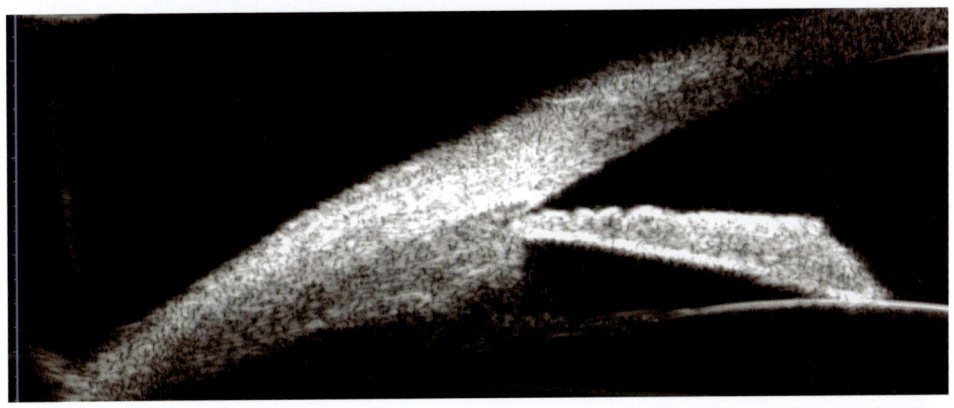

图2-6-3

瞳孔缘虹膜肥大型

瞳孔缘虹膜厚度显著大于中央部及周边部。

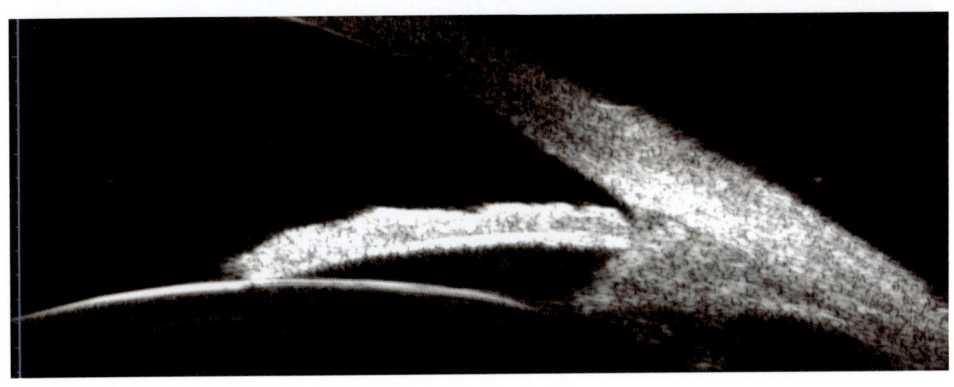

图2-6-4

均衡型

虹膜各部位的厚度相对均衡。

依据虹膜附着点的位置和睫状带暴露的程度，分为靠前型、中间型和靠后型。

图2-6-5

靠前型

虹膜附着点靠前，虹膜附着于巩膜突上，未见睫状带。

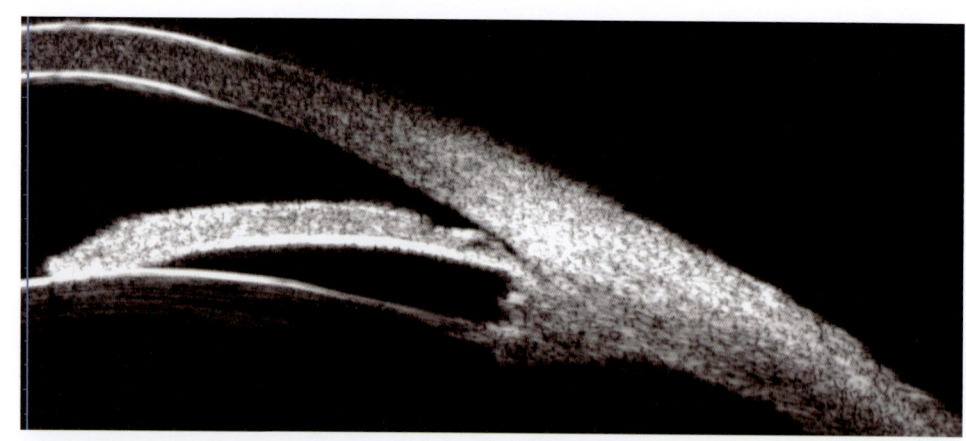

图2-6-6

中间型

虹膜附着于睫状体前部，展现出窄的睫状体带。

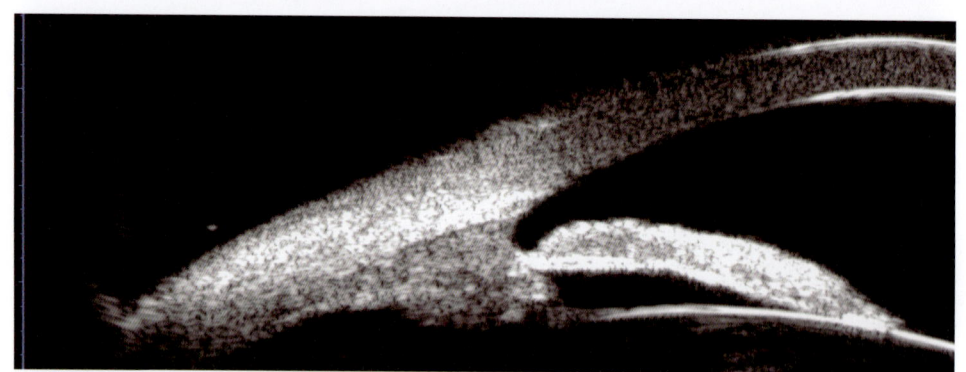

图2-6-7

靠后型

虹膜附着于睫状体后部，展现出宽的睫状体带。

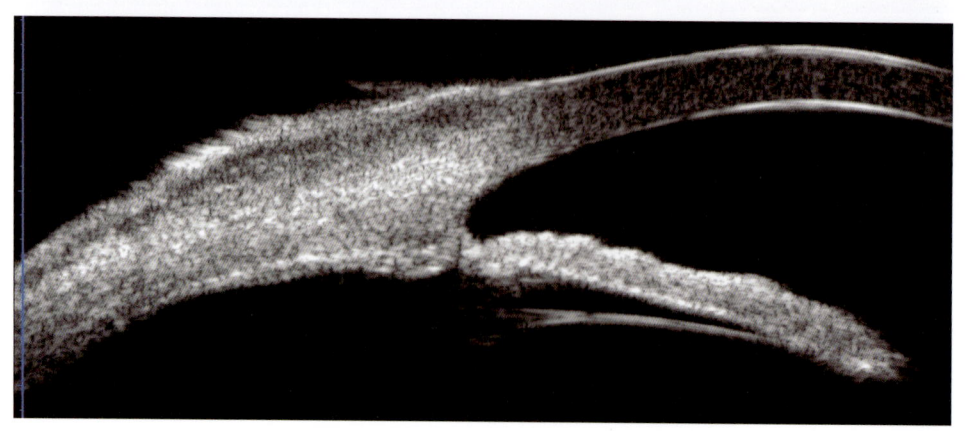

依据虹膜附着点与巩膜突的前后相对位置，分为虹膜正常附着、虹膜高位附着、虹膜前位附着以及虹膜异常附着。

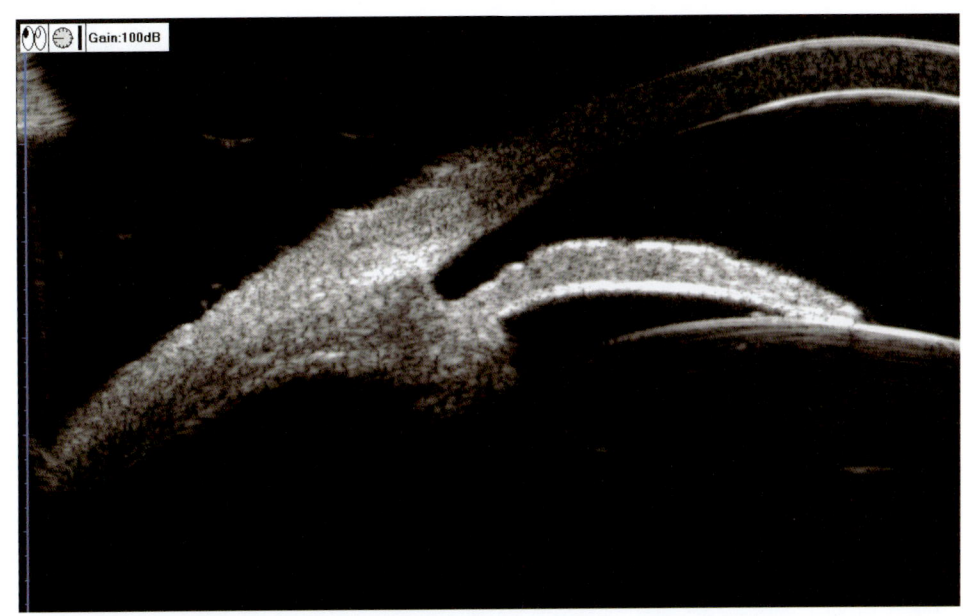

图2-6-8

虹膜正常附着

虹膜附着点明显位于巩膜突的后方、睫状带的后缘。

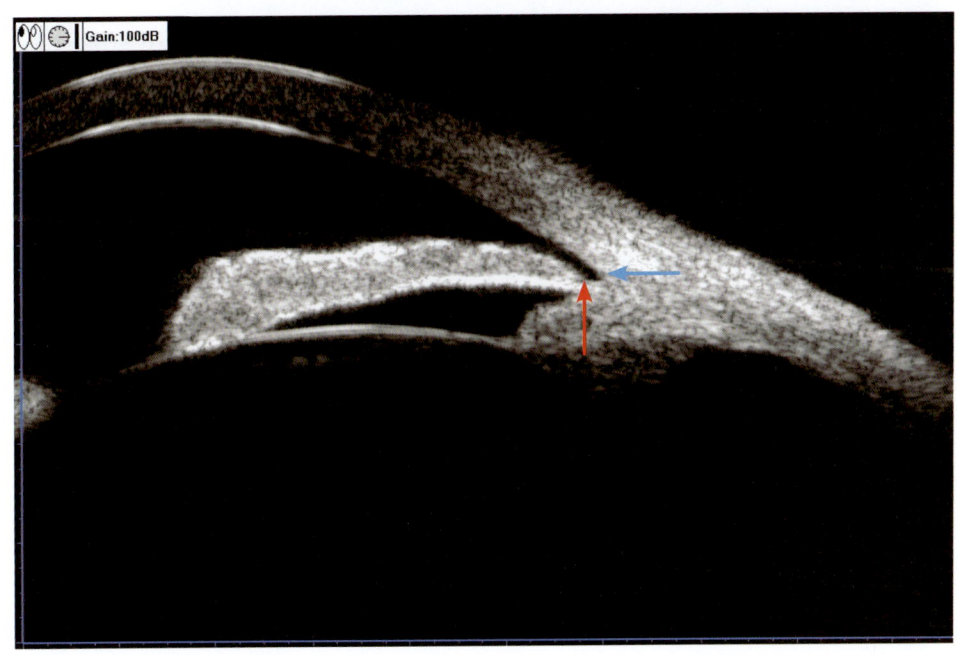

图2-6-9

虹膜高位附着

虹膜附着点（红色箭头所示）大致位于巩膜突（蓝色箭头所示）和睫状带水平位置。

图2-6-10

虹膜前位附着

虹膜附着点(红色箭头所示)明显位于巩膜突的前方(蓝色箭头所示)、睫状带的前缘。

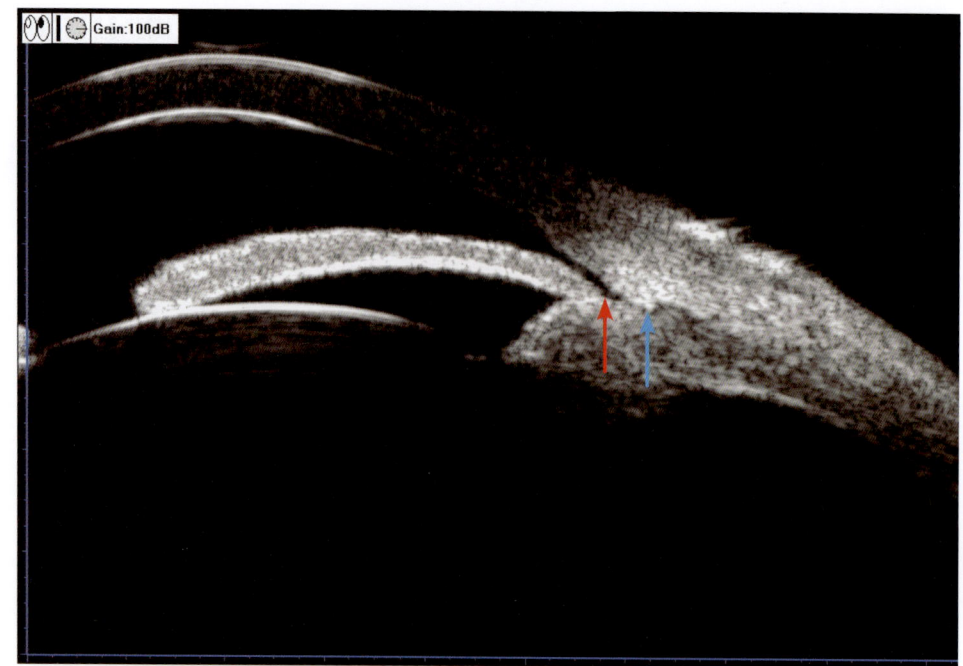

图2-6-11

虹膜异常附着

虹膜直接附着在巩膜突和小梁网区域。

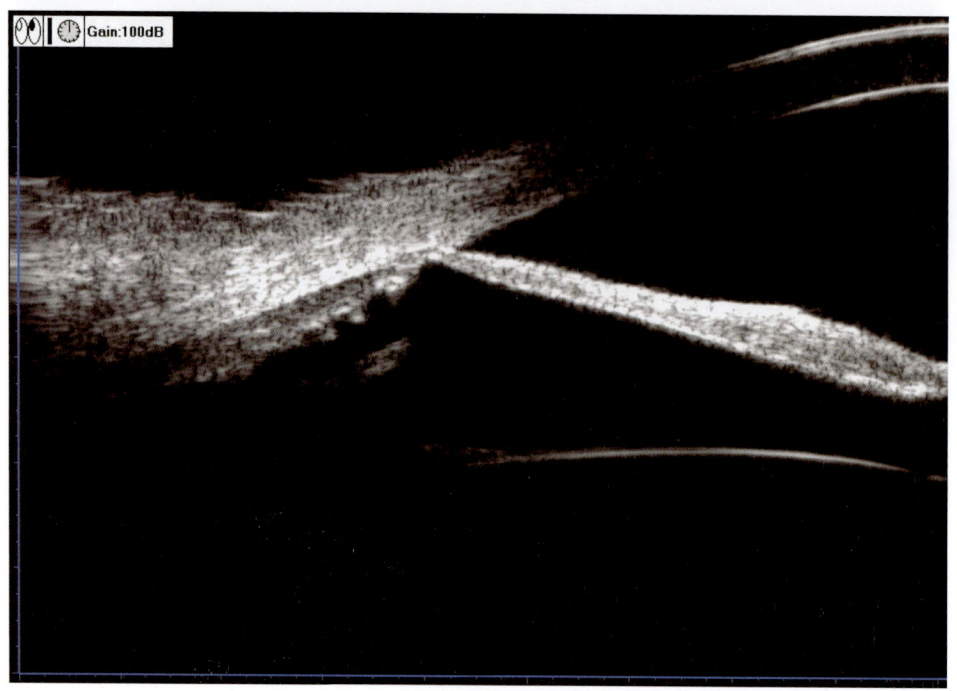

根据虹膜的形态可以将虹膜附着分为虹膜平坦、虹膜膨隆及虹膜后陷3种类型。

在UBM图像中，虹膜平坦呈现为虹膜的色素上皮层为均匀的平面状，没有明显向前或向后凸起，如图2-6-1所示。

虹膜膨隆

虹膜膨隆是指虹膜向前隆起的状态，在UBM图像中，呈现为虹膜色素上皮层向前凸起。

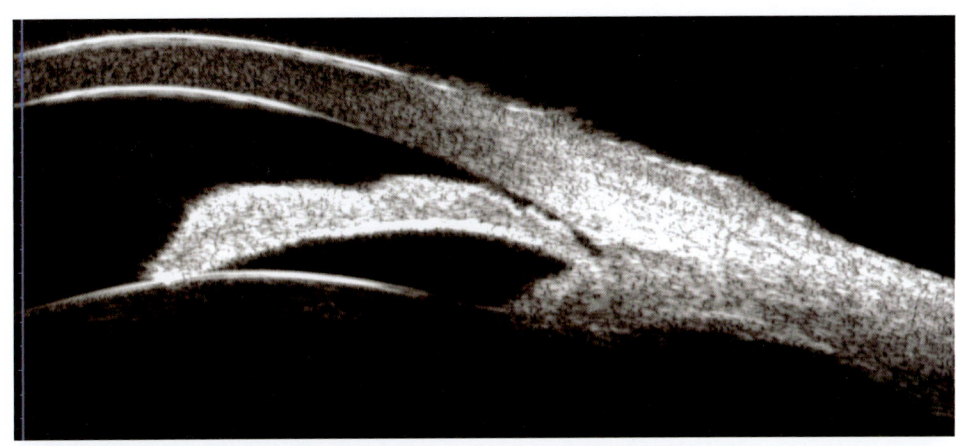

图2-6-12

瞳孔阻滞致虹膜膨隆

瞳孔阻滞导致后房压力大于前房，引起虹膜向前凸起，后房空间扩大，周围前房空间相应减小。

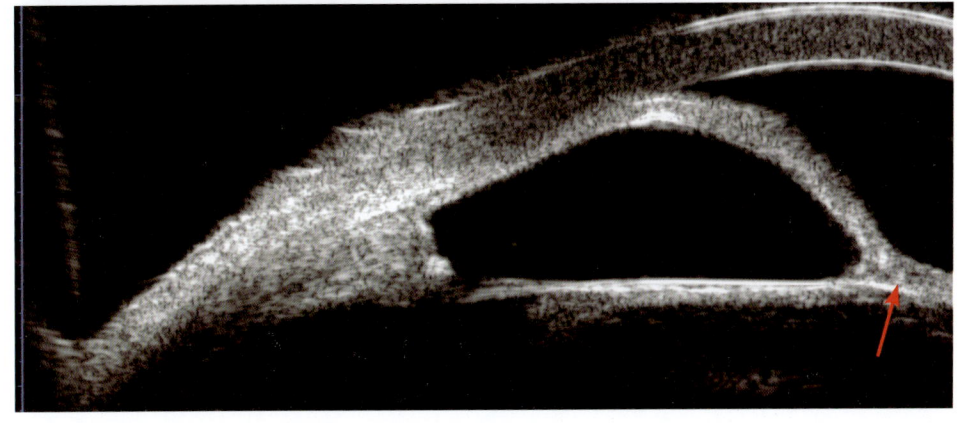

图2-6-13

虹膜后粘连致虹膜膨隆

广泛的虹膜后粘连同样导致后房压力大于前房，使虹膜膨隆。其特征是虹膜与晶状体紧密接触，接触处的边界由光滑变得粗糙，轮廓变得不清晰（箭头所示）。

图2-6-14
睫状体囊肿致虹膜膨隆

虹膜后方的囊肿挤压虹膜向前,使虹膜隆起。

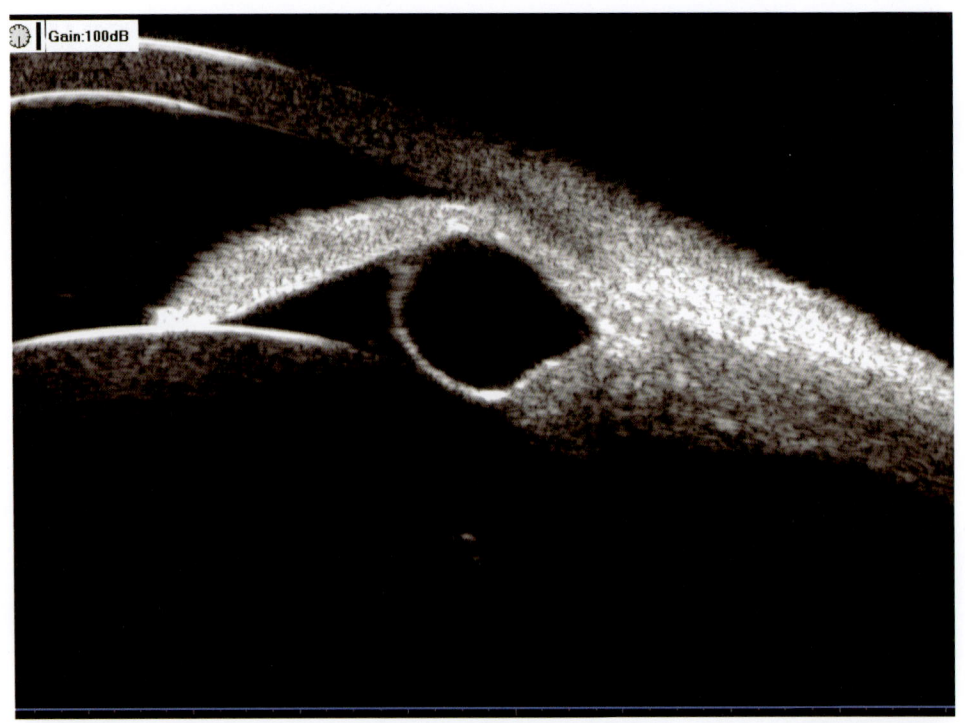

图2-6-15
睫状体肿物致虹膜膨隆

虹膜后方的实性肿物挤压虹膜向前,使虹膜隆起。

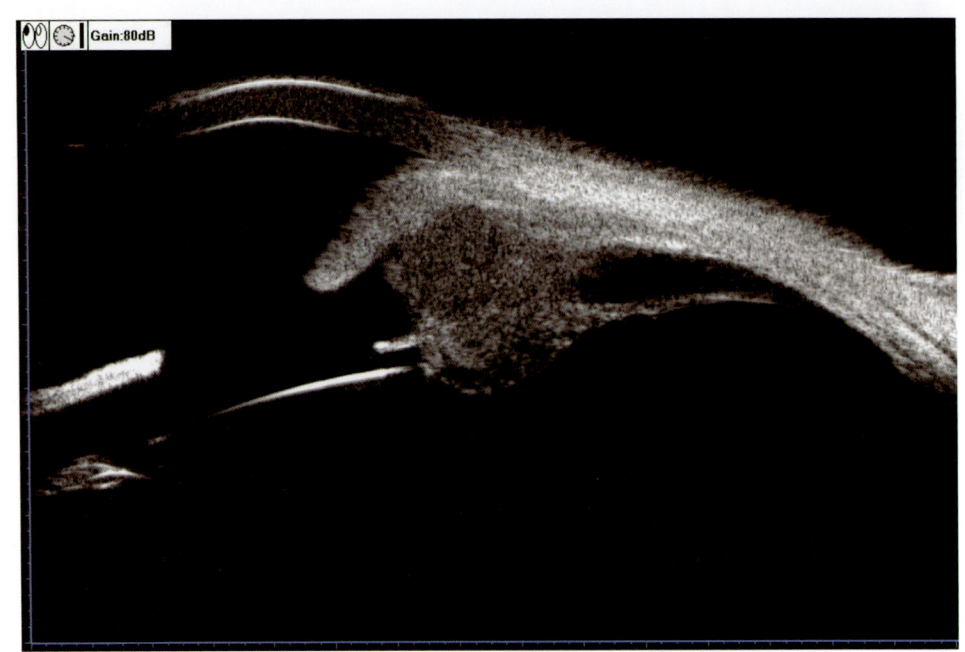

虹膜后陷

虹膜后陷是指虹膜向后隆起的状态。在UBM图像中，虹膜后陷呈现为虹膜色素上皮层向后凸起。

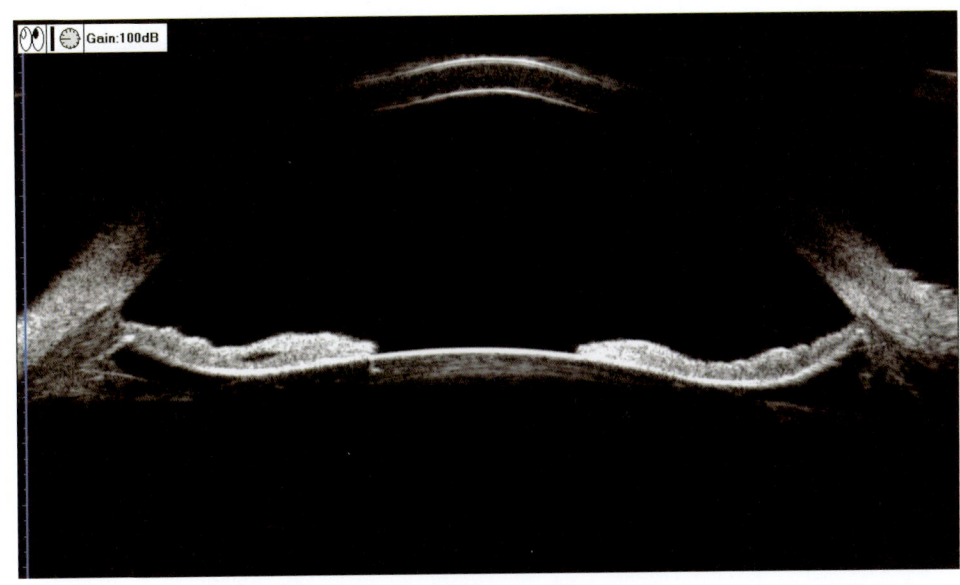

图2-6-16

虹膜生理性后陷

虹膜轻微后陷，后房空间略减少，并未与其后方的晶状体悬韧带发生直接接触，长眼轴个体多见。

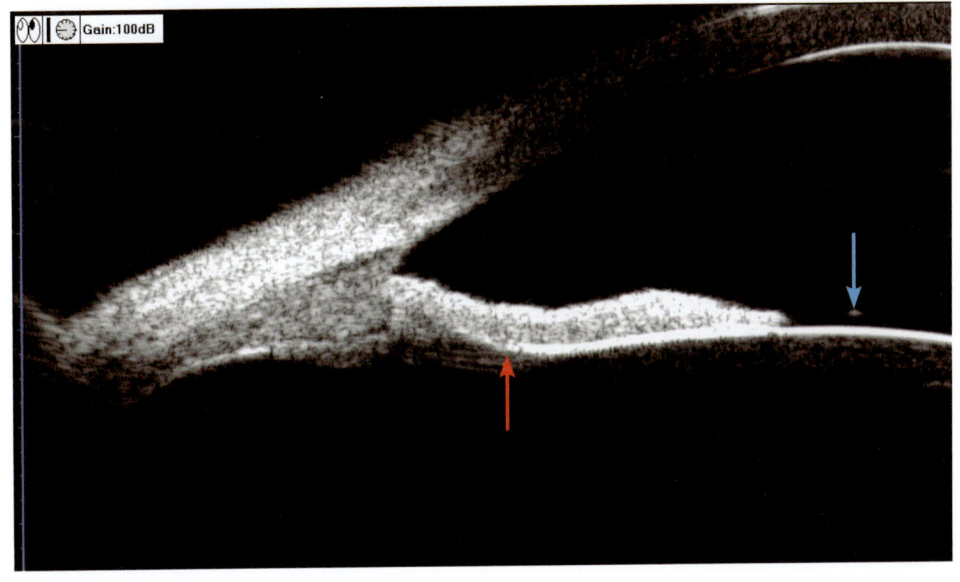

图2-6-17

色素播散综合征的虹膜后陷

虹膜呈现显著的后陷形态，其特征是虹膜色素上皮层与晶状体悬韧带直接接触（红色箭头所示），并且前房内散布着点状脱色素（蓝色箭头所示）。

图2-6-18

晶状体脱位伴随虹膜后陷

在部分晶状体脱位的个体中，伴随着虹膜后陷。

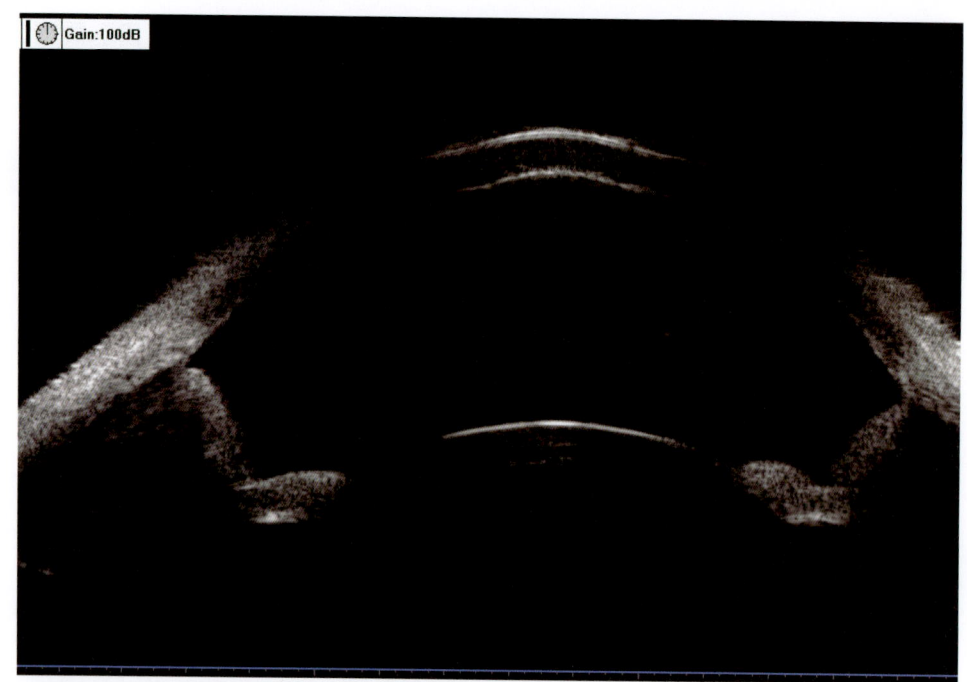

图2-6-19

睫状体及前段脉络膜脱离伴随虹膜后陷

在部分睫状体及前段脉络膜脱离的个体中，伴随着虹膜后陷。

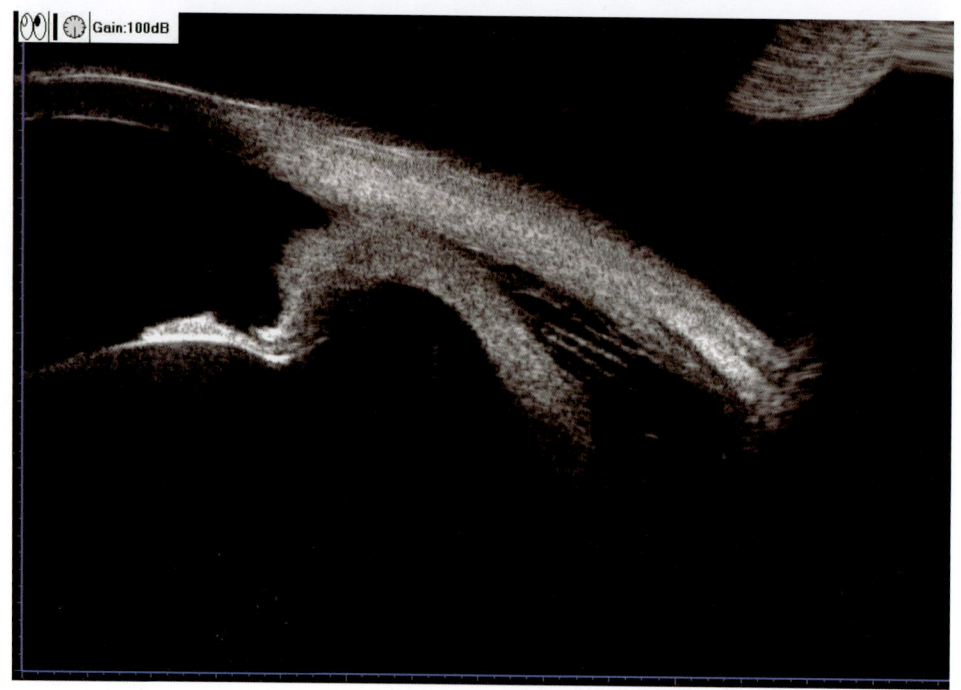

高褶虹膜

高褶虹膜，也称高原虹膜，是一种特殊的虹膜形态，可导致非瞳孔阻滞型的房角狭窄或关闭。欧洲人和亚洲人的高褶虹膜表现可能有所差异，不同学者对高褶虹膜的划分也有所不同。虹膜根部褶起形成陡峭的虹膜角和虹膜平坦或凹陷是高褶虹膜的两大核心特征。

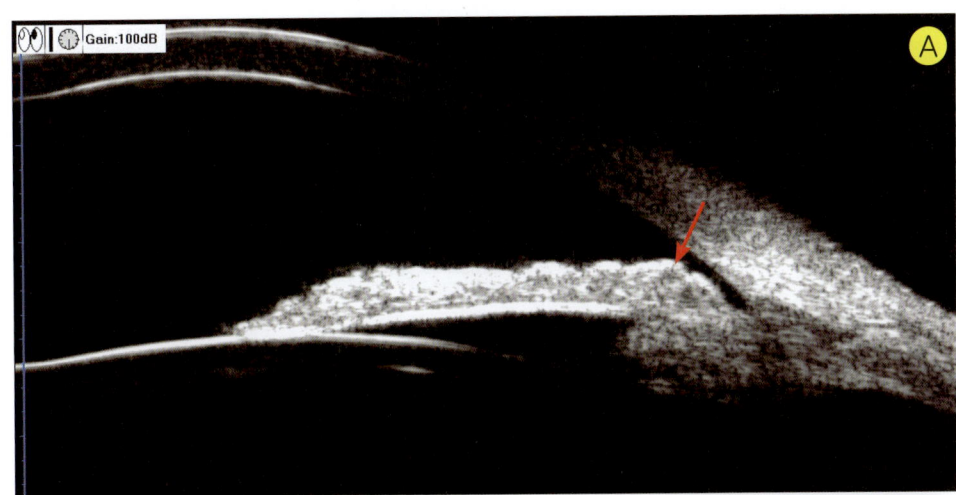

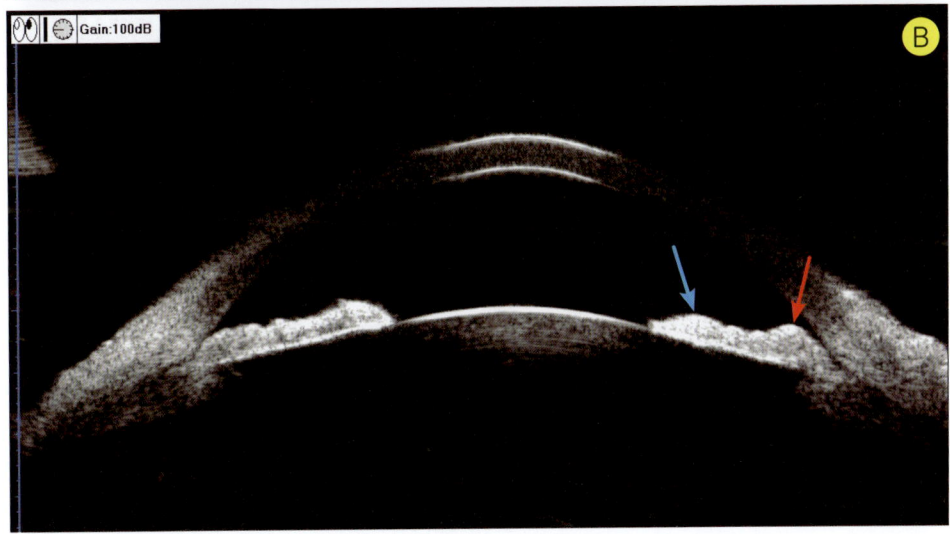

图2-6-20

周边虹膜肥厚和高褶虹膜

A. 虹膜根部呈现明显的向前褶起，在前表面有较大的折角，形成"鹰嘴状"形态（箭头所示）。而虹膜中部平坦。此外，睫状沟变得比较浅甚至完全消失。有学者认为虹膜高褶与睫状体前位的关系密切。B. 虹膜根部向前褶起（红色箭头所示），与瞳孔缘虹膜的凸起（蓝色箭头所示）共同形成了双峰状的外观。

虹膜水肿

虹膜水肿是液体积聚在虹膜组织中而引起肿胀的现象。在UBM图像中，虹膜水肿表现为虹膜受累区域的组织明显增厚，回声降低，且呈现表面隆起的形态。

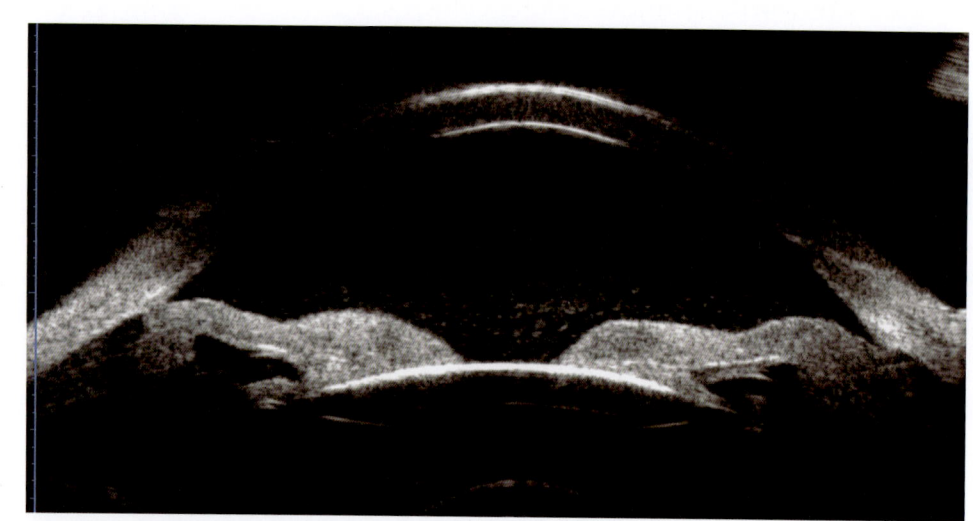

图2-6-21
虹膜炎

虹膜基质层肿大，回声减弱，与人工晶状体的接触更为紧密，接触面积显著增大。前房内有点状物质分布。

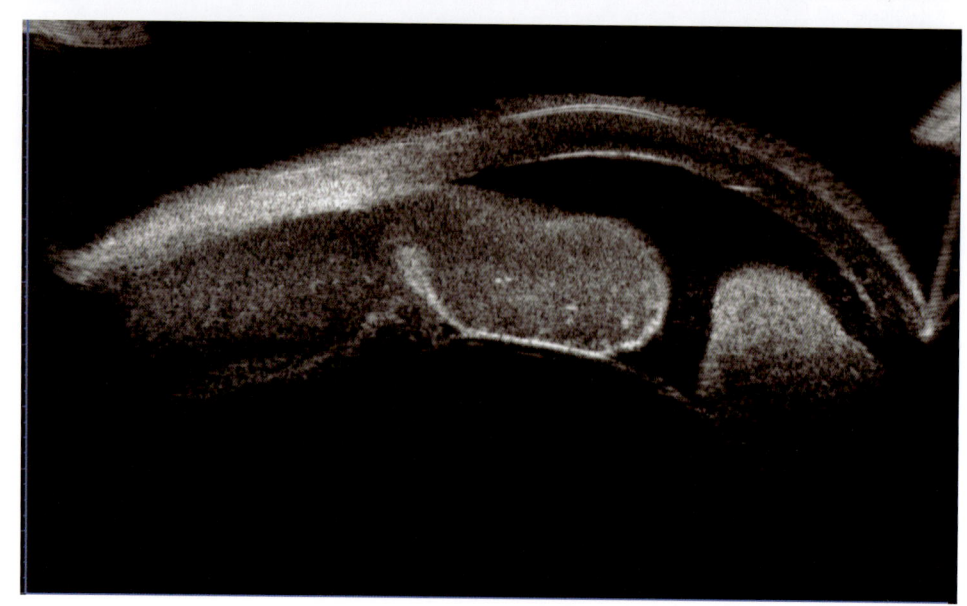

图2-6-22
虹膜睫状体炎

虹膜和睫状体均显著肿大，伴随回声减弱。前房及后房内可见点状物质分布。

虹膜萎缩

虹膜萎缩指的是炎症、损伤、老化或其他原因导致虹膜组织变薄和功能丧失的状态。在UBM图像中，虹膜萎缩表现为虹膜基质层厚度减少，虹膜表面失去正常的层次感和纹理特征。

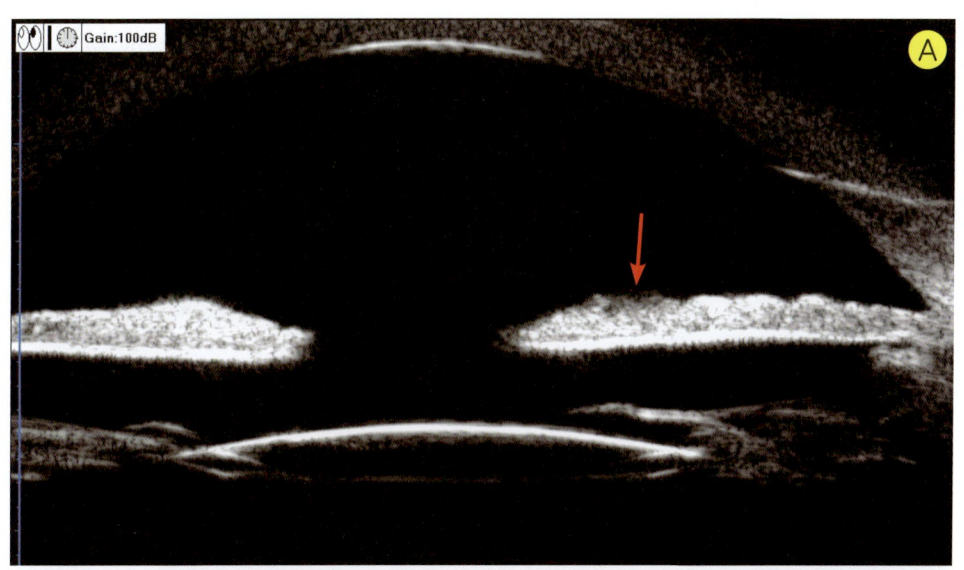

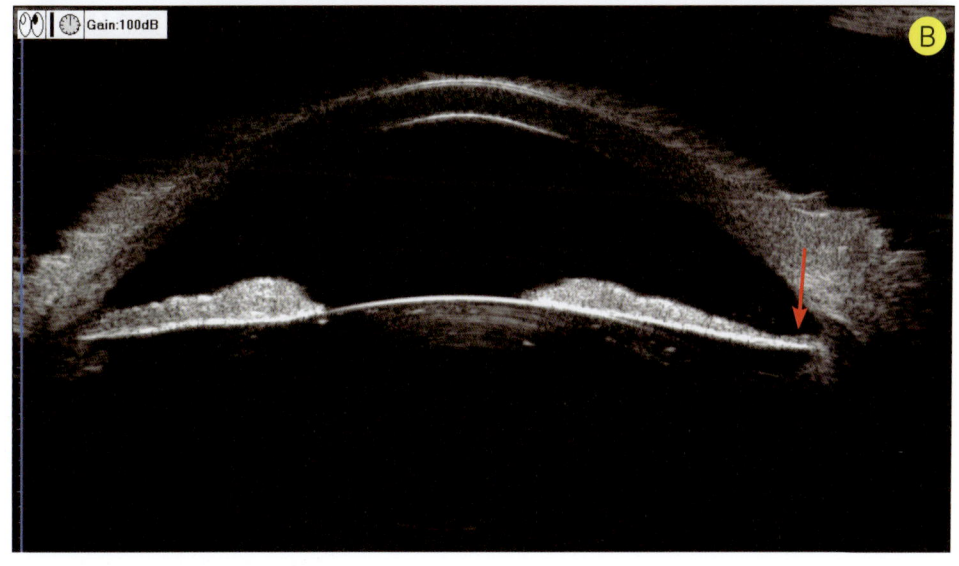

图2-6-23
局灶性虹膜萎缩

A. 箭头所示瞳孔缘虹膜局部区域的前表面出现凹陷且不平整，同时伴有轻微的厚度减薄。B. 箭头所示周边虹膜区域的厚度显著减小，与对侧健康的虹膜相比，存在显著的差异。

图2-6-24
炎症性虹膜萎缩

虹膜整体回声增强，厚度减薄，同时前表面呈现出僵直且无明显纹理的状态，伴有虹膜与晶状体紧密接触的后部粘连征象。

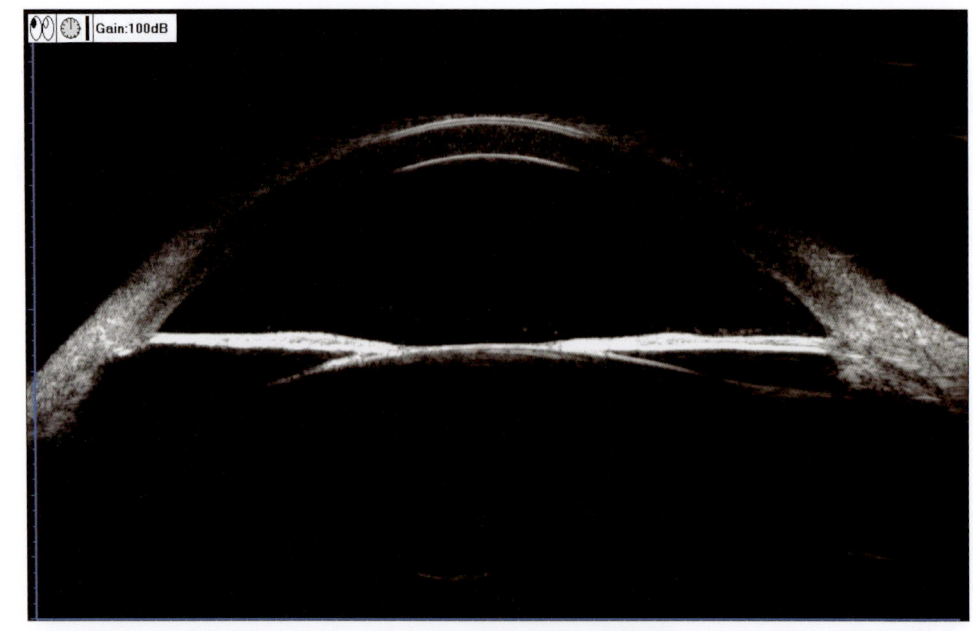

图2-6-25
新生血管性青光眼虹膜萎缩

虹膜整体回声增强，厚度减薄，其特征是虹膜根部沿角膜向前贴行（蓝色箭头所示），随后水平向中央转折（红色箭头所示），虹膜整体形成了"折角"的形态。

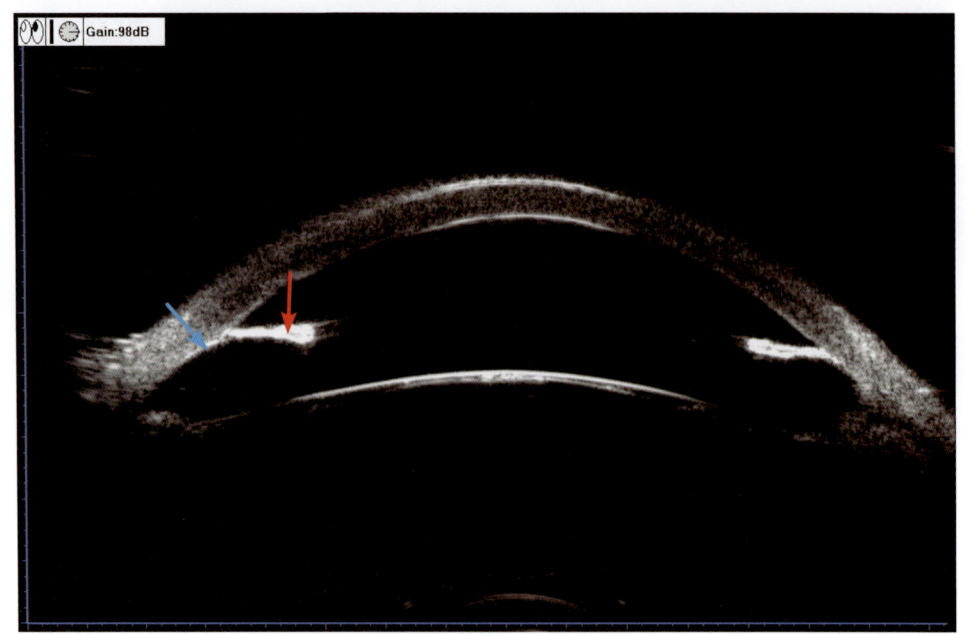

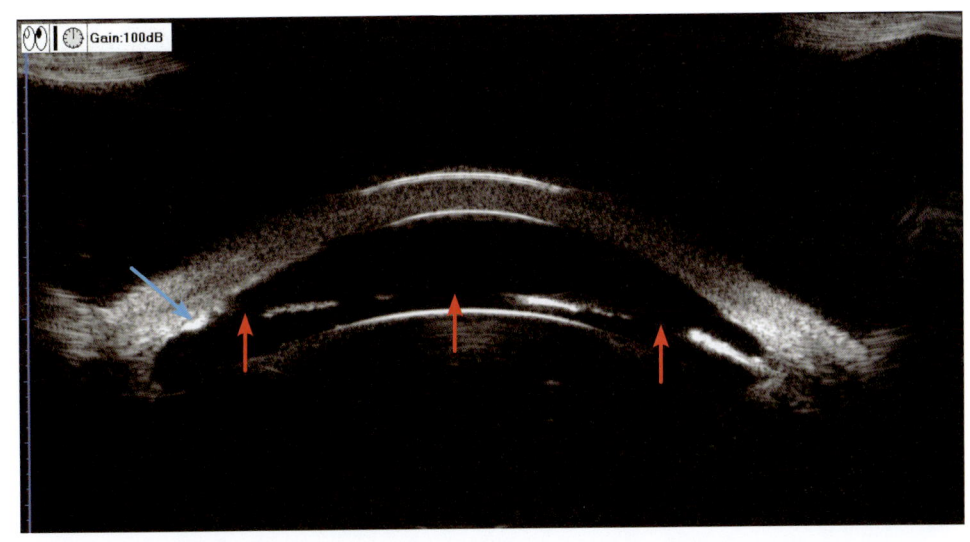

图2-6-26

A-R综合征虹膜发育不良

虹膜的整体结构显示出明显的变薄且无表面纹理的萎缩征象。其特征是呈现出多个不规则虹膜缺口（红色箭头所示）以及周边虹膜前粘连（蓝色箭头所示）。

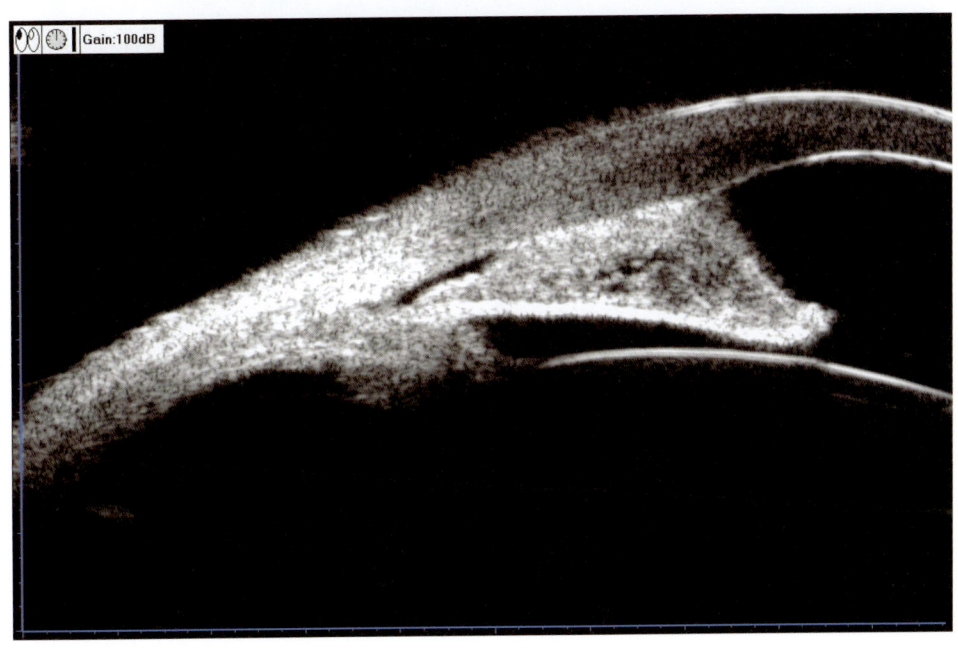

图2-6-27

ICE综合征虹膜萎缩

虹膜前表面与角膜内皮粘连，而虹膜后表面大致保持平坦状态。这种平坦的后表面与部分前粘连的前表面共同形成了"三角形"的外观。同时，虹膜基质层表现为疏松形态，可以观察到虹膜的裂孔和空洞现象。此特征是ICE综合征的一种常见影像表现，其粘连部位通常由虹膜中部开始向周边部扩展。

图2-6-28

虹膜劈裂症

虹膜基质不同程度萎缩,UBM断层扫描见表面出现裂缝或裂孔,虹膜基质呈疏松状,形成虹膜组织"漂浮"在前房的外观。

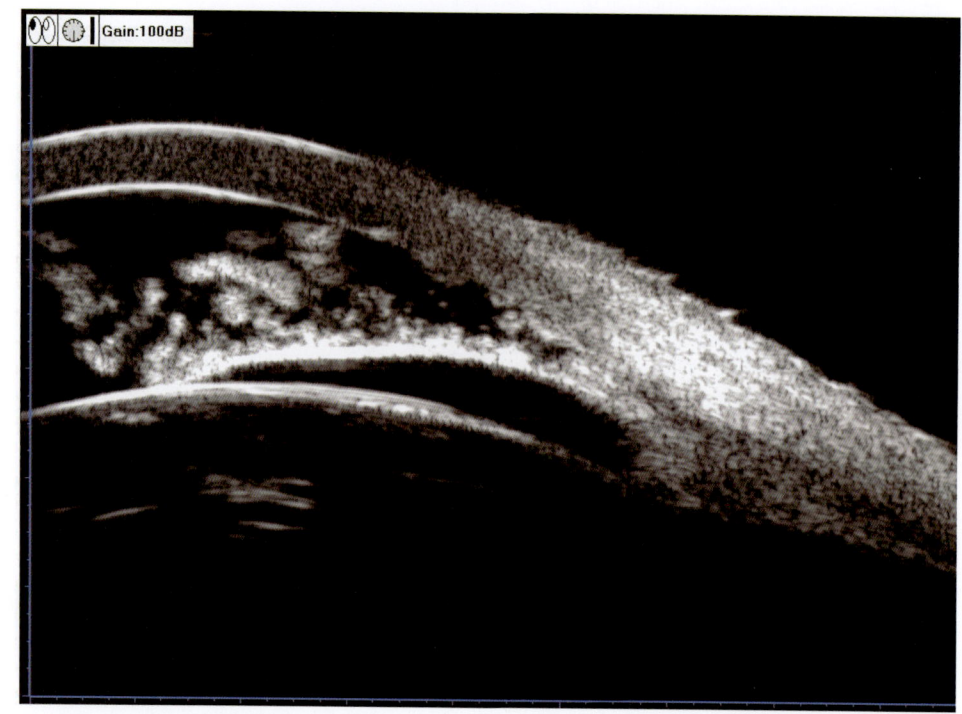

虹膜前粘连

虹膜前粘连指的是虹膜与角膜内皮或房角之间形成的病理性粘连。在UBM图像中，虹膜前粘连表现为虹膜与角膜内皮或房角存在异常接触，接触处的分界线模糊。由于粘连牵引的作用，虹膜呈现异常向前的状态，对房角有一定影响。粘连部位的角膜通常伴随着回声增强的改变。

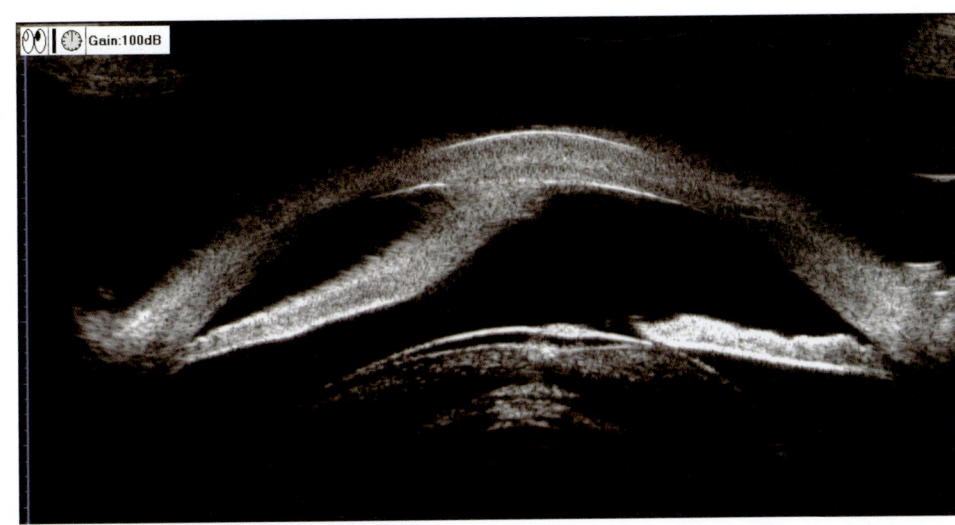

图2-6-29
瞳孔缘虹膜前粘连

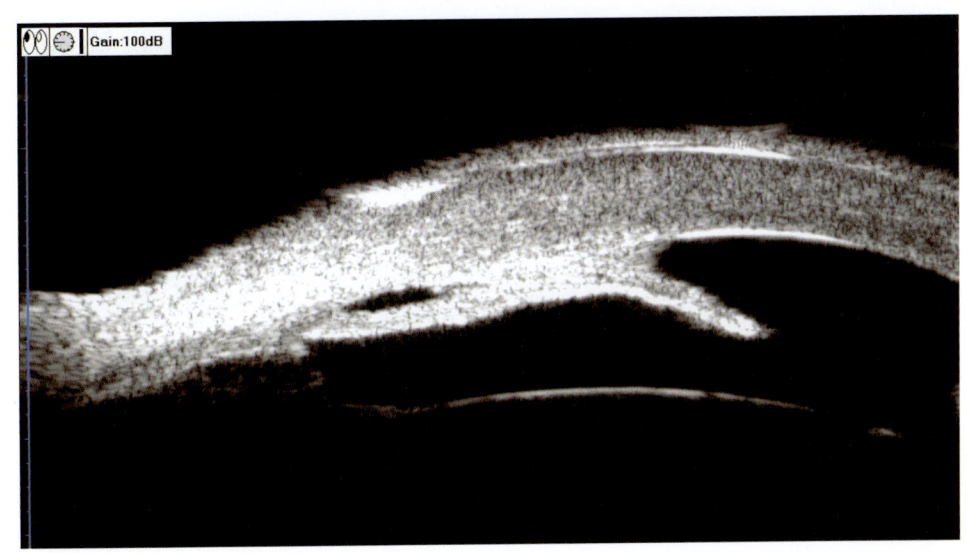

图2-6-30
虹膜中部前粘连

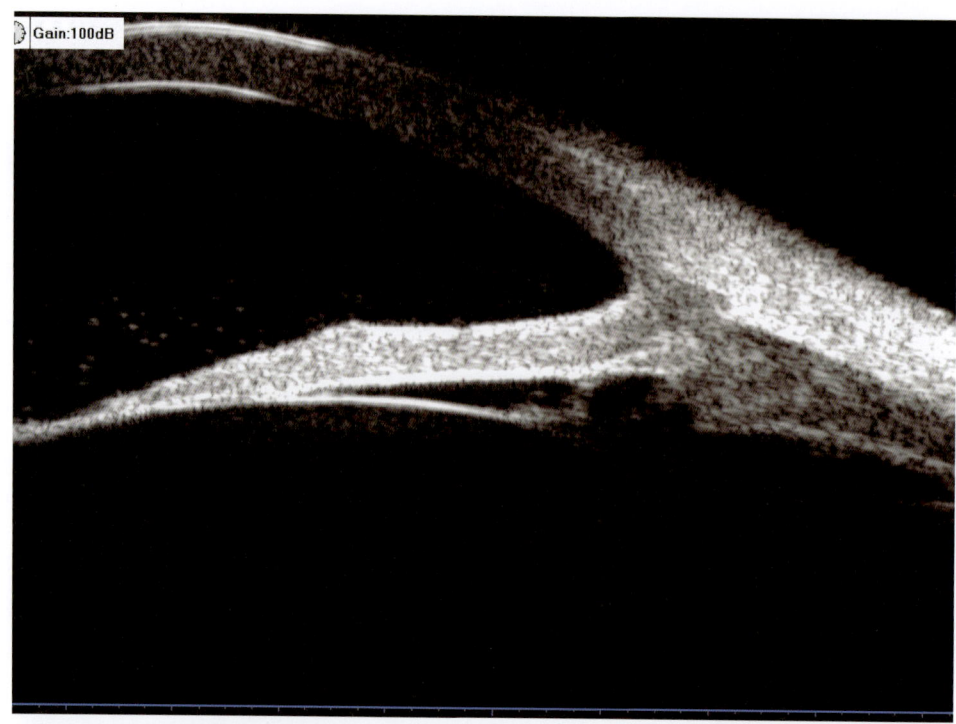

图2-6-31 周边虹膜前粘连

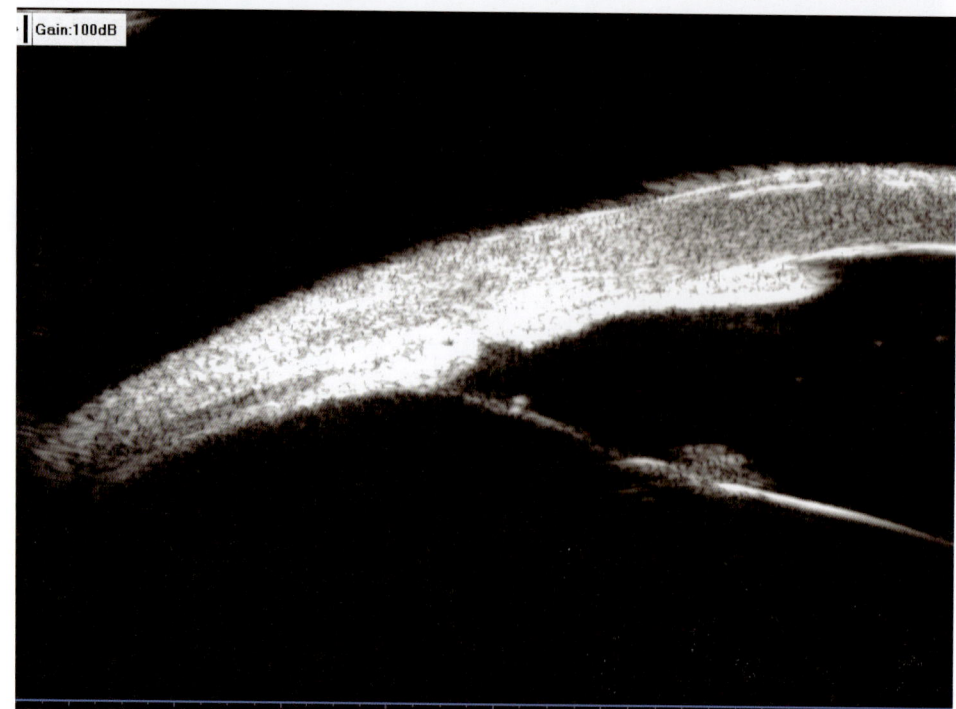

图2-6-32 全虹膜前粘连

虹膜后粘连

虹膜后粘连指的是虹膜与其后方组织（如晶状体、人工晶状体或机化渗出物等）之间形成的紧密粘连。在UBM图像中，虹膜后粘连表现为虹膜与虹膜后组织之间的紧密接触，接触处的分界线模糊。需要指出的是虹膜-晶状体接触距离可能因此增大或缩小，取决于粘连的范围及虹膜膨隆的程度。

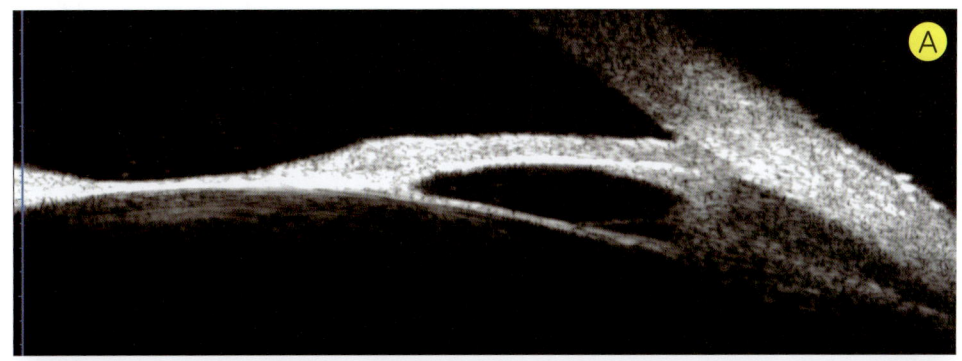

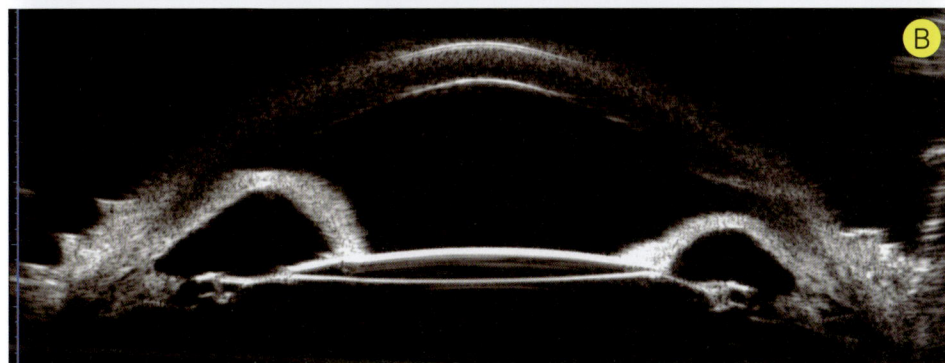

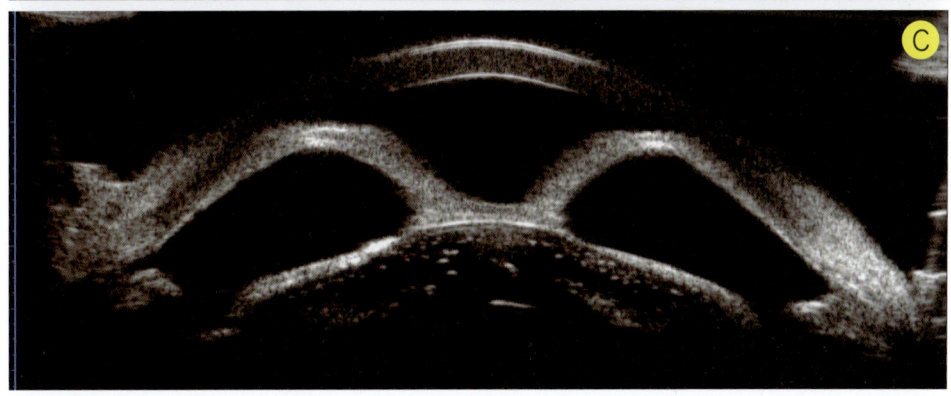

图2-6-33

虹膜后粘连

A. 虹膜后粘连并未导致前房和后房之间产生明显的压力差，使虹膜保持平坦的形态。B. 虹膜广泛后粘连导致后房压力超过前房压力，引起虹膜膨隆，这种现象称作瞳孔闭锁。C. 图中不仅展示了虹膜后粘连，还展示了瞳孔区域晶状体前表面被膜状物质覆盖（瞳孔膜闭）。

虹膜根部离断

虹膜根部离断指的是在外力作用下虹膜根部与其附着的睫状体发生分离。在UBM图像中，虹膜根部连续性中断，形成了虹膜根部与睫状体之间的分隔间隙。此外，虹膜的离断端可能呈现不同程度的卷曲。虹膜根部离断可能伴随其他结构损伤，如房角的劈裂及晶状体悬韧带的断裂。

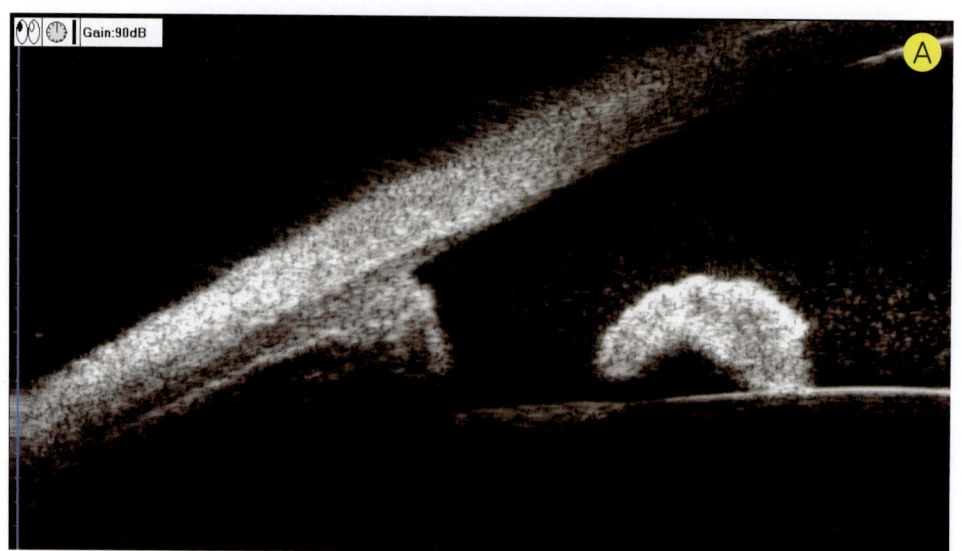
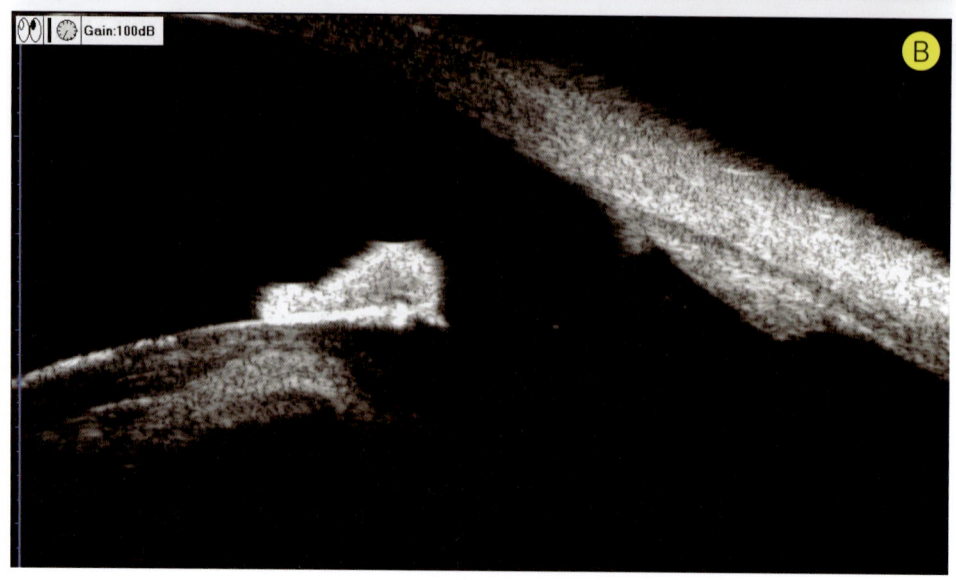

图2-6-34

虹膜根部离断

A. 虹膜根部离断的断端呈现出显著的蜷曲形态，并且可以观察到房角劈裂的征象。B. 虹膜根部离断，伴随着晶状体悬韧带断裂的征象。

虹膜嵌顿

虹膜嵌顿是虹膜组织插入或卡在眼内结构中的现象，在UBM图像中表现为虹膜异常地固定在角膜、房角或人为创造的通道上（如滤过泡）。

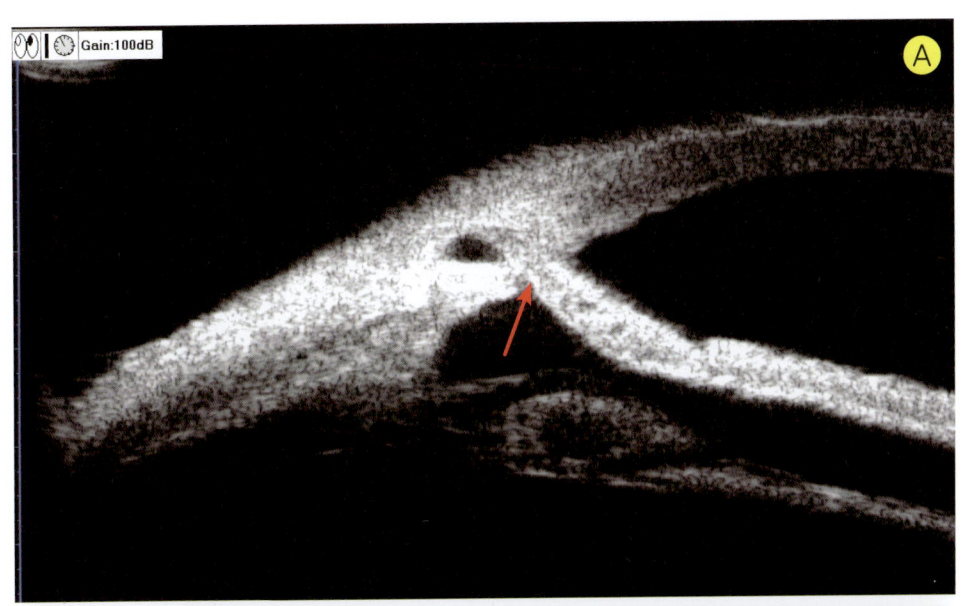

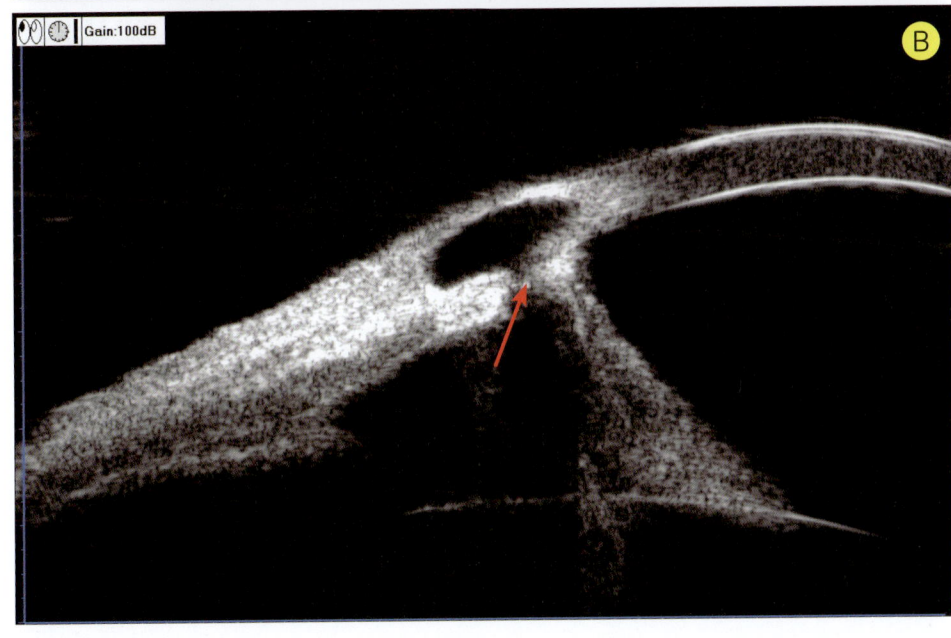

图2-6-35

虹膜嵌顿

图A箭头所示房角及图B箭头所示周边角膜均观察到局部缺口，呈现连续性中断，厚度明显变小。同时虹膜组织异常地夹在房角及角膜缺口处。

虹膜色素上皮层脱离

虹膜色素上皮层脱离是指虹膜背面的色素上皮层与虹膜基质层发生分离。在UBM图像中，虹膜色素上皮层脱离表现为虹膜色素上皮层向后凸起，与虹膜基质层之间形成无回声的暗区。

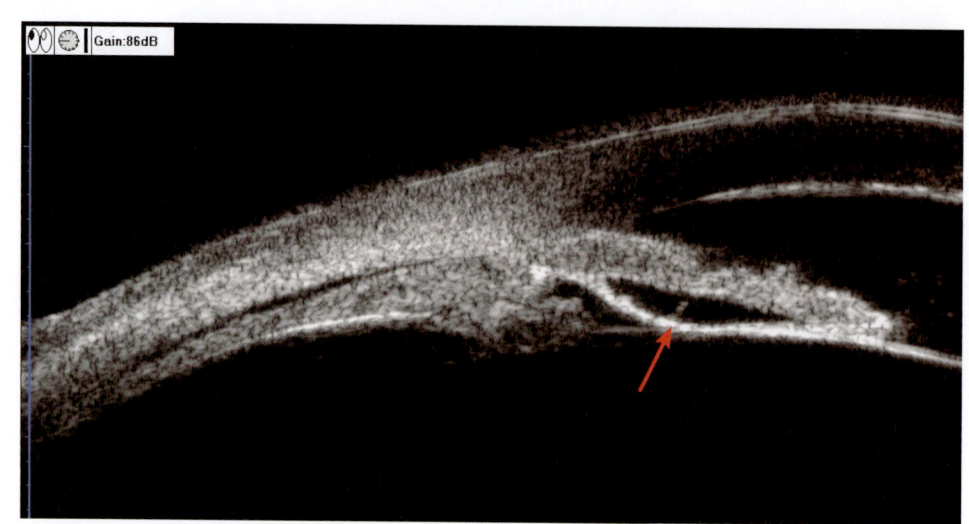

图2-6-36

虹膜色素上皮层脱离

箭头所示高反射回声的虹膜色素上皮层与中等反射回声的虹膜基质层发生了明显分离的现象。常见于急性青光眼发作眼压控制后。

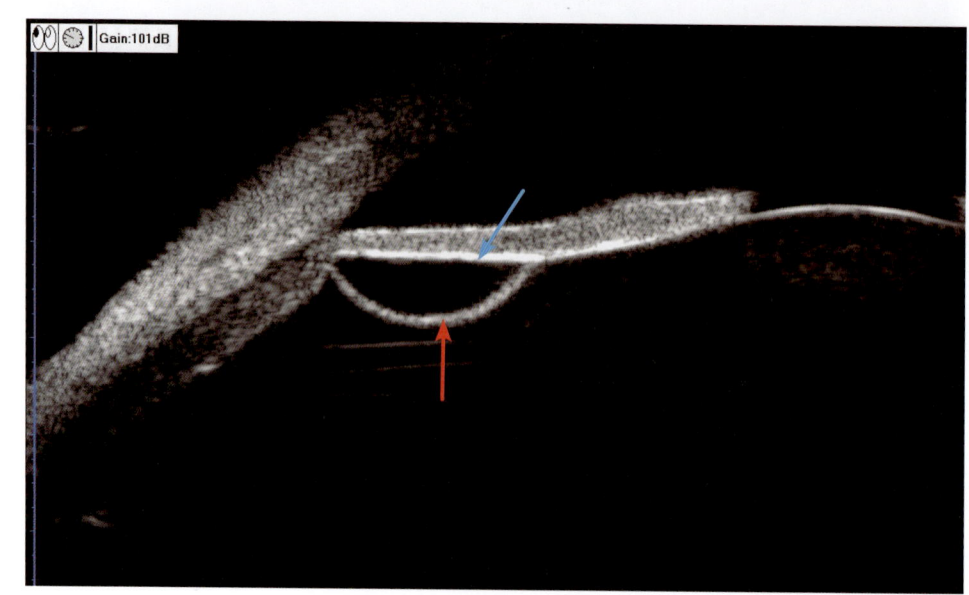

图2-6-37

虹膜后条索状物质附着

红色箭头所示虹膜后条索状物质附着呈现出与虹膜色素上皮层脱离相似的形态学特点，但区别在于虹膜色素上皮层（蓝色箭头所示）与虹膜基质层之间没有发生分离。

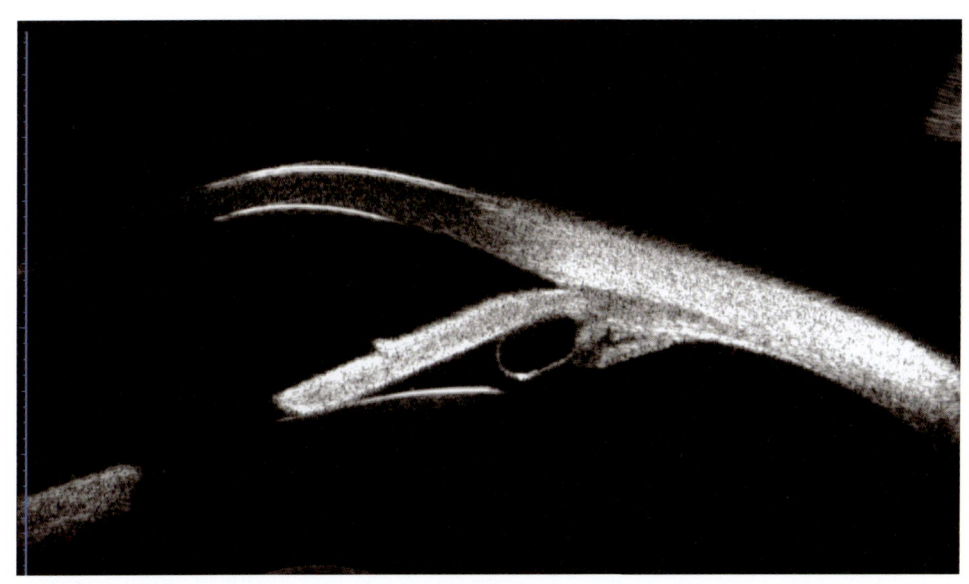

图2-6-38

睫状体囊肿

有时睫状体囊肿位于睫状沟并紧贴虹膜色素上皮层，呈现出与虹膜色素上皮层脱离相似的形态学特点，区别在于睫状体囊肿呈类圆形，且虹膜色素上皮层与虹膜基质层之间没有发生分离。

先天性虹膜缺如

先天性虹膜缺如是指在出生前或出生时就存在的虹膜组织部分或全部缺失。在UBM图像中表现为虹膜病变区域回声消失。根据虹膜缺失的程度将其分为局限性虹膜缺如和广泛性无虹膜,而无虹膜可以进一步细分为不完全性无虹膜和完全性无虹膜2种类型。

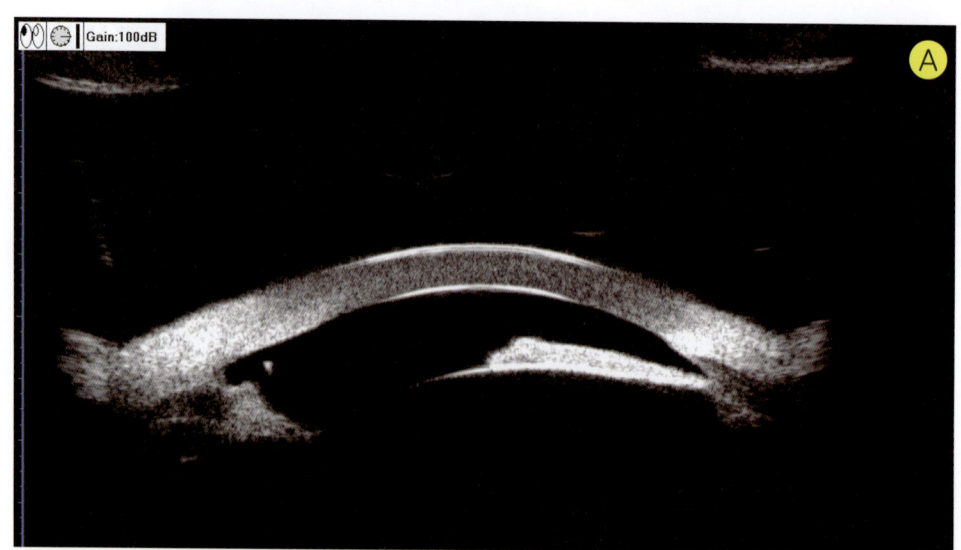

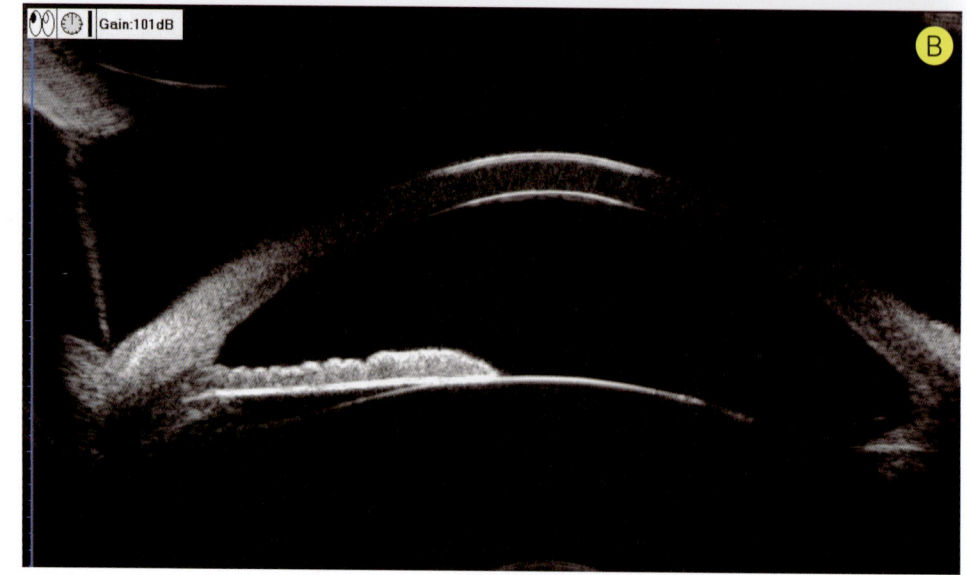

图2-6-39

先天性局限性虹膜缺如

A. 在虹膜缺如的区域表现为虹膜明显的缩短,伴随着角膜直径的减小以及晶状体位置偏移的征象。
B. 在虹膜缺如的区域表现为虹膜完全缺失。

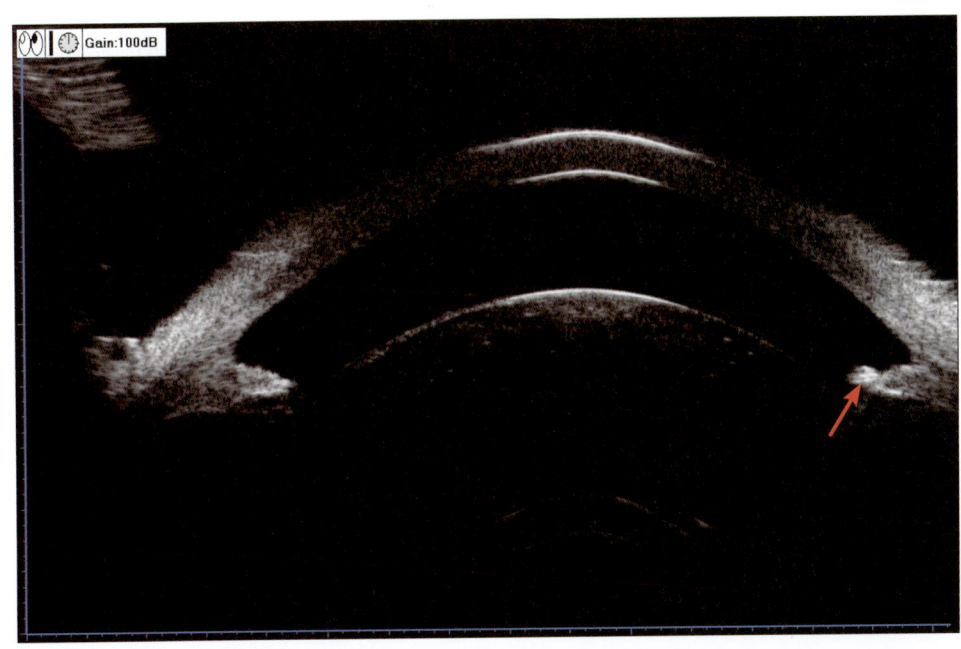

图2-6-40

不完全性无虹膜

虹膜大部分区域的回声缺失，但仍有残留虹膜根部组织（箭头所示）。

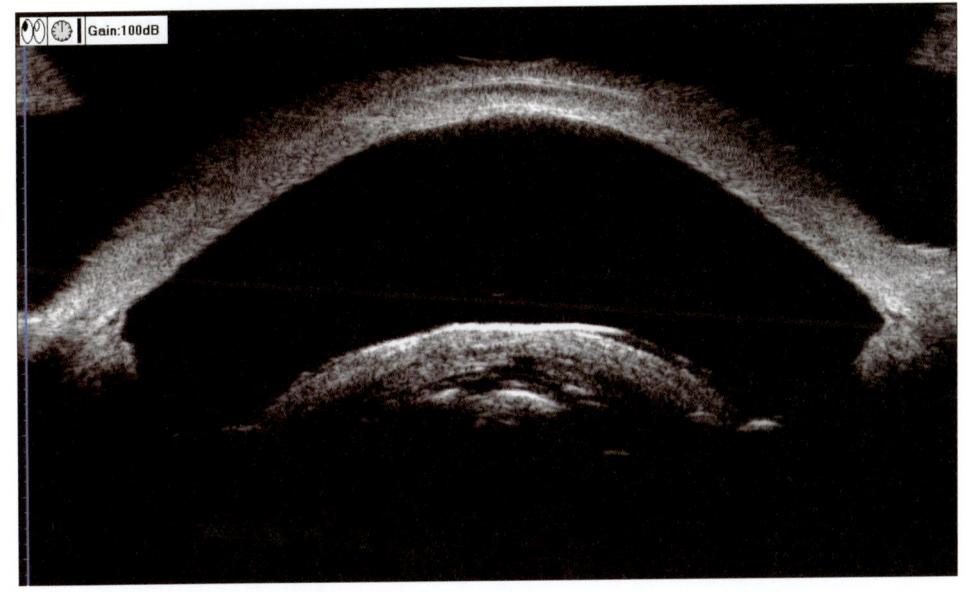

图2-6-41

完全性无虹膜

虹膜整体结构的回声完全缺失，未观察到任何残留的虹膜根部组织。

虹膜囊性占位病变

虹膜囊性占位病变指的是在虹膜组织中出现的囊性结构。在UBM图像中，这些病变通常表现为虹膜前表面或内部的类圆形空腔，并且这些结构可能对邻近的组织造成挤压。UBM能够帮助评估囊性占位病变的大小、形态、与周围结构的关系等。

图2-6-42

虹膜囊肿

囊腔散布着点状物质。

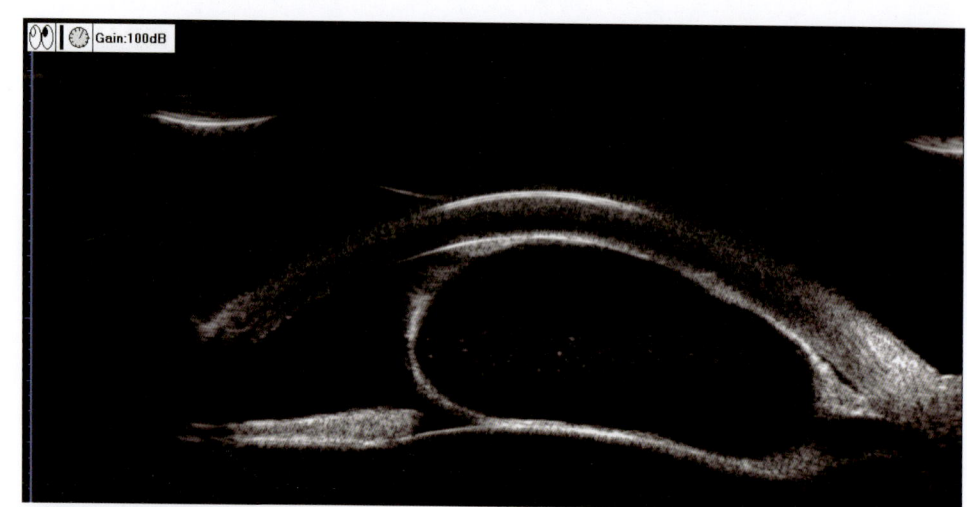

图2-6-43

虹膜囊肿

囊腔的点状物质更为密集，且囊肿体积较大，囊肿向后的空间占据效应导致晶状体被明显压迫，从而引起晶状体脱位。

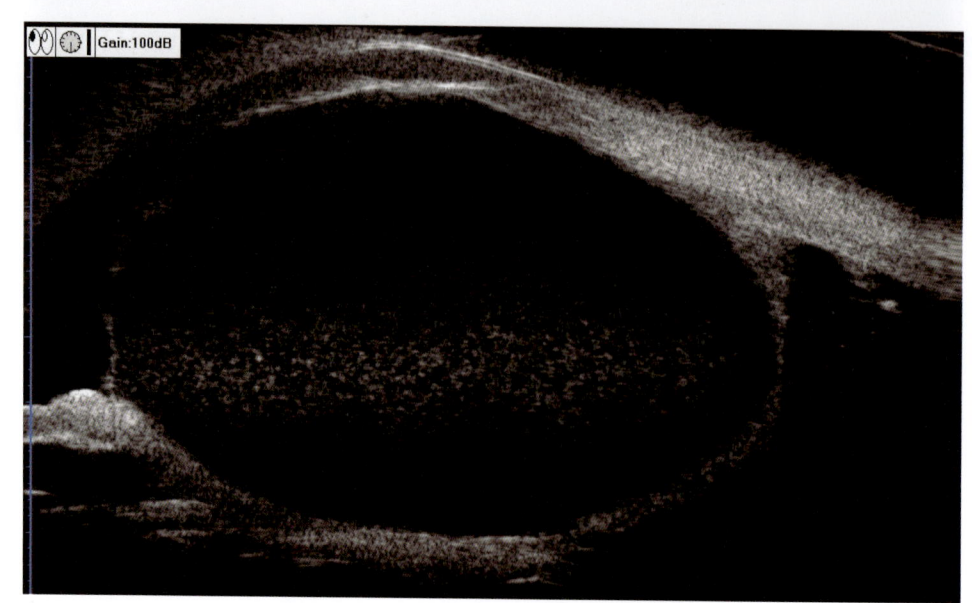

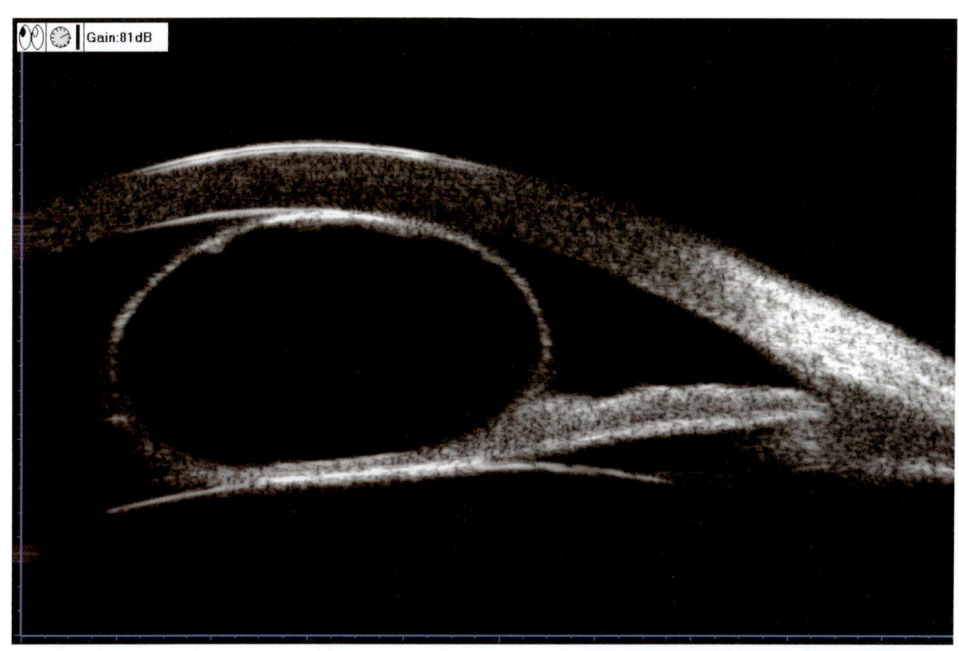

图2-6-44

瞳孔缘虹膜囊肿

囊肿位于瞳孔缘虹膜区域,而虹膜中部和周边部未受影响。

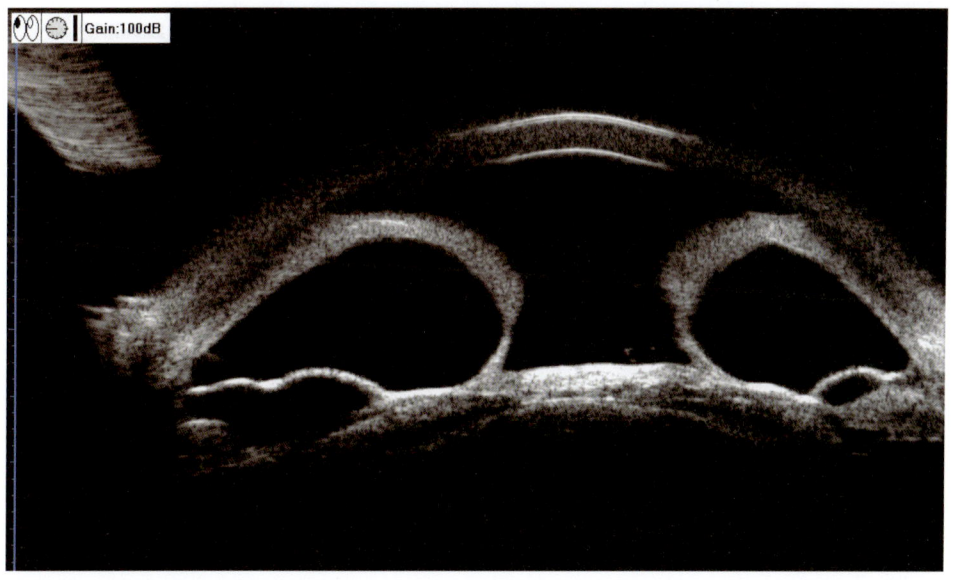

图2-6-45

环形虹膜囊肿

囊肿环形贯通全周虹膜内部,并形成闭环。囊肿的空间占据效应导致周边前房消失,引起房角关闭。

虹膜实性占位病变

虹膜实性占位病变是指虹膜组织内形成的实质性肿块，这类病变可能是良性或恶性的。在UBM图像中，虹膜实性占位病变通常表现为虹膜体积和/或回声改变的异常区域。UBM有助于观察肿块的大小、形态、边界，以及与邻近结构的关系。

图2-6-46

虹膜痣

箭头所示虹膜表层见局限且相对扁平的高回声病灶，隆起程度较低。

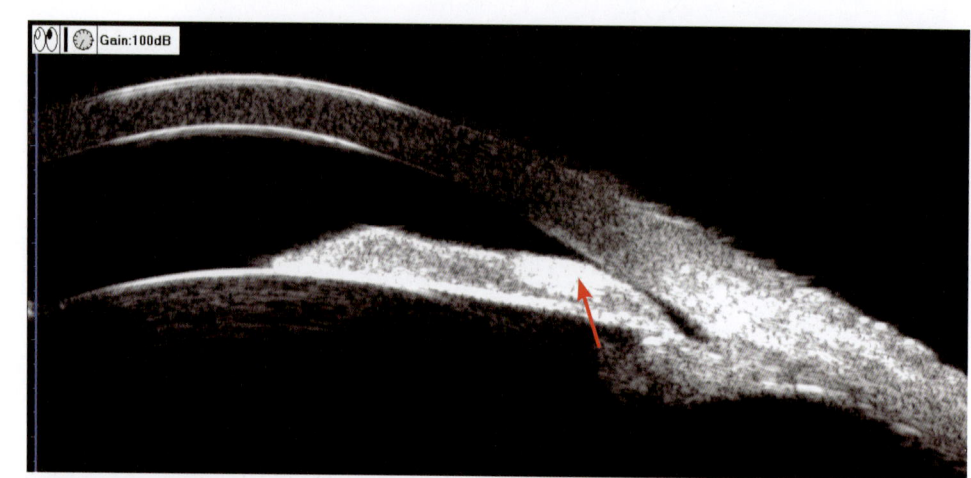

图2-6-47

虹膜色素瘤

虹膜病灶较深，呈现为高回声，不局限于表层且向四周扩展，涉及范围更为广泛，虹膜表面显著隆起，通常呈结节状（如箭头所示）。

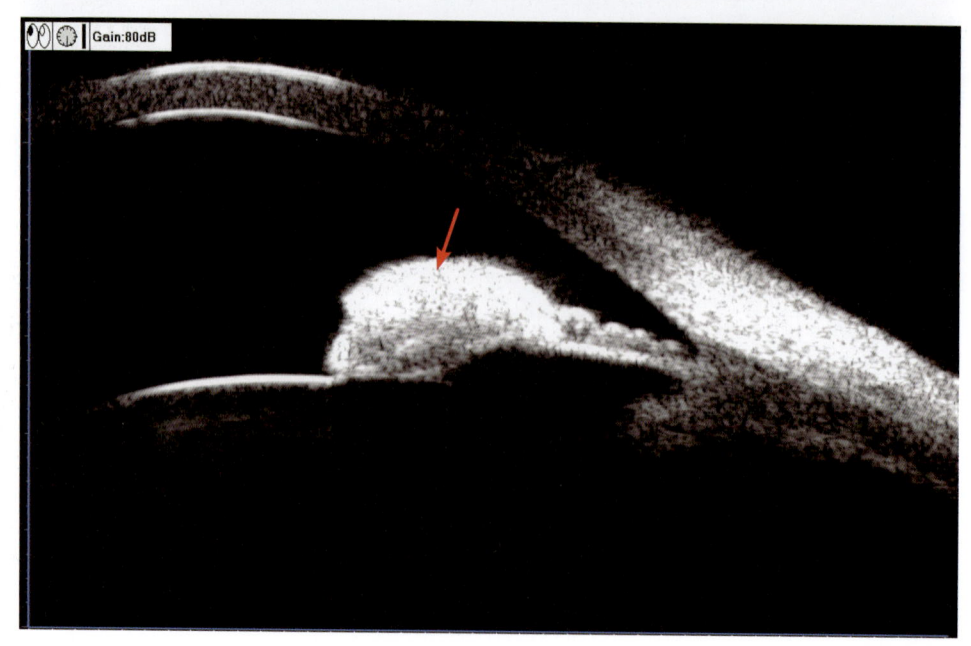

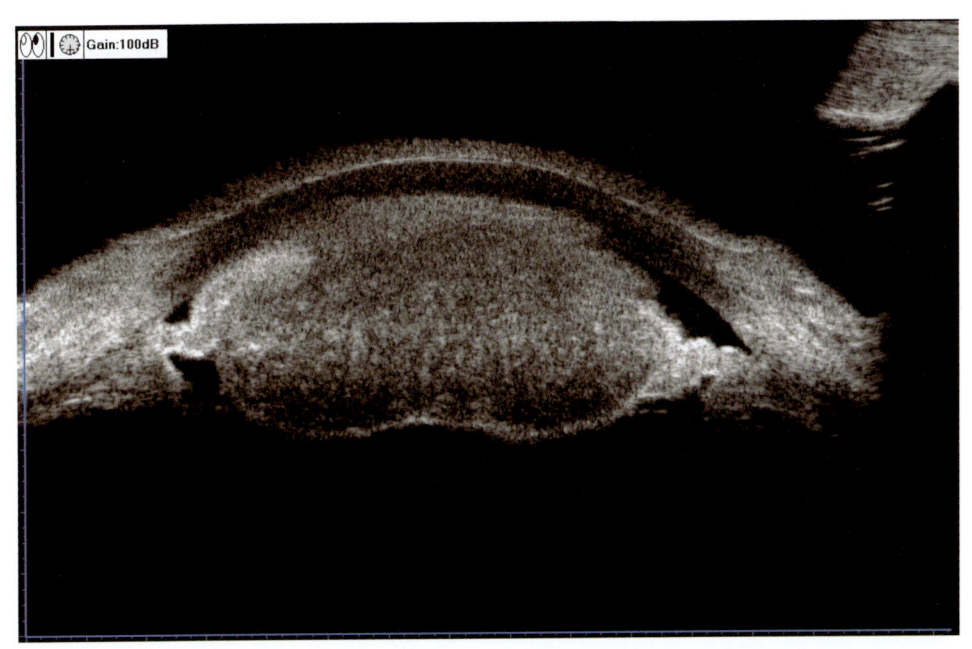

图2-6-48

虹膜巨大肿物

虹膜的实性增厚隆起区域范围较大，其隆起部分占据了大部分前房和后房空间，但其边界清晰。

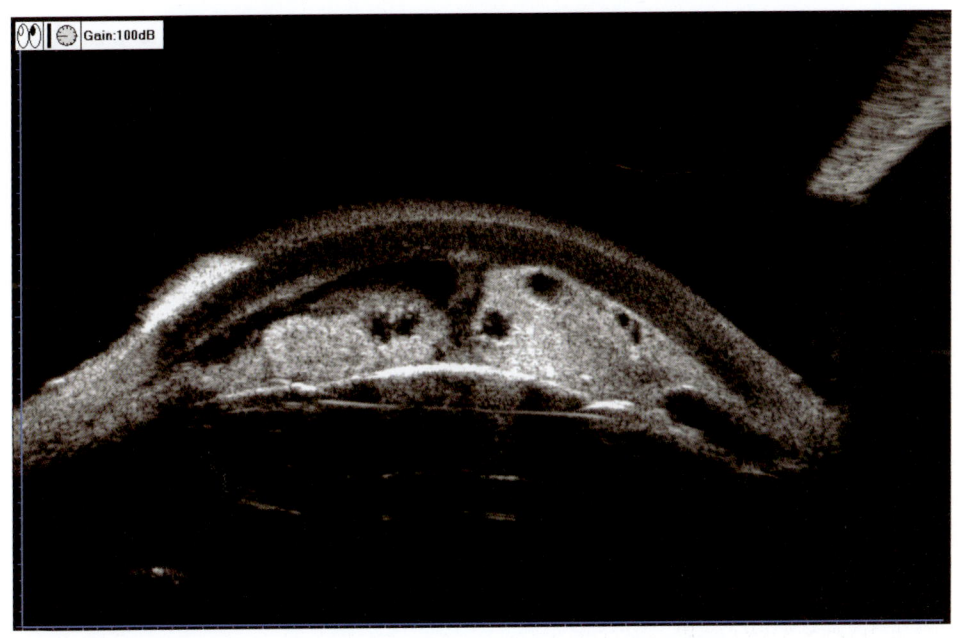

图2-6-49

转移性虹膜肿物

虹膜肿大隆起，其内部表现为囊性和实性结构不规律分布，结构层次紊乱。这些粗糙的囊性空洞可能是由于病灶区域血液供应未能满足肿物的快速生长，从而导致内部缺血坏死所形成。

虹膜手术后影像改变

图2-6-50

虹膜囊肿切除术后

箭头所示手术区域虽然虹膜囊肿被切除，虹膜回声缺失，但是囊肿所导致的角膜回声增强并不能完全恢复。

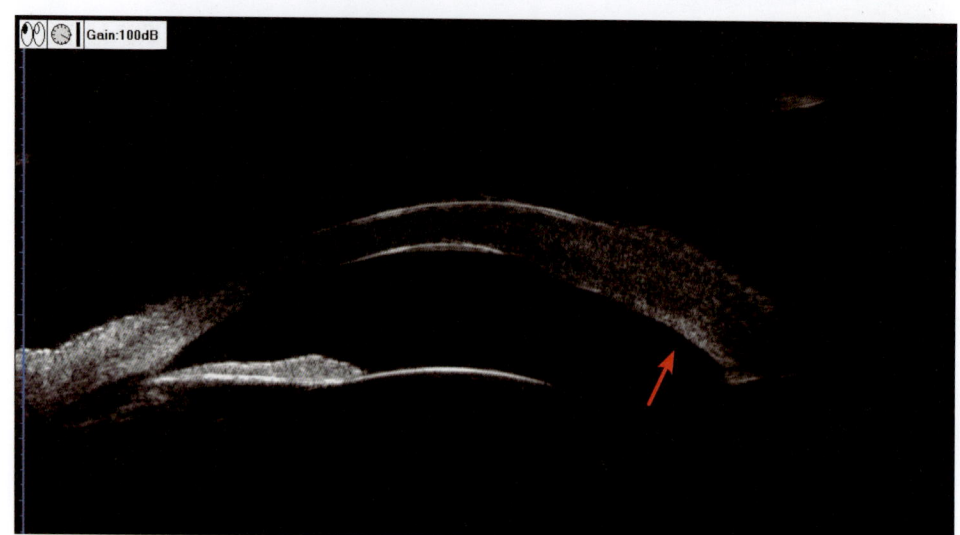

图2-6-51

复发性虹膜睫状体囊肿

箭头所示手术区域的残余虹膜组织和睫状体组织之间重新出现了囊性结构，该结构的占位效应导致晶状体向前倾斜。

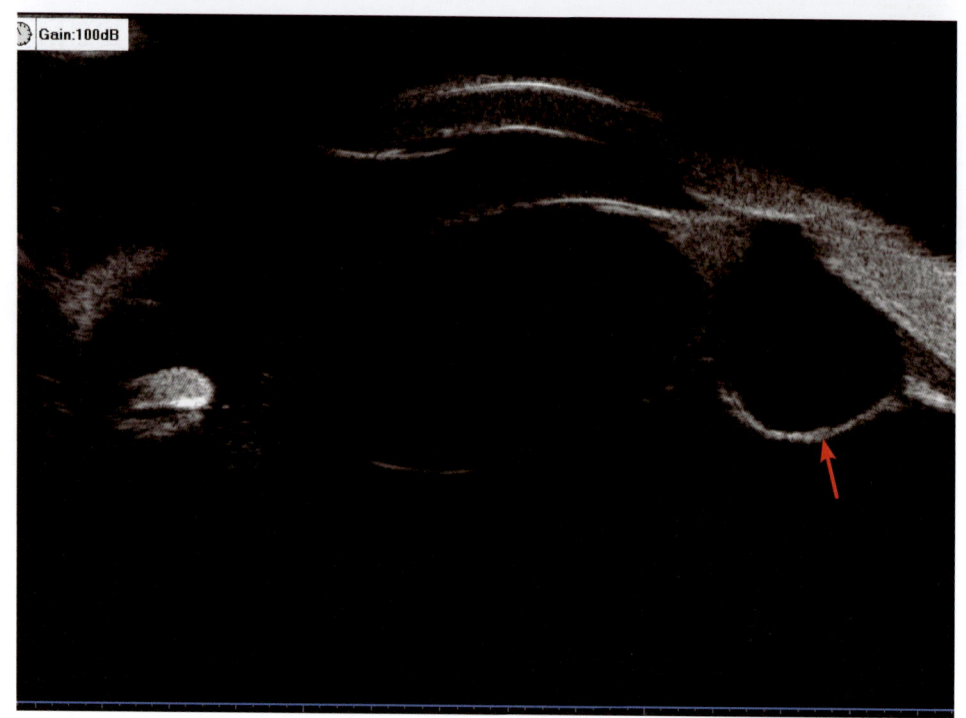

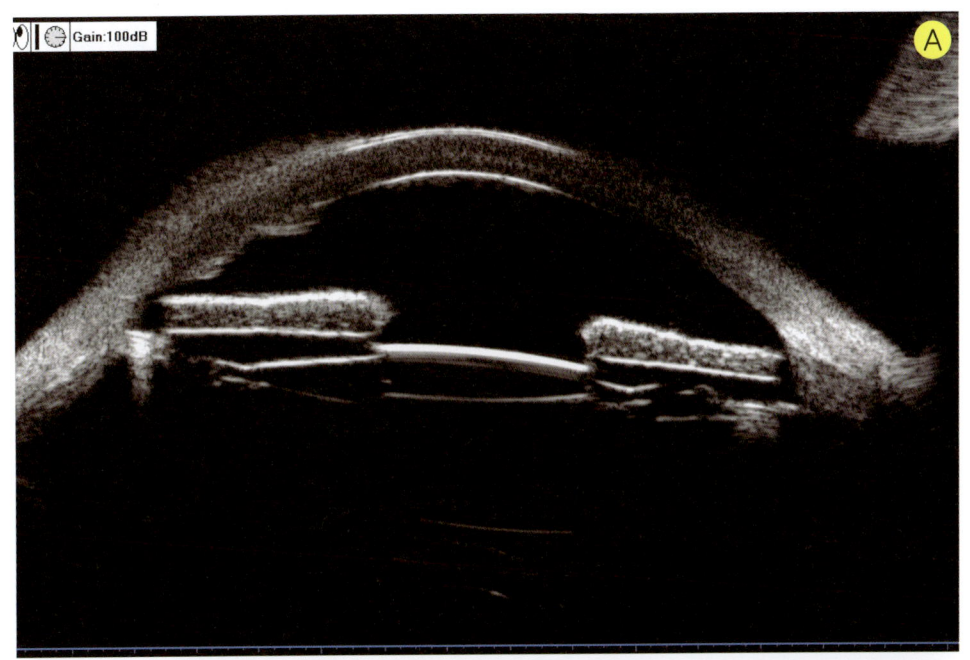

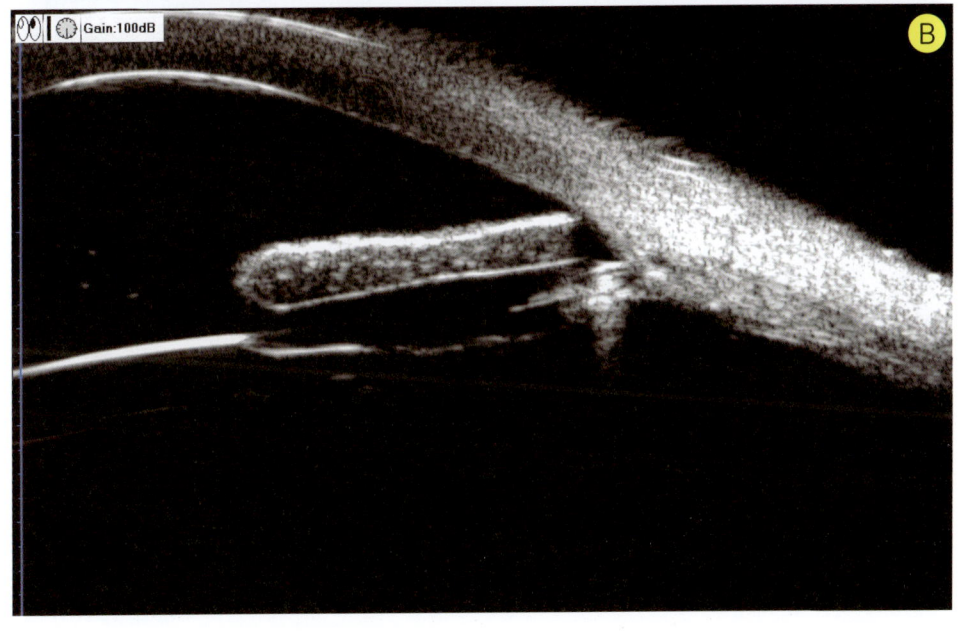

图2-6-52

人工虹膜

人工虹膜厚度均匀，缺乏自然虹膜的纹理特征。与自然虹膜回声不同，人工虹膜的前表面及后表面呈现纤细的线状高回声，其内部中间呈现为中等回声。

第七节 晶状体和晶状体悬韧带

晶状体是眼前节中央部的双凸透镜形状透明组织，位于虹膜之后、玻璃体之前。它通过晶状体悬韧带固定在位，其厚度可以随着晶状体悬韧带和睫状体的调节而改变。UBM图像可以清晰显示晶状体的形态及位置，观察晶状体和晶状体悬韧带的异常情况。

正常晶状体及晶状体悬韧带

在UBM图像中，正常的晶状体可以显示出前囊膜及后囊膜的中央部分，前囊膜回声强于后囊膜回声。而晶状体的内部通常显示为无回声区域。当检查焦点较深时，晶状体前囊膜的后方可以观察到回声增强的现象。晶状体悬韧带在UBM图像中表现为多条线状回声，这些线状回声聚集成束，规整地附着在晶状体的赤道部附近。晶状体的前方紧邻虹膜、前房和后房，后方与玻璃体相邻，外侧通过晶状体悬韧带悬挂在睫状体上。

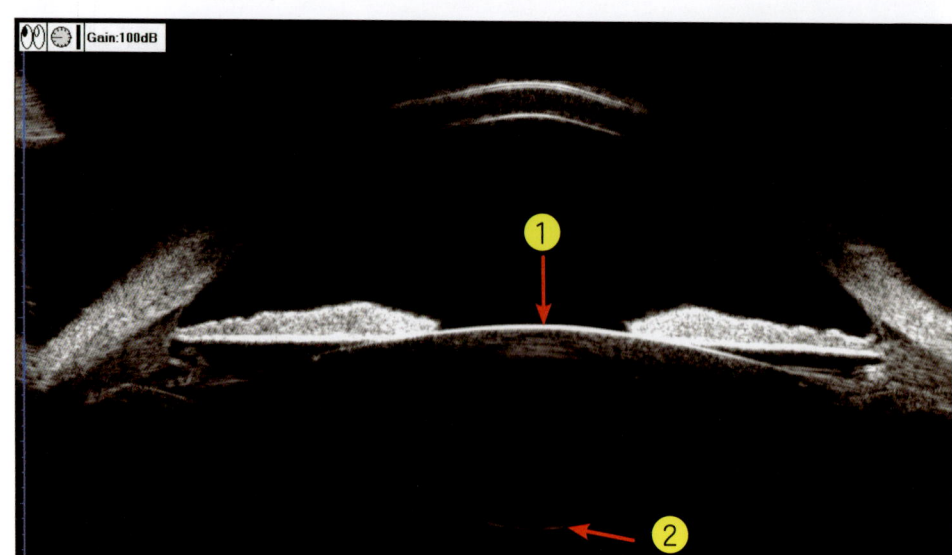

图2-7-1

正常晶状体

健康的晶状体在UBM图像中可以显示晶状体前囊膜（1）及晶状体后囊膜的中央部分（2）。

晶状体悬韧带系统是错综复杂而又有规律的，目前无公认的分组命名。大致分为睫状体悬韧带和玻璃体悬韧带两部分。

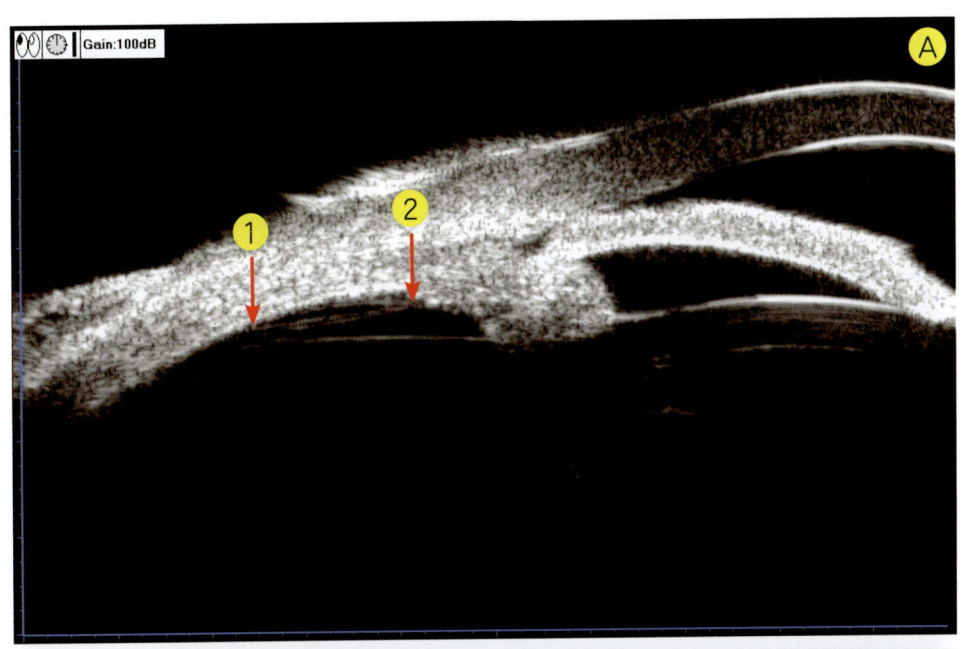

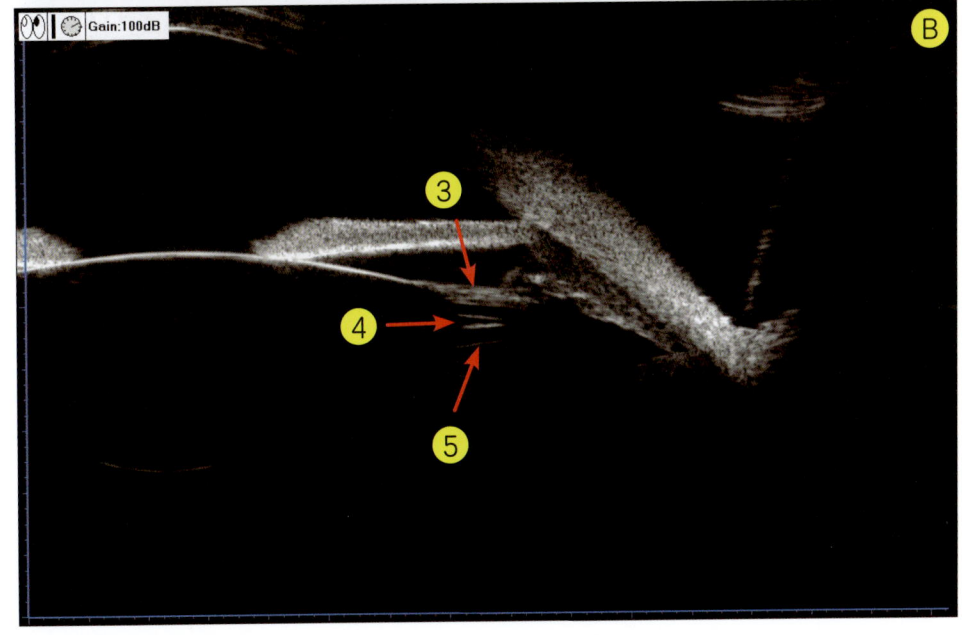

图2-7-2
正常晶状体悬韧带（睫状体悬韧带部分）

睫状体悬韧带起源于睫状体平坦部的非色素上皮层区域（1），向前延伸到睫状突处相互融合并锚定（2），随后从睫状谷穿出折向晶状体并附着于晶状体赤道部附近，分为前带（3）、赤道带（4）和后带（5）。

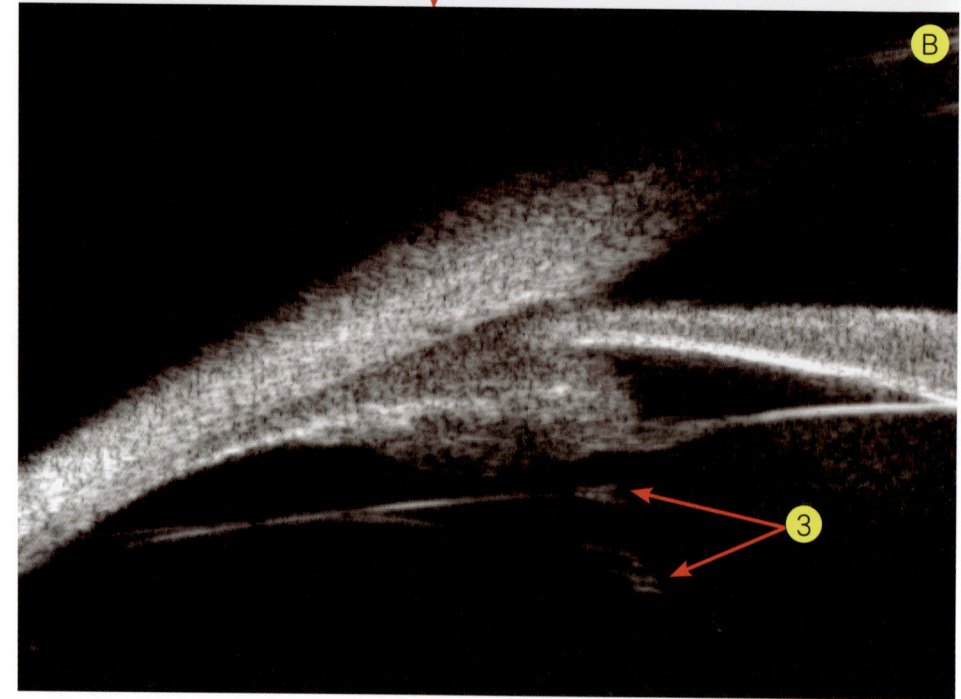

图2-7-3

正常晶状体悬韧带（玻璃体悬韧带部分）

图B是图A圈定部位的局部表现。玻璃体悬韧带其中一组起始于锯齿缘附近，包绕玻璃体前界膜（1）移行一段后分开，一部分延伸到睫状突（2），一部分则向前延伸并附着于晶状体赤道部附近的后囊膜上（3）。另一组玻璃体悬韧带连接睫状突与Weiger韧带邻近的前玻璃体，这部分难以显示。

晶状体混浊

晶状体混浊指的是晶状体透明度降低，呈现不透明的病理改变。在UBM图像中表现为晶状体内部的回声增强，与正常的低回声或无回声区域相比，界限较为明显。根据晶状体混浊发生的位置，可分为晶状体皮质混浊、晶状体核混浊和晶状体后囊下混浊。由于设备技术限制以及超声衰减的原因，位于晶状体后极部的深层混浊有时难以被清晰地展示出来。

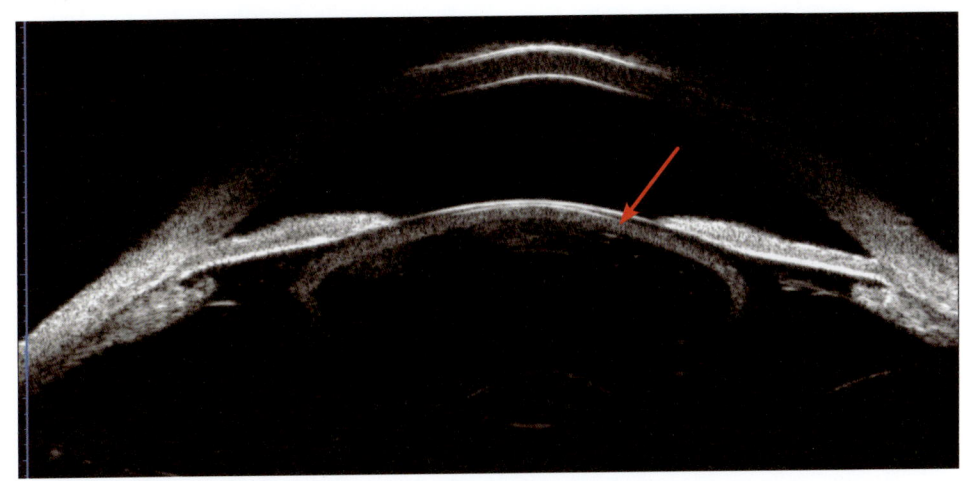

图2-7-4

晶状体皮质混浊

箭头所示位于晶状体囊膜内侧和晶状体核外侧的区域出现了一定程度的回声增强。然而，位于晶状体中心区域的晶状体核，并未出现异常回声。

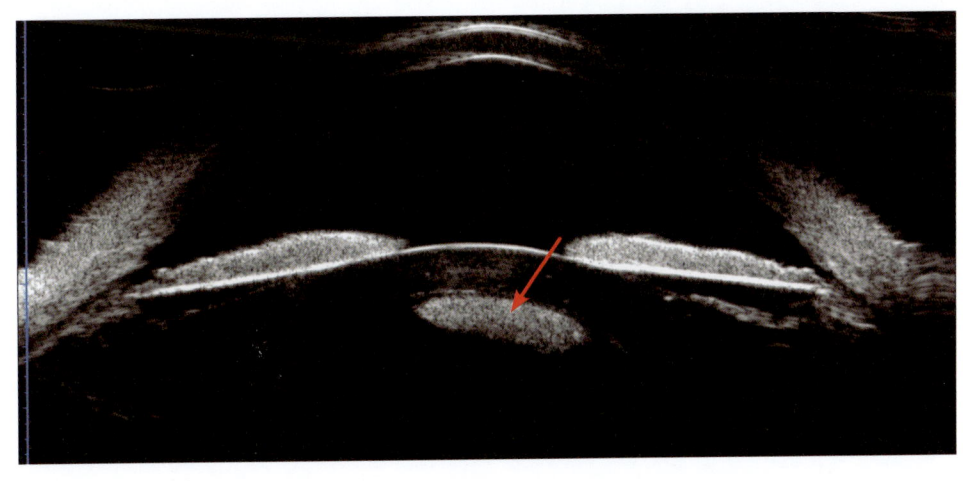

图2-7-5

晶状体核混浊

箭头所示晶状体中心区域的回声明显增强，而晶状体囊膜与晶状体皮质并未展现出类似的异常回声。

白内障根据晶状体混浊的发展过程进行划分，可以分为初发期、未成熟期、成熟期和过熟期。

图2-7-6

初发期白内障

晶状体出现微小的点状和线状回声增强，无其他显著异常。

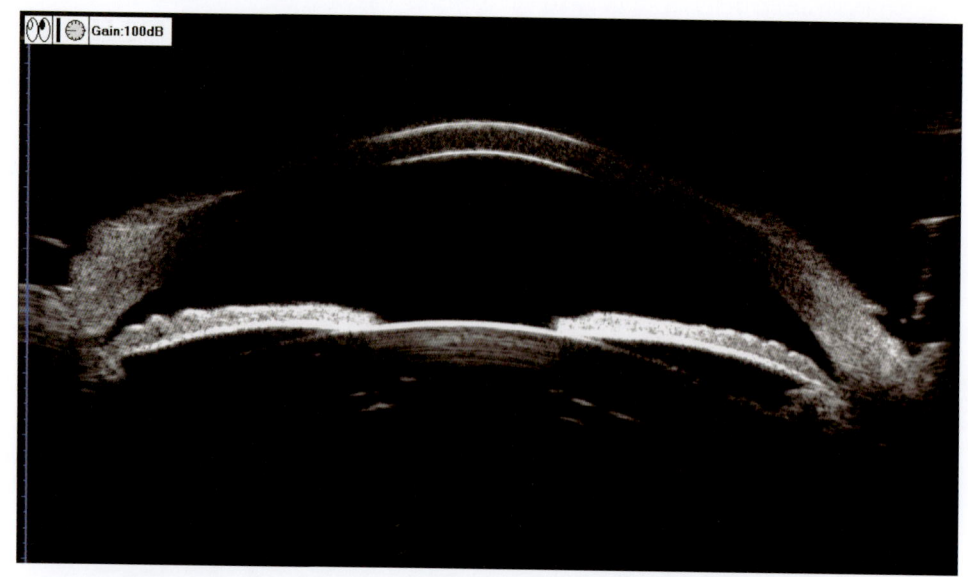

图2-7-7

未成熟期白内障

晶状体的混浊程度增加，回声增强，伴随着晶状体增厚、晶状体位置前移。

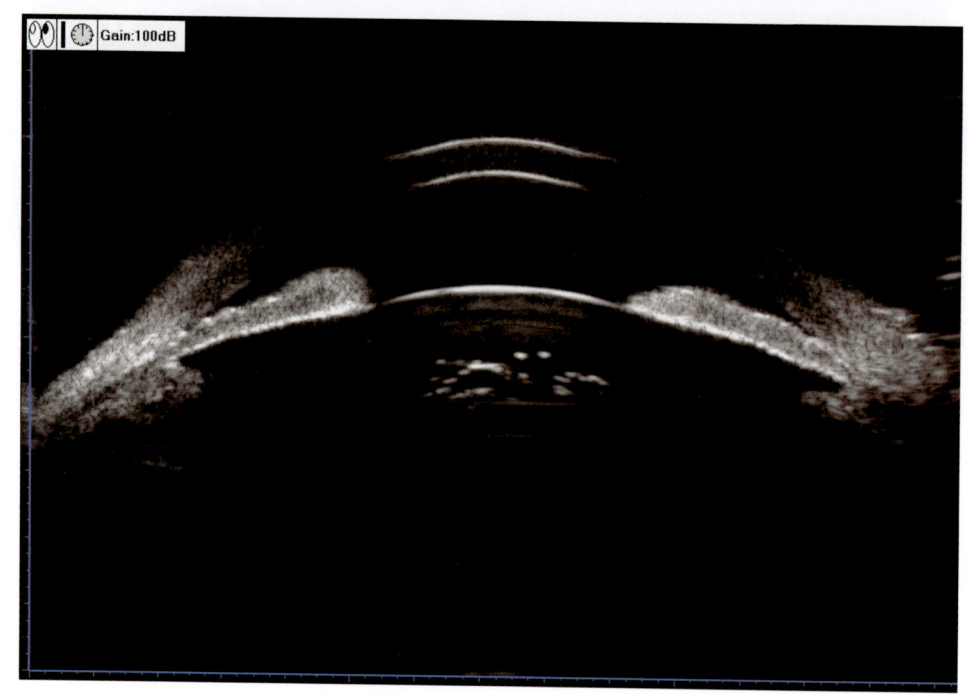

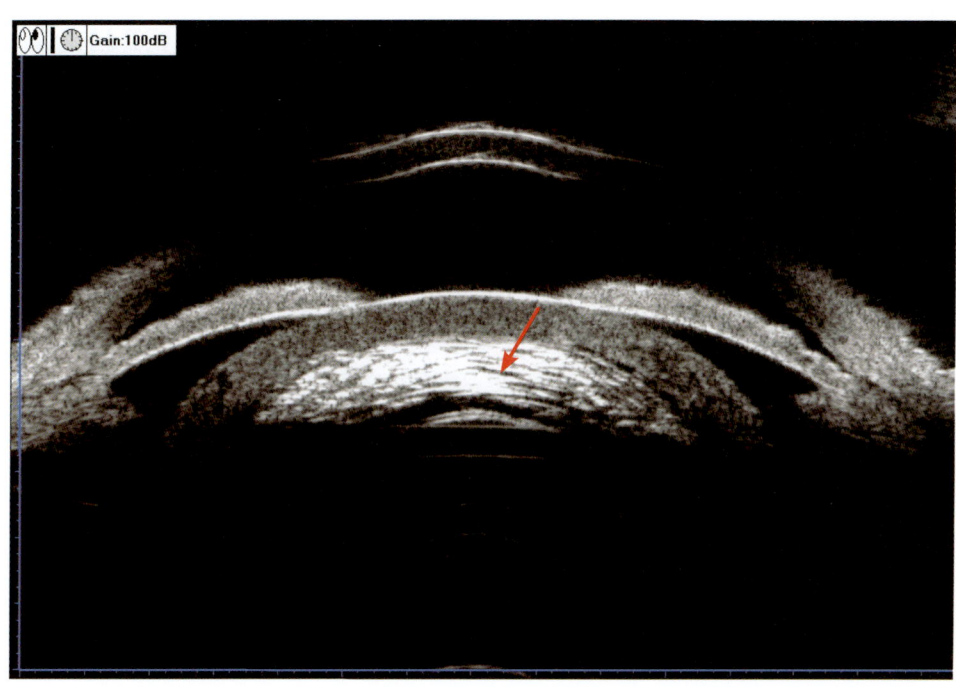

图2-7-8

成熟期白内障

晶状体的大部分或全部区域回声增强，晶状体核呈现为洋葱状的同心圆层状回声（箭头所示）。

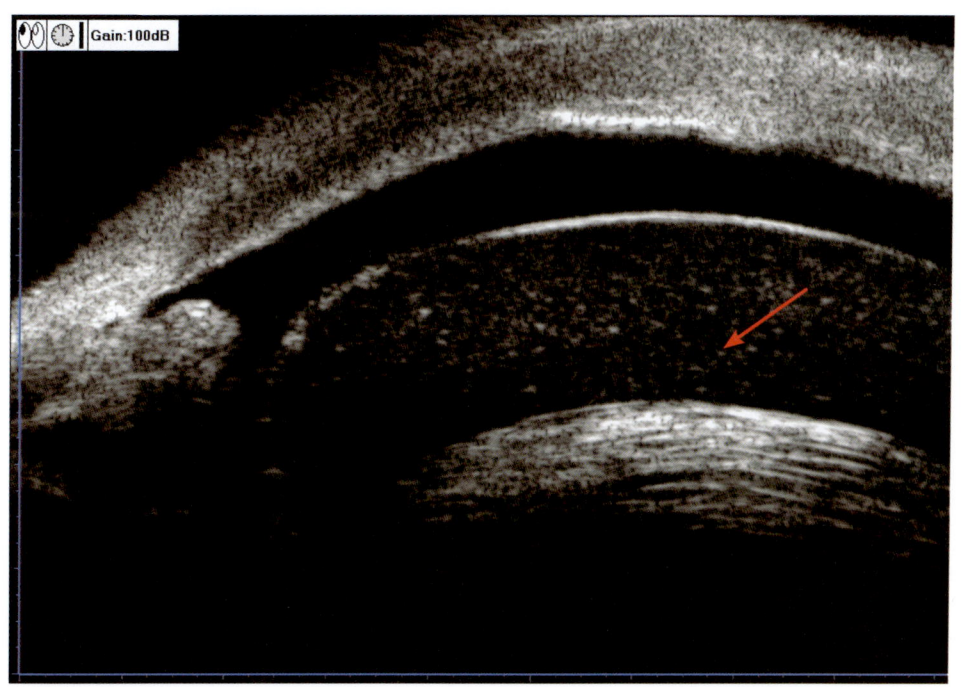

图2-7-9

白内障过熟期晶状体液化

箭头所示晶状体皮质区域呈现为大量点状回声，与洋葱状晶状体核的边界十分明显。

图2-7-10 白内障过熟期晶状体皱缩

晶状体回声显著增强，体积缩小，晶状体囊膜皱缩变得不圆润光滑。

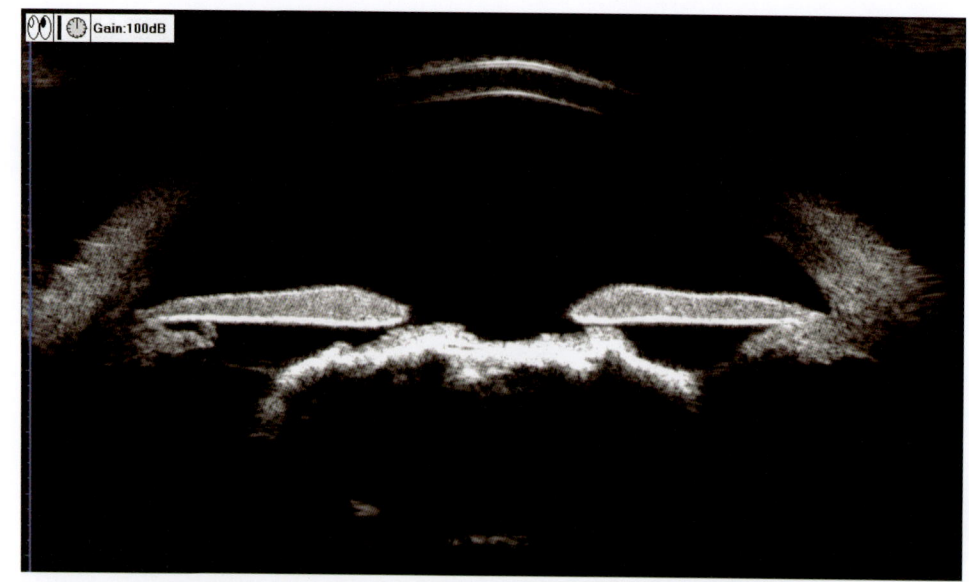

先天性晶状体异常

先天性晶状体异常是指个体在出生时就存在的晶状体发育不正常。在UBM图像中，先天性晶状体异常可能表现为晶状体位置异常、形态异常、晶状体回声增强和晶状体性质改变等。

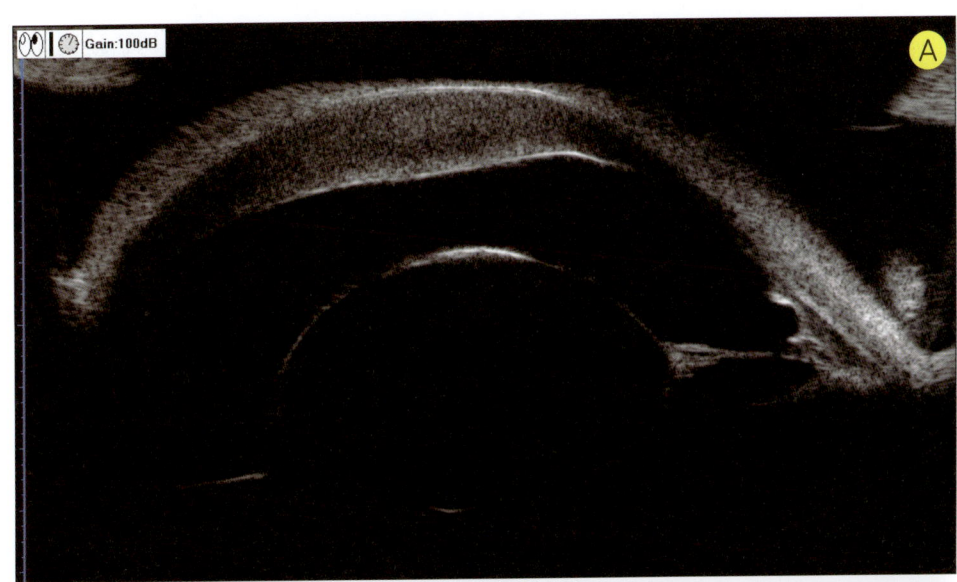

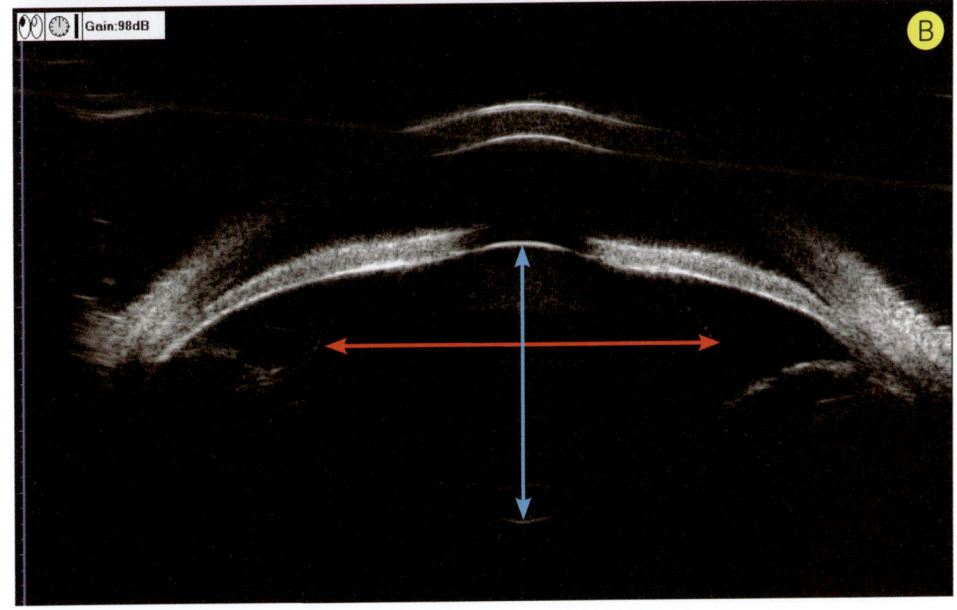

图2-7-11

球形晶状体

晶状体并没有保持其正常的双凸透镜形状，而是显得更趋近于圆形。晶状体的横径（红色箭头所示）相对于正常情况显得较短，而其前后径（蓝色箭头所示）则相较于正常晶状体显得较长，从而整体呈现一种圆润的形态。

图2-7-12

前锥形晶状体

晶状体的前界面没有保持正常的轻微向前凸起形态,而是在中央部出现了极为显著的凸起,形成锥形向前凸出的外观。

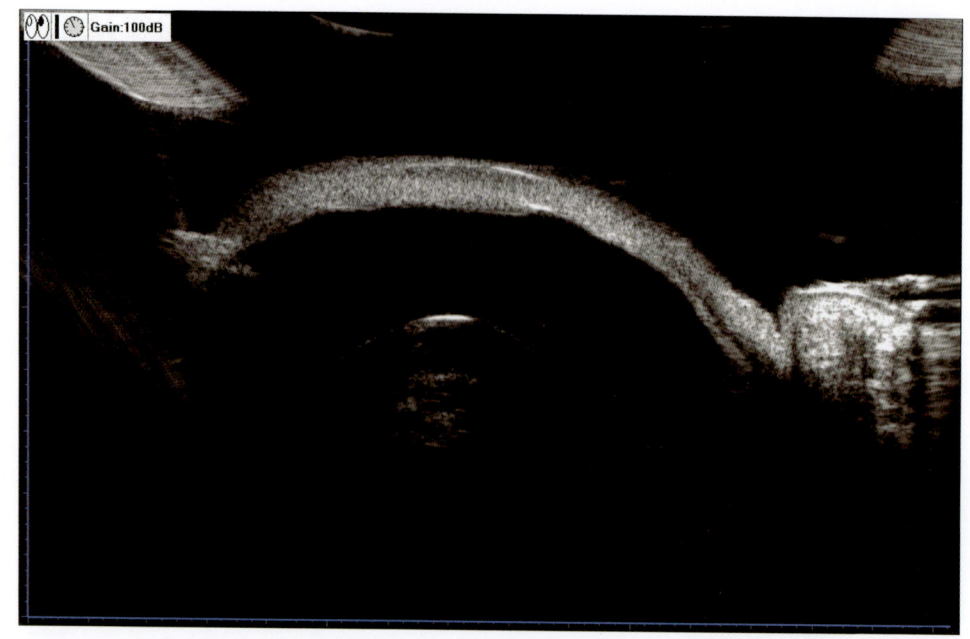

图2-7-13

球形晶状体和锥形晶状体

晶状体的后界面没有保持正常的轻微向后凸起形态,而是在中央部出现了极为显著的凸起,形成锥形向后凸出的形态。

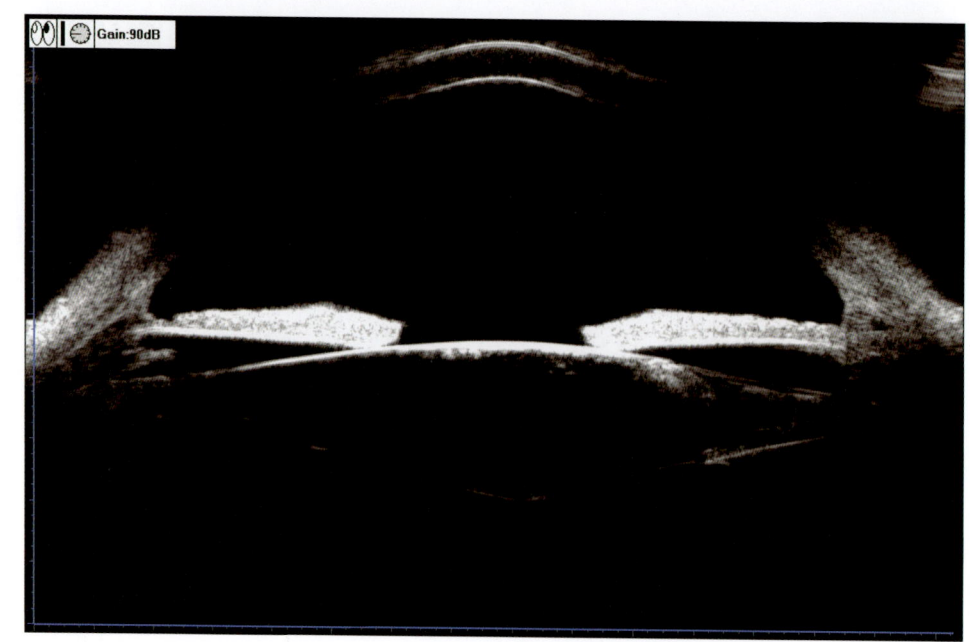

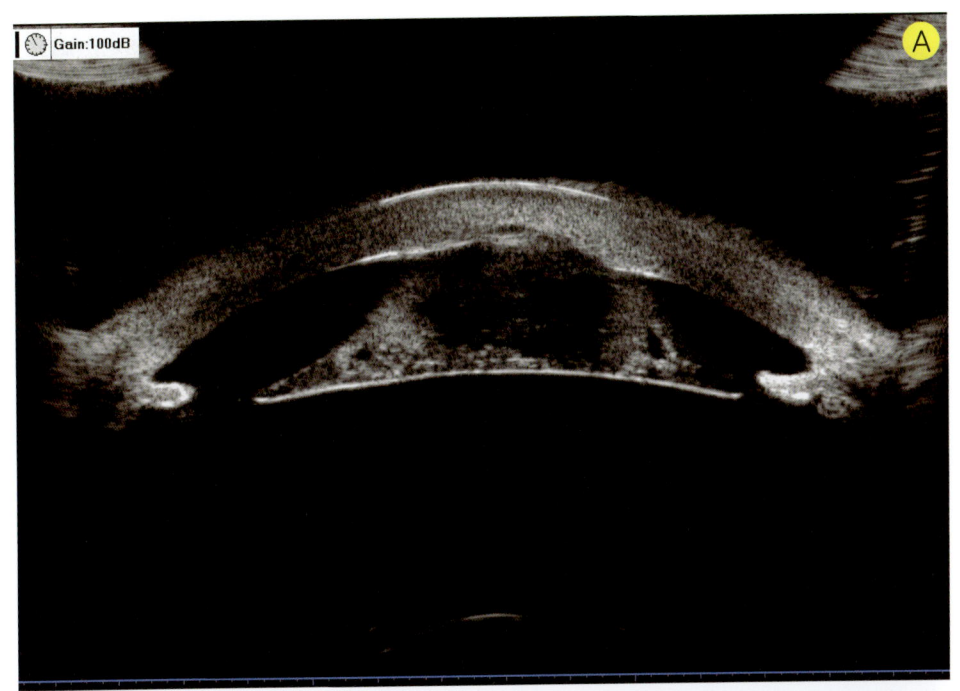

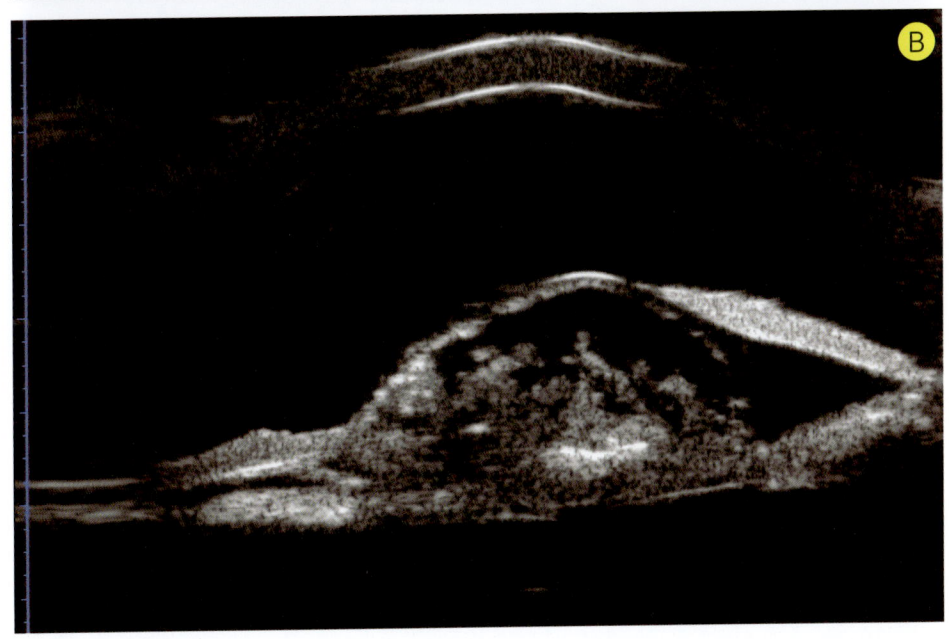

图2-7-14

先天性晶状体发育不全

晶状体体积相对较小，囊膜内呈现为疏松的絮状和团状结构。通常伴随着晶状体位置异常，以前移或不居中多见。晶状体悬韧带多表现为稀疏拉长甚至缺失。

图2-7-15
先天性晶状体部分缺损

箭头所示为晶状体赤道部缺损，该区域相比正常晶状体赤道部更为圆润平钝。这种表现需要与晶状体前倾造成的晶状体赤道部明显显露进行鉴别。晶状体前倾是位置改变的表现，而其赤道部形态维持双侧对称，检查过程中的动态观察有利于鉴别。

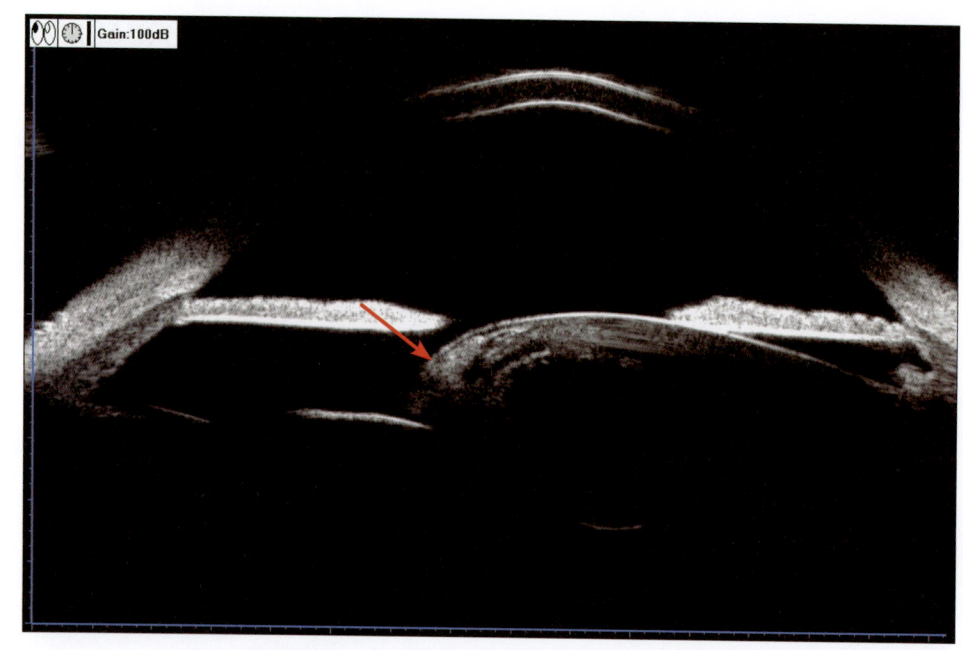

图2-7-16
先天性晶状体完全缺损

晶状体内容物的回声全部消失，仅残存晶状体囊膜贴于角膜（箭头所示）。

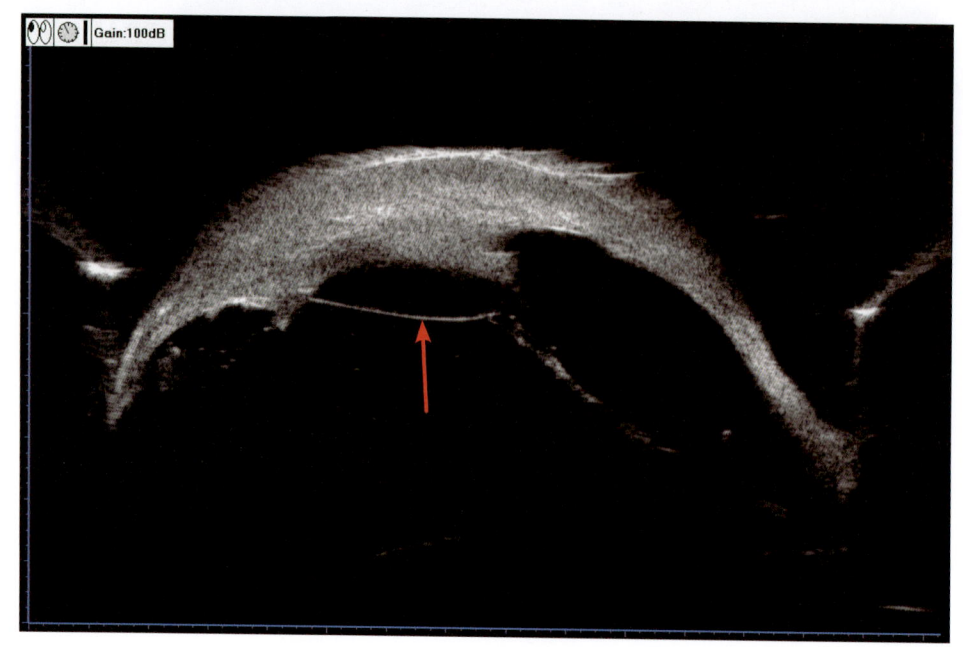

晶状体囊膜破裂

晶状体囊膜破裂是指晶状体囊膜发生的断裂，通常是由于外力撞击、手术操作不当或其他病理变化所致。在UBM图像中，晶状体囊膜破裂通常表现为囊膜的连续性中断，可以观察到囊膜破裂的缺口以及破裂处的晶状体内容物发生性质和位置的改变。

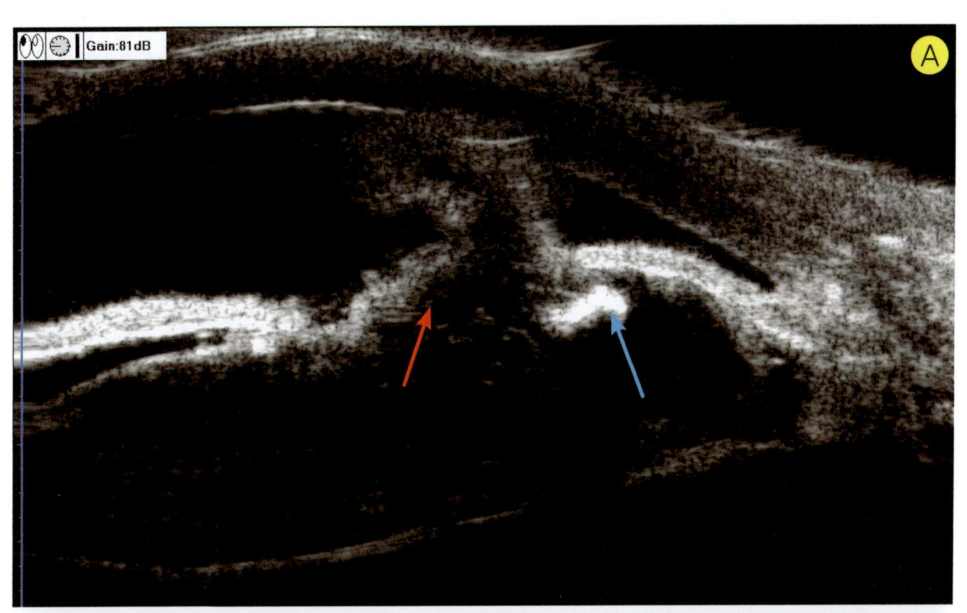

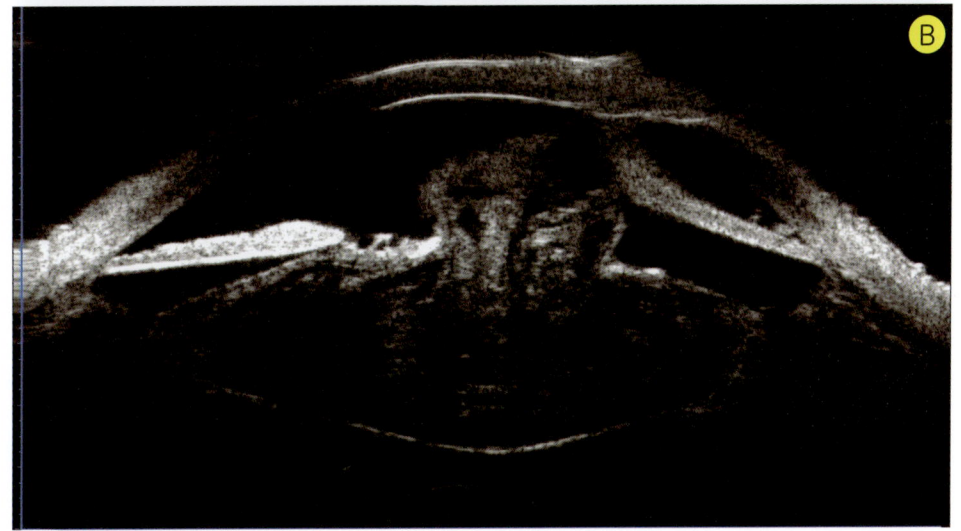

图2-7-17

晶状体前囊膜破裂

红色箭头所示晶状体前囊膜发生了破裂，晶状体前囊膜原本光滑的圆弧状回声出现了明显的中断，伴随着晶状体内容物沿着破裂口向前房突出。此外，高回声的异物（蓝色箭头所示）穿破前囊膜后，滞留在晶状体内。

图2-7-18

晶状体赤道部囊膜破裂

箭头所示晶状体赤道部囊膜出现了破裂，晶状体内容物沿着破裂口突出后房。

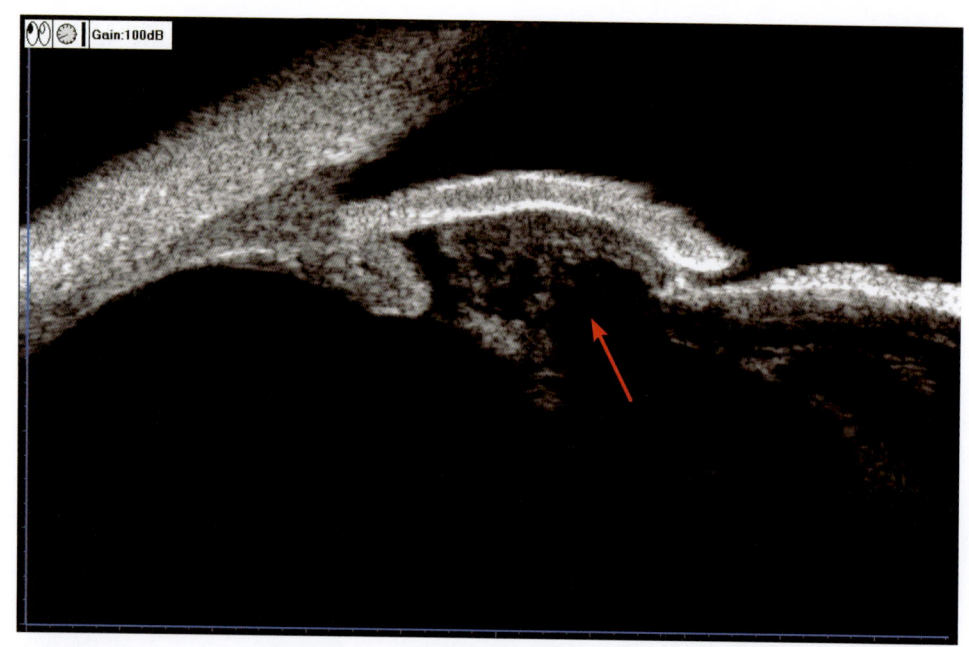

图2-7-19

晶状体后囊膜破裂

箭头所示晶状体后囊膜发生了破裂。晶状体内容物沿着破裂口突出前玻璃体腔隙。

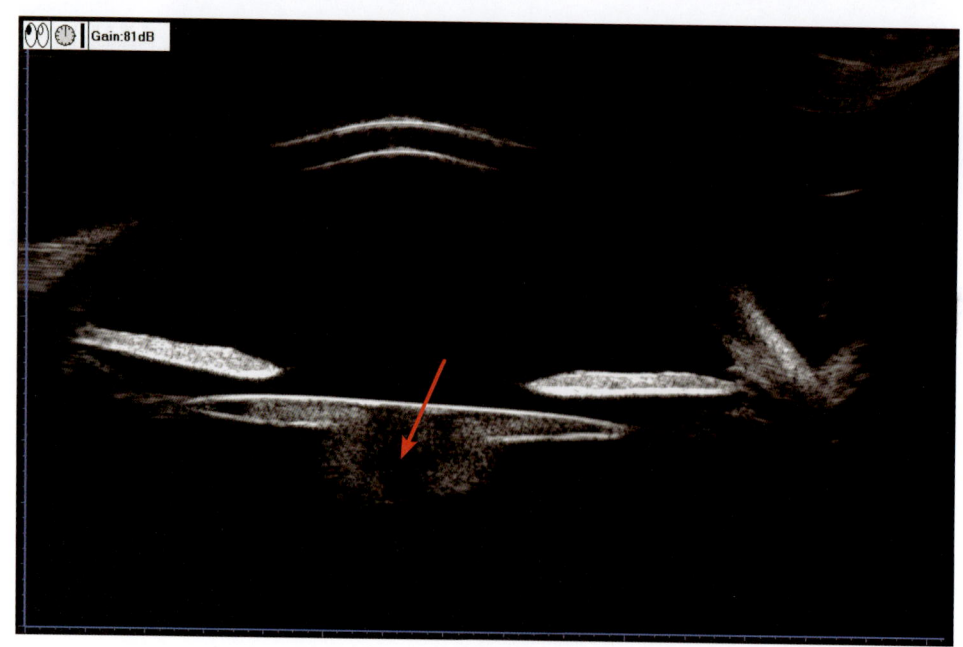

晶状体悬韧带离断

晶状体悬韧带离断是指晶状体悬韧带断裂。这可能因外伤、某些遗传性疾病或手术并发症而发生。在UBM图像中表现为晶状体悬韧带回声的缺失，伴随晶状体-睫状体间距增宽，晶状体偏离其正常位置。由于设备技术限制，这里提到的晶状体悬韧带离断通常是指晶状体悬韧带前带的离断。

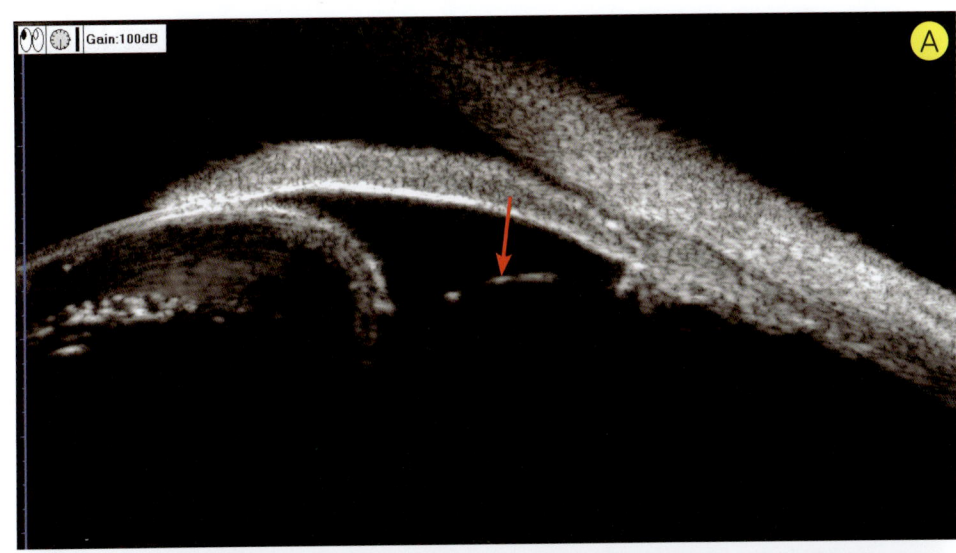

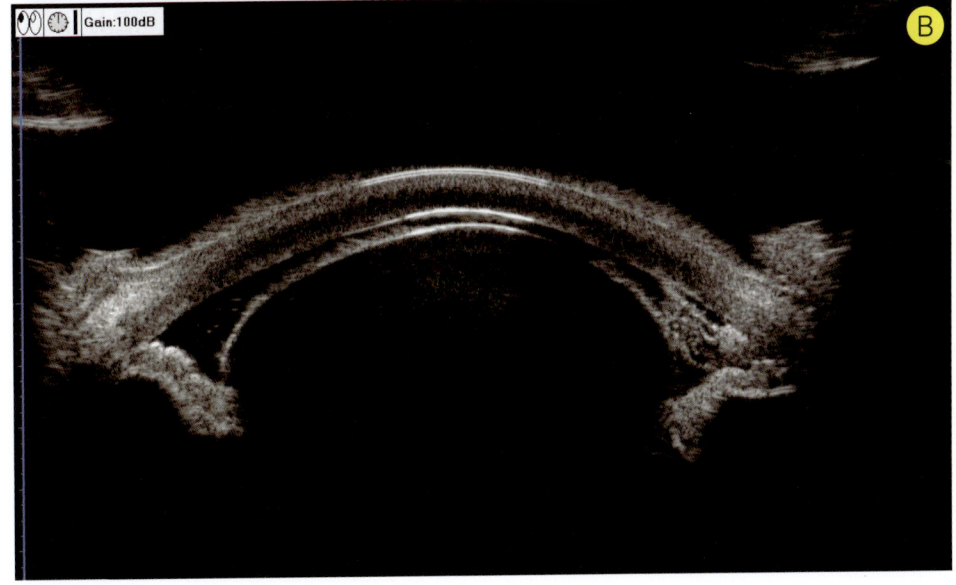

图2-7-20

晶状体悬韧带离断后晶状体前移

A.晶状体悬韧带的回声缺失，晶状体与睫状体之间的间隔变得更宽，晶状体呈现出向前倾斜的形态。此外，玻璃体前界膜（箭头所示）的位置比正常更靠前，贴近后房处。在失去部分悬韧带支持后，晶状体发生的向前倾斜可能与玻璃体的前移有关。B.晶状体悬韧带的回声信号出现了大范围的缺失，导致晶状体完全脱离了正常位置，进而脱落至前房。

图2-7-21

晶状体悬韧带离断后晶状体后移

A. 晶状体悬韧带的回声同样缺失,晶状体与睫状体之间的间隔增大,而晶状体呈现向后倾斜的状态。玻璃体前界膜的回声在较后的位置,在失去部分悬韧带支持后,晶状体发生的向后倾斜可能与玻璃体的后移有关。

B. 晶状体悬韧带的回声信号出现了大范围缺失,晶状体严重偏离了其正常的解剖位置,脱位至前段玻璃体中,而部分玻璃体则进入了前房(箭头所示)。

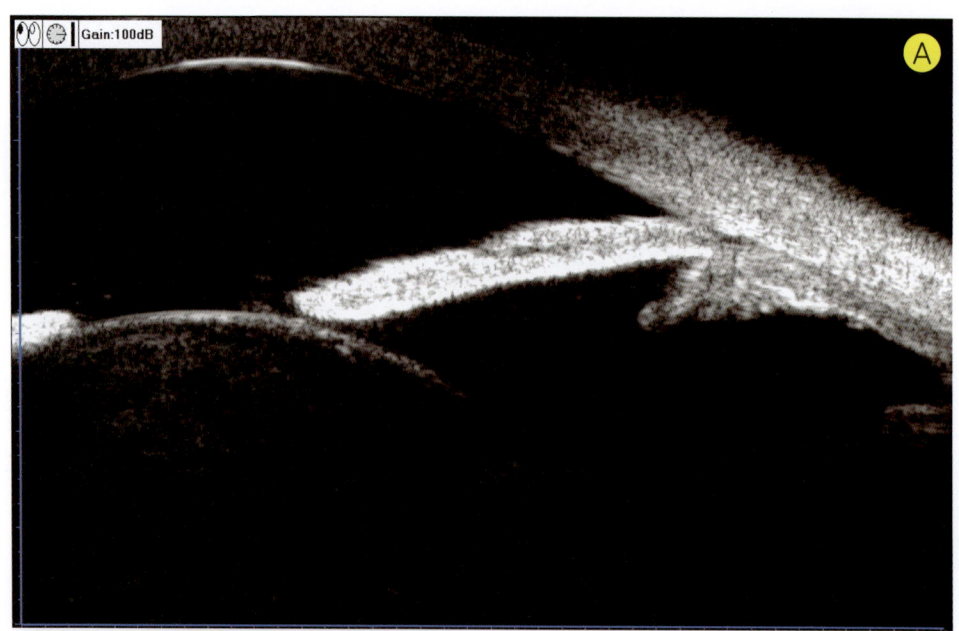

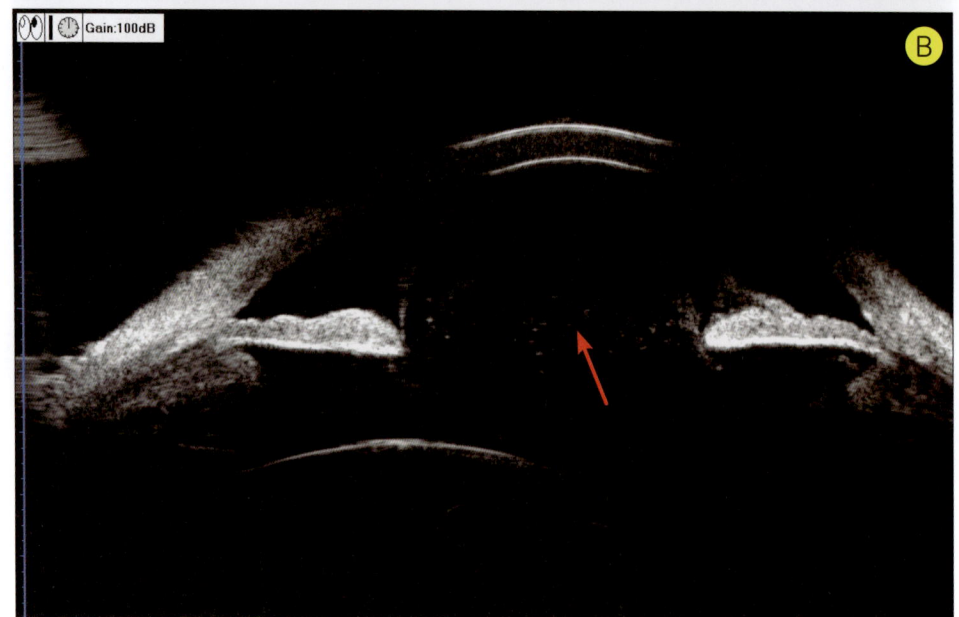

晶状体悬韧带延长

晶状体悬韧带延长指的是晶状体悬韧带的长度异常增加。在UBM图像中，晶状体悬韧带延长呈现为显著增长和拉伸的状态，同时晶状体位置发生偏移或倾斜。需要指出的是，目前晶状体悬韧带拉长的定量标准仍未形成共识，影像学需要从晶状体悬韧带的长度、双侧晶状体悬韧带的对称性及晶状体位置来综合考量。

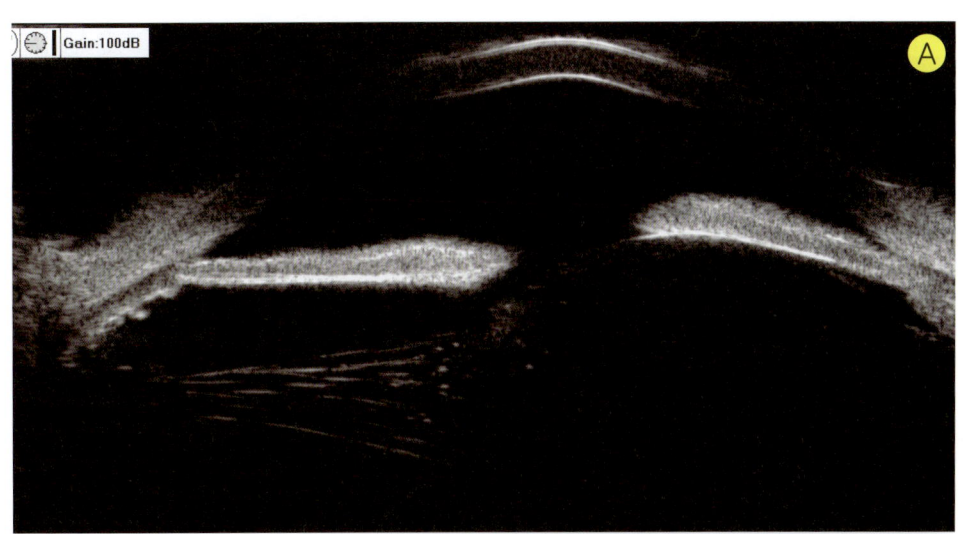

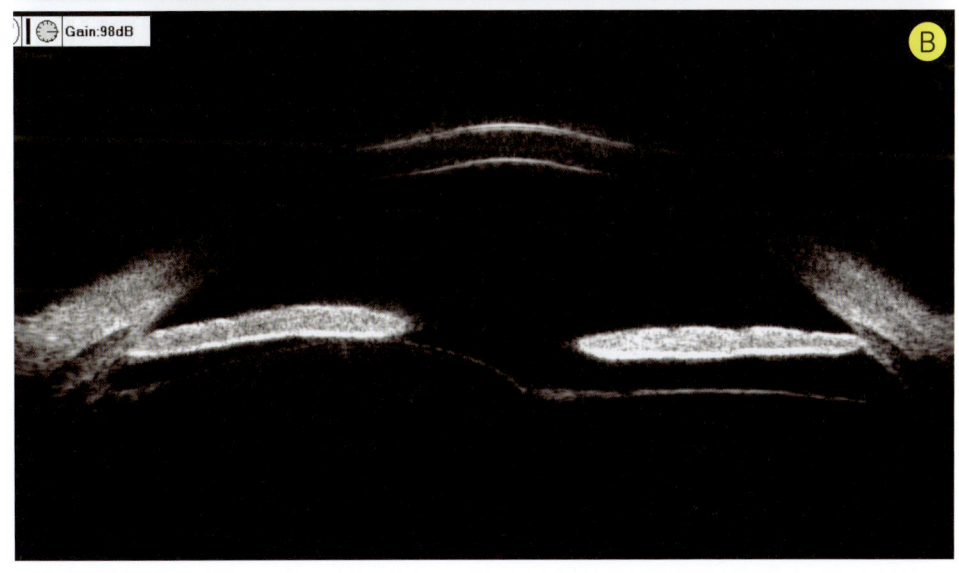

图2-7-22

晶状体悬韧带延长

双侧晶状体悬韧带的长度不一致，其中一侧晶状体悬韧带出现显著延长，这种不对称性可能暗示了悬韧带功能性的不平衡，进而影响晶状体在眼内的正确解剖位置。

晶状体悬韧带撕脱

晶状体悬韧带撕脱是指晶状体悬韧带并未出现断裂，而是连同其锚定的睫状体内层组织一起从睫状体上脱落，这一过程还可能包括与后方的周边视网膜一并脱离。在UBM图像中，晶状体悬韧带撕脱呈现为晶状体悬韧带和其锚定的睫状体内层组织与睫状体之间发生分离，伴随着晶状体位置的异常和后房结构的改变。

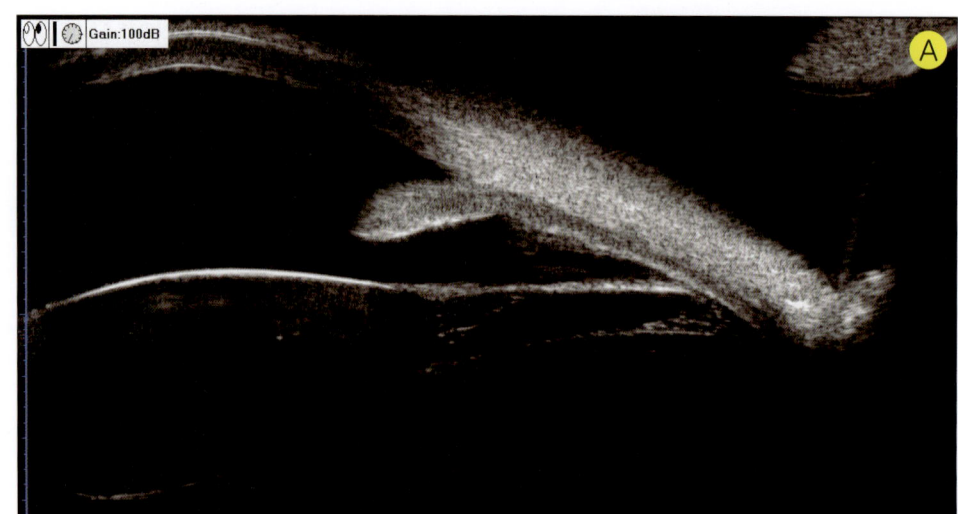

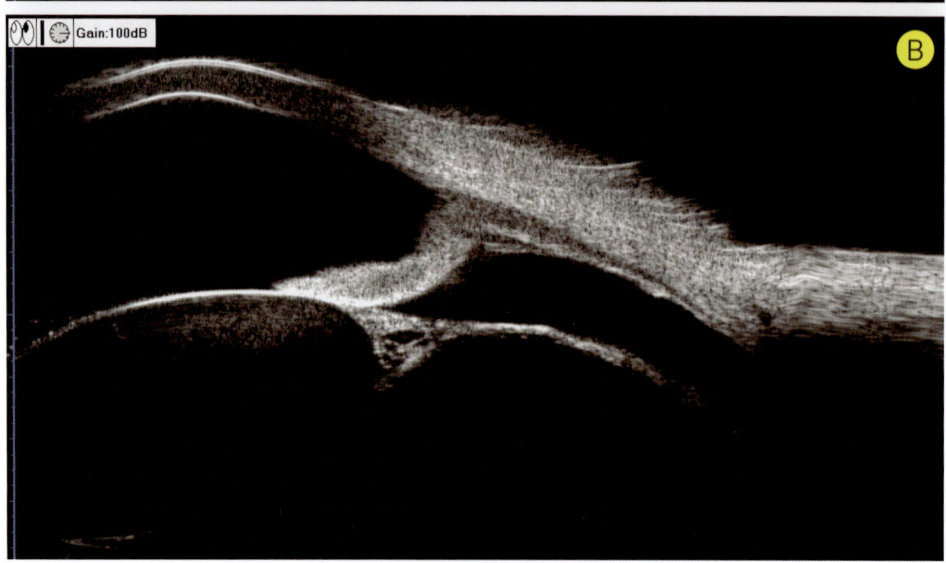

图2-7-23

晶状体悬韧带撕脱的图像

A. 晶状体悬韧带尽管仍然锚定在睫状突上，但其锚定的睫状体内层组织与睫状体发生了分离，撕脱范围到达睫状体平坦部，同时导致晶状体向后倾斜。B. 晶状体悬韧带撕脱情况更为严重，撕脱范围超过睫状体和锯齿缘，发生了周边视网膜脱离。

晶状体术后影像改变

UBM可以清晰显示晶状体手术的角膜切口，能观察到切口的具体情况，还可以显示术后晶状体囊膜、皮质残留的情况、人工晶状体的位置、人工晶状体袢的位置和形态等。

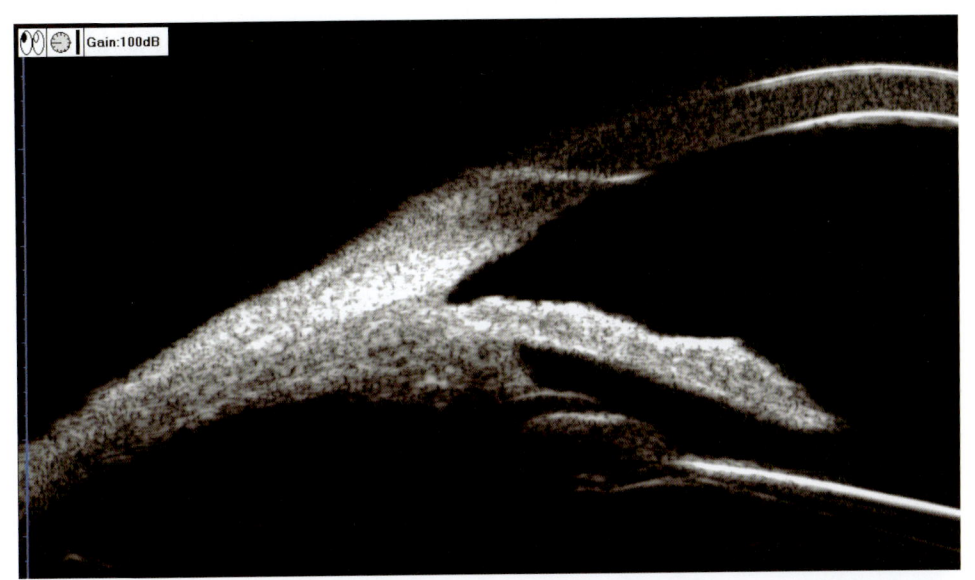

图2-7-24

人工晶状体植入术后角膜切口良好

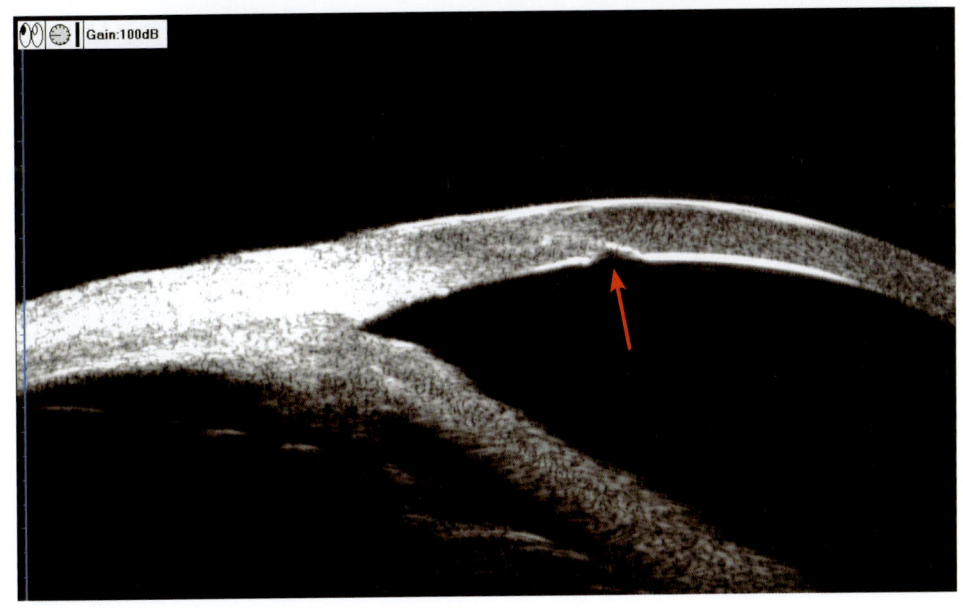

图2-7-25

人工晶状体植入术后角膜切口局部缺损

箭头所示为切口内侧角膜深层组织局部缺损。

图2-7-26

人工晶状体植入术后角膜切口处后弹力层局部脱离

箭头所示局部脱离的角膜后弹力层。

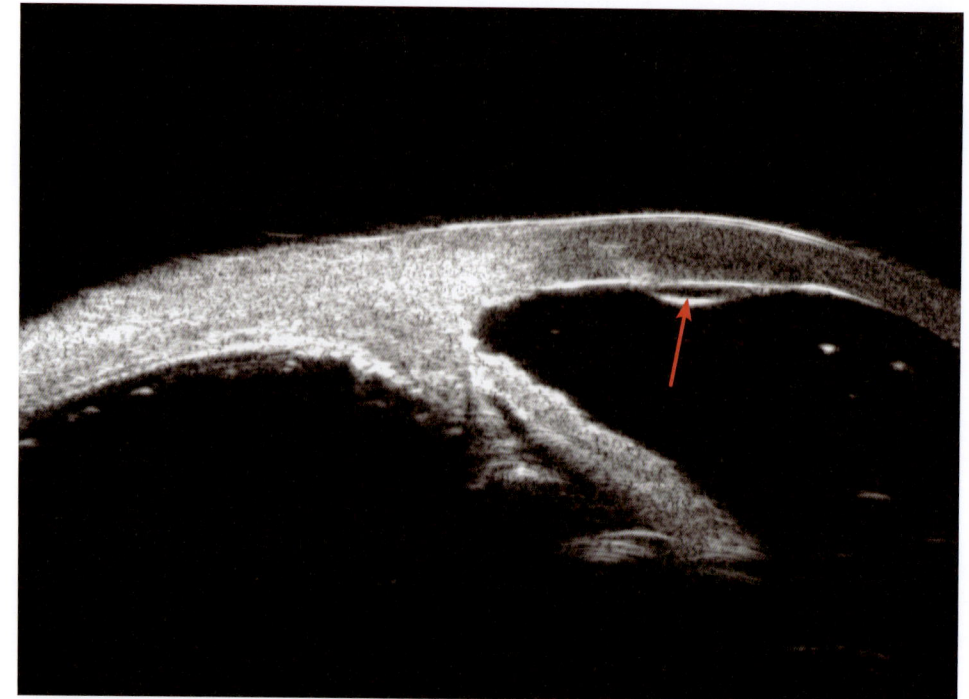

图2-7-27

人工晶状体植入术后虹膜前粘连于角膜切口

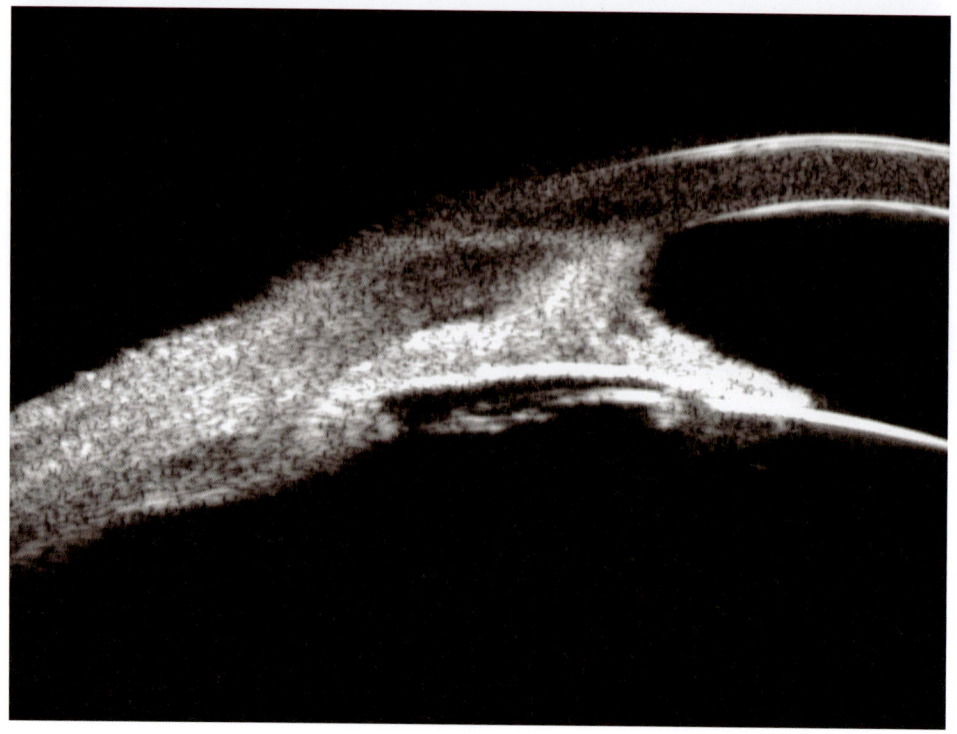

以下展示的是各种晶状体手术的不同影像特征。

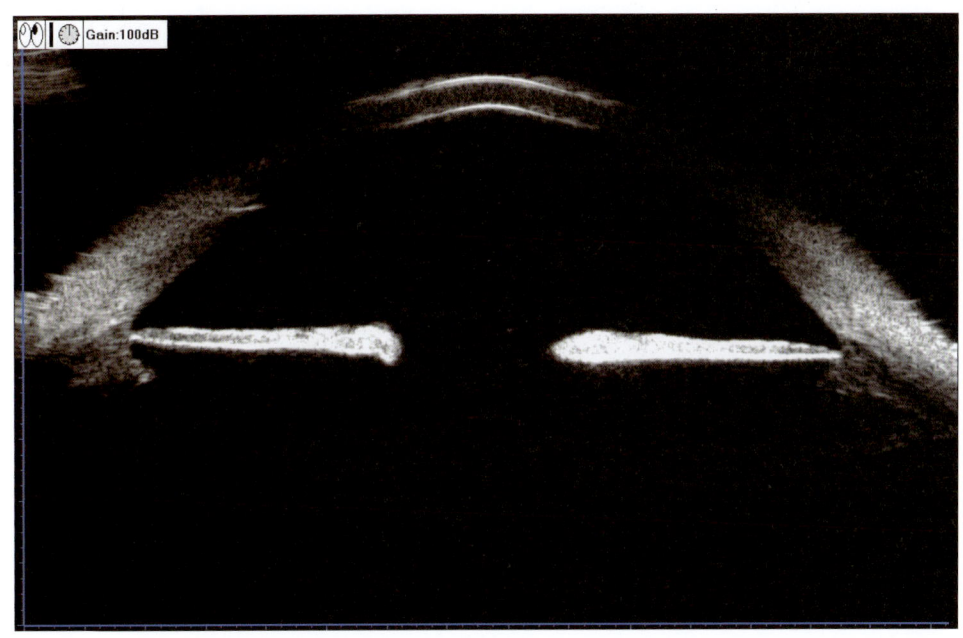

图2-7-28
晶状体完全摘除术后
晶状体及其悬韧带的回声信号完全消失。

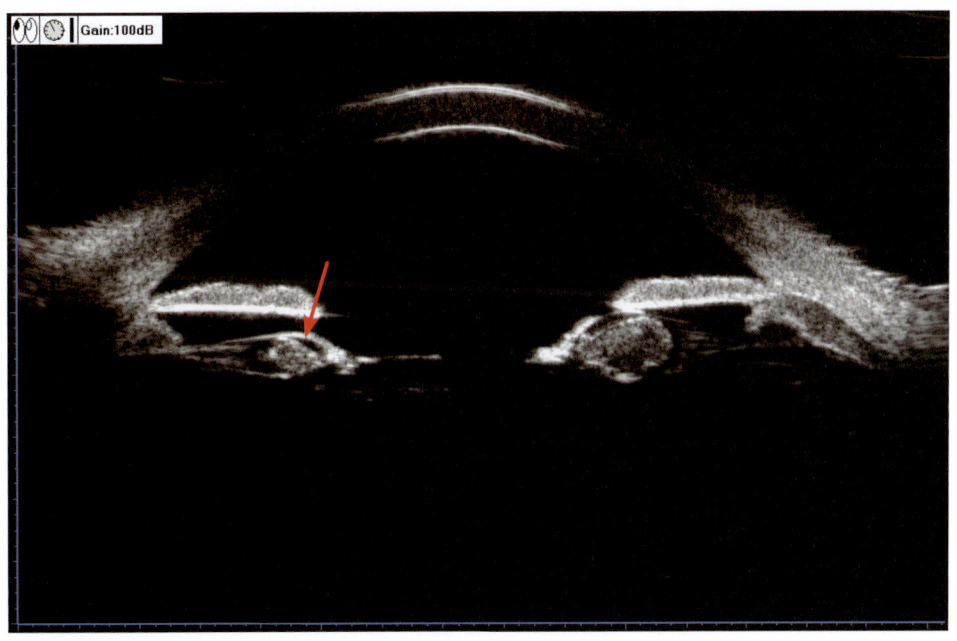

图2-7-29
晶状体部分摘除术后
晶状体的回声信号缺失，而晶状体囊膜和悬韧带的回声仍然清晰可见。箭头所示晶状体的赤道部有少量皮质残留。

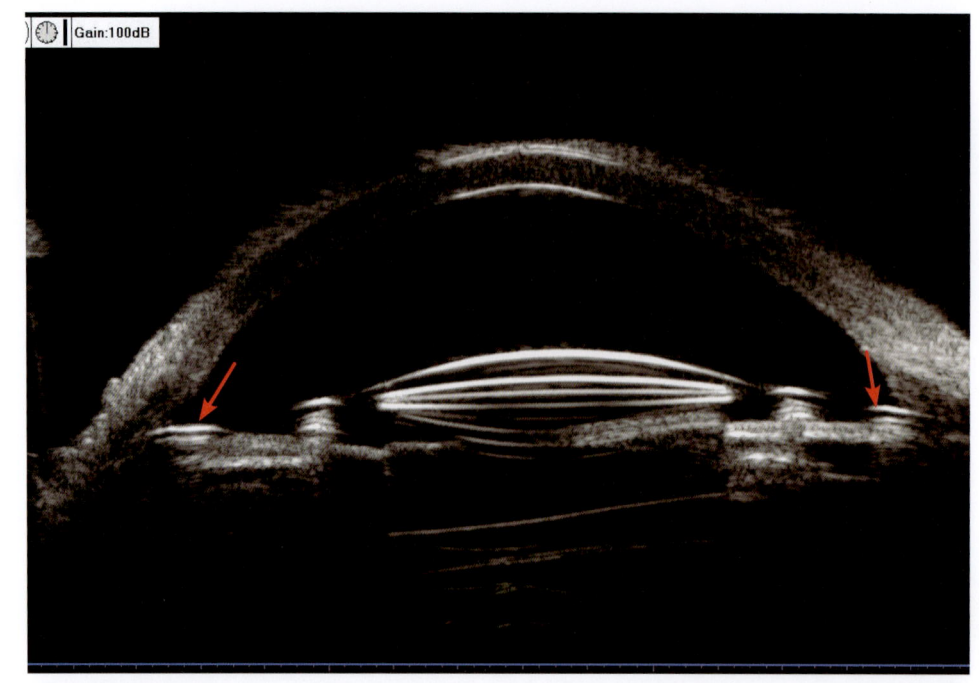

图2-7-30 前房型人工晶状体　人工晶状体位于前房，箭头所示为人工晶状体袢。

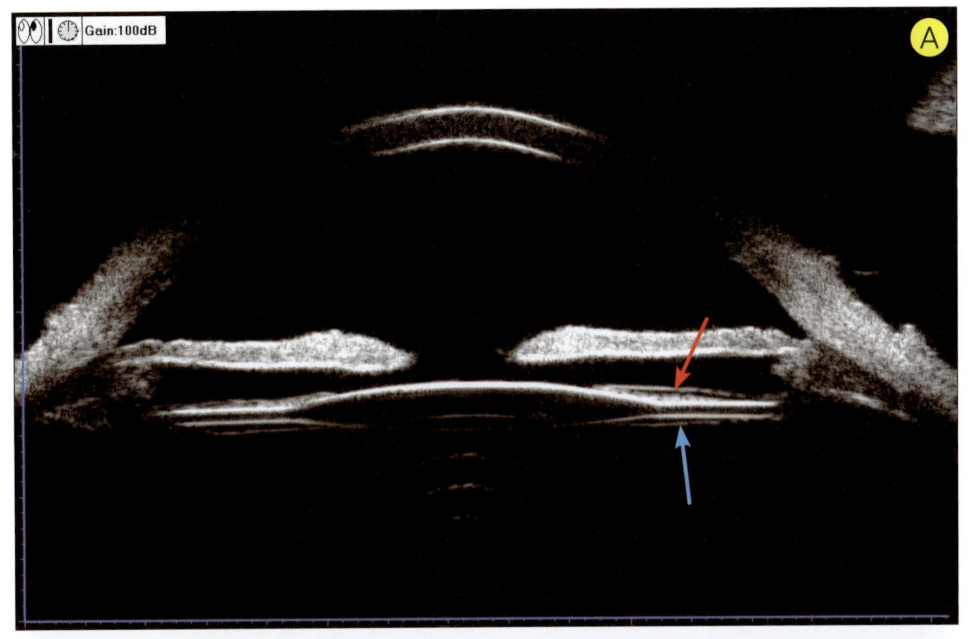

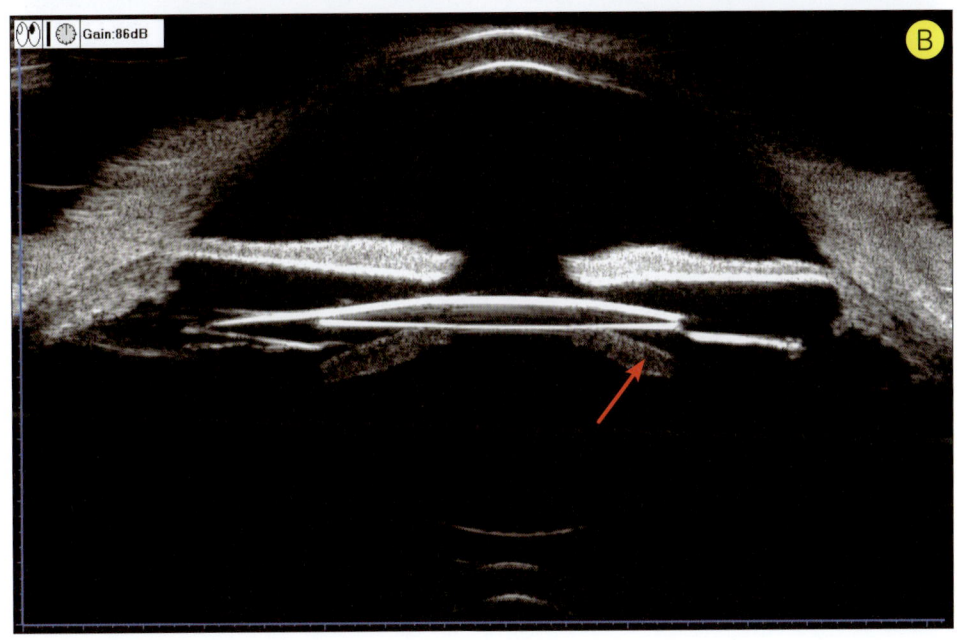

图2-7-31

后房型人工晶状体
（图B由劳丹丹提供）

A.人工晶状体位于囊袋内，红色箭头所示为晶状体前囊膜，蓝色箭头所示为晶状体后囊膜。B.红色箭头所示为虹膜的伪像，通常出现在植入硬片人工晶状体或人工晶状体变性时。

图2-7-32
一期张力环植入术

晶状体回声缺如，箭头所示张力环位于晶状体囊袋的外侧边缘。

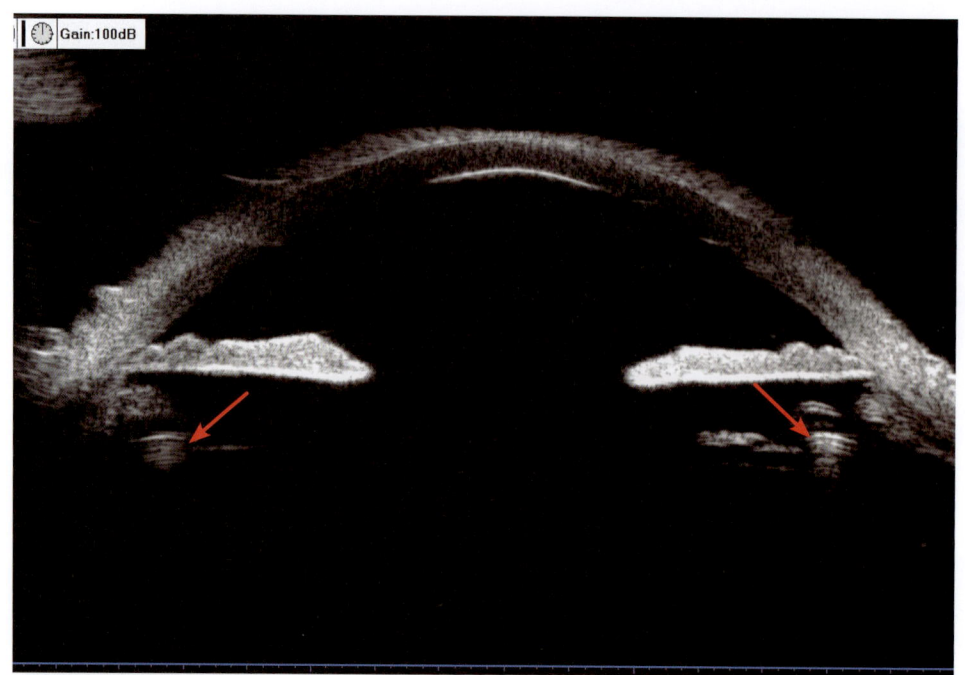

图2-7-33
二期人工晶状体植入术后

人工晶状体植入于既往已经植入张力环的眼内。

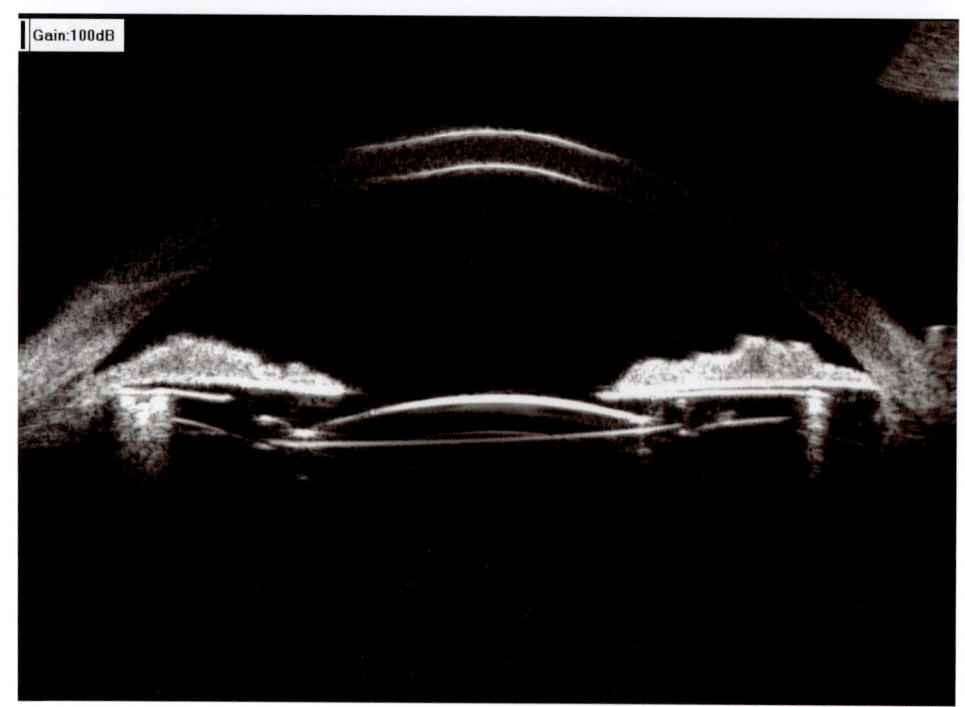

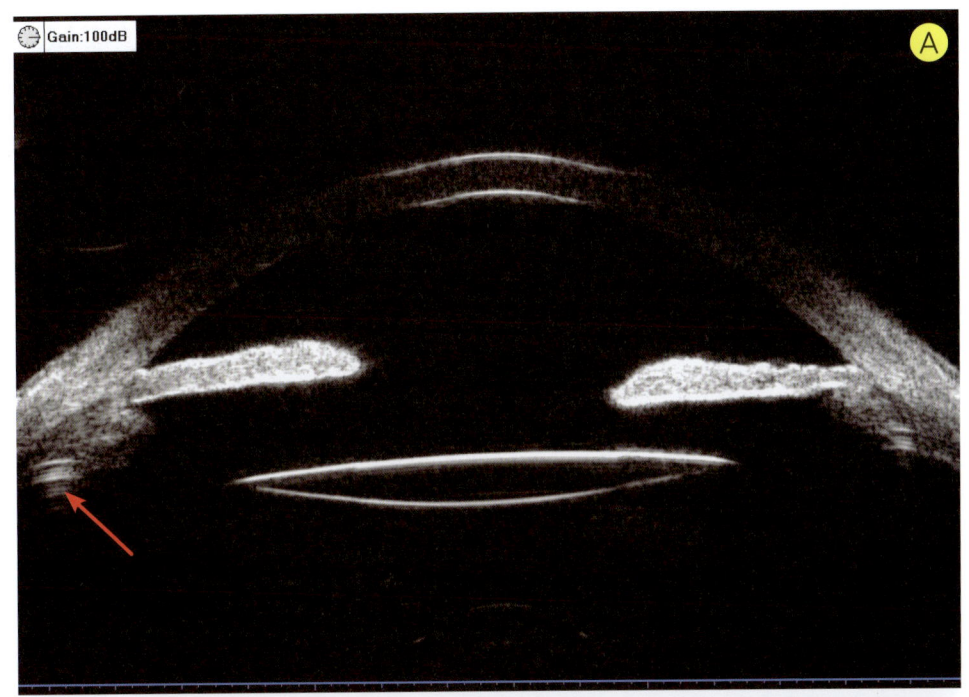

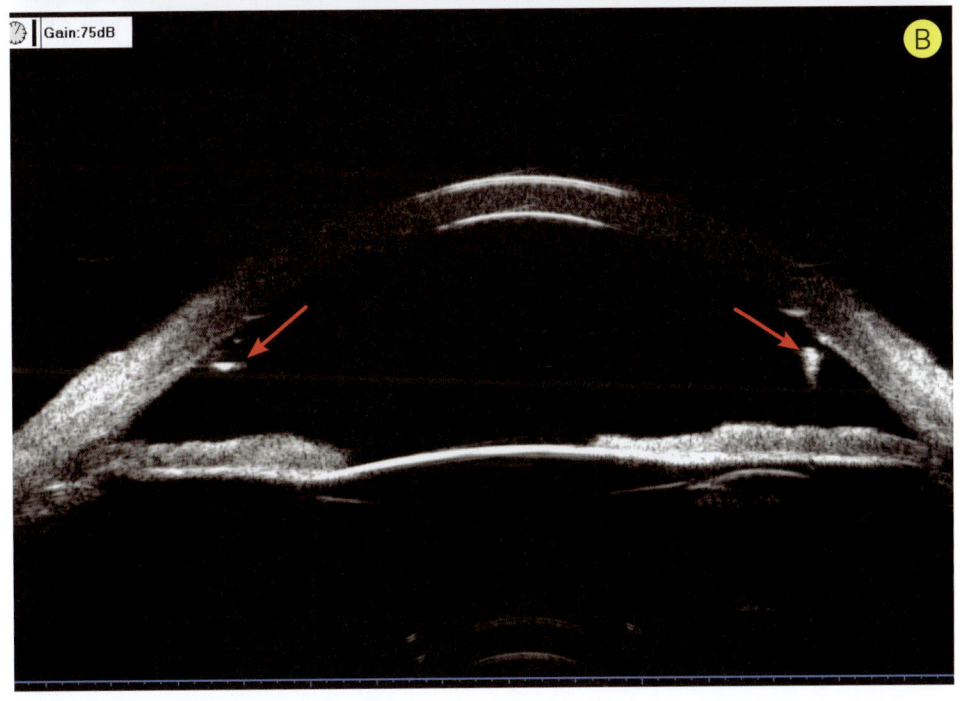

图2-7-34
人工晶状体缝线固定术

箭头所示为缝线的位置。人工晶状体缝线固定术的影像表现因手术方式不同而变化。

以下是晶状体手术后常见的不良情况。

图2-7-35
人工晶状体混浊

箭头所示人工晶状体局部区域回声增强，出现斑点状高反射。

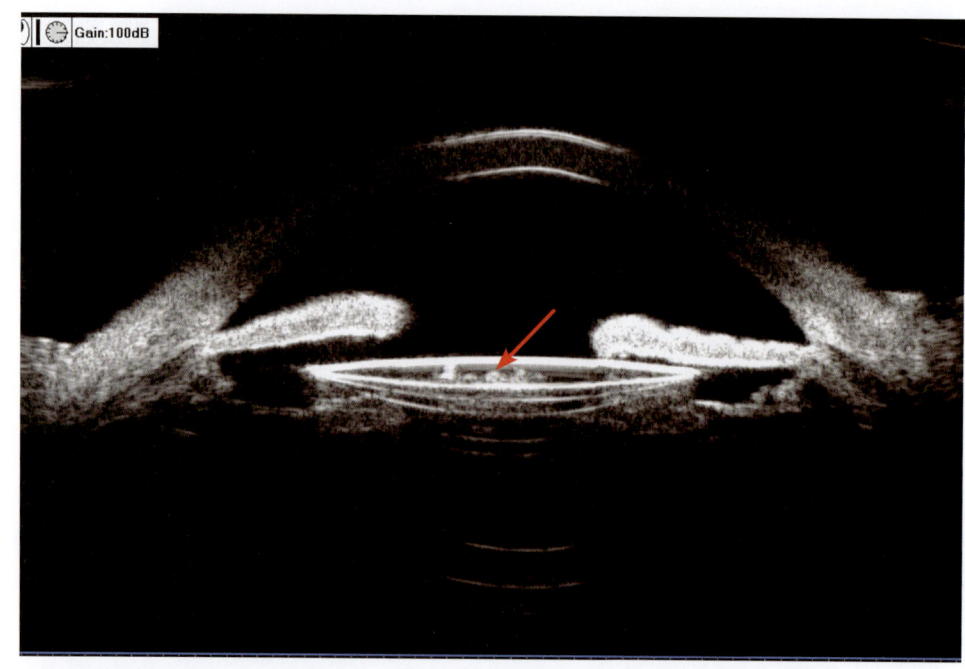

图2-7-36
后发性白内障

在人工晶状体后方，晶状体后囊膜增厚并且回声增强（箭头所示）。

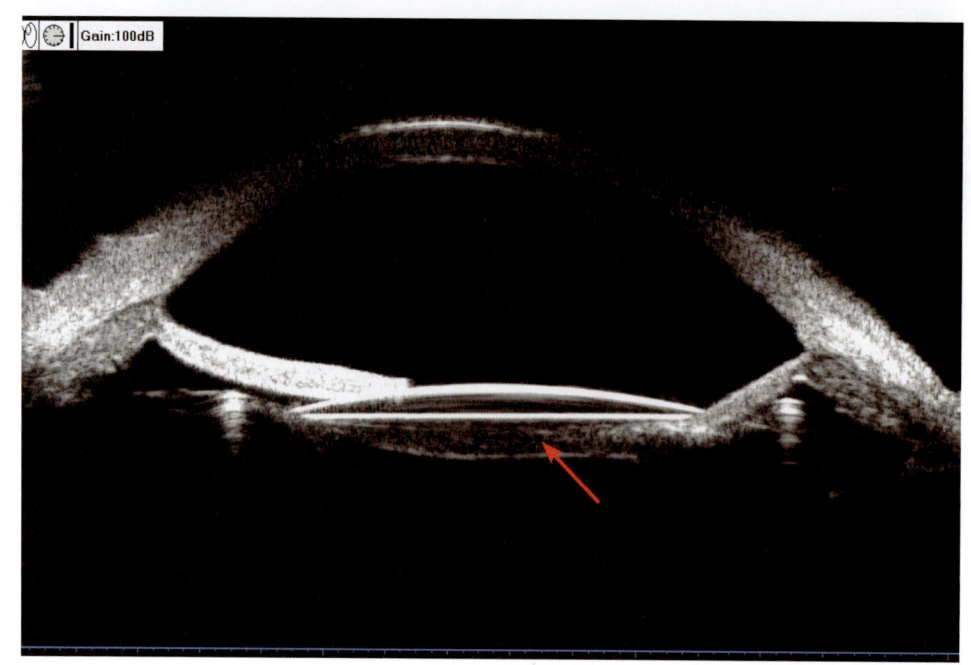

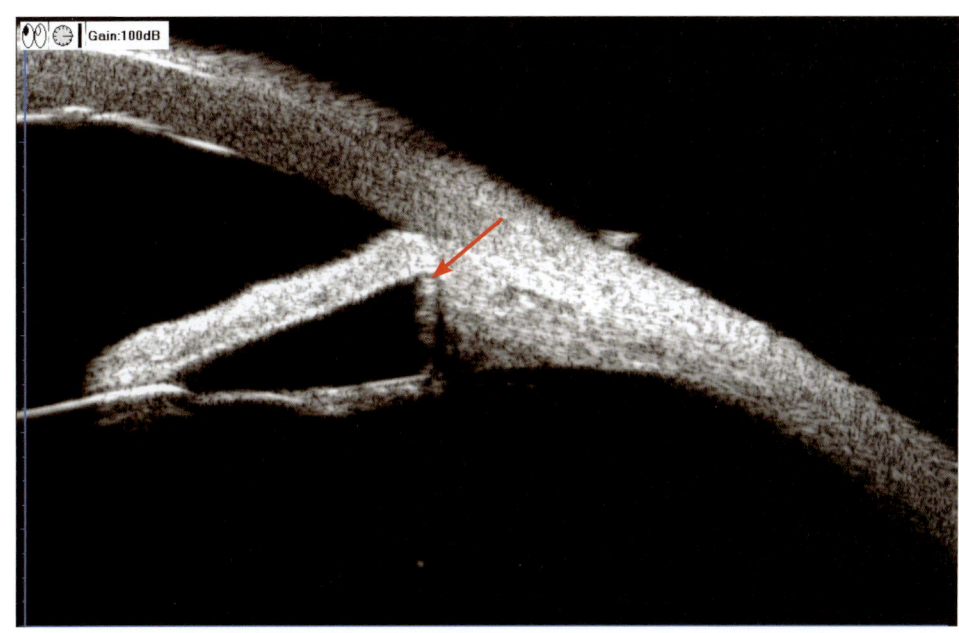

图2-7-37
人工晶状体袢前移

箭头所示人工晶状体袢的位置靠前并压迫虹膜根部，使得虹膜与小梁网紧密接触，引起房角关闭。

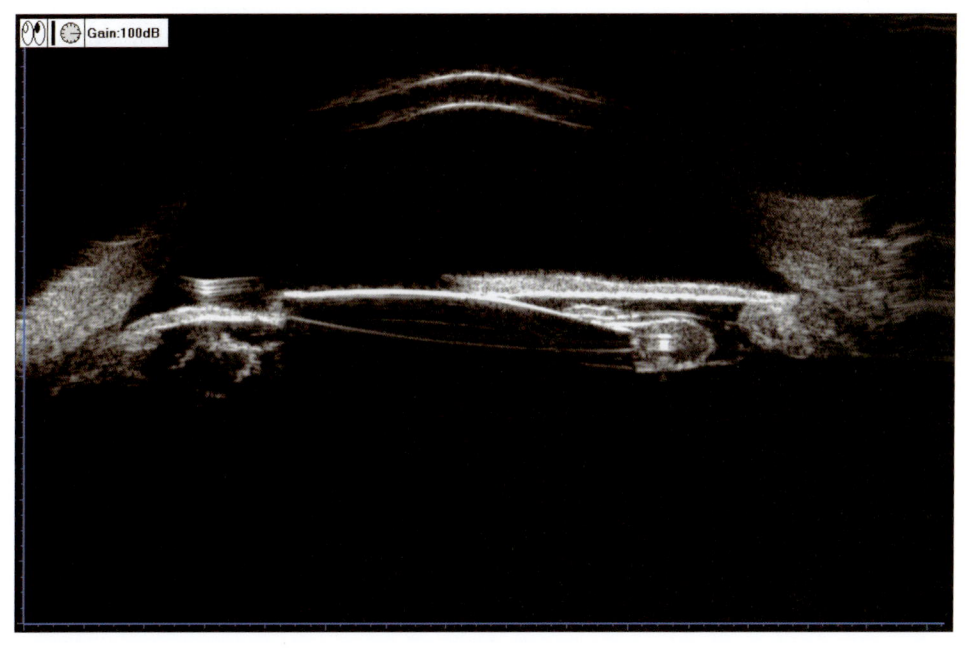

图2-7-38
人工晶状体夹持

人工晶状体一侧落入前房内，而另一侧仍位于虹膜后的囊袋内，形成了虹膜在前后方向上对人工晶状体夹持的情况。

图2-7-39
人工晶状体水平偏移
人工晶状体在水平方向上发生偏移，但并无纵向的倾斜表现。

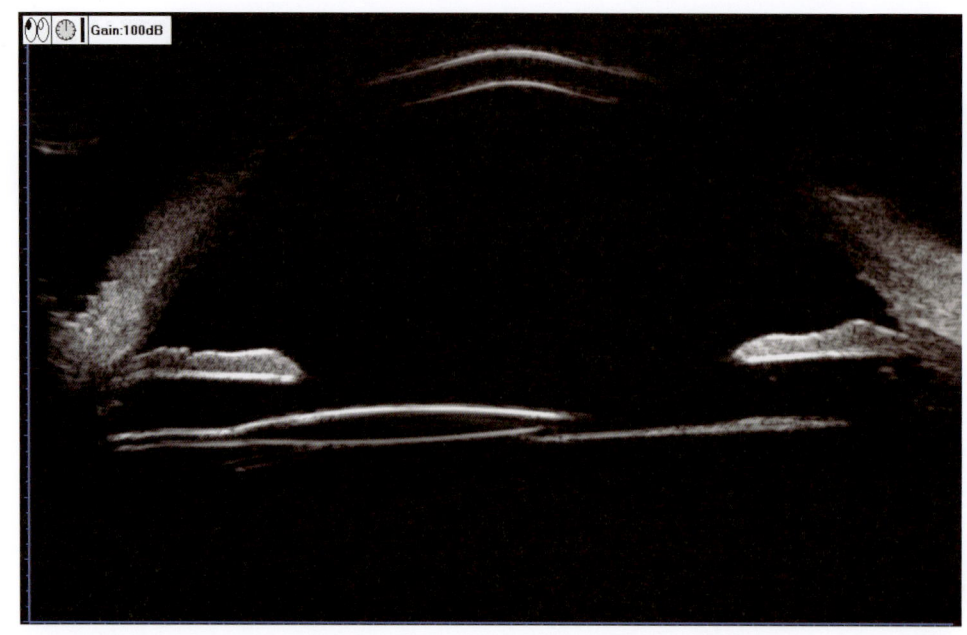

图2-7-40
人工晶状体脱入前房
人工晶状体脱离正常位置，脱入并滞留在前房内。

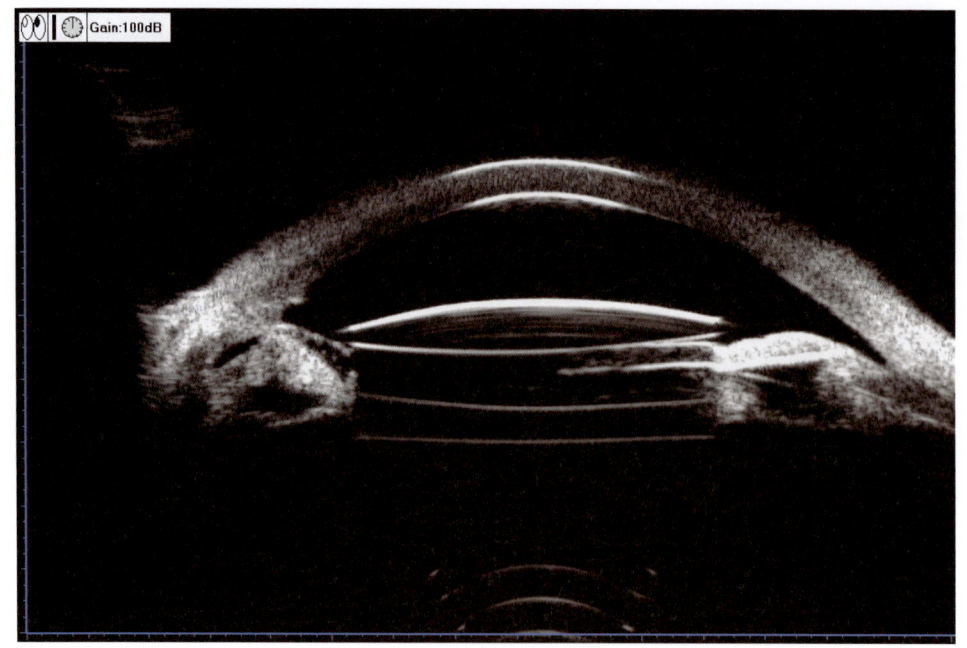

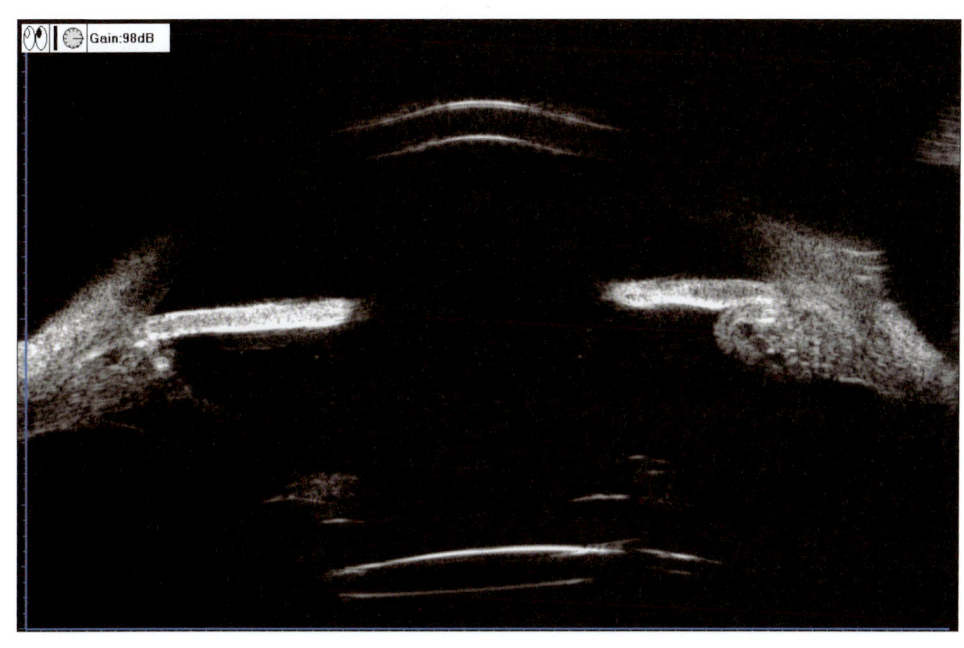

图2-7-41

人工晶状体脱入玻璃体

人工晶状体脱离正常位置，脱入并滞留在前段玻璃体。

有晶状体眼人工晶状体植入术是不移除患者的自然晶状体，在眼内额外植入一种特殊材料的人工晶状体。

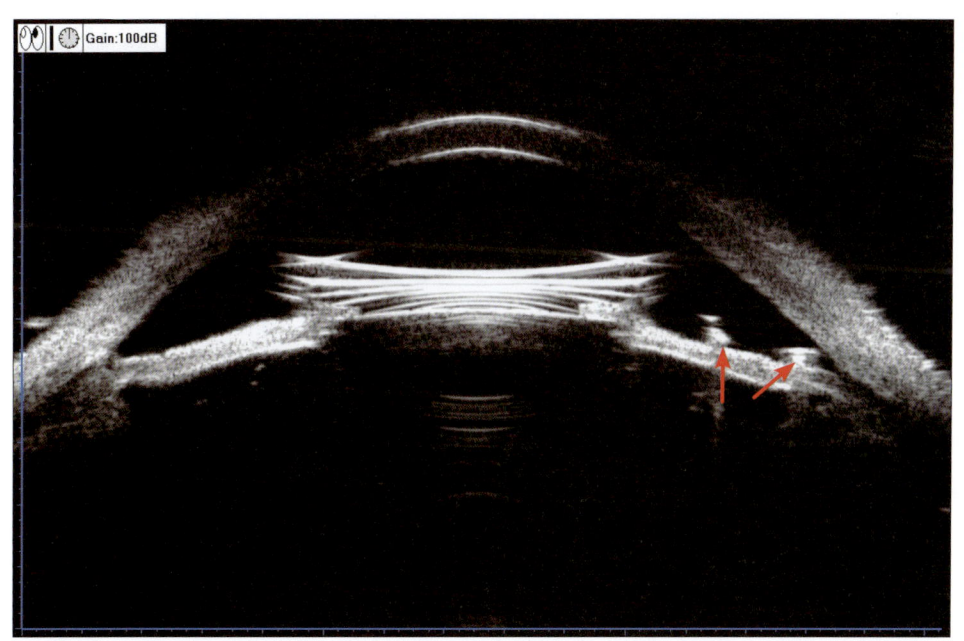

图2-7-42

前房型有晶状体眼人工晶状体植入术后

人工晶状体位于前房内，箭头所示为人工晶状体袢。

图2-7-43
ICL术后

ICL人工晶状体位于虹膜之后、自然晶状体之前，通过睫状体对人工晶状体的支撑来固定在眼内。ICL人工晶状体光学面前表面水平，而后表面呈圆弧状。
1. ICL人工晶状体光学面。2. ICL人工晶状体袢。3. ICL人工晶状体中央孔。

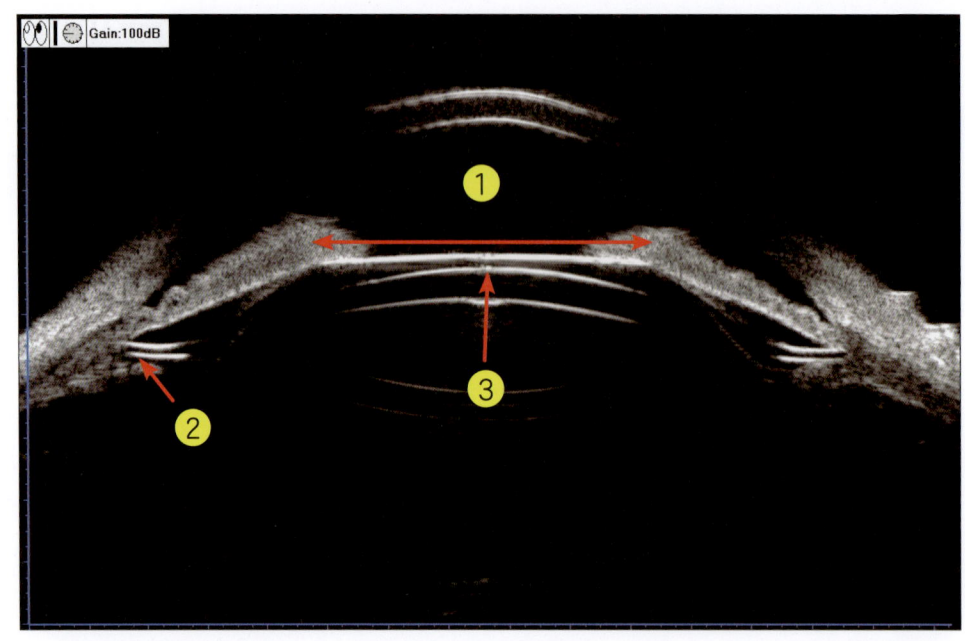

拱高是指中央部ICL人工晶状体后表面与自然晶状体前边表面之间的距离，虽然其理想值在250~750μm，但该指标是个性化的参数，其评估需综合考虑患者具体的眼部状况和个体差异。

图2-7-44
ICL术后拱高值较大

图示ICL植入术后前房较浅及房角狭窄的典型表现，此时ICL人工晶状体的光学区呈现出轻微的前凸形态，这是ICL人工晶状体尺寸过大所造成的现象。

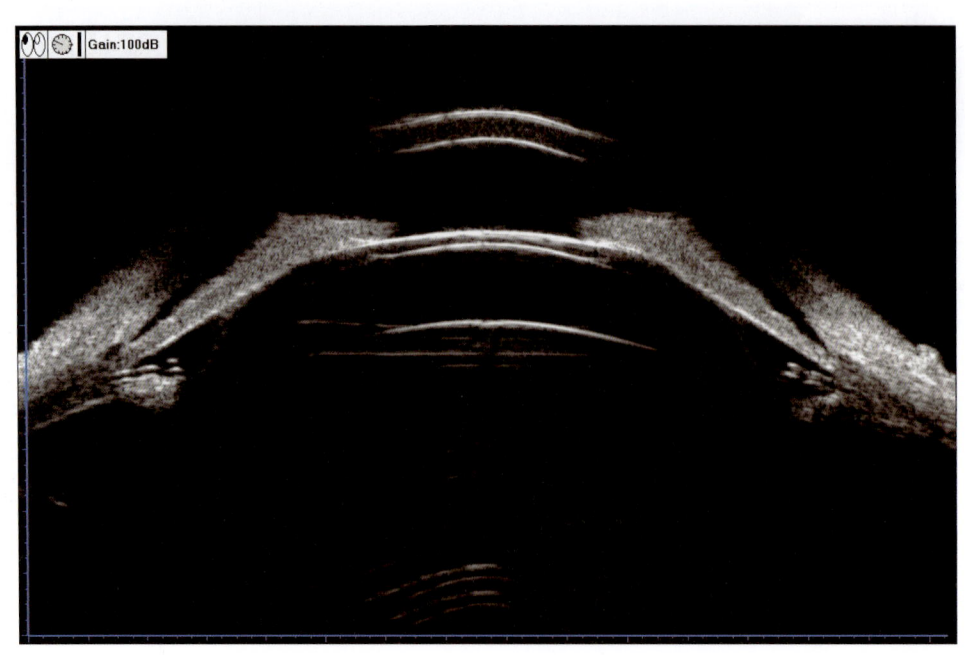

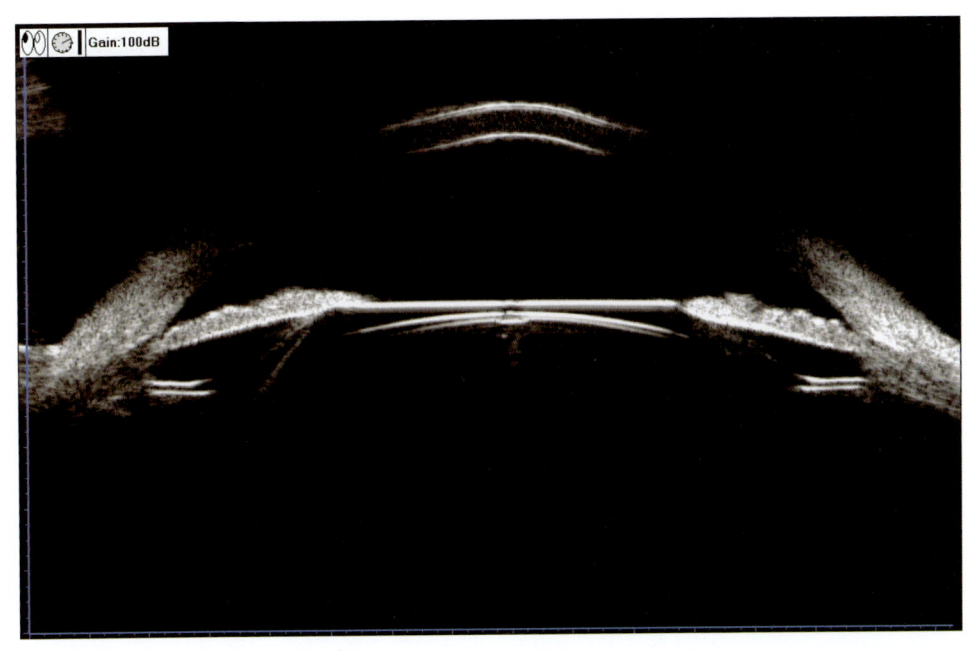

图2-7-45

ICL术后低拱高值较小

图示ICL植入术后拱高过低的典型表现，人工晶状体与自然晶状体之间的距离非常小。通常是因为ICL人工晶状体尺寸选择过小、ICL人工晶状体袢的位置异常或晶状体前凸等一种或多种因素引起，其中ICL人工晶状体袢位置异常与睫状体的形态有较大的关联。

余克明、叶一明等人发现，ICL人工晶状体袢在眼内有以下几种状态。

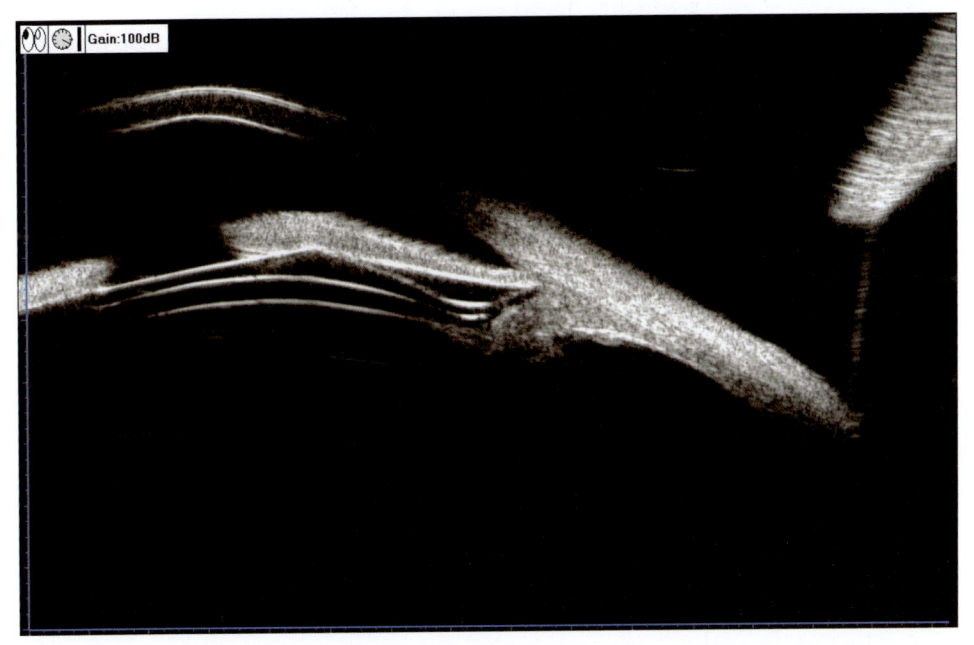

图2-7-46

ICL人工晶状体袢插入睫状沟内

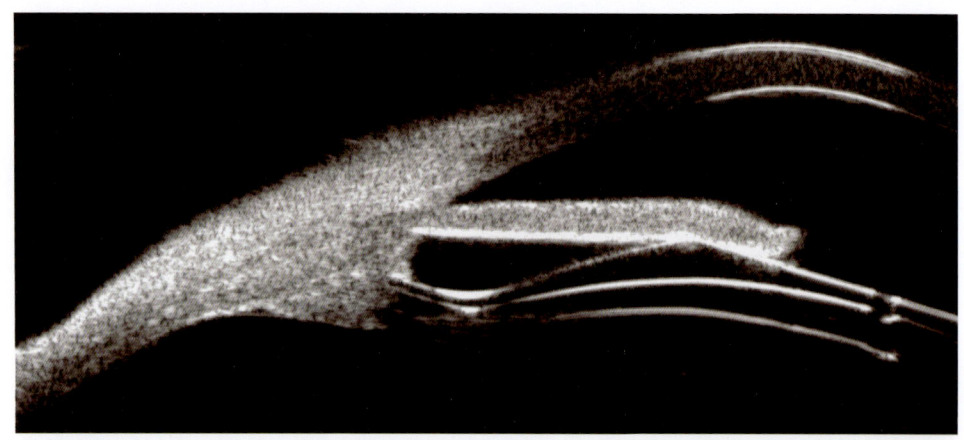

图2-7-47
ICL人工晶状体袢位于睫状突上

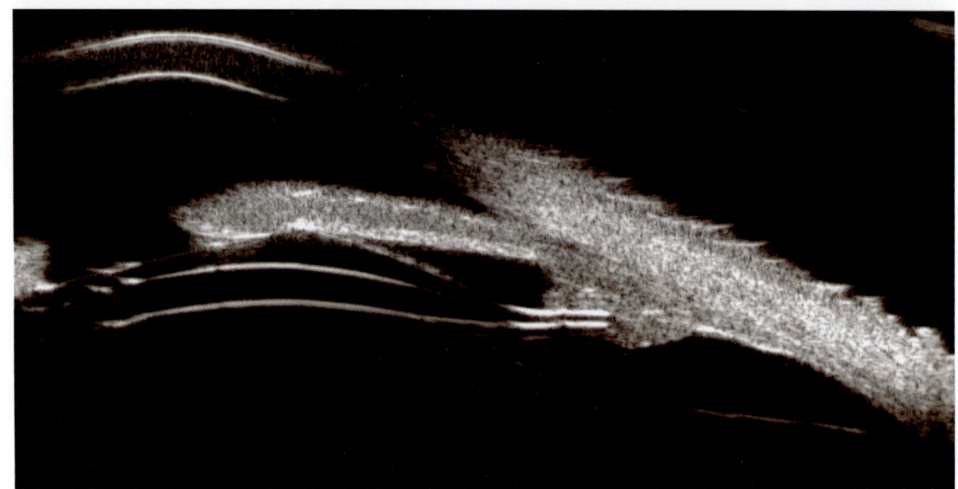

图2-7-48
ICL人工晶状体袢插入睫状突内

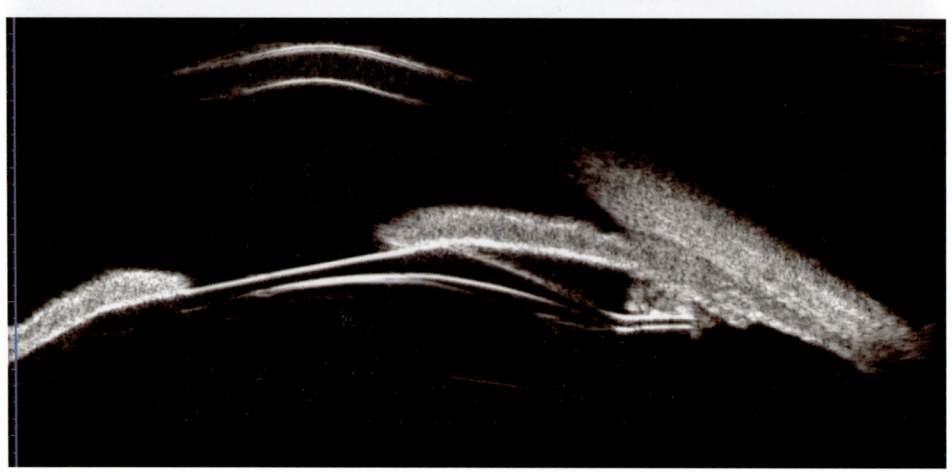

图2-7-49
ICL人工晶状体袢位于睫状突下

ICL手术后,当眼部受到较大的外力作用时,ICL人工晶状体可能会发生旋转或者脱位。

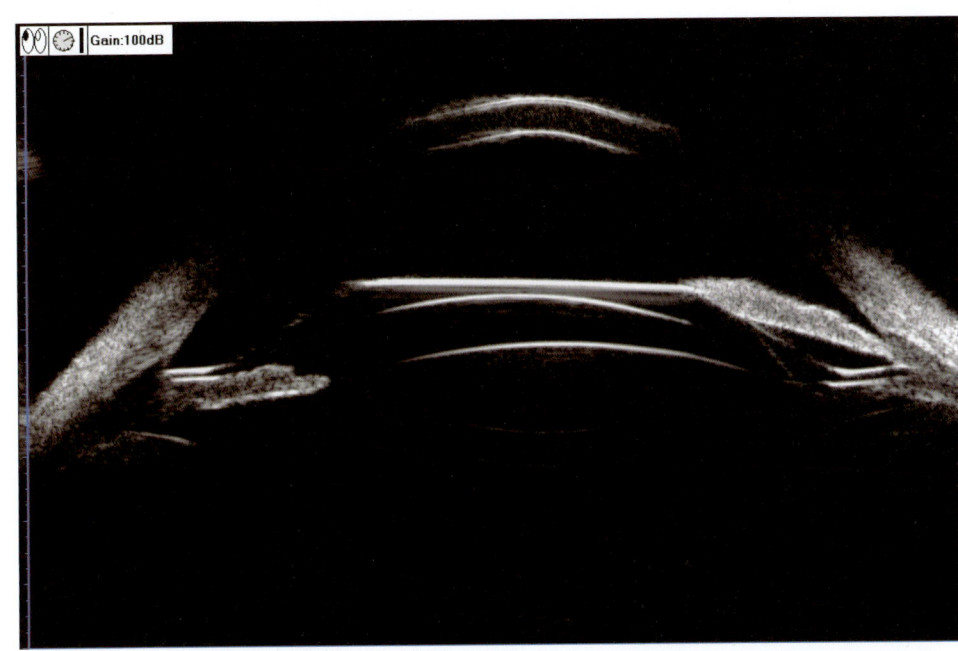

图2-7-50
ICL人工晶状体前脱位
左侧的ICL人工晶状体袢脱离正常的位置,由后房进入前房,ICL人工晶状体脱位。

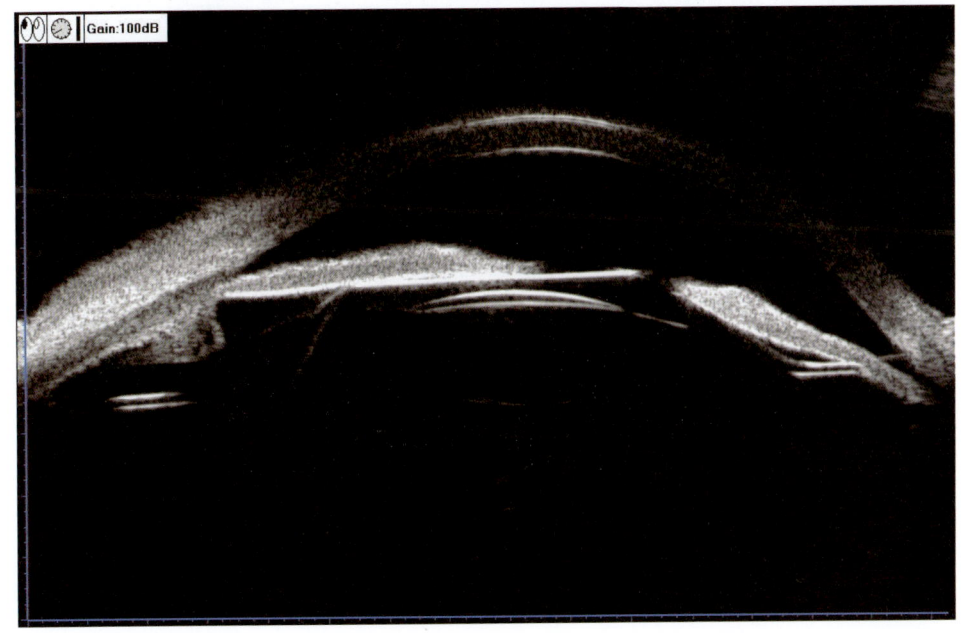

图2-7-51
ICL人工晶状体后脱位
左侧的ICL人工晶状体袢脱离正常的位置,由后房穿过晶状体悬韧带,进入玻璃体前间隙。

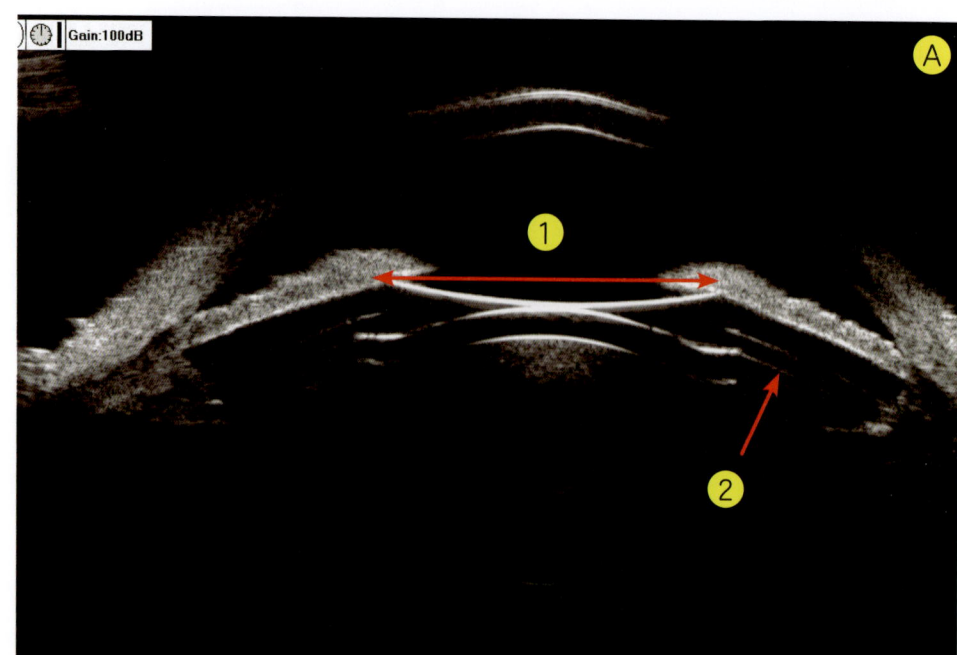

图2-7-52

PRL术后

PRL人工晶状体位于虹膜之后、自然晶状体之前。其材质密度与房水相同，借助于自然晶状体表面的液体张力悬浮固定，不需要额外的物理支撑。PRL人工晶状体光学面呈前后表面双凹的圆弧状。
1. PRL人工晶状体光学面。2. PRL人工晶状体袢。

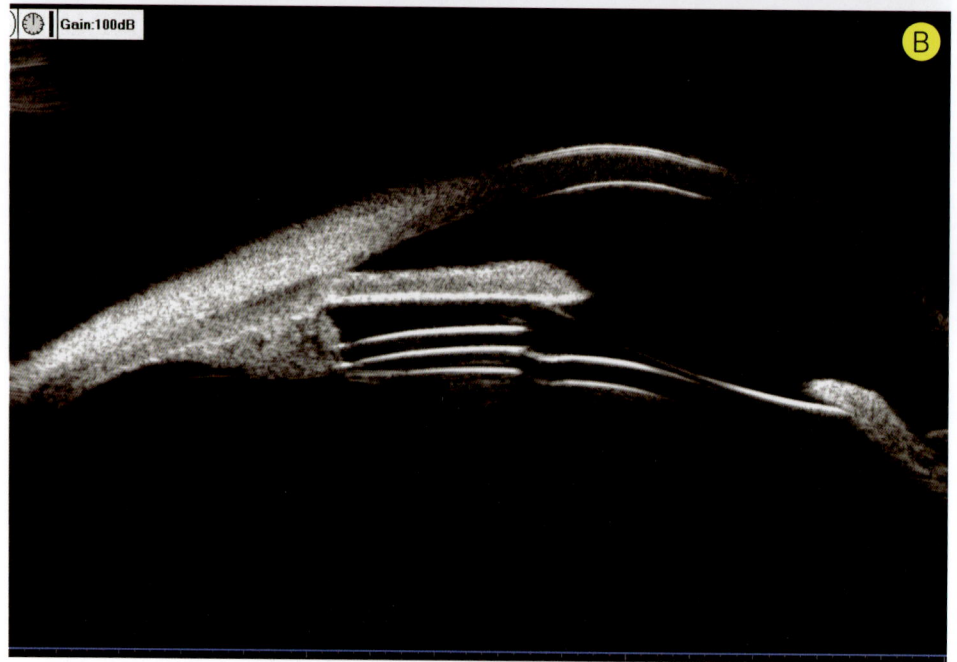

第八节 睫状体及前段脉络膜

睫状体位于虹膜与前段脉络膜之间，主要由睫状肌、睫状突和睫状体上皮组成，承担着生成房水和调节晶状体曲率的主要功能。脉络膜在锯齿缘处与睫状体衔接。UBM图像能够清晰地显示睫状体的具体位置和形态，有助于及早发现各种异常情况，例如睫状体的水肿、萎缩或其他可能的占位性病变，并能详细观察到睫状体与其周围组织之间的相互关系。而脉络膜在UBM检查中的范围局限于前段脉络膜部分。

正常睫状体及前段脉络膜

睫状体的前方相邻虹膜，后方通过锯齿缘与前段脉络膜和周边视网膜相连，外侧相邻巩膜，内侧相邻后房、晶状体悬韧带及玻璃体。在UBM图像中，睫状体前端显示较为清楚，而睫状体后端与前段脉络膜之间的衔接区域并没有明显的边界。通常认为，在UBM图像中，睫状体上皮回声的终点既标志着睫状体的末端，也标志着脉络膜的前端，这里也是睫状体上皮与周边视网膜衔接的区域，即锯齿缘。需要指出的是，睫状体上皮的良好显示需要检查时充分暴露并垂直该区域。

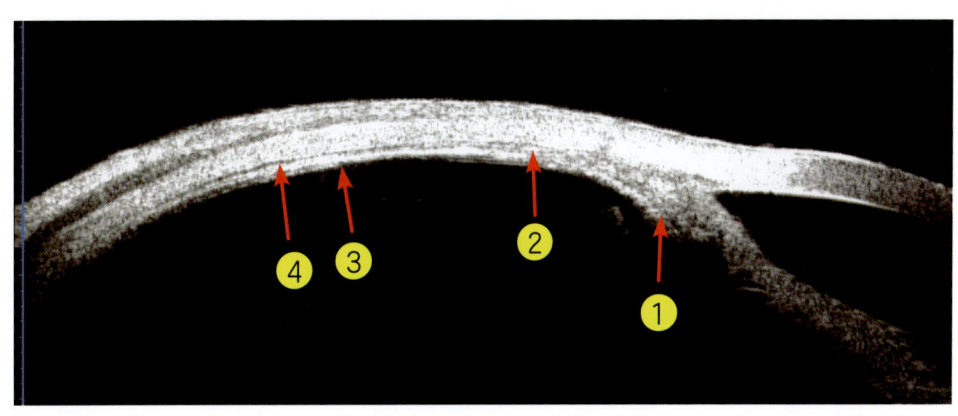

图2-8-1

正常睫状体和前段脉络膜

1. 睫状体冠状部。2. 睫状体平坦部。3. 锯齿缘。4. 前段脉络膜。

以下通过不同的扫描方式展示睫状体的结构：1.巩膜。2.睫状肌。3.睫状体上皮。4.睫状突。5.睫状谷。睫状肌和睫状突呈现为中等回声，睫状体上皮呈现为高回声，睫状突之间的洼谷被称为睫状谷，呈无回声暗区。多个睫状突向内侧凸起，整体呈梳齿状。

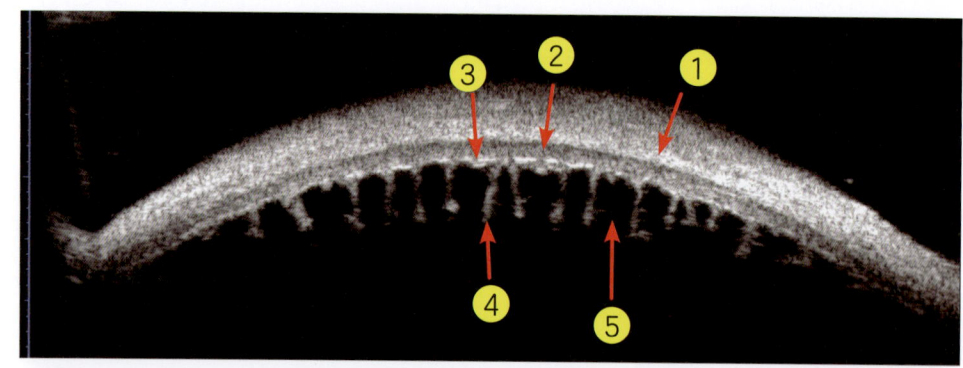

图2-8-2
睫状体切向扫描

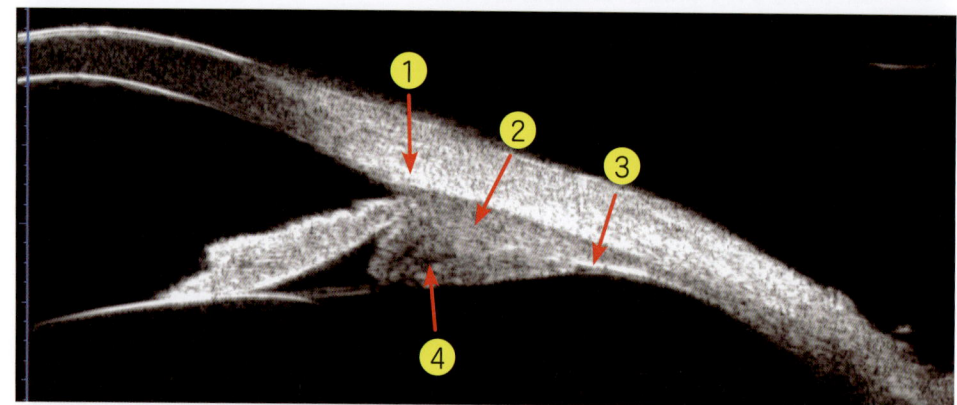

图2-8-3
睫状体放射状扫描
（睫状突切面）

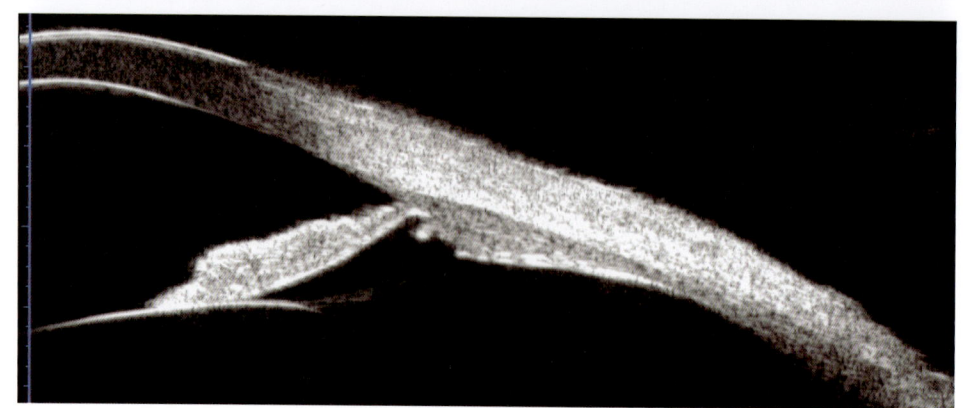

图2-8-4
睫状体放射状扫描
（睫状谷切面）

睫状体分类

王宁利等人根据睫状体与虹膜的相对关系，把睫状体分为前位型、中间型和滞后型3种形态。

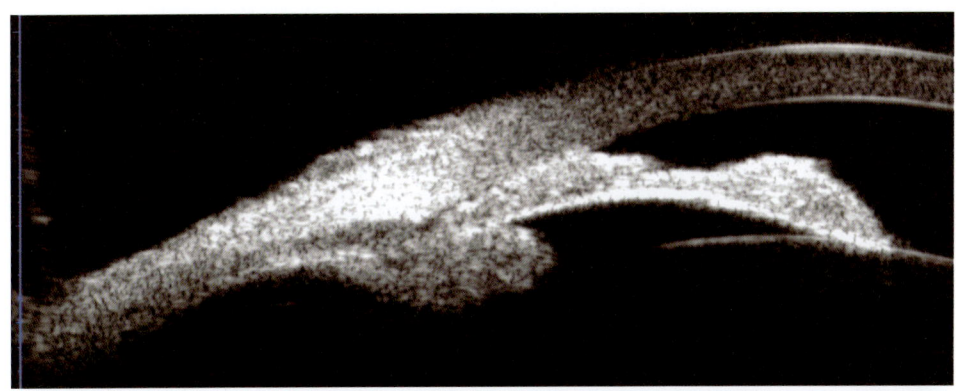

图2-8-5
前位型睫状体
睫状突与虹膜根部广泛接触，不能观察到睫状沟。

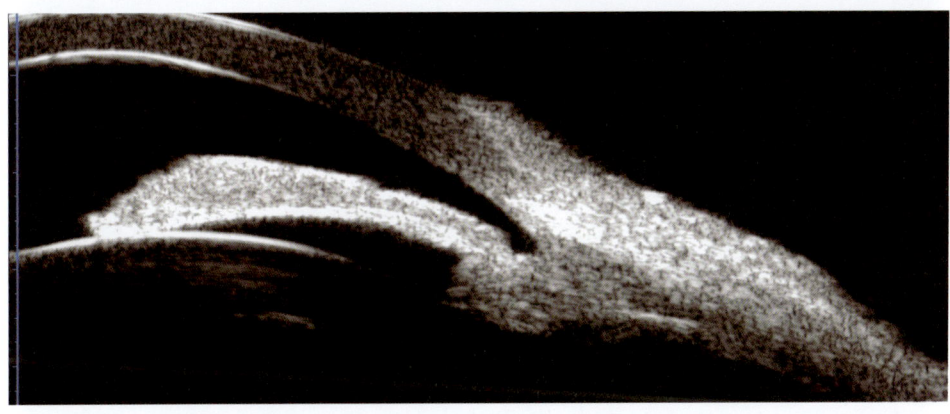

图2-8-6
中间型睫状体
睫状突与虹膜根部稍有接触。

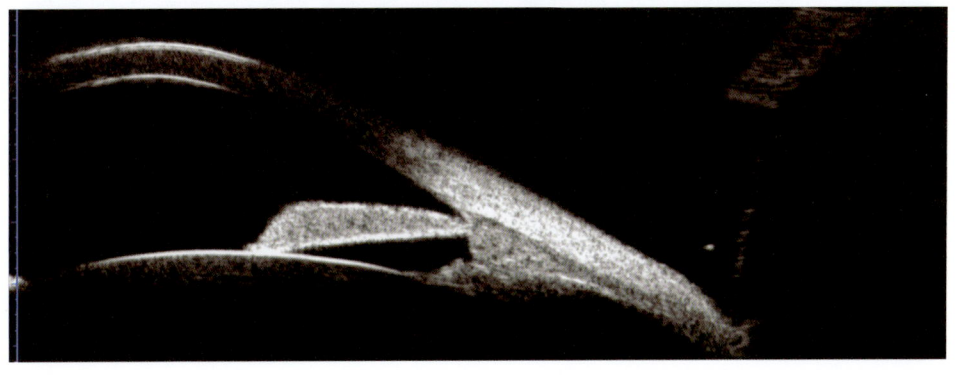

图2-8-7
滞后型睫状体
滞后型是指睫状突与虹膜根部无接触，睫状沟清晰可见。

编者根据睫状突的位置、睫状突长轴的朝向和睫状沟的形态，将睫状突分为前伸型、适中型和后伸型。

图2-8-8
前伸型睫状突

睫状突位置靠前，睫状体长轴朝前（箭头所示），并顶压虹膜根部前移，睫状沟变浅甚至消失。此型睫状突在闭角型青光眼的患者中较为常见。

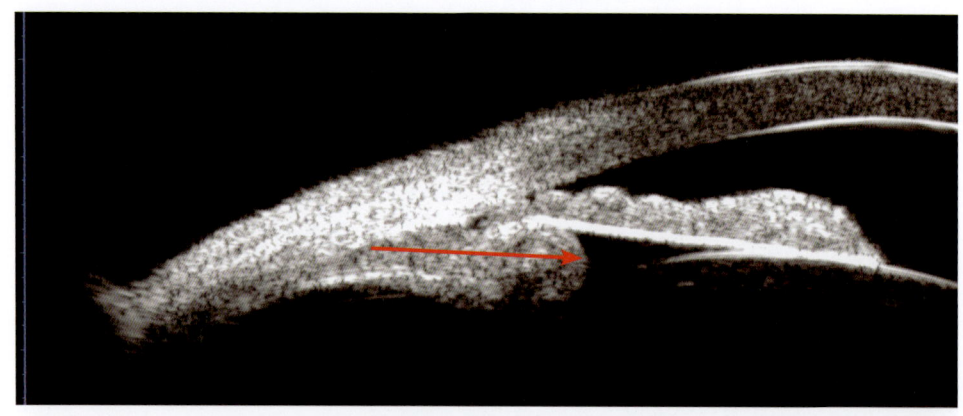

图2-8-9
适中型睫状突

睫状突位置居中，睫状体长轴朝向晶状体赤道部附近（箭头所示），睫状沟形态良好。

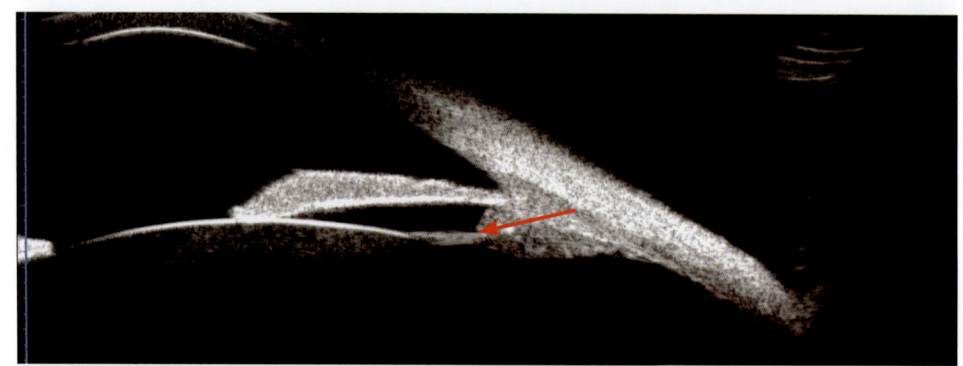

图2-8-10
后伸型睫状突

睫状突位置靠后，睫状体长轴朝后（箭头所示），未形成典型的凹陷睫状沟。在ICL手术中，此型睫状突通常使ICL人工晶状体袢位于较后的位置。

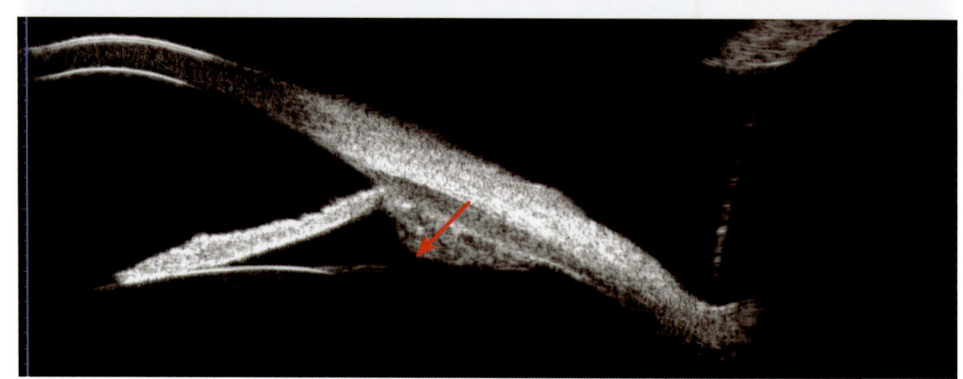

睫状突形态差异

睫状突的形态在不同个体之间存在显著差异，这些差异可能体现在睫状突的位置、长度、宽度及其间距等方面。

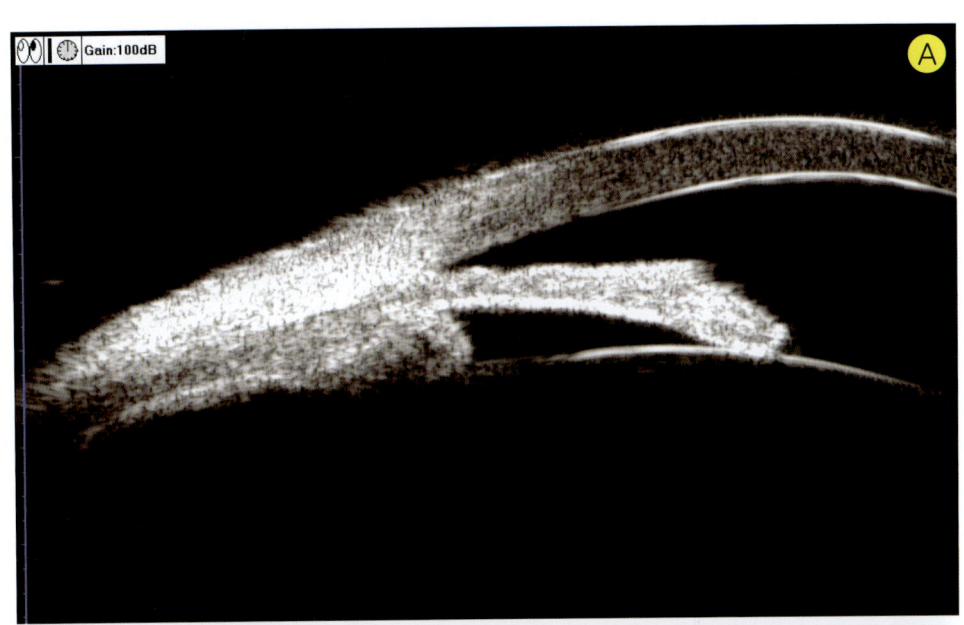

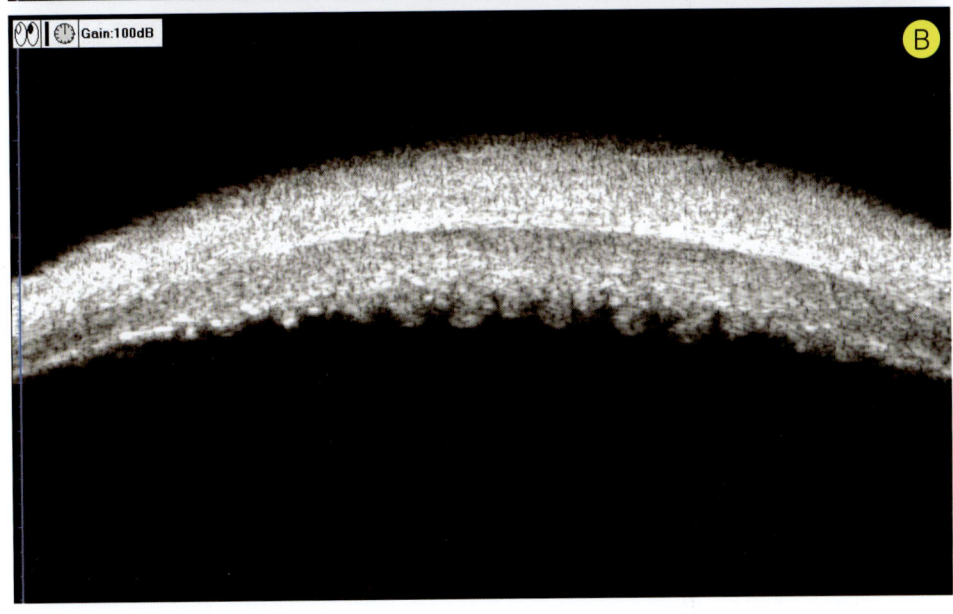

图2-8-11
睫状突肥厚

A. 睫状体放射状扫描。B. 睫状体切向扫描。睫状突较短且肥厚，且睫状突之间的间隔相对较窄，通常伴随着睫状肌相对较厚。此形态的睫状突在前位睫状体和短眼轴个体中较为常见。

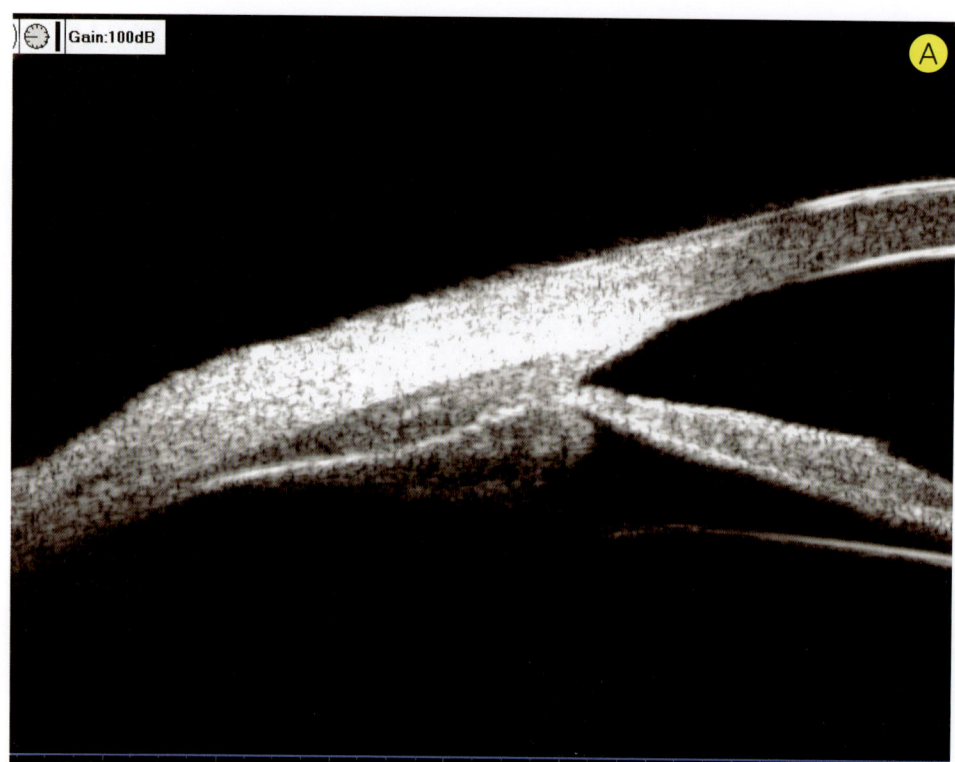

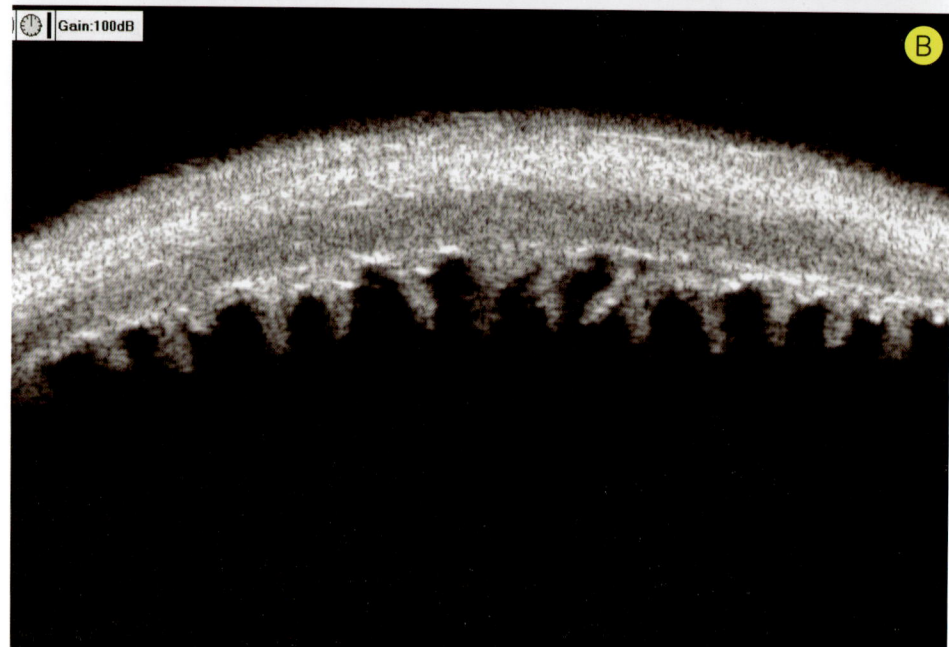

图2-8-12

睫状突适中

A. 睫状体放射状扫描。B. 睫状体切向扫描。睫状突的长度、厚度和它们之间的距离也表现为中等大小，通常睫状肌厚度维持在一个适中的水平。

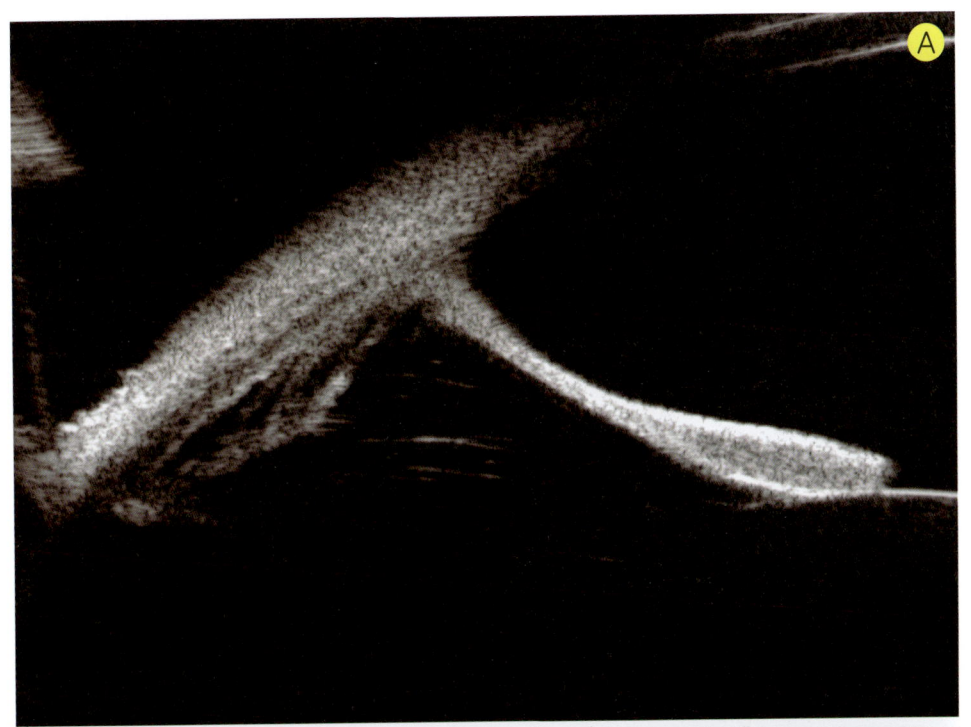

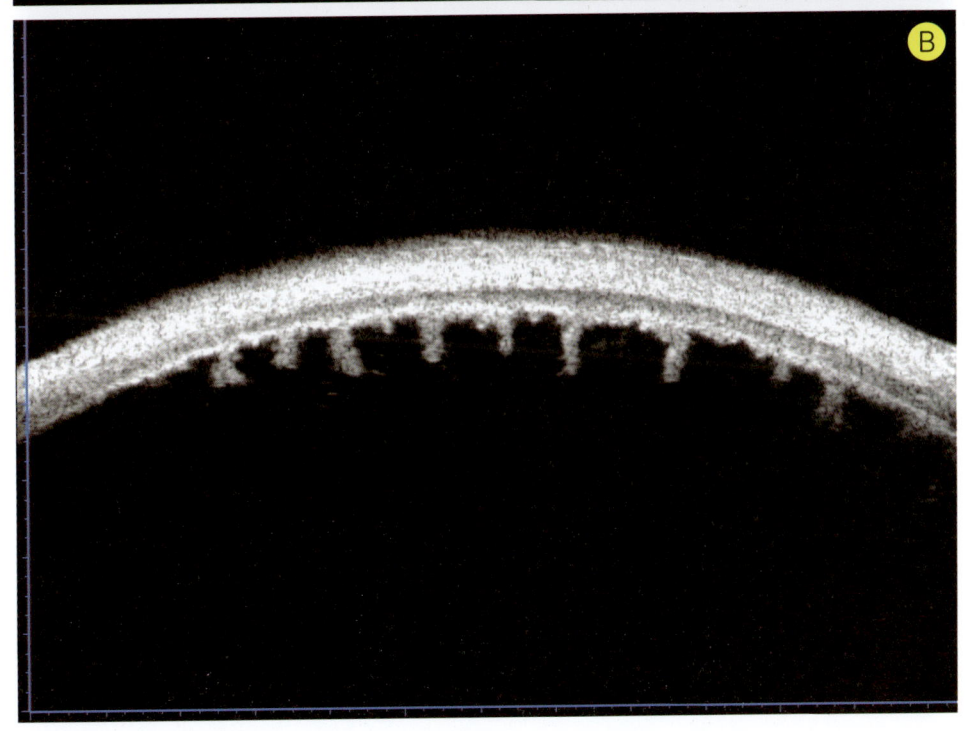

图2-8-13

睫状突细薄

A. 睫状体放射状扫描。B. 睫状体切向扫描。睫状突较稀疏，且睫状突之间的间隔相对较宽，通常伴随着睫状肌相对较薄，此形态的睫状突在先天性晶状体脱位的个体中较为常见，如马方综合征。

睫状体及前段脉络膜水肿

睫状体及前段脉络膜水肿指的是睫状体和前部脉络膜组织由于液体积聚引起的肿胀。在UBM图像中通常表现为睫状体和脉络膜厚度增加、组织结构模糊，以及受影响区域的回声降低。

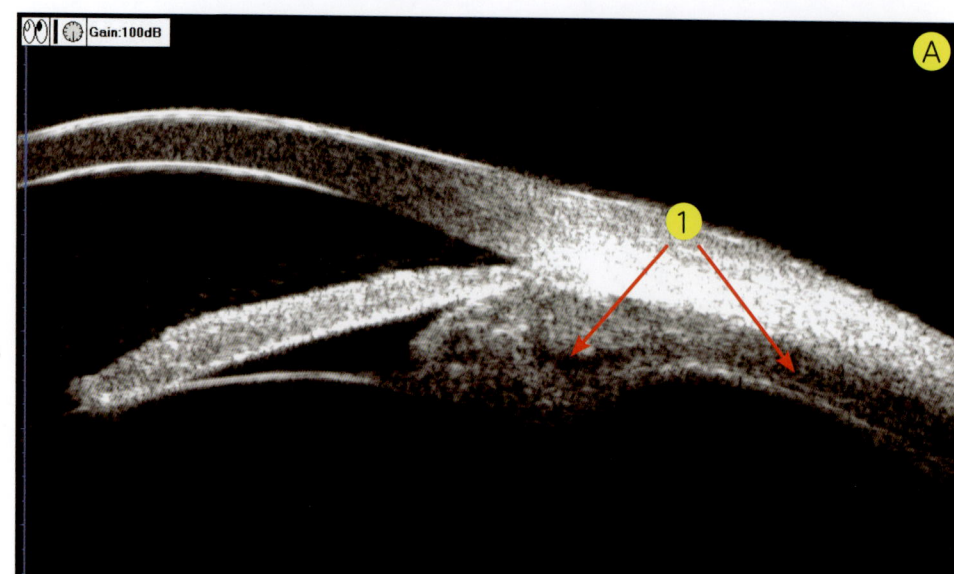

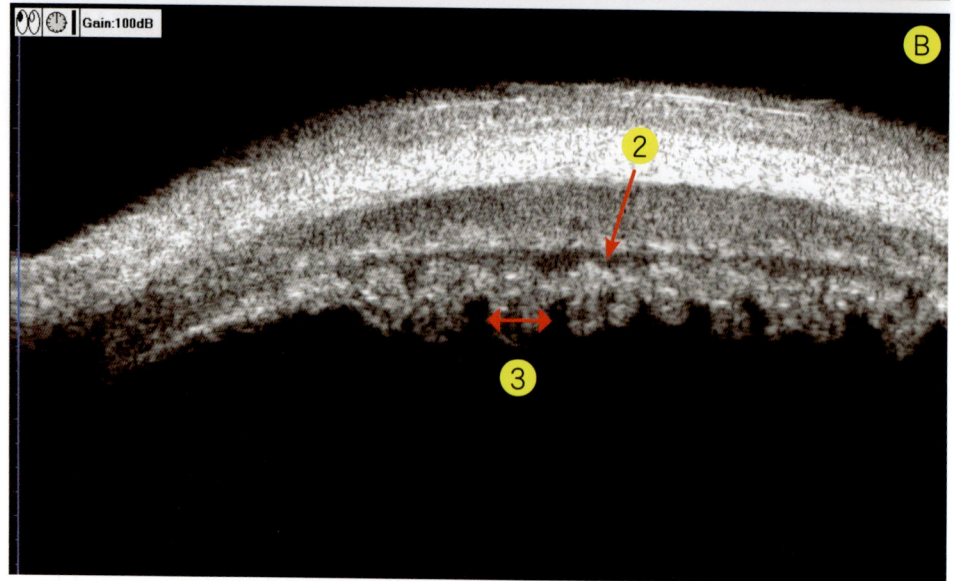

图2-8-14

睫状体水肿

A. 睫状体放射状扫描。B. 睫状体切向扫描。睫状体的冠状部和平坦部均呈现增厚的肿胀形态。由于水肿区域含液体量增加，呈现出比正常组织更低的回声（1）。睫状体上皮的回声结构由原本的细薄且清晰透亮，变为较粗糙和增厚的状态（2）。睫状突比正常状态更为肥厚（3），睫状谷空间缩小。

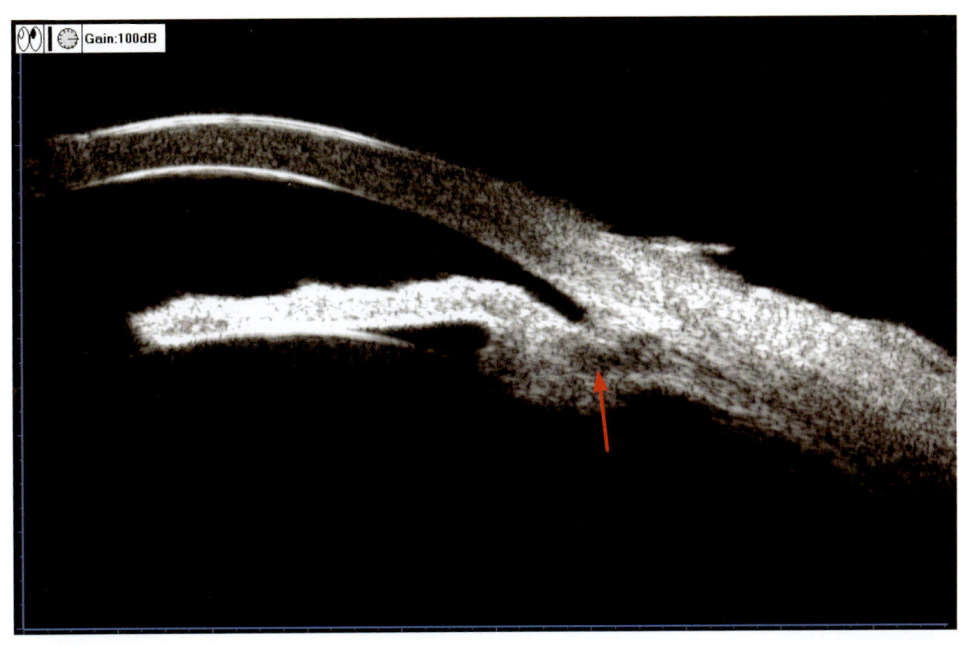

图2-8-15

睫状体水肿

睫状体呈现出水肿的征象，比较特殊的是，箭头所示在睫状体冠状部存在一个回声更低的区域，该区域有明显的边界，此种影像特征在真性小眼球的个体中较为常见。

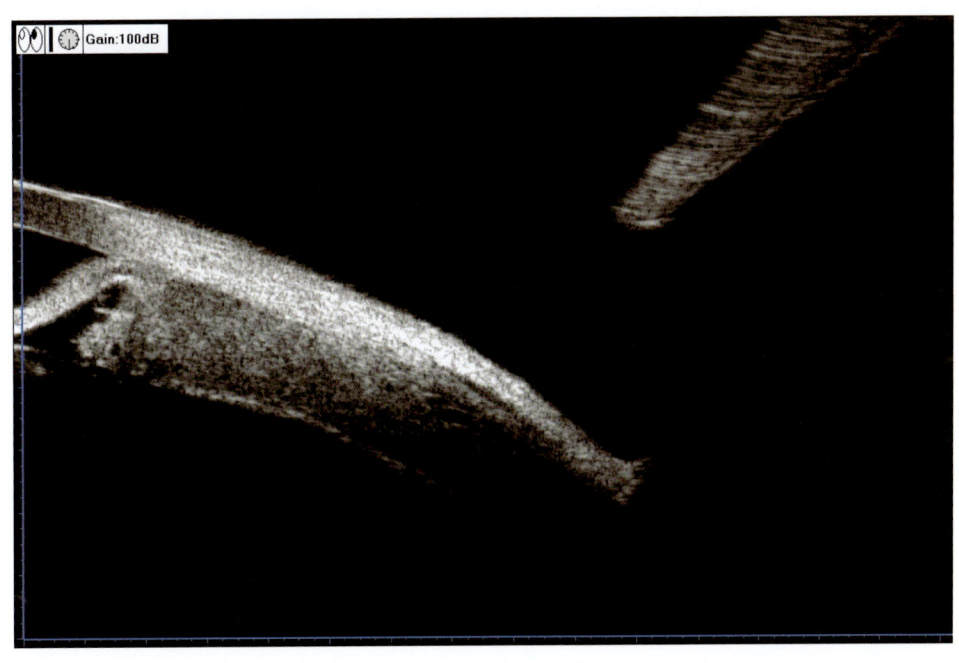

图2-8-16

睫状体及前段脉络膜水肿

睫状体及前段脉络膜均展现了显著的水肿征象。睫状体平坦部的肿胀，使得睫状体冠状部与平坦部的厚度差异较小。

睫状体及锯齿缘渗出物附着

睫状体及锯齿缘渗出物附着指的是睫状体或锯齿缘区域发生的液体外渗并积聚的现象。在UBM图像中表现为液体积聚导致的局部组织回声改变。这些附着物表现为点状、条索状或团片状回声，导致睫状体轮廓模糊，呈现不规则的形态。

图2-8-17

前葡萄膜炎

睫状体前部存在点状物质附着，并伴有后房及前房中的点状游离物。

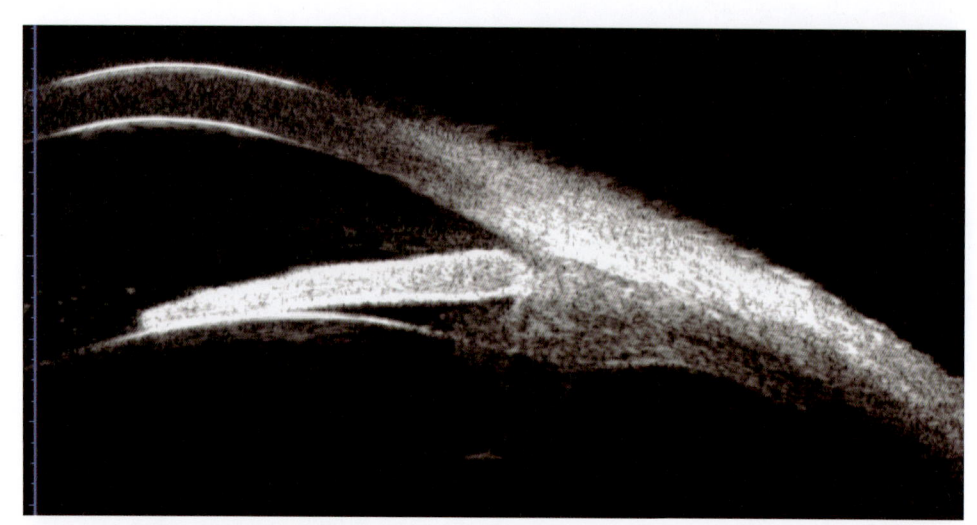

图2-8-18

中间葡萄膜炎

箭头所示睫状体平坦部团片状物质附着，而睫状体前部和前房并没有明显的异常表现。

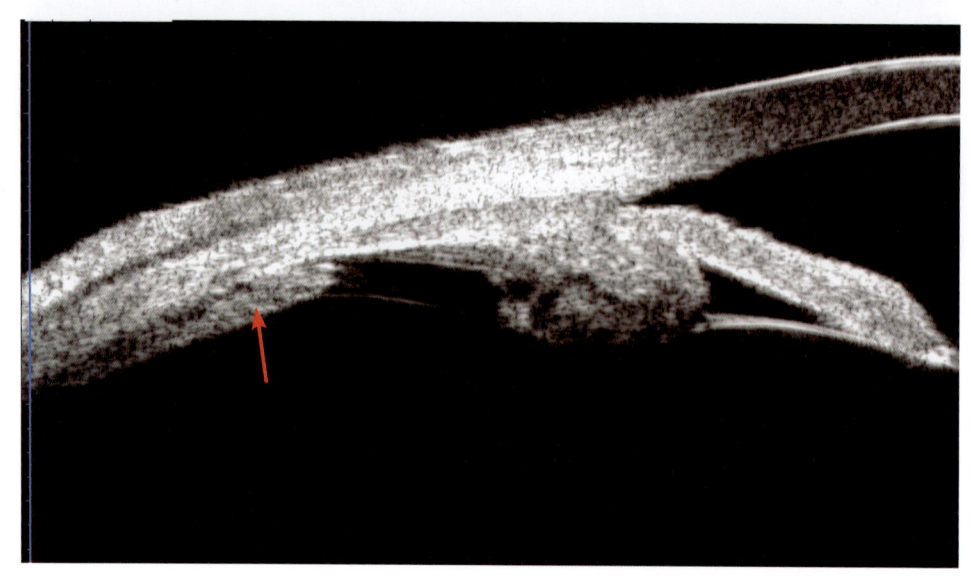

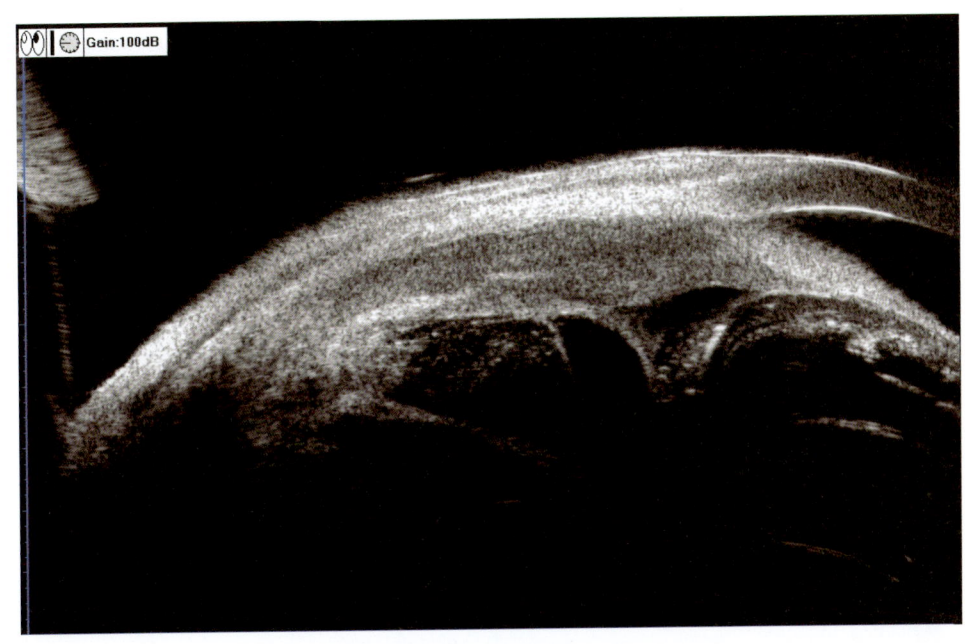

图2-8-19

全葡萄膜炎

睫状体整体及锯齿缘附近出现点状、絮状、不规则团状物质附着。由于设备技术限制，UBM无法探查位置更后的葡萄膜组织炎症表现。

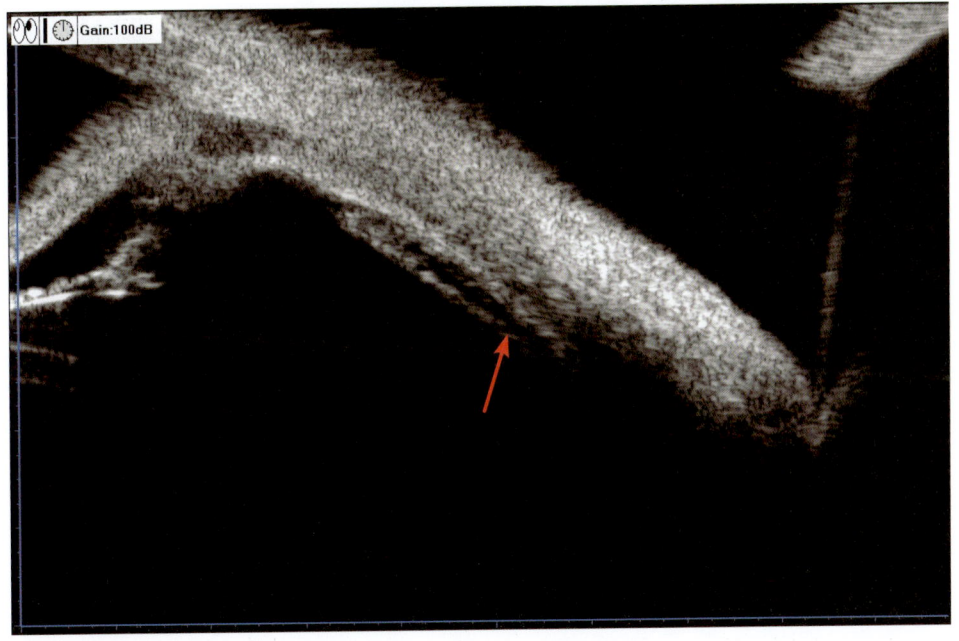

图2-8-20

脉络膜渗漏

箭头所示渗漏物质呈扁平状并沿眼球壁平行排列，集中在锯齿缘附近。锯齿缘是脉络膜渗漏的好发区域，渗漏物通常以这种特定形态分布在该区域。

睫状体伪渗出

睫状体伪渗出指的是睫状体表面出现似乎有渗出物附着的现象,但实际上这并非真正的渗出物。由于睫状突的形态不规则,该现象导致在使用UBM检测时,较小的声束无法完全覆盖睫状突,尤其是当睫状突细小弯曲和非向心性分布时。这种不完整的显示造成了类似渗出物的视觉效果。

图2-8-21

睫状突伪渗出物附着

图B、图C和图D分别是图A中扫描1处、扫描2处和扫描3处的表现。睫状突通常呈梳齿状向中心凸起,但实际观察发现,某些睫状突呈现弯曲并斜向分布。对向心方向的睫状突放射状扫描时,睫状突较为完整(1)。对弯曲的非向心方向的睫状突放射状扫描时,睫状突较小且不完整(2),或睫状突中间分离(3),似渗出物附着的形态。这种伪渗出的现象与真实渗出物附着可以通过调整扫描角度和观察睫状体是否水肿来鉴别。

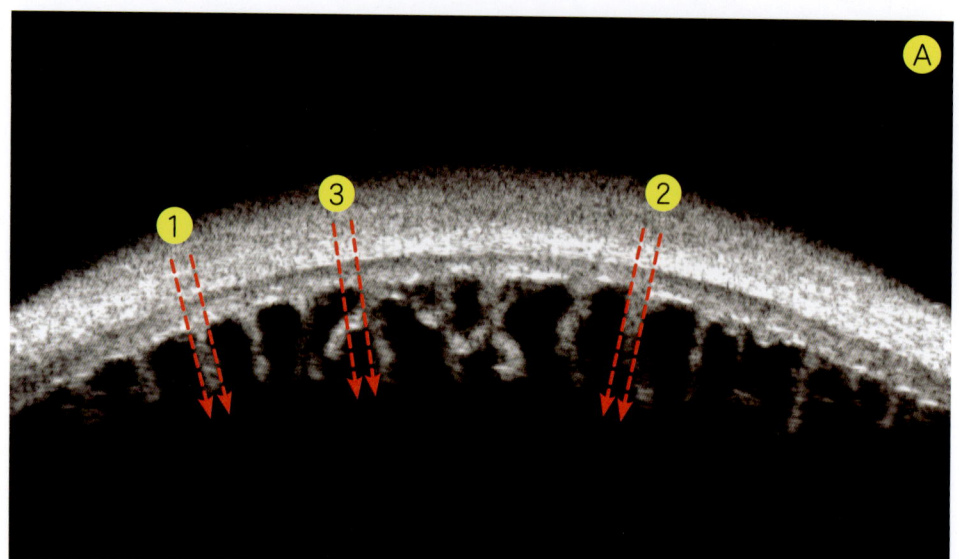

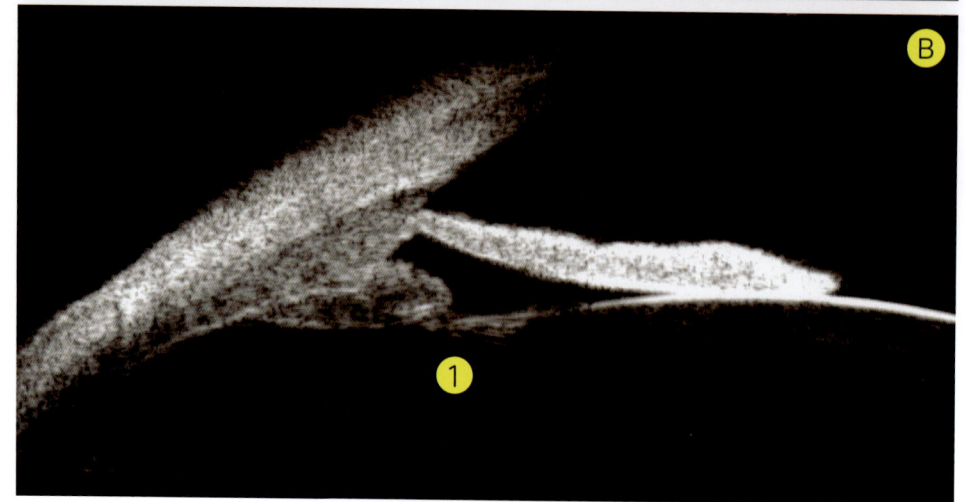

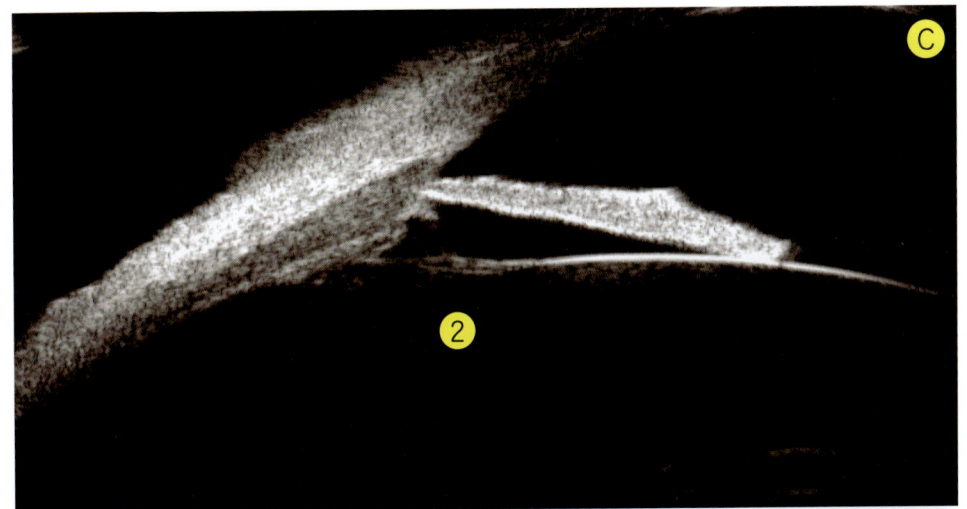

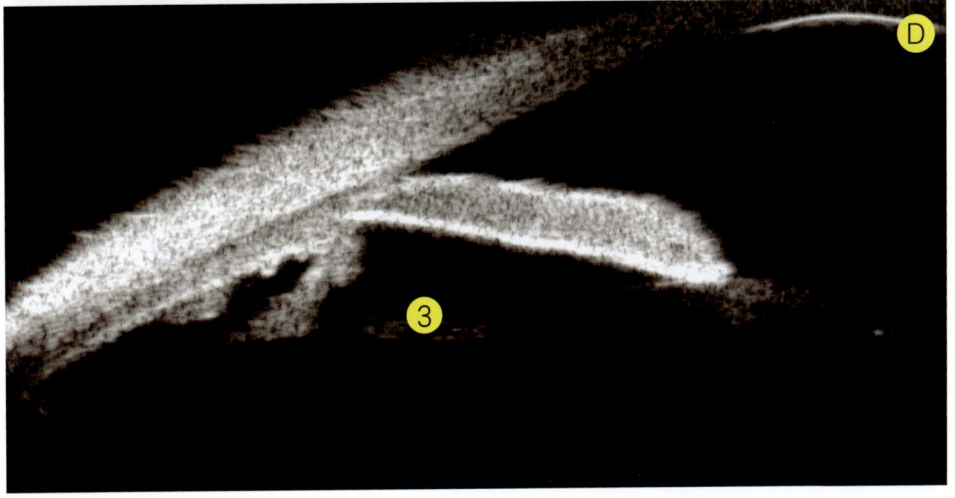

睫状体回声增强

睫状体回声增强是指睫状体较正常状态的回声信号异常增强。常见于睫状体色素沉着和睫状肌纤维化。色素会增加超声波的反射，从而导致组织回声增强。而睫状肌纤维化会使组织密度增加从而回声增强，例如炎症或睫状体手术的瘢痕纤维化，但其形态、范围和病史与色素沉着有所不同。

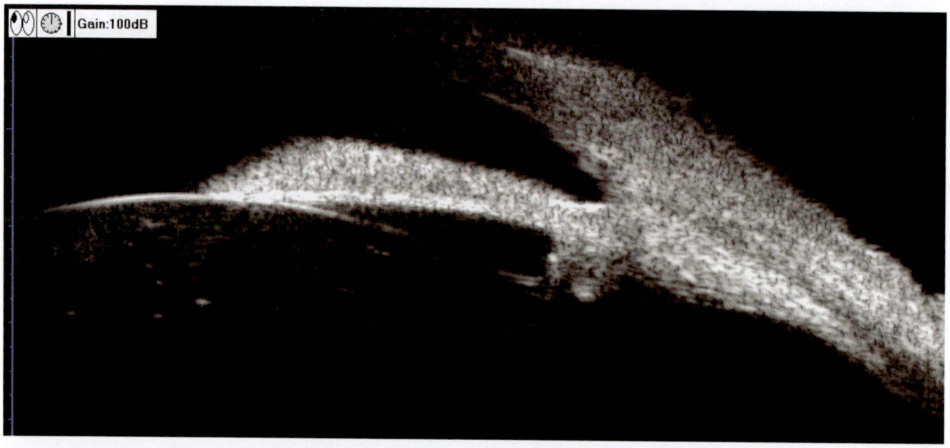

图2-8-22
色素血管性斑痣性错构瘤

睫状体常呈现为局部区域的回声增强，与正常睫状体组织有显著的差异。但睫状体未显示体积增大或形态异常。

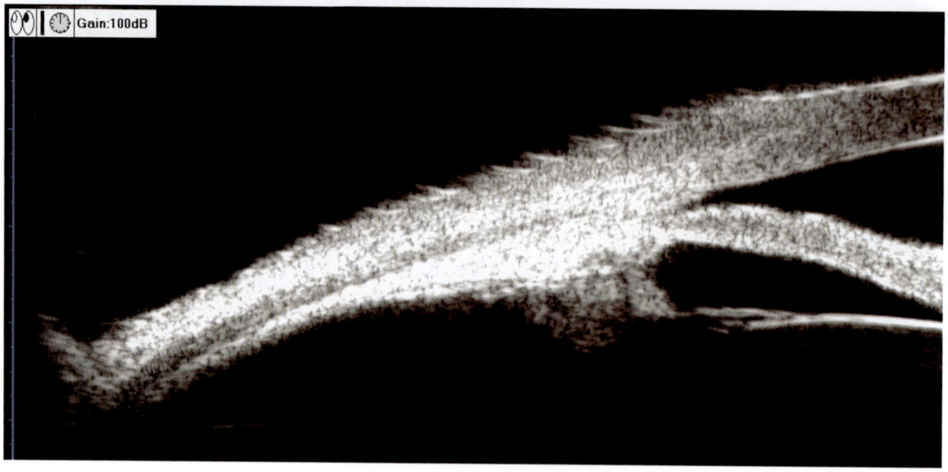

图2-8-23
眼真皮黑素细胞增多症

睫状体常呈现为广泛的回声增强，但睫状体未显示体积增大或形态异常。

值得注意的是，色素血管性斑痣性错构瘤和眼真皮黑素细胞增多症在UBM上的表现有时非常相似，均可表现为局限或广泛的色素沉着，病灶常位于睫状肌，少有影响睫状突，通常伴随着结膜和/或虹膜回声增强。

睫状体及前段脉络膜脱离

睫状体及前段脉络膜脱离指的是它们与巩膜之间的分离并形成空隙。在UBM图像上,这种脱离表现为睫状体及前段脉络膜向内侧的隆起,与巩膜之间存在一条无回声的间隙,即睫状体脉络膜上腔。

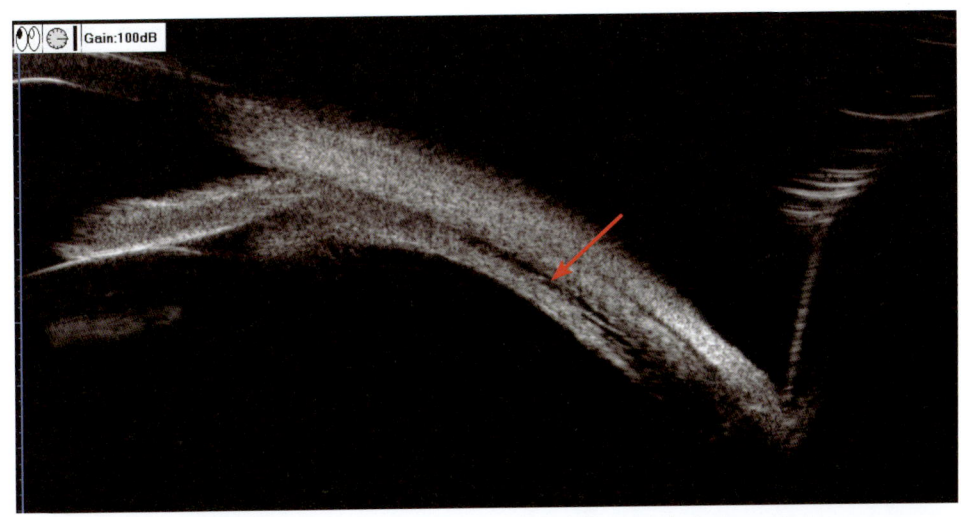

图2-8-24

睫状体及前段脉络膜浅脱离

箭头所示睫状体脉络膜上腔相对较小,仅呈现出一种裂隙状的形态,这表明脱离的程度较轻。

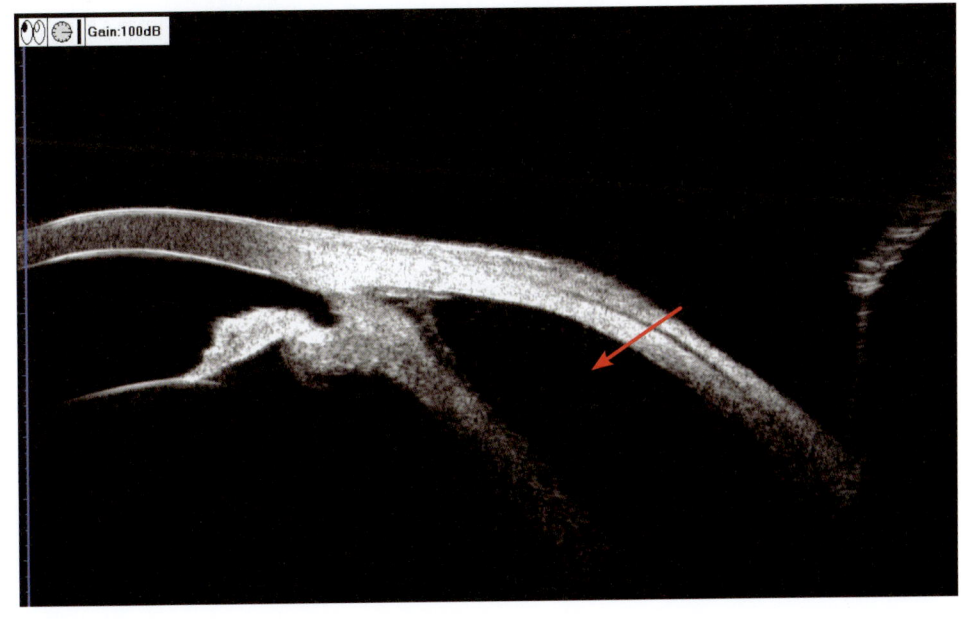

图2-8-25

睫状体及前段脉络膜脱离

箭头所示睫状体及前段脉络膜与巩膜之间的分离角度较大,使睫状体脉络膜上腔的间隙更加明显,呈现出半月状的形态。

图2-8-26

睫状体及前段脉络膜脱离

睫状体脉络膜上腔内可以观察到条状的组织交错，形成疏松的网格状结构。这可能是由睫状体及前段脉络膜脱离过程中肌纤维的撕裂和牵拉造成的。

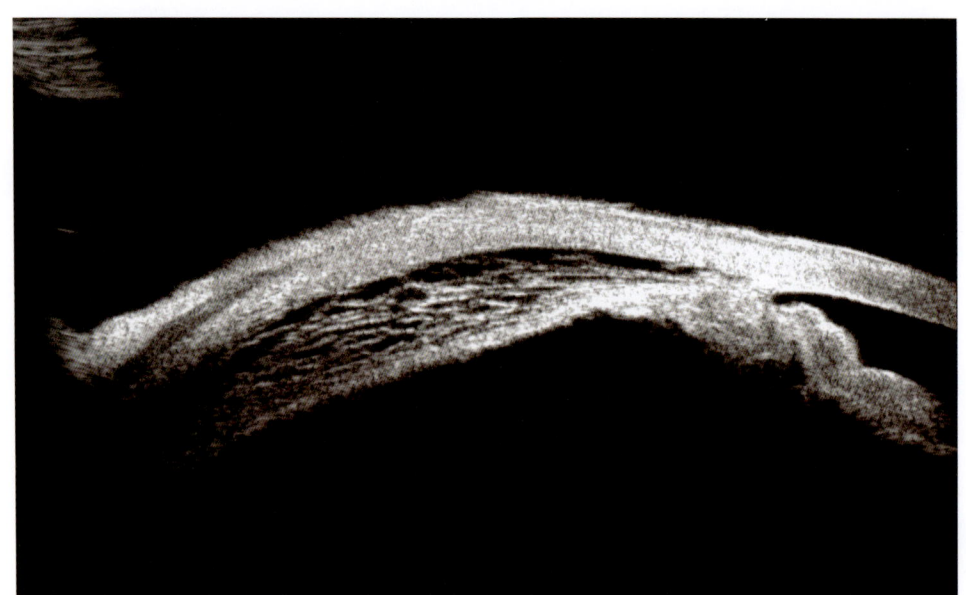

图2-8-27

睫状体及前段脉络膜脱离伴随周边视网膜脱离

睫状体及前段脉络膜与巩膜之间发生了分离，同时伴随着周边视网膜脱离（箭头所示）。

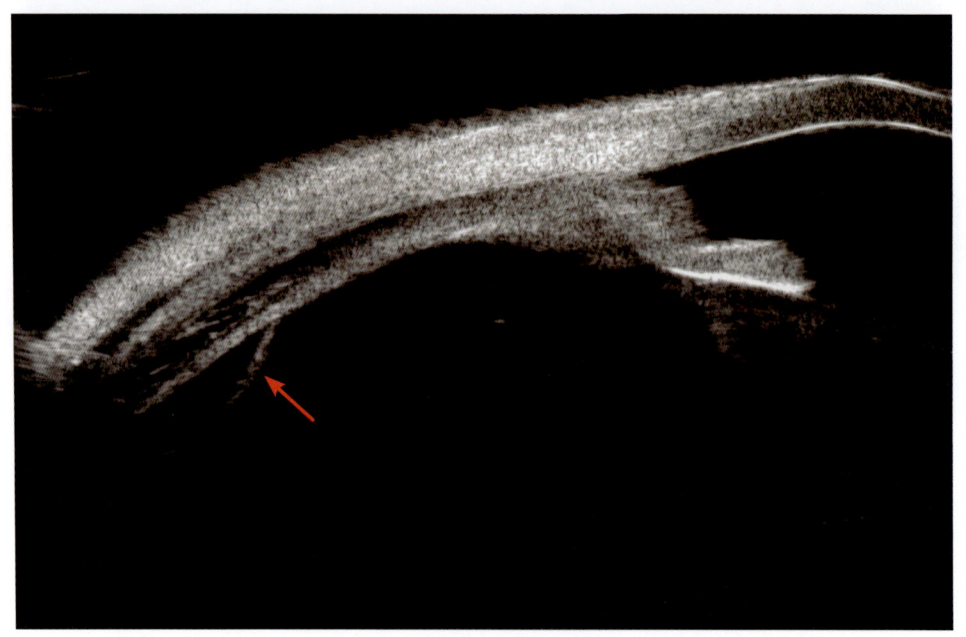

睫状体分离

睫状体分离是指睫状体与巩膜之间发生了完全的分离，包括巩膜突处的分离。在UBM图像中表现为睫状体与巩膜之间形成可视间隙，可伴随睫状体位置的偏移。

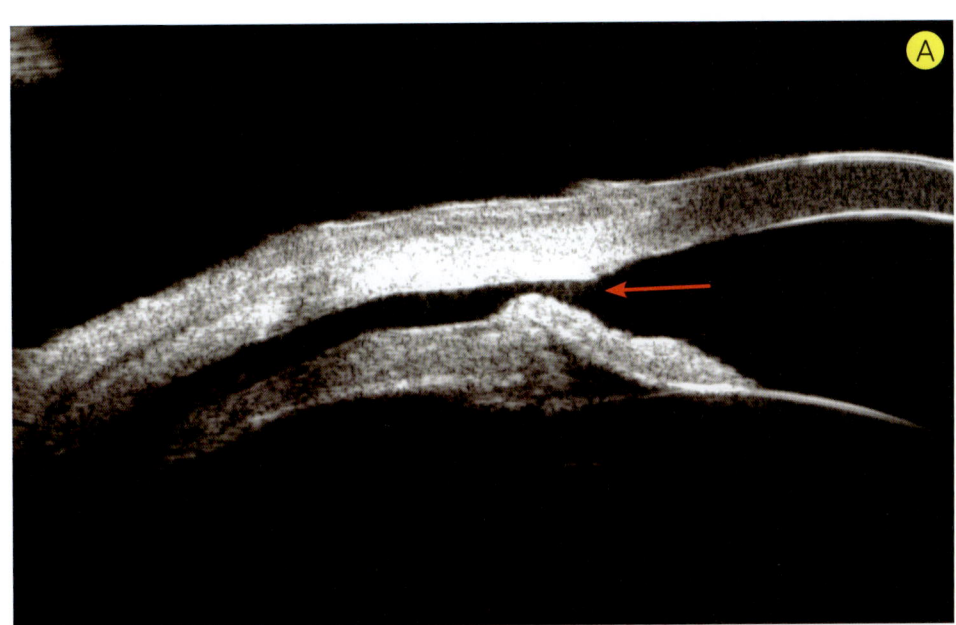

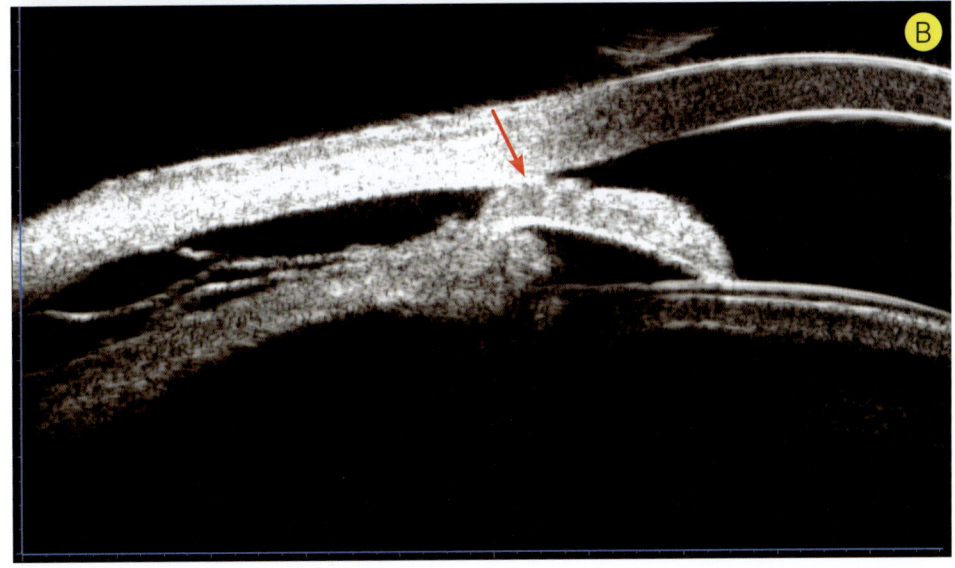

图2-8-28

睫状体分离

A. 睫状体纵形纤维的前端与巩膜之间发生了分离，从而形成了睫状体脉络膜上腔与前房之间的直接通道（箭头所示）。
B. 尽管存在睫状体分离的情况，但由于虹膜根部与巩膜出现了贴合而封闭了贯通口（箭头所示），因此睫状体脉络膜上腔并未与前房发生贯通。

睫状体脉络膜上腔积血

睫状体脉络膜上腔是一个在健康眼中不可见的潜在空隙。当发生睫状体和前段脉络膜脱离时，此腔隙就会暴露出来。睫状体脉络膜上腔积血指的是血液在睫状体脉络膜上腔内积聚，在UBM图像中表现为睫状体脉络膜上腔区域出现密集且均匀的点状物质，呈细沙状。

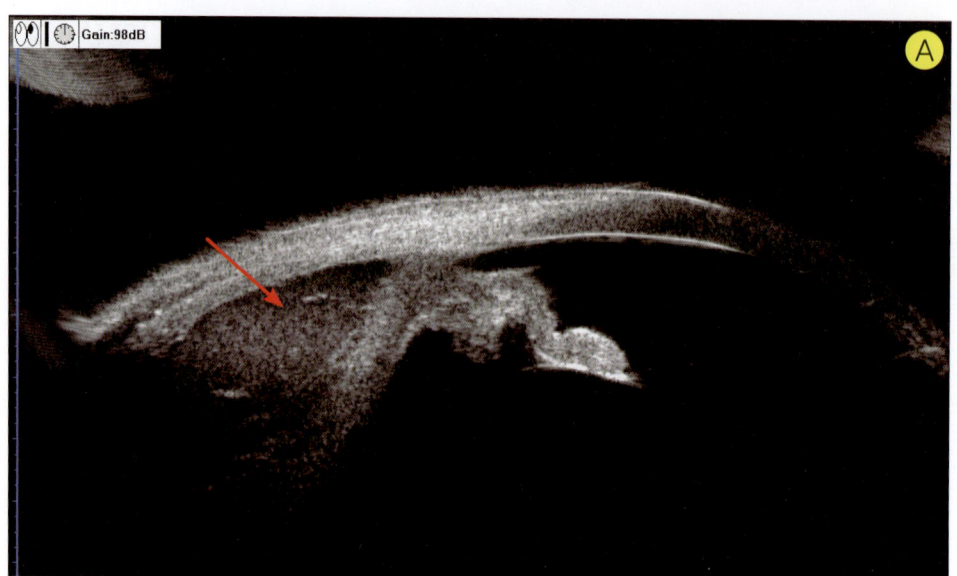

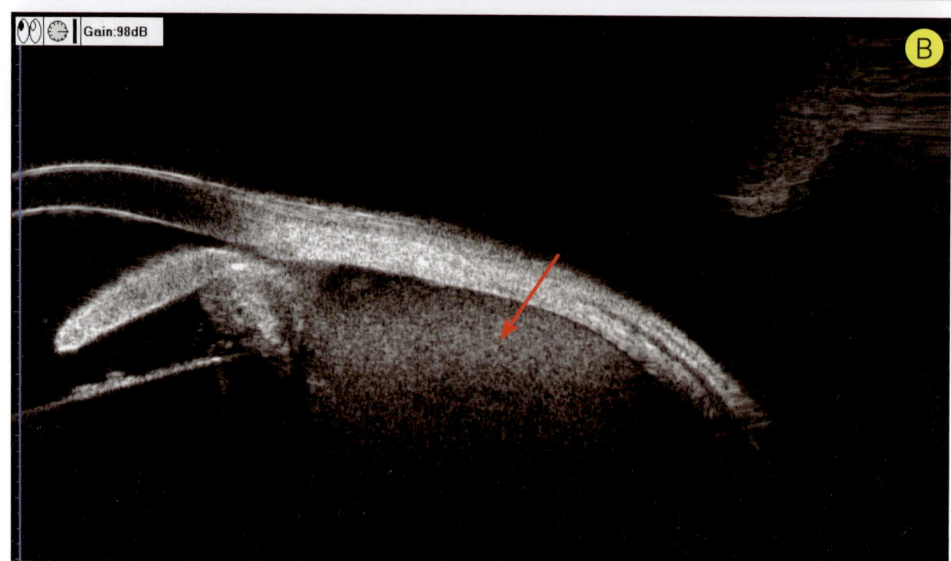

图2-8-29

睫状体脉络膜上腔积血

箭头所示为积聚在睫状体脉络膜上腔内的血液。

睫状体脉络膜上腔填充物渗漏

睫状体脉络膜上腔填充物渗漏是指眼内填充物渗漏进入睫状体脉络膜上腔。在UBM图像表现为睫状体脉络膜上腔区域内出现填充物的回声。

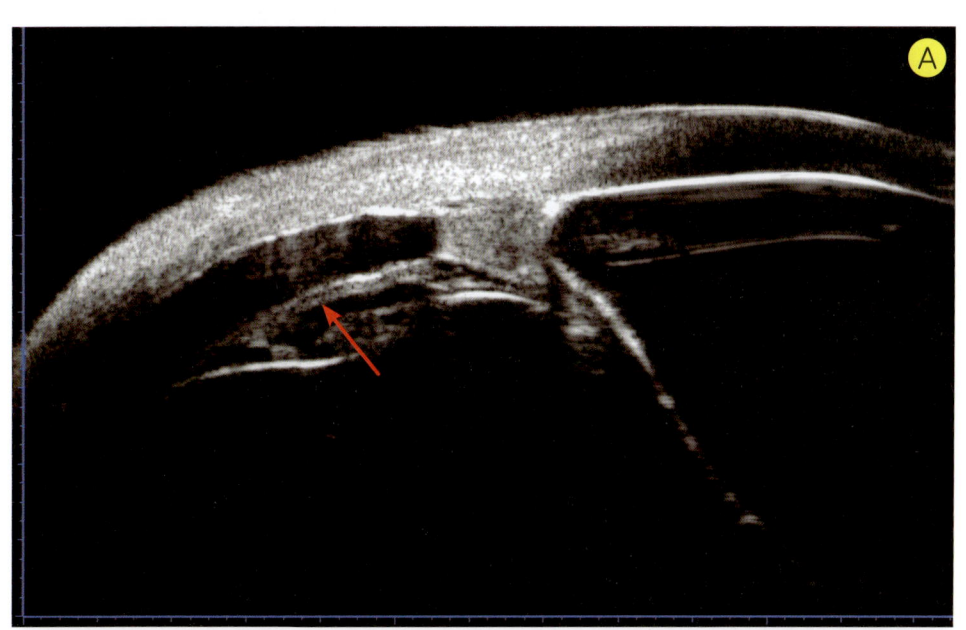

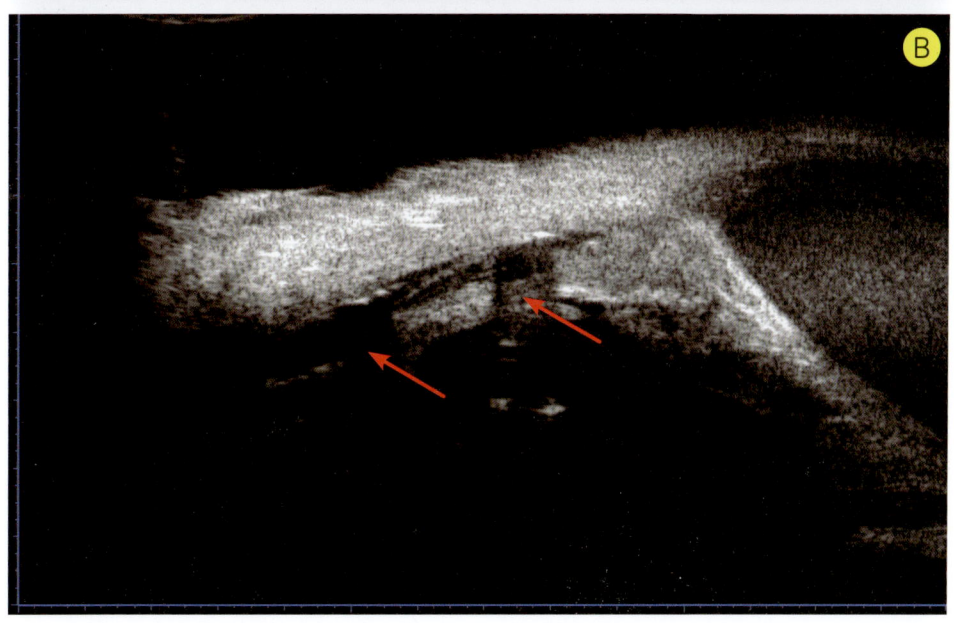

图2-8-30

睫状体脉络膜上腔内硅油渗漏

A. 睫状体脉络膜上腔边界回声异常增强,且其内侧的组织回声出现畸形(箭头所示)。B. 睫状体脉络膜上腔内侧出现不同程度的后方阴影(箭头所示)。

睫状体囊性占位病变

睫状体囊性占位病变指的是睫状体区域内出现的囊性结构，主要是睫状体囊肿，偶有睫状体囊实性肿物和其他性质的混合包块。睫状体囊肿在UBM图像中通常呈现为类圆形的无回声暗区，边界清晰。睫状体囊肿根据其组织起源的不同分为睫状体上皮囊肿和睫状体间质囊肿，根据其分布位置分为前睫状体囊肿和后睫状体囊肿。

图2-8-31

睫状体上皮囊肿

睫状体上皮囊肿通常位于睫状体的外缘区域，多呈现为薄壁结构。

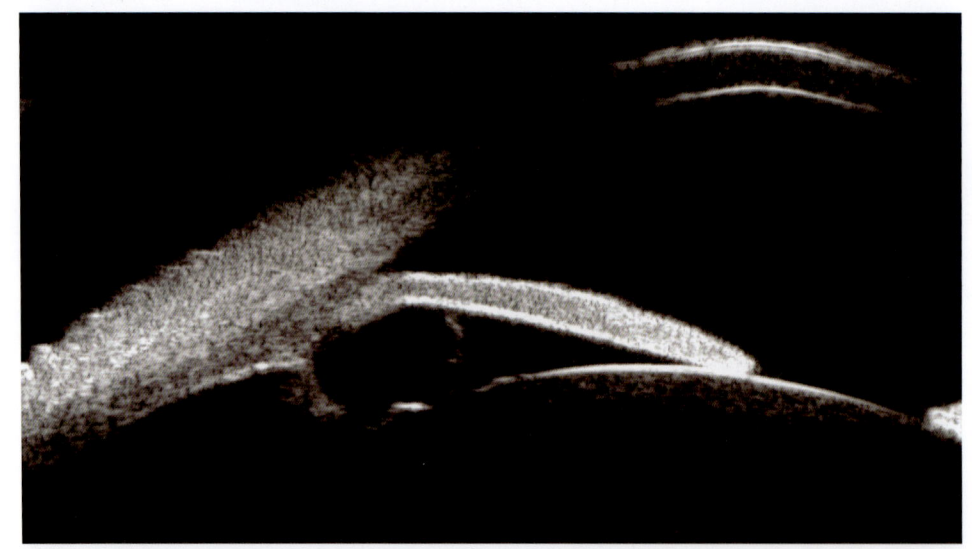

图2-8-32

睫状体间质囊肿

睫状体间质囊肿通常位于睫状体中间区域，多呈现为厚壁结构。

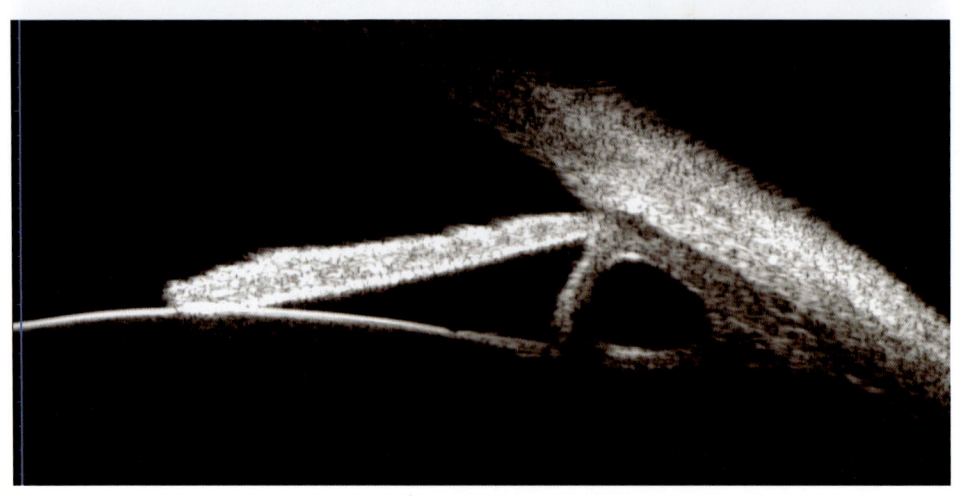

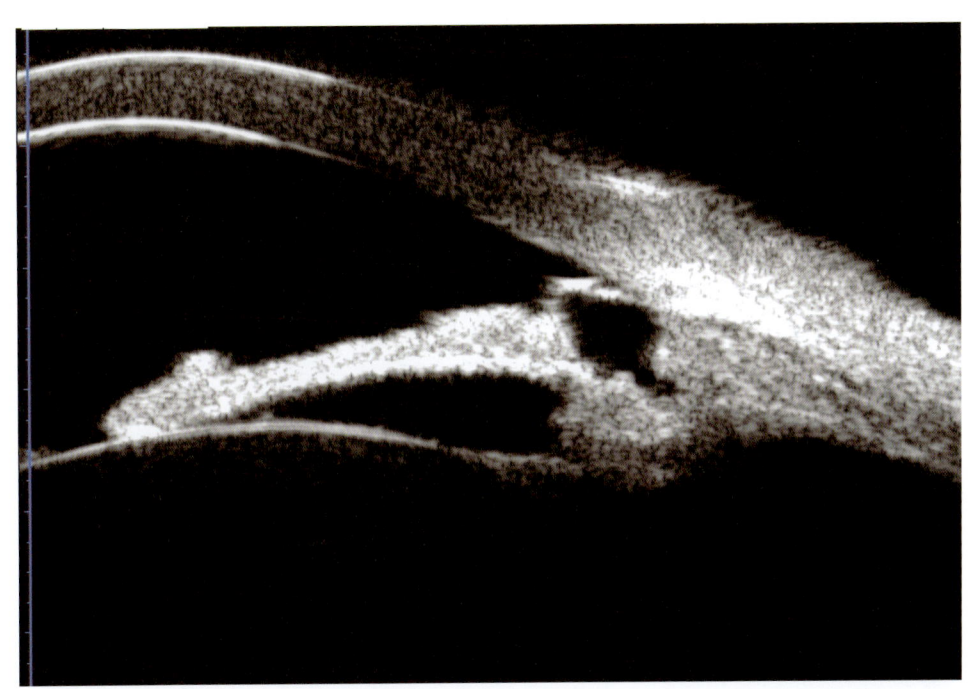

图2-8-33

前睫状体囊肿

前睫状体囊肿可以发生在睫状体的冠状部（图2-8-31）和睫状带（本图）。

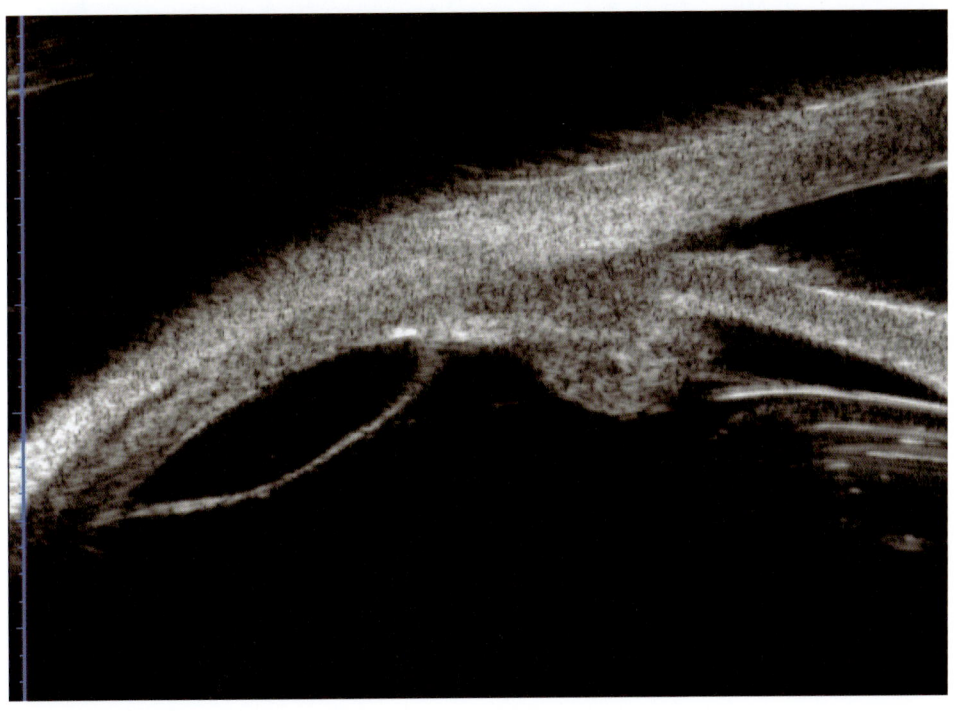

图2-8-34

后睫状体囊肿

后睫状体囊肿是指发生在睫状体平坦部的囊肿。

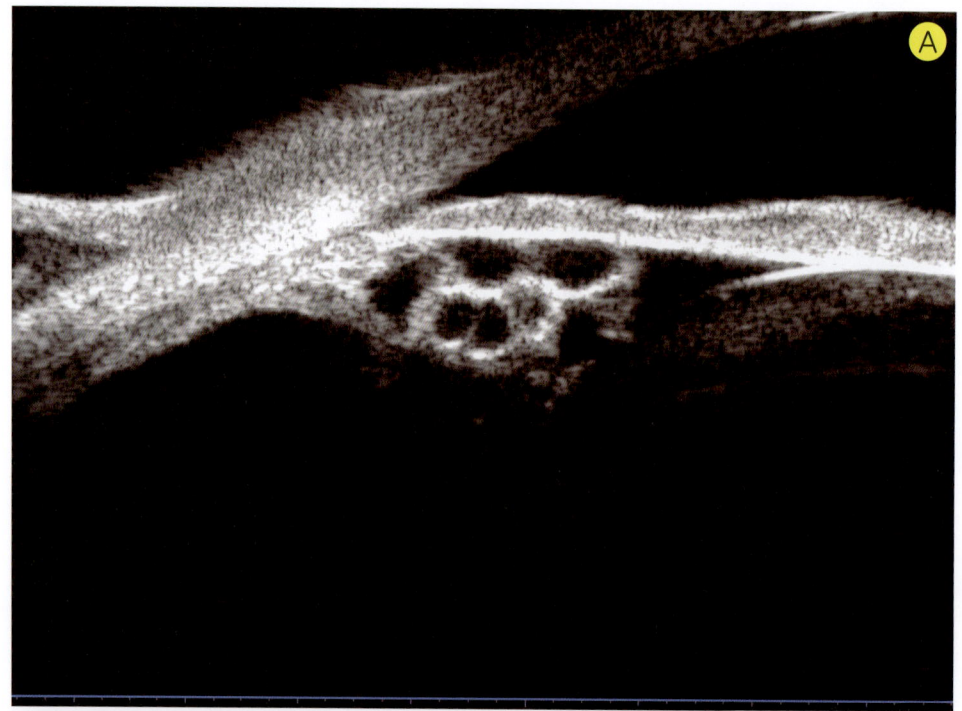

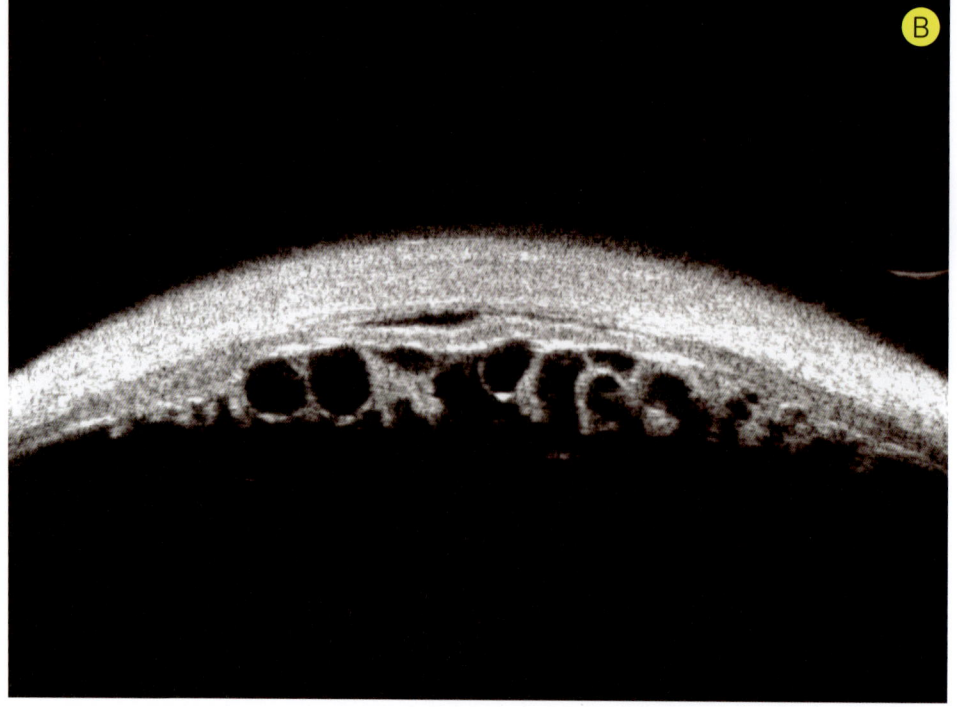

图2-8-35

多发性睫状体囊肿

A. 睫状体放射状扫描。B. 睫状体切向扫描。多发性睫状体囊肿是指单眼同时存在3个或3个以上的睫状体囊肿,可表现为局部区域内多个相邻的囊肿,也可以表现为全周多个散在的囊肿。

睫状体及前段脉络膜实性占位病变

睫状体及前段脉络膜实性占位病变是指睫状体和前段脉络膜内形成的实性包块，可能包括良性或恶性肿瘤、炎症性肉芽肿等病变。在UBM图像上，这些病变表现为组织的异常增厚和隆起，具有一定的体积和形态。可通过UBM评估其大小、形状、边界清晰度及与周边结构的关系。

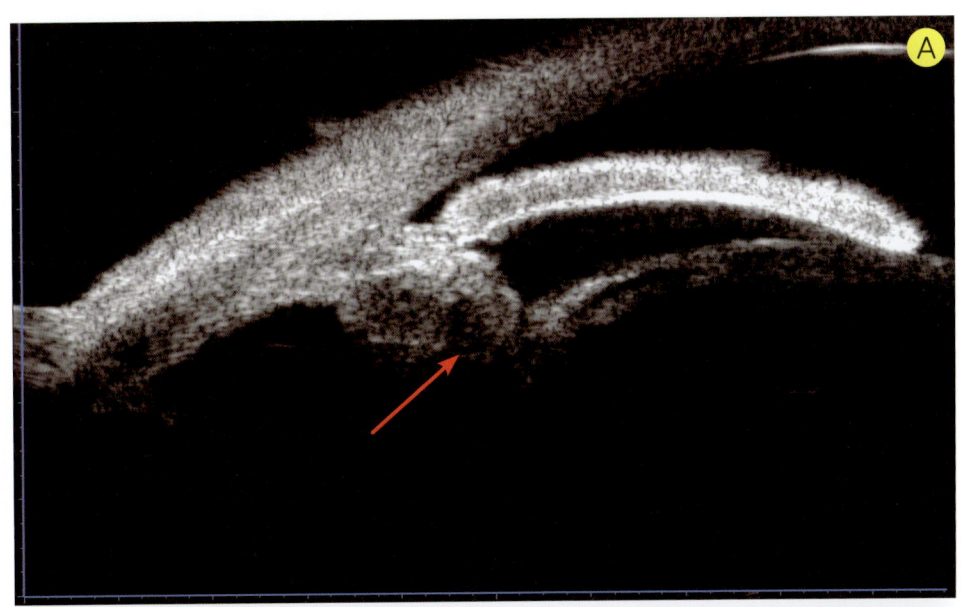

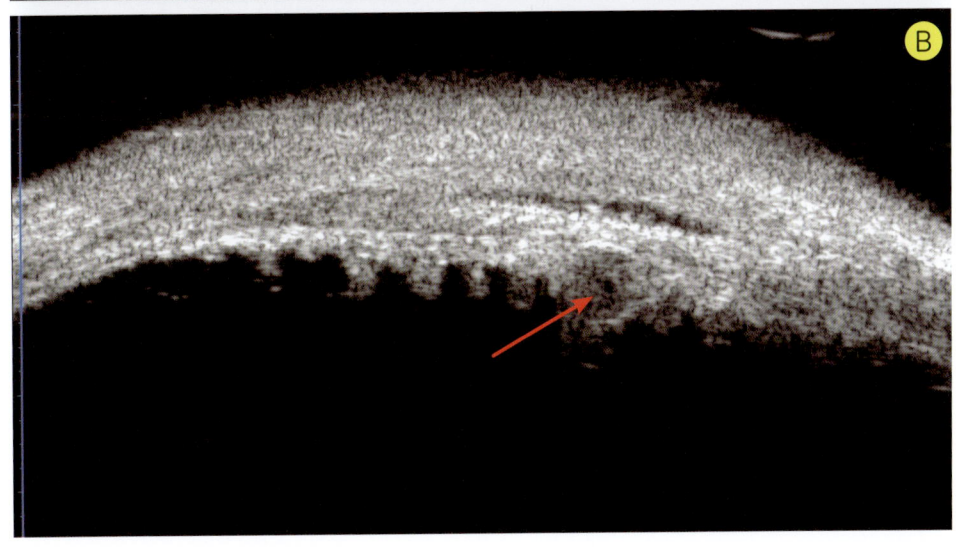

图2-8-36

结节状睫状体肿物

A. 睫状体放射状扫描。B. 睫状体切向扫描。箭头所示睫状突在局部区域有轻微的结节状增厚和隆起，表现为中低回声，边界清晰，形态规则。

图2-8-37

睫状体黑色素瘤

睫状体局部显著增厚和凸起，病灶呈现为中低回声，并伴随着晶状体受压而向对侧偏移。睫状体黑色素瘤并没有像预期的那样因为色素增多而反射率增强，这可能与肿物的密度以及血供丰富有关。

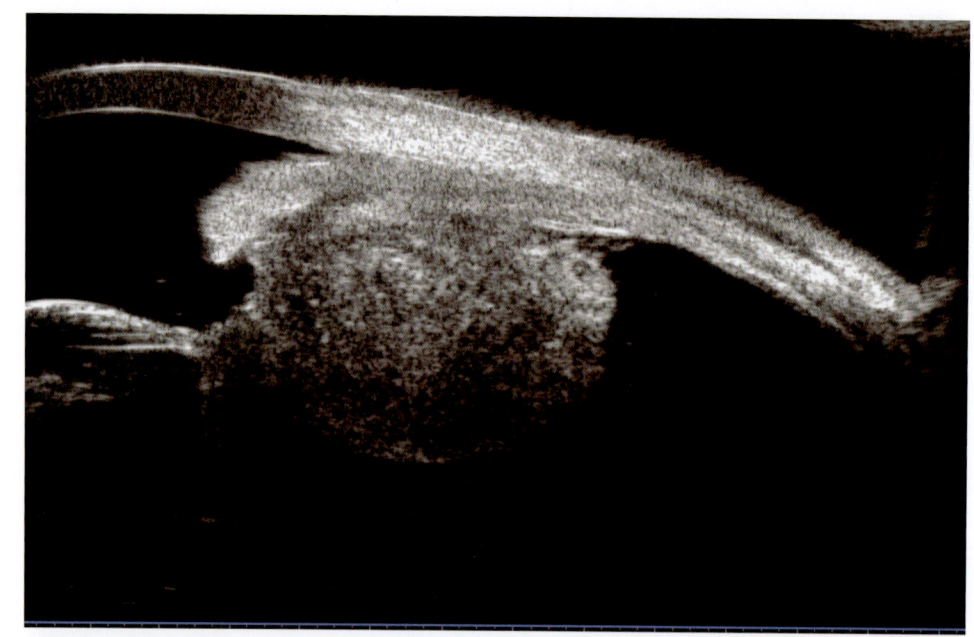

图2-8-38

睫状体无色素上皮腺瘤

此类睫状体肿物与睫状体黑色素瘤的影像表现高度相似。尽管睫状体黑色素瘤可能会侵犯周围组织，而睫状体无色素上皮腺瘤好发于冠状部，但两者仍然难以通过UBM鉴别。

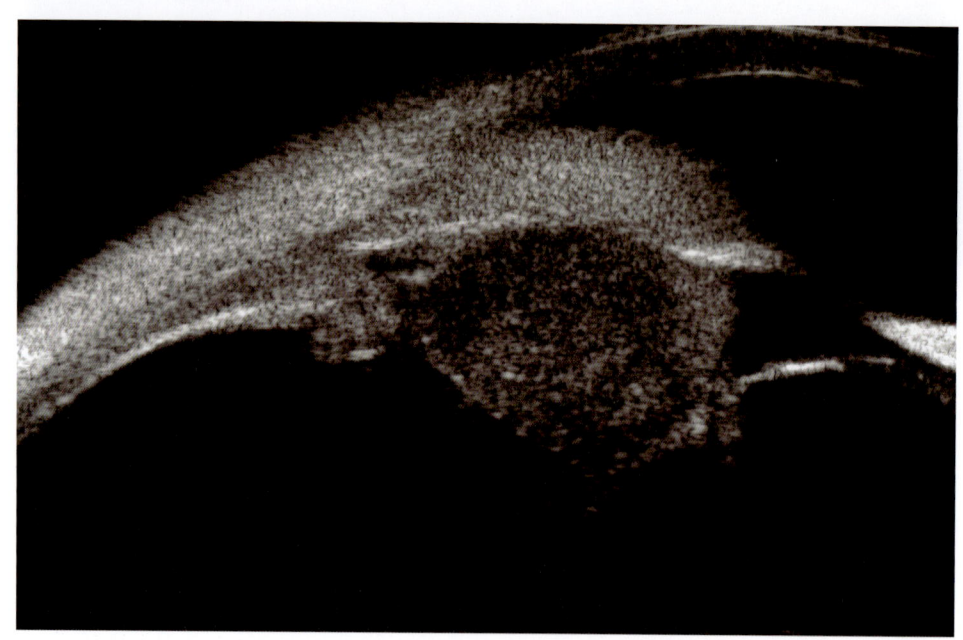

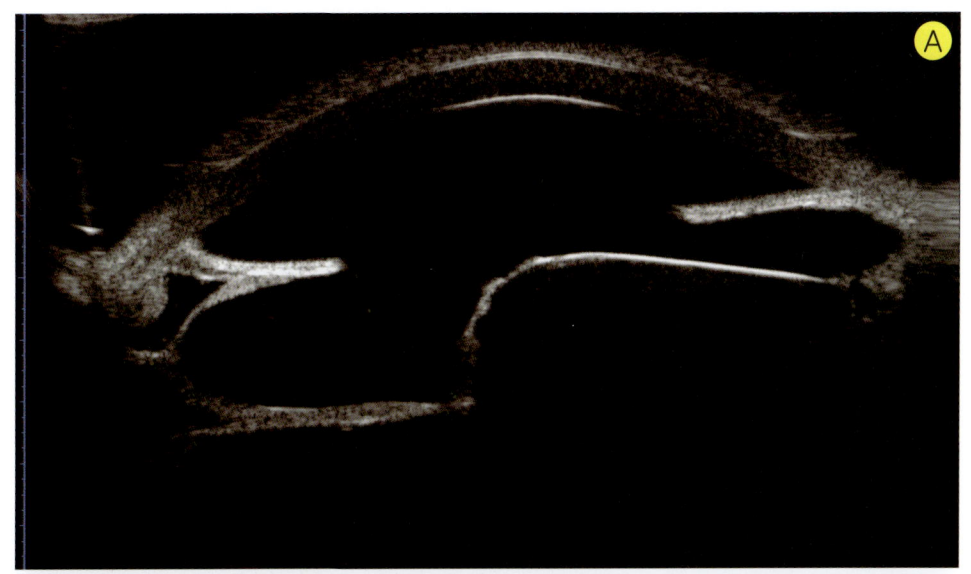

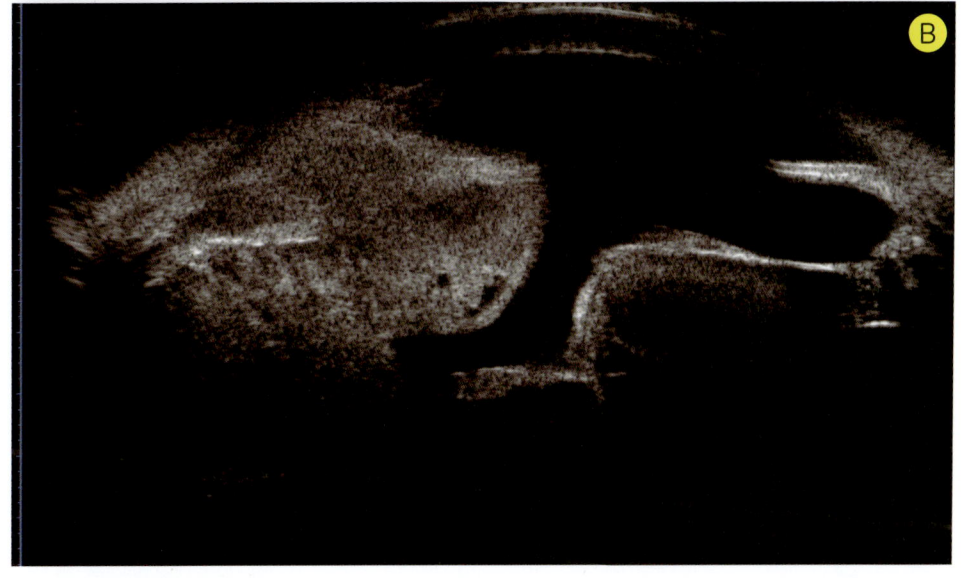

图2-8-39

睫状体髓上皮瘤

A. 患儿首次就诊时的影像学表现。可观察到虹膜萎缩变薄，晶状体-睫状体间距增宽，且在该区域有条索状物质附着。此时，UBM的影像主要表现出葡萄膜炎的特征。B. 该患儿3个月后复查时的UBM影像表现。可观察到虹膜及睫状体区域出现了实性肿块，其中虹膜结构紊乱不清。虽然未能探测到完整的睫状体，但肿块明显涉及睫状体的冠状部及其更后方的区域。

经验总结：睫状体恶性肿瘤伪装成葡萄膜炎是伪装综合征中的一种常见现象。特别是睫状体髓上皮瘤好发于幼儿，幼儿在镇静下检查所获取的影像资料有限，从而增加将睫状体恶性肿瘤误诊为葡萄膜炎的风险。

在UBM图像中，前段脉络膜和睫状体之间并没有明显的分界标志，仅通过UBM难以严格界定两种组织交汇处肿物的来源。一般来说，当观察到睫状体相对完整且实性病灶呈现从睫状体之后向前生长的形态时，更多考虑占位来源于后方的前段脉络膜。

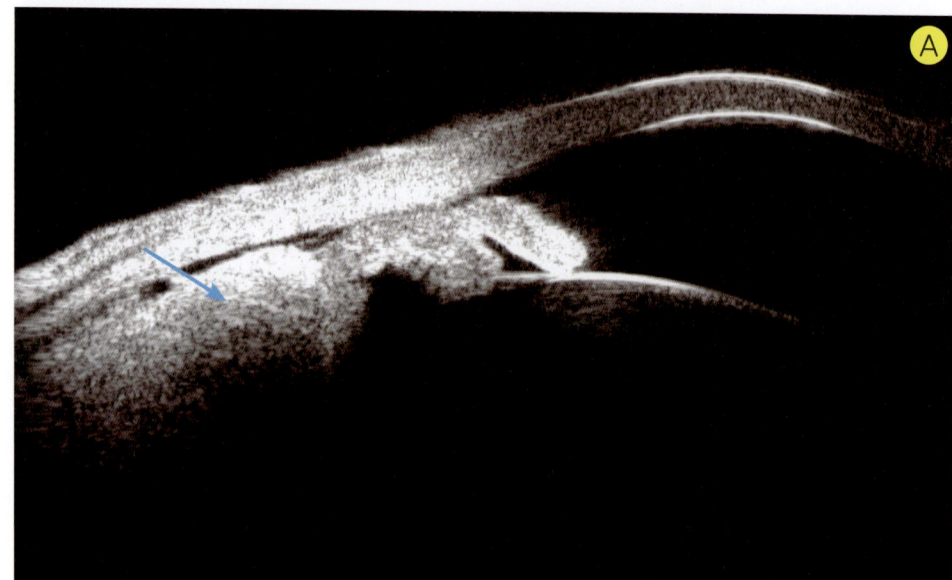

图2-8-40

前段脉络膜肿物

前段脉络膜区域出现实性肿块并隆起（蓝色箭头所示），与通常呈现为中低回声的睫状体肿物不同，前段脉络膜肿物通常呈现出中高回声的特征。病灶与巩膜边界保持着清晰的界线，同时，睫状体因肿物隆起而出现脱离，但其完整性没有受到破坏（红色箭头所示）。

睫状体手术后影像改变

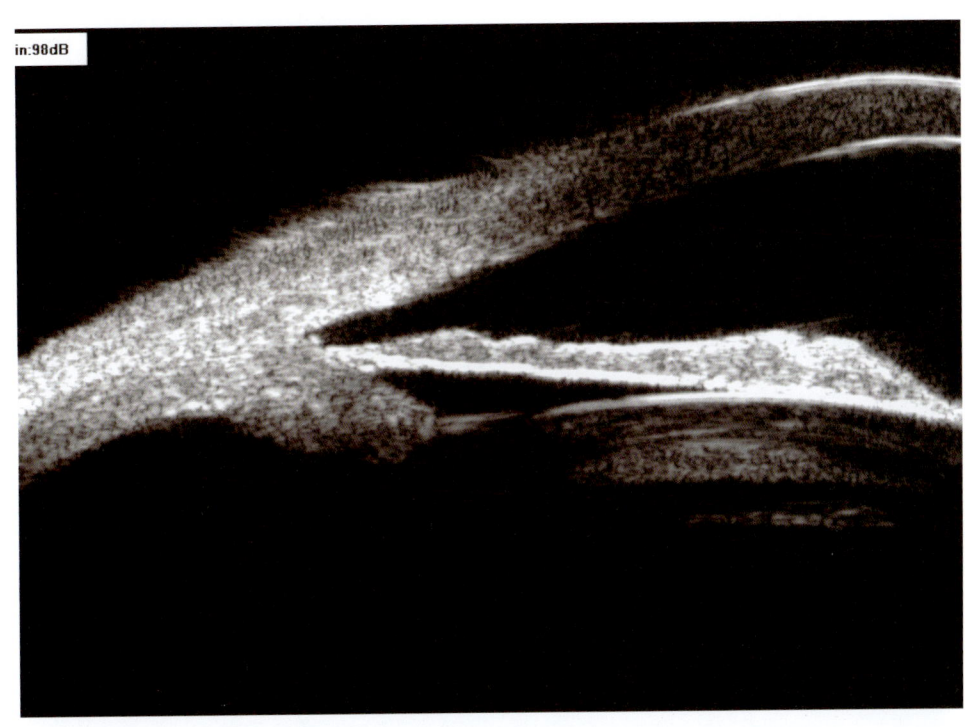

图2-8-41

睫状体复位术后睫状体对合良好

图示睫状体与巩膜之间良好的贴合状态，睫状体已大致恢复至其原始解剖位置。

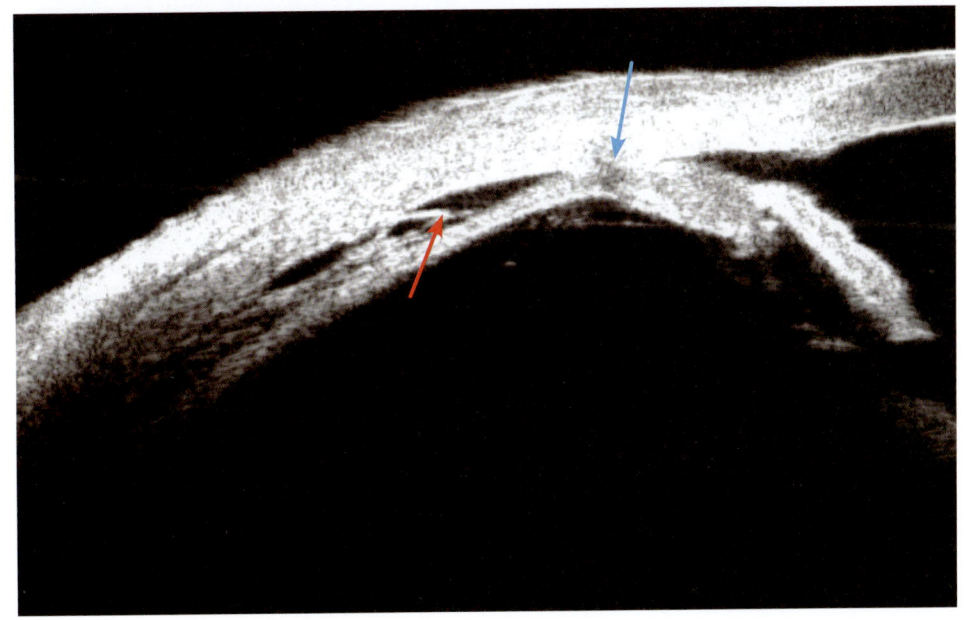

图2-8-42

睫状体复位术后未成功复位

蓝色箭头所示睫状体区域经过外科缝合后与巩膜紧密贴合，而红色箭头所示其他睫状体区域仍然呈现睫状体脱离的状态。

实用眼科超声生物显微镜图谱

图2-8-43

睫状体复位术后睫状体错位对合

眼外伤导致大范围的睫状体分离和睫状体位置后移,进行睫状体复位后,睫状体与巩膜之间完全贴合,但睫状体的前端已从其原来的解剖位置(1)明显后移到位置(2)。

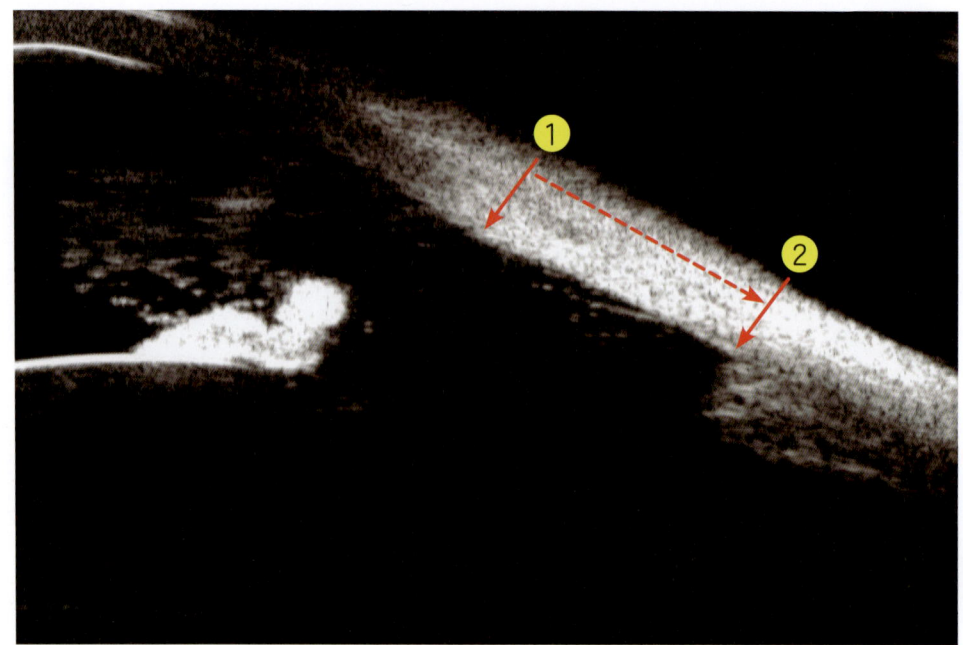

图2-8-44

睫状体肿物切除术后

箭头所示睫状体冠状部肿物经外科手术去除后,局部结构不完整,呈现为该处组织回声缺失。

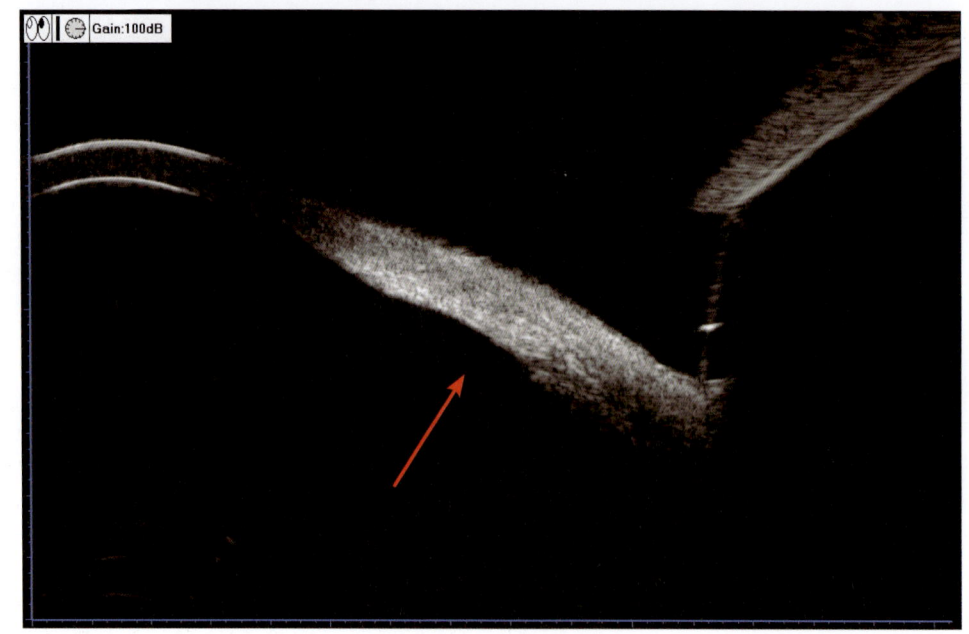

第九节　周边视网膜

UBM检测的视网膜部分主要是位于视网膜的外围部分，即周边视网膜。根据患者的睑裂大小及眼球转向角度的差异，可探查的周边视网膜范围也有所不同。UBM能够显示探查范围内的视网膜异常情况，例如周边视网膜囊样变性、周边视网膜裂孔和周边视网膜脱离等。由于探测深度的限制，在实际临床操作中，UBM通常不用于检测视网膜占位。然而，当占位病变涉及视网膜周边区域时，UBM可以观察占位的回声特征、大小、形状以及与周围结构的关系。

正常周边视网膜

在UBM图像中，正常周边视网膜表现为均匀、连续的中低回声层，位于玻璃体和脉络膜之间。周边视网膜前方相邻锯齿缘，外侧相邻前段脉络膜，内侧相邻玻璃体。在健康眼中，周边视网膜展现为长条状结构平伏于球壁，难以展现清晰的边界。

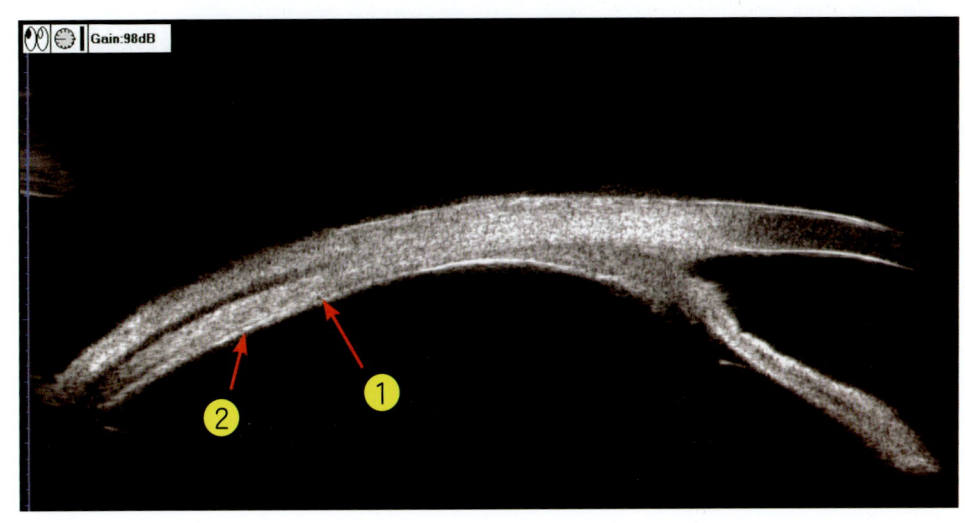

图2-9-1

正常周边视网膜

锯齿缘是周边视网膜与睫状体色素上皮的边缘，可以观察到睫状色素上皮的回声在此终止。周边视网膜位于睫状体色素上皮的后缘，呈现为中低回声，平伏于前段脉络膜内侧。1.锯齿缘。2.周边视网膜。

周边视网膜囊样变性和周边视网膜劈裂

周边视网膜囊样变性和周边视网膜劈裂是两种周边视网膜内变性病变。周边视网膜囊样变性是指视网膜局部薄弱和退化，形成囊样的无回声区域。而周边视网膜劈裂指的是视网膜神经上皮层内的分离，其中获得性周边视网膜劈裂是由于周边视网膜囊样变性区受玻璃体牵引所致。

图2-9-2
周边视网膜囊样变性

箭头所示周边视网膜区域出现了囊性的轻微隆起，其囊壁由细小的条状组织构成，呈现中等回声，并向玻璃体方向隆起。

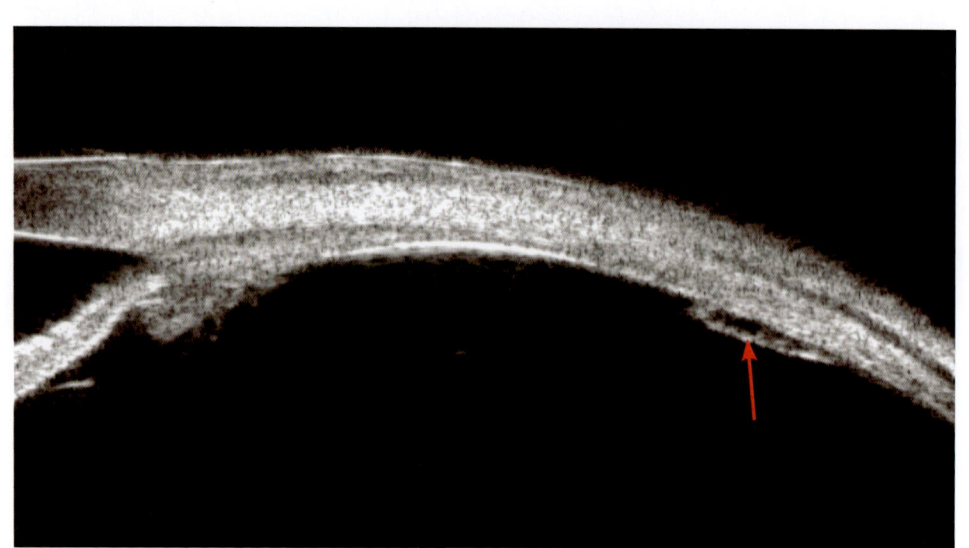

图2-9-3
周边视网膜劈裂

箭头所示周边视网膜劈裂与周边视网膜囊样变性的影像表现相似，其主要区别在于病灶内存在多条纵隔，由多个细小囊性结构融合而成。

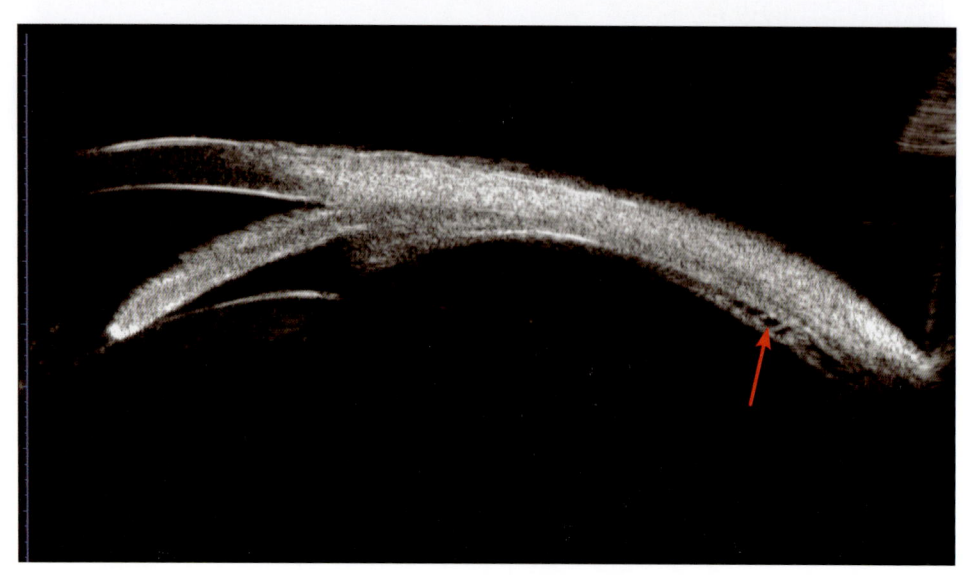

周边视网膜裂孔和睫状体上皮裂孔

周边视网膜裂孔和睫状体上皮裂孔是指发生在视网膜外围部分和睫状体上皮层的断裂或孔洞。在UBM图像中表现为对应组织回声的连续性中断，局部形成的细小缺口。

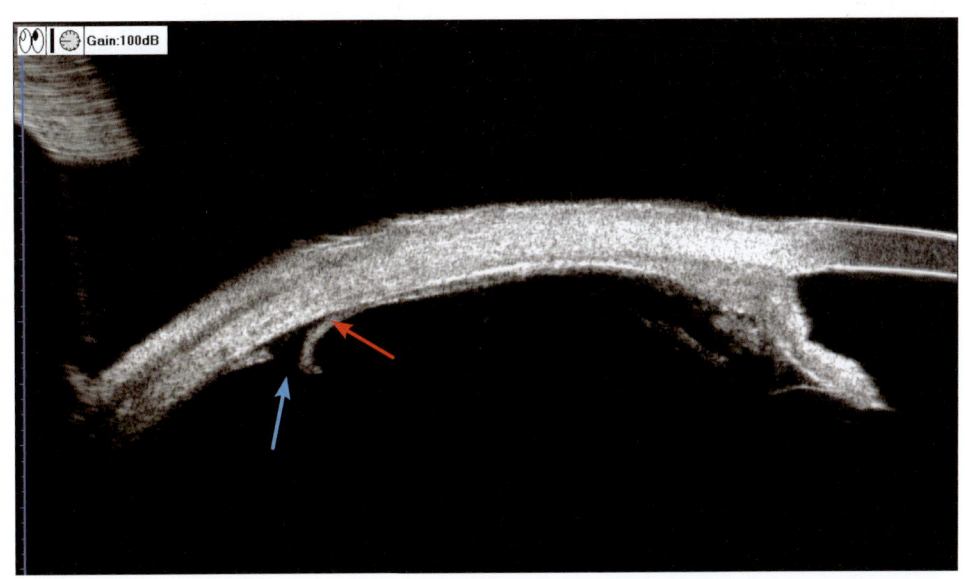

图2-9-4

周边视网膜裂孔

蓝色箭头所示为周边视网膜裂孔所形成的局部缺口，红色箭头所示为缺口的前缘有残边。

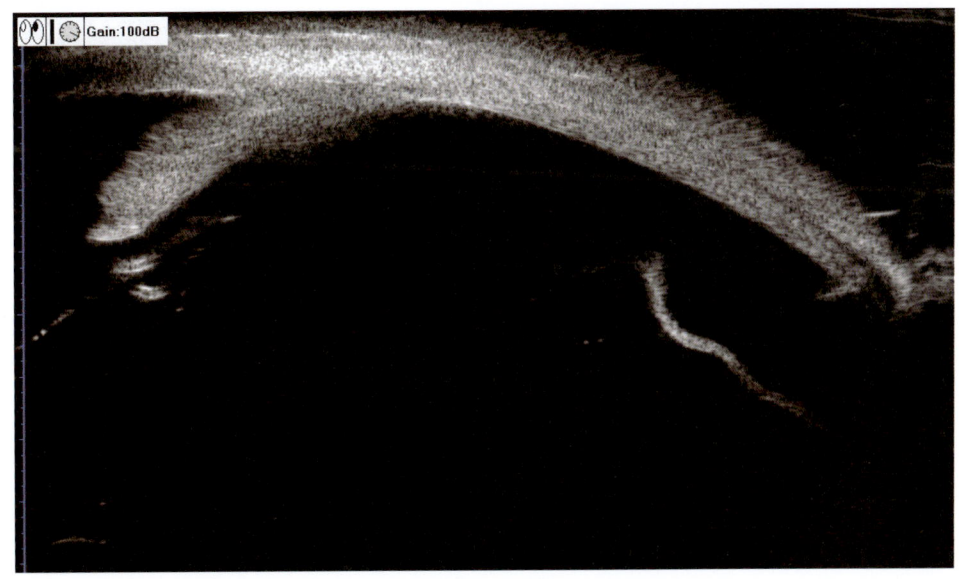

图2-9-5

锯齿缘截离

周边视网膜裂孔所形成的局部缺口位于周边视网膜的最前端（锯齿缘），缺口的前缘没有残边，且伴随着周边视网膜脱离，该表现称为锯齿缘截离。

图2-9-6

睫状体上皮裂孔伴随周边视网膜脱离

睫状体上皮裂孔所形成的缺口位于睫状体平坦部，缺口前缘有残边，缺口后方的睫状体上皮层和周边视网膜则发生了脱离。

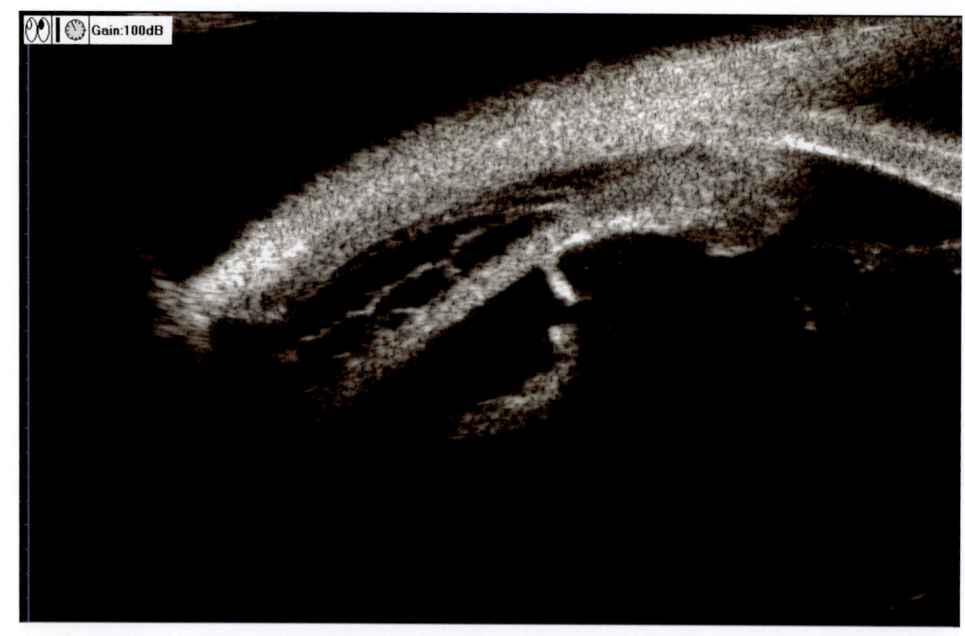

周边视网膜脱离

周边视网膜脱离指的是视网膜外围区域的神经纤维层与色素上皮层之间发生的分离。在UBM图像中，脱离的周边视网膜通常表现为与球壁分离的长条状中等回声，向内侧垂落，垂落的周边视网膜与脉络膜之间形成一个无回声腔隙，称为视网膜下腔。

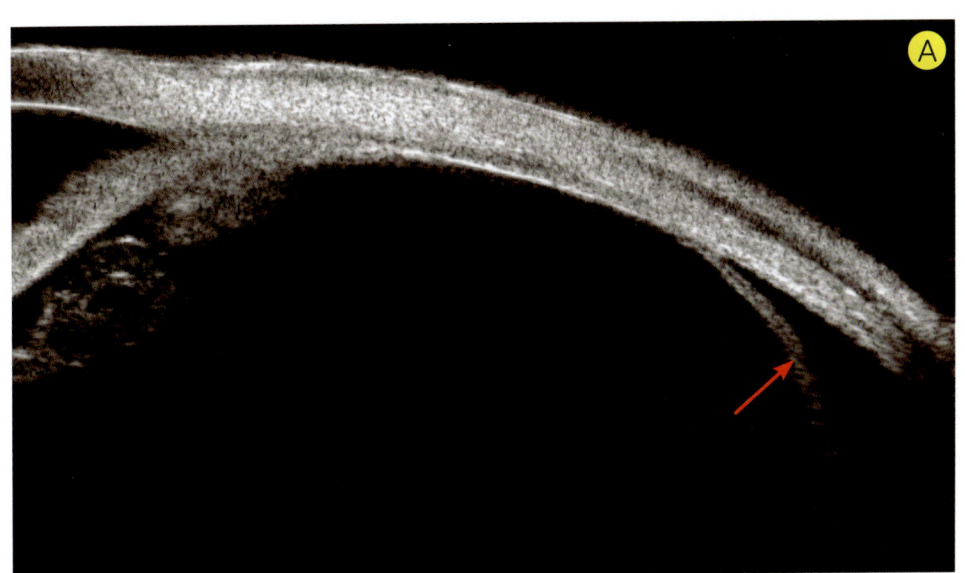

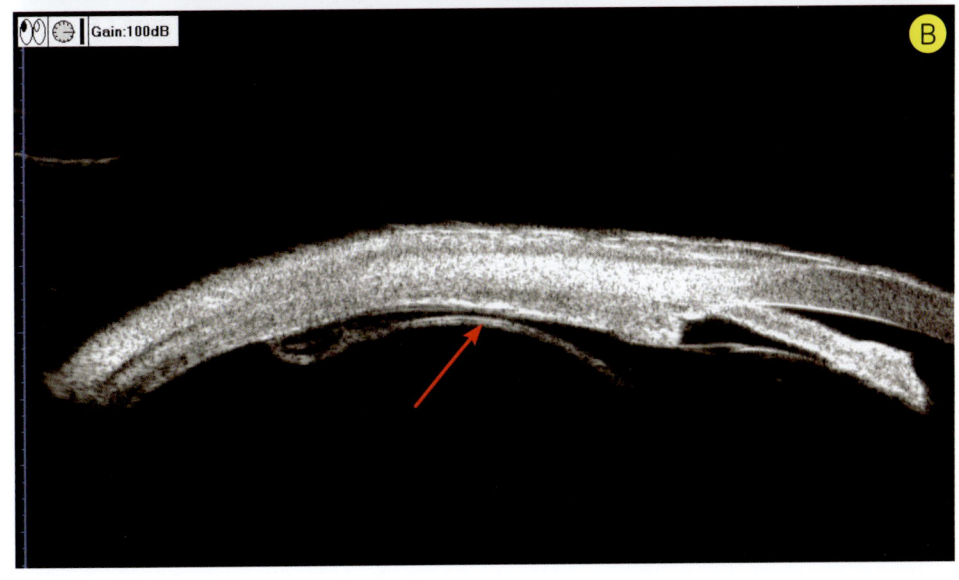

图2-9-7

周边视网膜脱离

A. 箭头所示脱落的周边视网膜以较小的角度向玻璃体垂落，呈垂柳状，视网膜下腔呈半月状。
B. 箭头所示脱落的周边视网膜以较大的角度垂落，呈向前弓形凸起的形态。

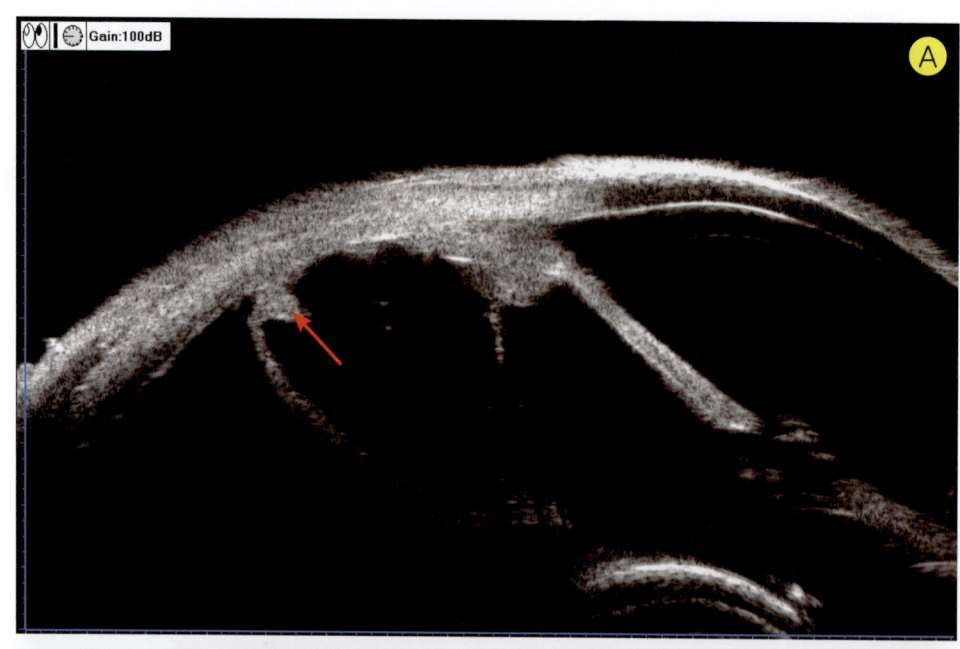

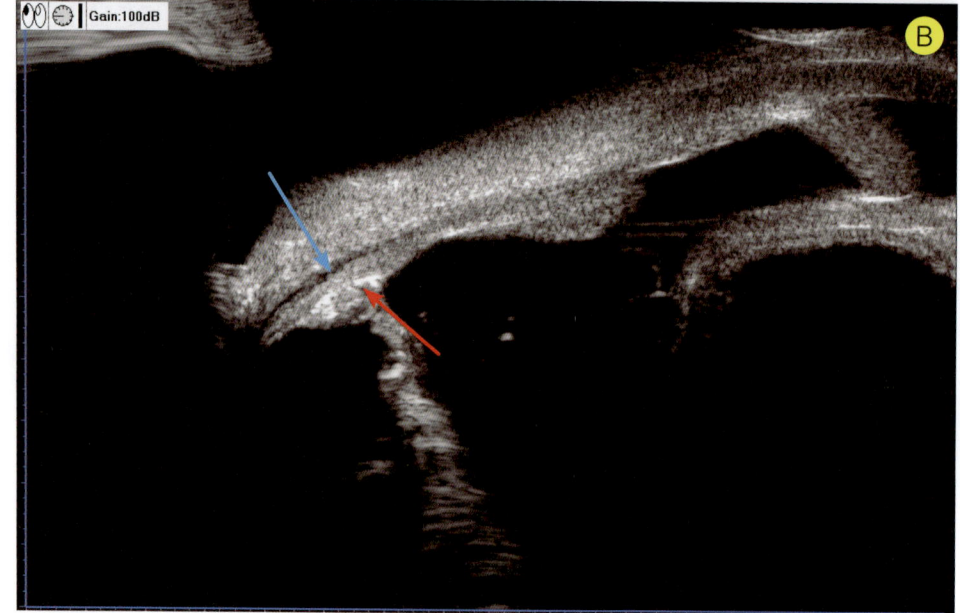

图2-9-8

牵拉性视网膜脱离

脱落的周边视网膜以较大的角度折向玻璃体，形成牵拉状的形态。可伴随着牵拉点处的视网膜蜷曲增厚（红色箭头所示）和前段脉络膜水肿脱离（蓝色箭头所示）。

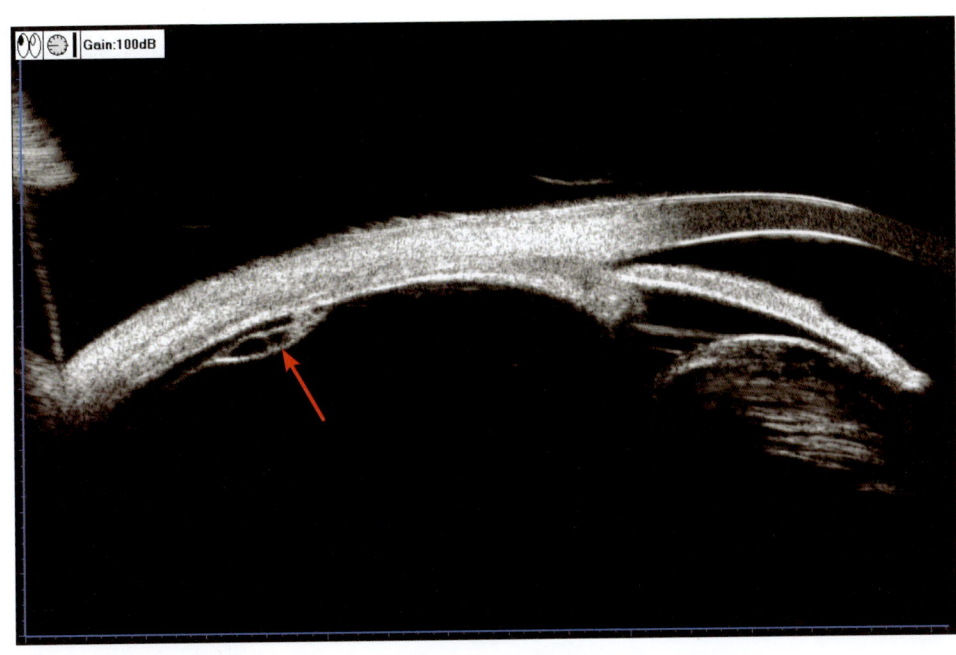

图2-9-9
陈旧性周边视网膜脱离

脱落的周边视网膜组织内观察到囊状结构，该影像表现通常见于陈旧性周边视网膜脱离。

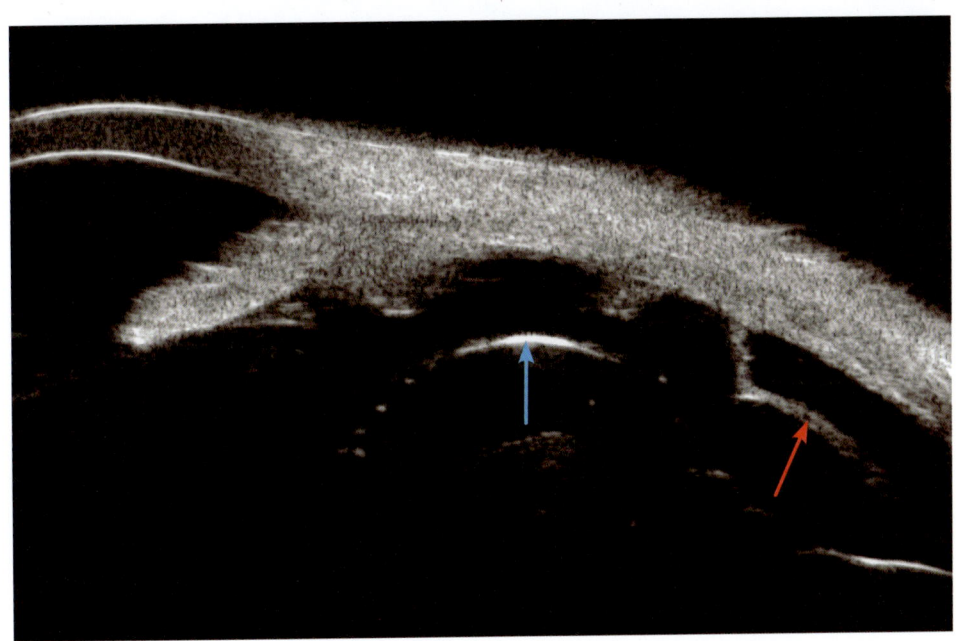

图2-9-10
复发性视网膜脱离

红色箭头所示周边视网膜再次发生的脱离，在玻璃体腔内可以观察到仍未取出的填充物回声（蓝色箭头所示）。

周边视网膜连及睫状体上皮脱离和周边视网膜连及睫状体上皮分离

周边视网膜连及睫状体上皮脱离指的是周边视网膜脱离的前端超过了锯齿缘，并伴随相连的睫状体上皮层一起脱离。而周边视网膜连及睫状体上皮分离则是指周边视网膜连及睫状体上皮脱离的前端超过睫状突，并与锚定在睫状突的晶状体悬韧带一起脱离，形成与后房贯通的分离口。

图2-9-11

周边视网膜连及睫状体上皮脱离

周边视网膜的脱落范围已经超过了锯齿缘，扩展到睫状体冠状部的上皮层。

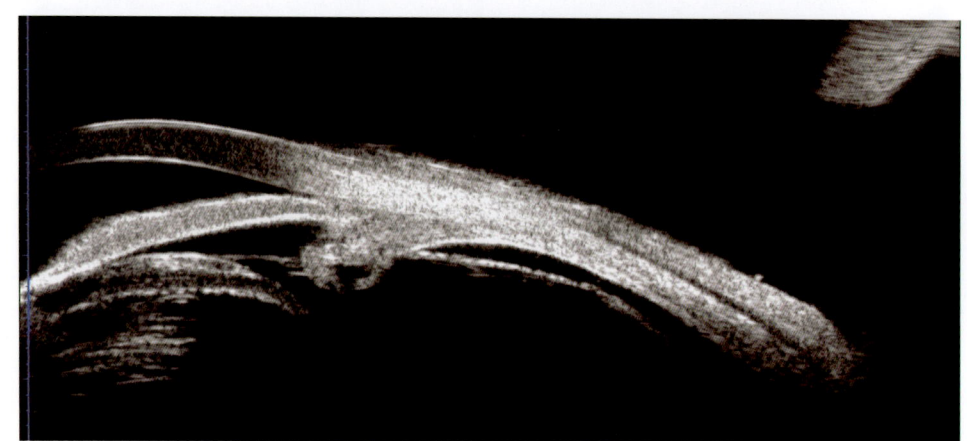

图2-9-12

周边视网膜连及睫状体上皮分离

周边视网膜脱落的前缘超过锯齿缘、睫状体平坦部和睫状体冠状部，延伸至晶状体悬韧带，它们共同形成了一条从视网膜下腔直通后房的通道。

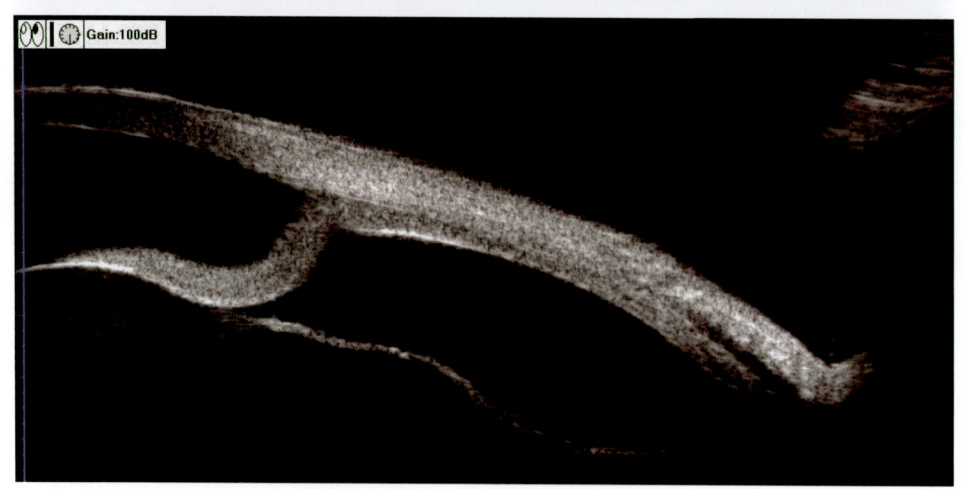

周边视网膜连及睫状体上皮分离的影像表现与晶状体悬韧带的撕脱非常相似，但两者的关键区别在于它们的发生和演变过程：前者是一个由后向前发展的过程，而晶状体悬韧带的撕脱则是由前向后发展的过程。

视网膜下腔积血

视网膜下腔是一个在健康眼中不可见的潜在空隙。当发生视网膜脱离时，此腔隙就会暴露出来。视网膜下腔积血指的是血液在视网膜下腔内积聚，在UBM图像中表现为视网膜下腔区域出现密集且均匀的点状物质，呈现为细沙状。

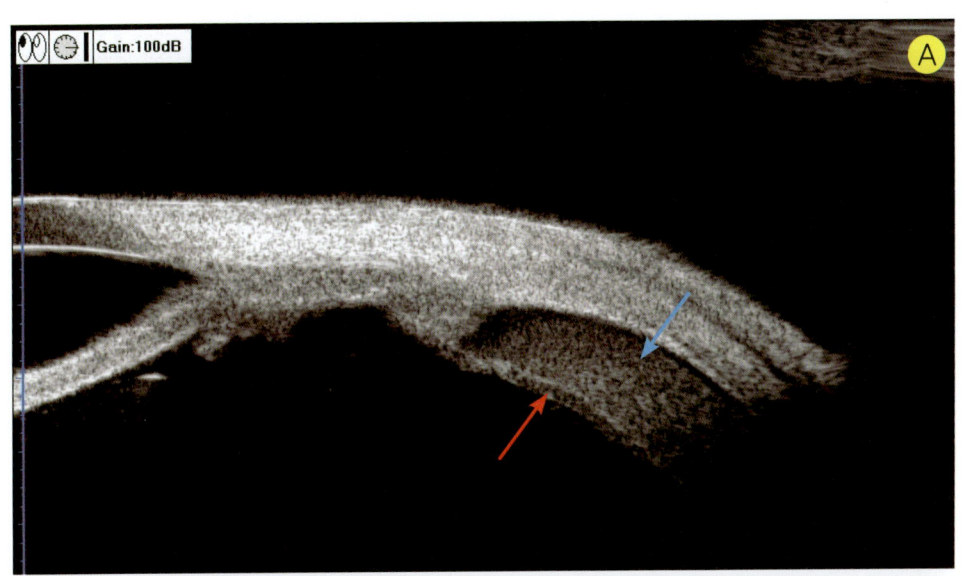

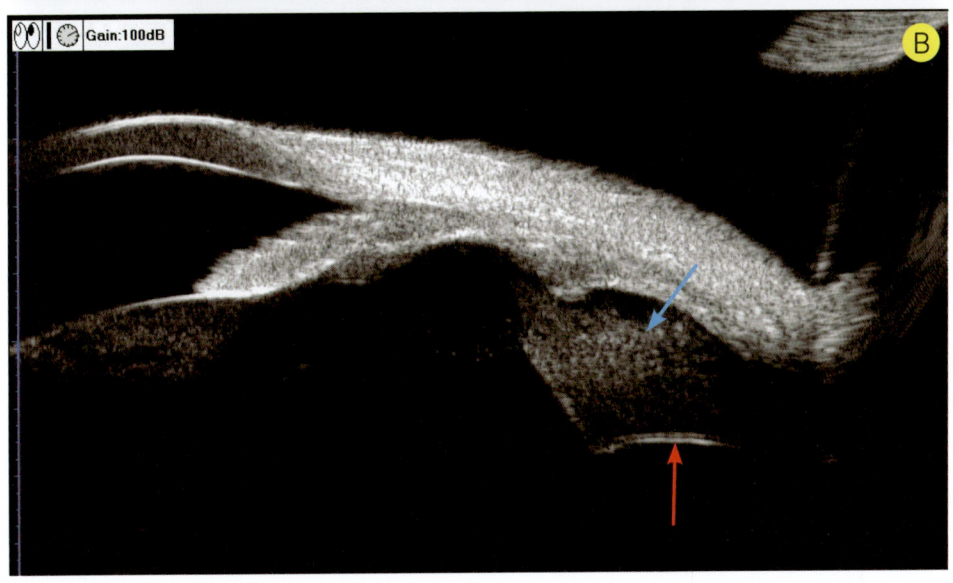

图2-9-13 视网膜下腔积血的图像

红色箭头所示为周边视网膜，蓝色箭头所示为积聚在视网膜下腔内的血液，呈细沙状。

周边视网膜占位病变

周边视网膜占位指的是位于视网膜周边部位的非正常组织或结构导致的占位效应。在UBM图像中，这些占位病变通常呈现为视网膜异常隆起的包块。

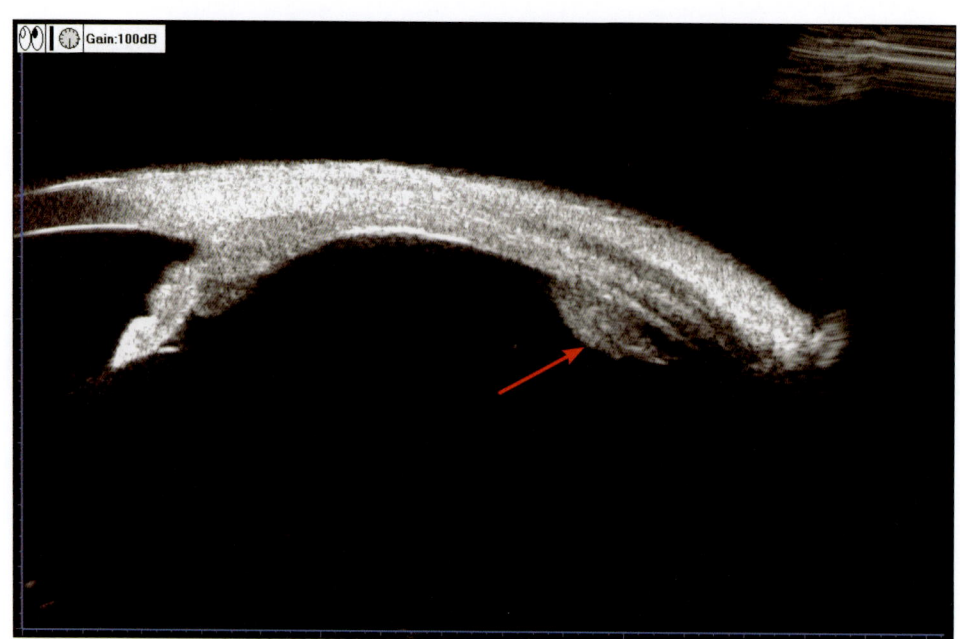

图2-9-14

局限性周边视网膜肿物

箭头所示周边视网膜区域局限性实性增厚隆起，呈现为中低回声，具有光滑规整的半圆状形态。

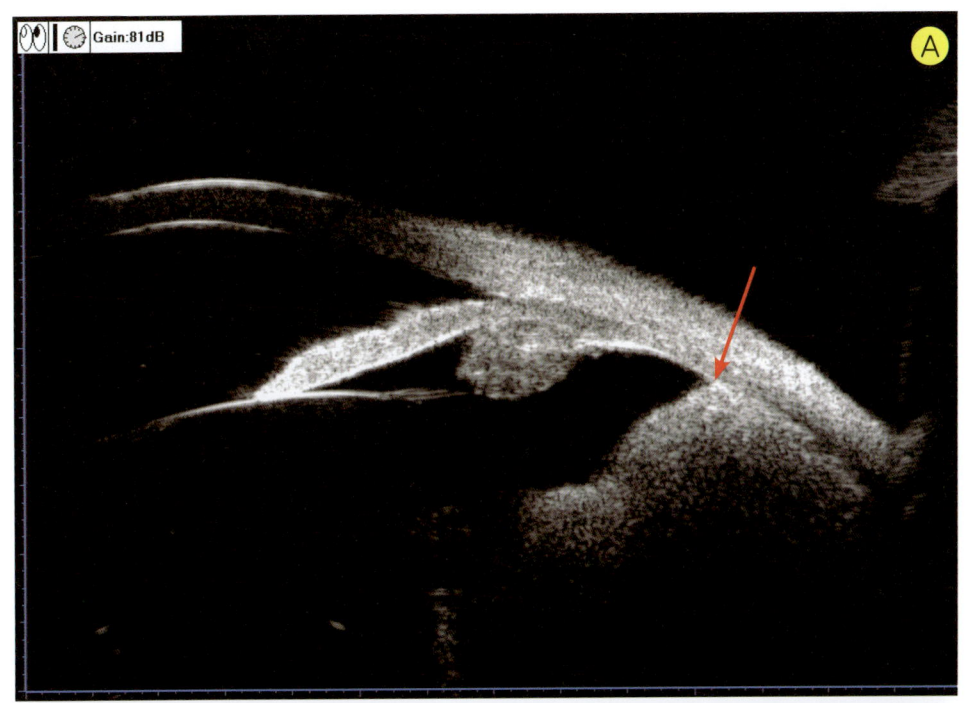

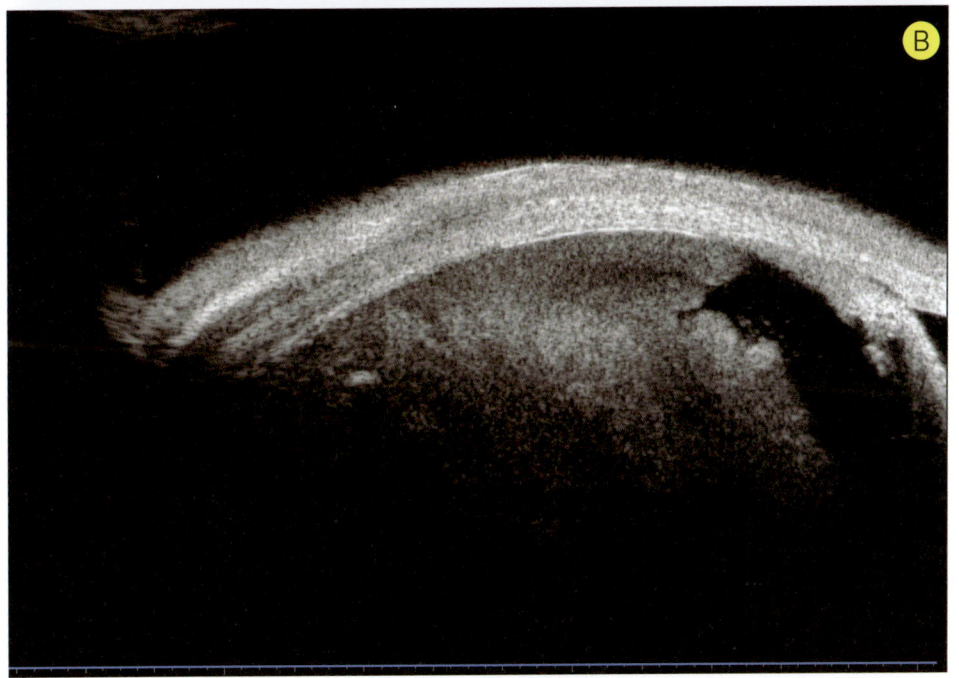

图2-9-15

视网膜母细胞瘤

位于视网膜后部的肿物因体积较大且向前扩张，因而能在UBM图像中部分性地显示出来。肿物整体呈实性的中低回声，向玻璃体区域显著隆起。A.箭头所示肿物向前侵犯至睫状体上皮层，边界欠清晰。B.肿物不圆滑，形态不规则。

第十节　前段玻璃体

玻璃体是眼球内的一种透明胶状物质，分为前段玻璃体和后段玻璃体。UBM探查前段玻璃体的范围因患者的睑裂大小和眼球转向角度而异。UBM可以检测前段玻璃体混浊、前段玻璃体增殖和前段玻璃体异物等异常情况，帮助确认玻璃体与晶状体后囊、睫状体以及其他前段结构之间的空间关系。

正常前段玻璃体

在UBM图像中，玻璃体的前界膜表现为线状的弱回声，其余部分则呈现为无回声区域。玻璃体前方与晶状体及晶状体悬韧带相邻，周围则与球壁内侧相邻。

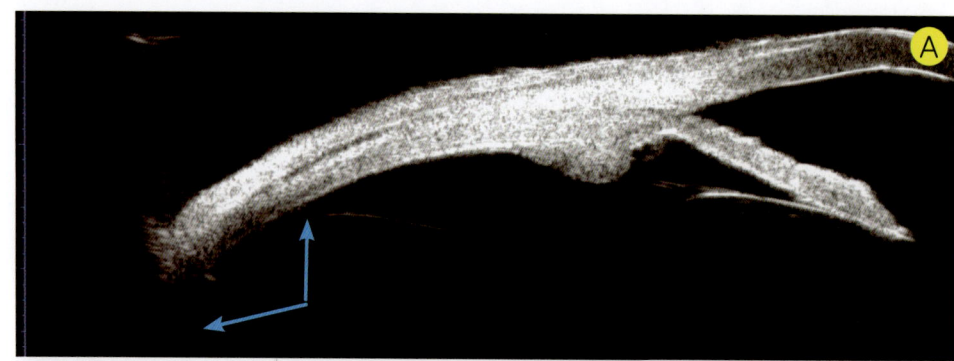
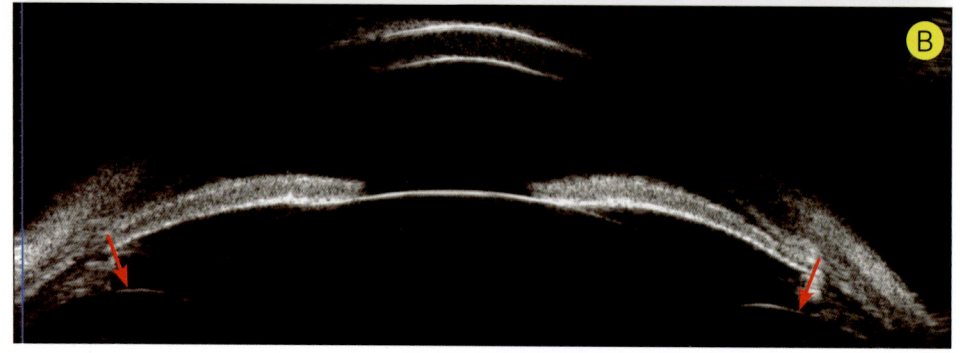

图2-10-1

正常前段玻璃体

A. 蓝色箭头所示为玻璃体基底部，通常是指锯齿缘前2mm的睫状体上皮区域及锯齿缘后4mm的周边视网膜区域。在该区域，玻璃体与球壁紧密贴合。B. 红色箭头所示为玻璃体的前界膜。

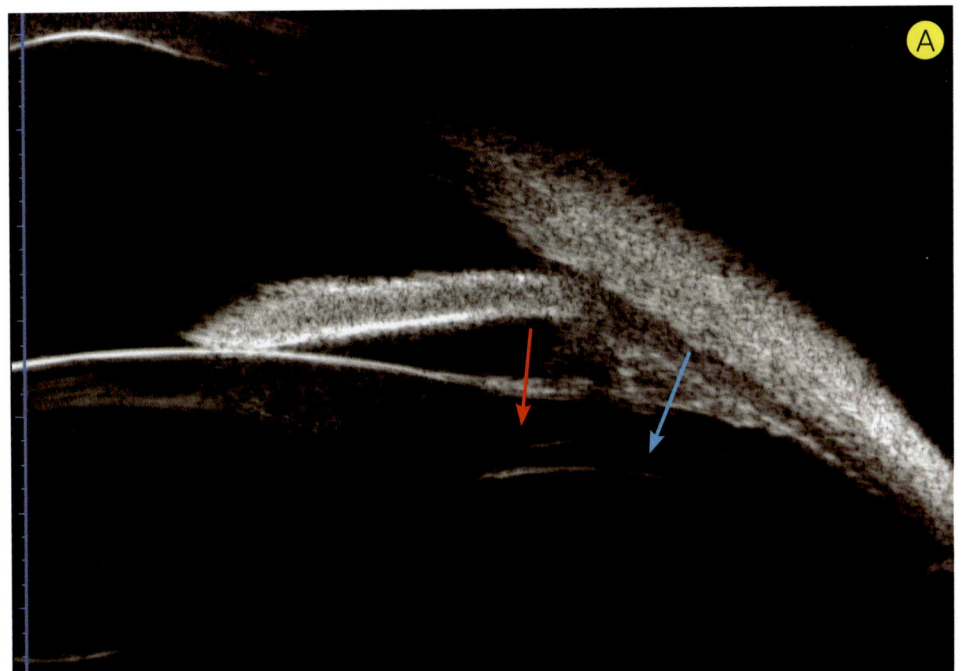

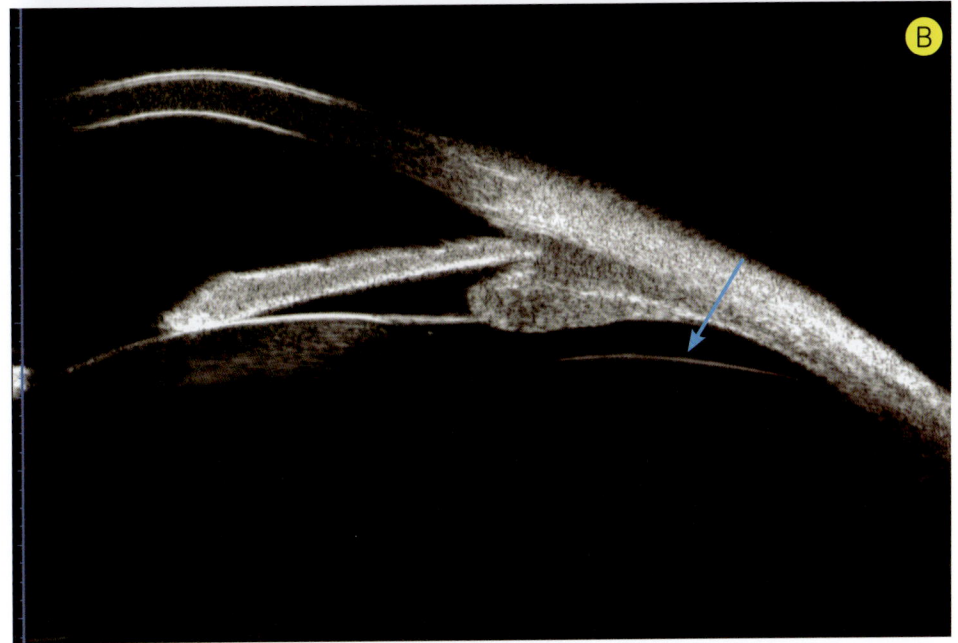

图2-10-2

前段玻璃体前间隙

红色箭头所示为玻璃体Hannover间隙，即晶状体悬韧带前带与晶状体悬韧带后带之间的间隙。蓝色箭头所示为玻璃体Petit间隙，该间隙位于晶状体悬韧带后带与玻璃体前界膜之间。由于技术限制，晶状体后囊膜与玻璃体前界膜之间的Berger间隙难以通过UBM显示。

前段玻璃体混浊

前段玻璃体混浊指的是前段玻璃体区域由透明变为不透明的状态。在UBM图像中表现为原本无回声的玻璃体区域出现点状、絮状、条索状和团片状等回声。

图2-10-3

前段玻璃体液态积血

前段玻璃体区域内可以观察到密集均匀的点状物，呈细沙状。

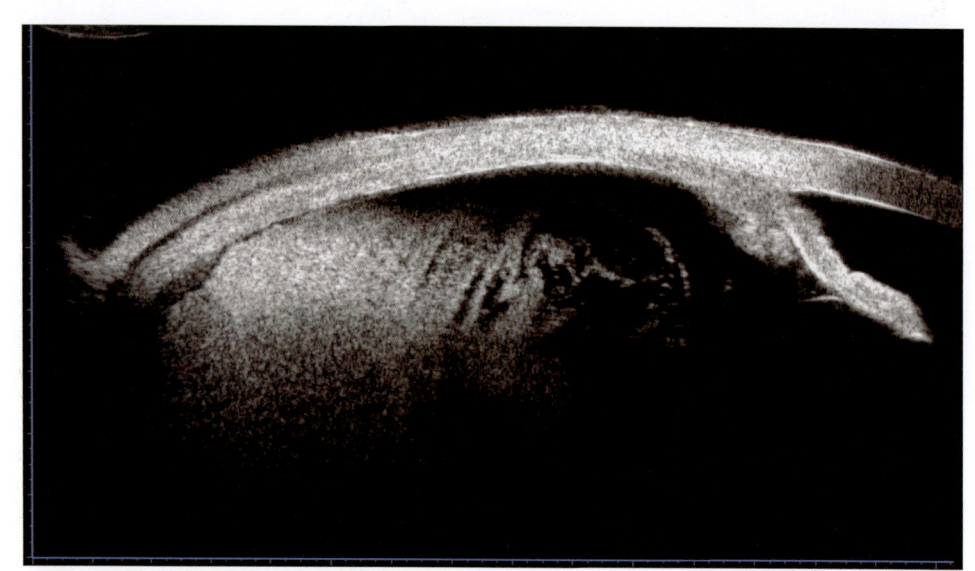

图2-10-4

前段玻璃体血液沉积

玻璃体的边界呈现为一条致密的高回声光带，该光带的边界非常清晰，其内部回声逐渐减弱（箭头所示）。

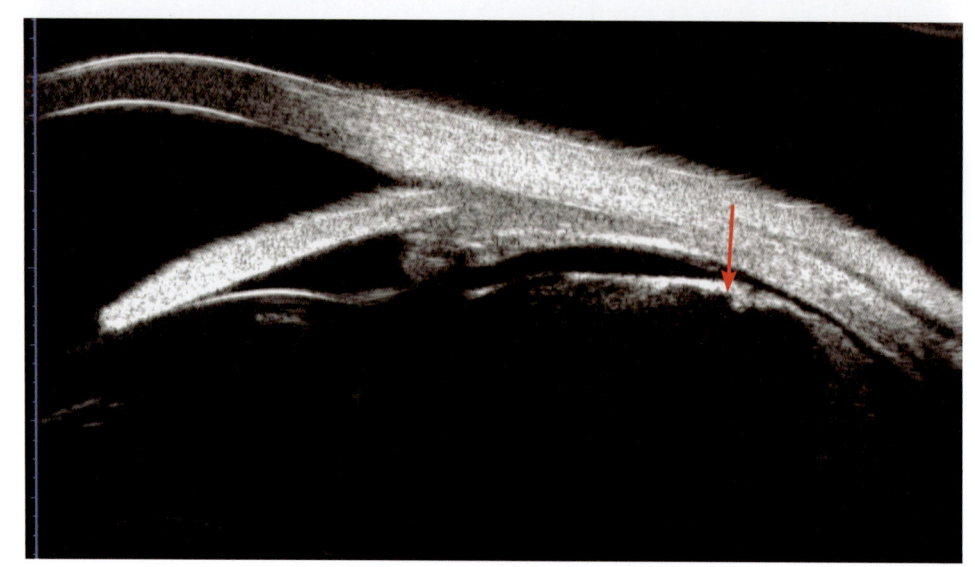

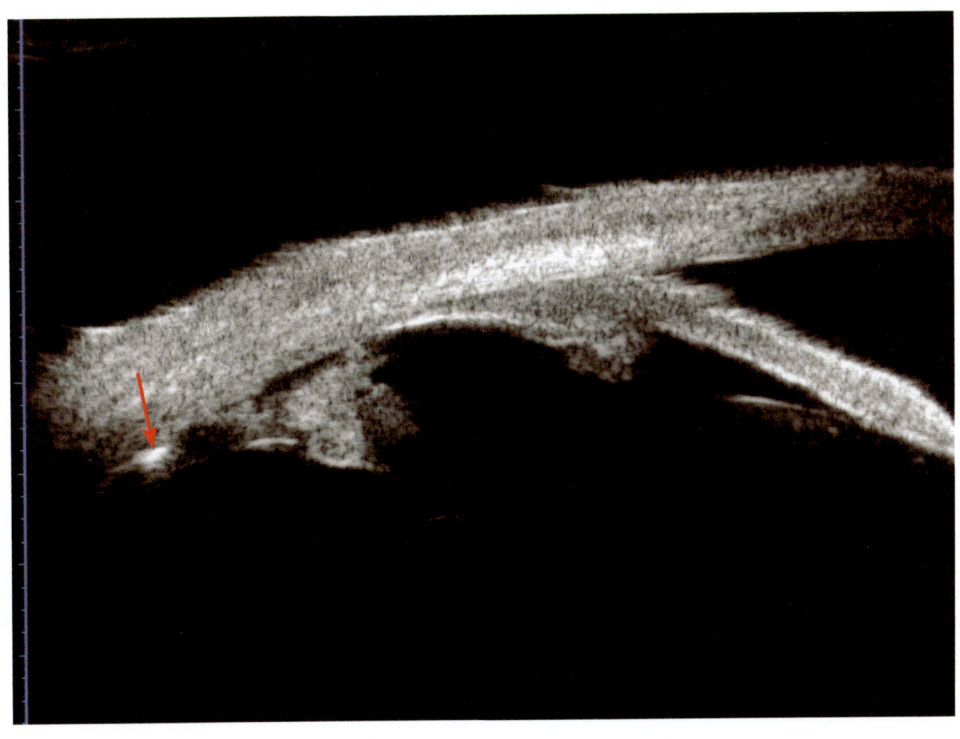

图2-10-5

弓蛔虫眼内炎

在睫状体平坦部和锯齿缘附近，可以观察到局限性的团状物附着，这些团状物通常不扩展到睫状体的冠状部。有时在锯齿缘附近还可以观察到斑点状的机化物（箭头所示）。

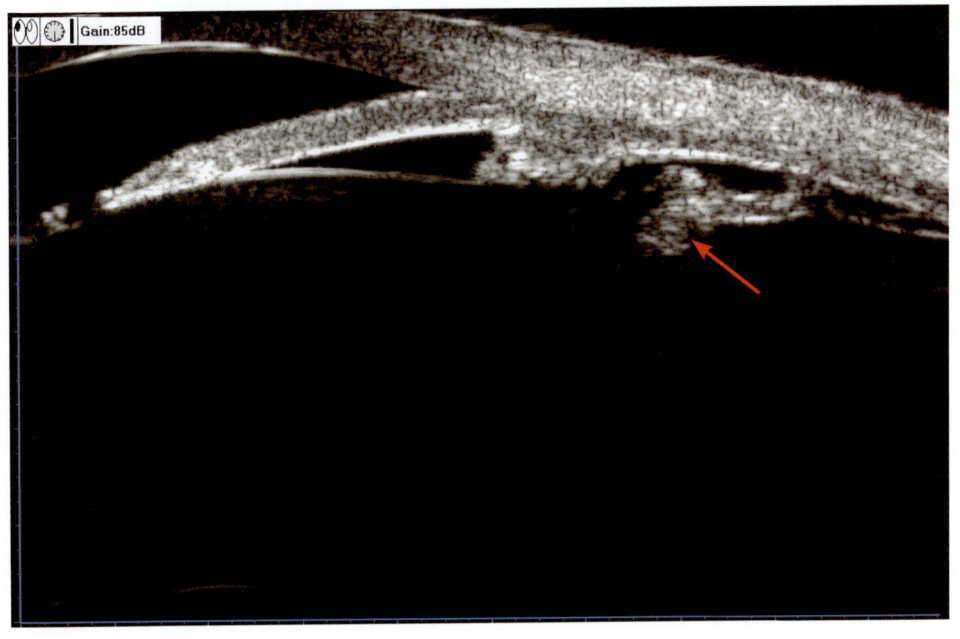

图2-10-6

玻璃体剥脱物

图示一例剥脱综合征的影像表现，前房和晶状体见点状剥脱物，前段玻璃体见小片不规则剥脱物（箭头所示）。

图2-10-7
家族性渗出性视网膜病变

图示一例家族性渗出性视网膜病变的影像表现,睫状体冠状部与晶状体赤道部之间及其后方见团片状渗出物。

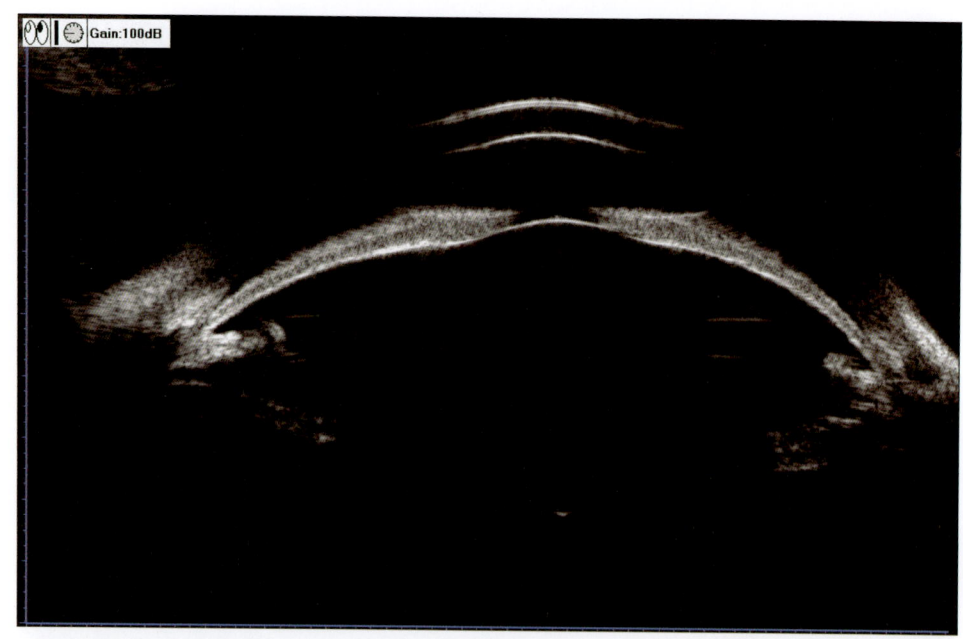

图2-10-8
永存原始玻璃体增生症

图示一例永存原始玻璃体增生症的影像表现,可见从玻璃体后方向前延伸的条索状结构,其形态不规则,并在玻璃体基底部附近折向晶状体。

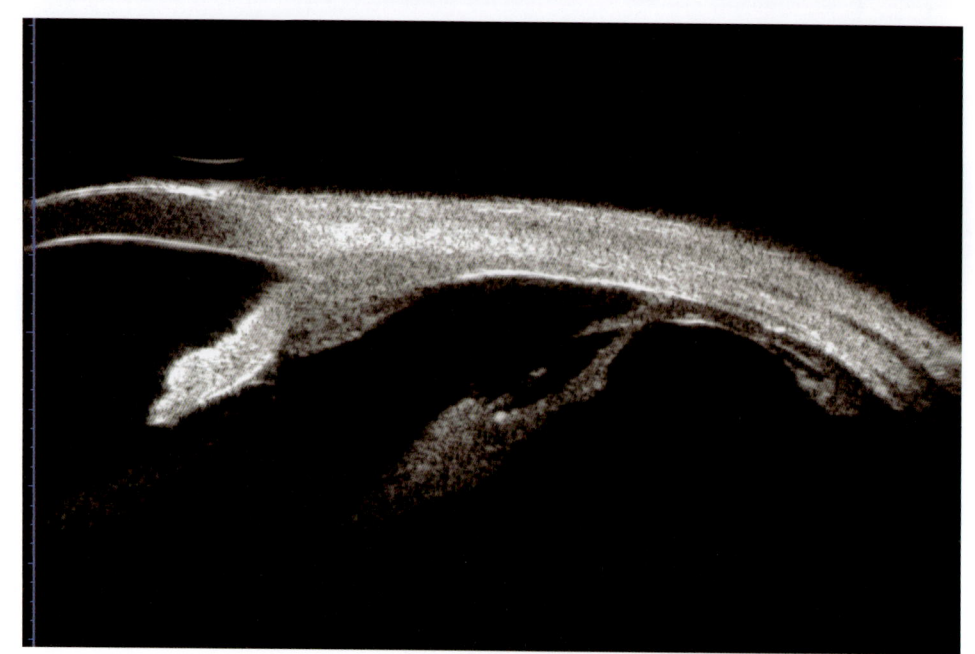

玻璃体前脱离

玻璃体前脱离是指玻璃体向后方脱离,导致玻璃体前腔扩大,在UBM图像中呈现为玻璃体前间隙的扩大。Berger间隙在UBM图像中通常难以显示,因为其解剖位置较深且前方有晶状体遮挡。Hannover间隙的位置主要受晶状体悬韧带前带与后带的位置影响,玻璃体前脱离时,Hannover间隙并无明显变化。Petit间隙位置靠外侧,在UBM图像中较易观察。因此,在UBM中,玻璃体前脱离通常参考Petit间隙是否明显扩大。需要指出的是,目前并没有公认的UBM影像标准来定义玻璃体前脱离。

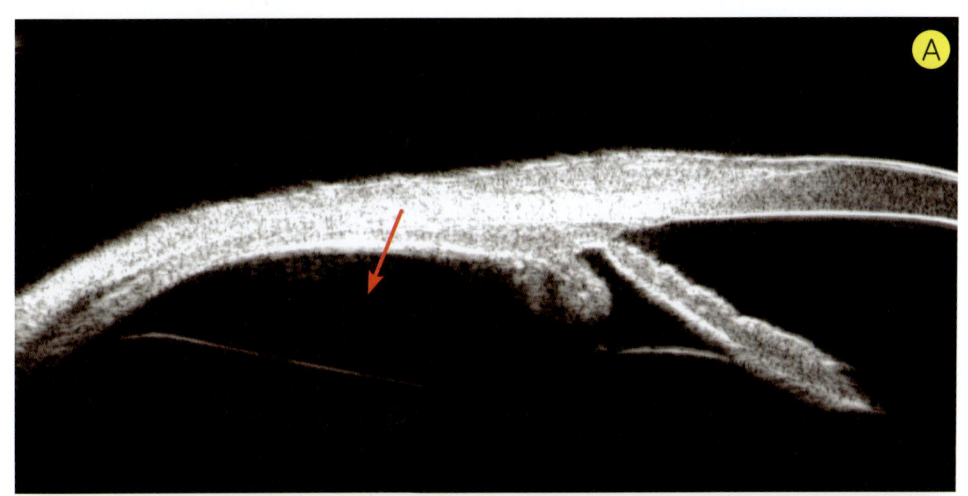

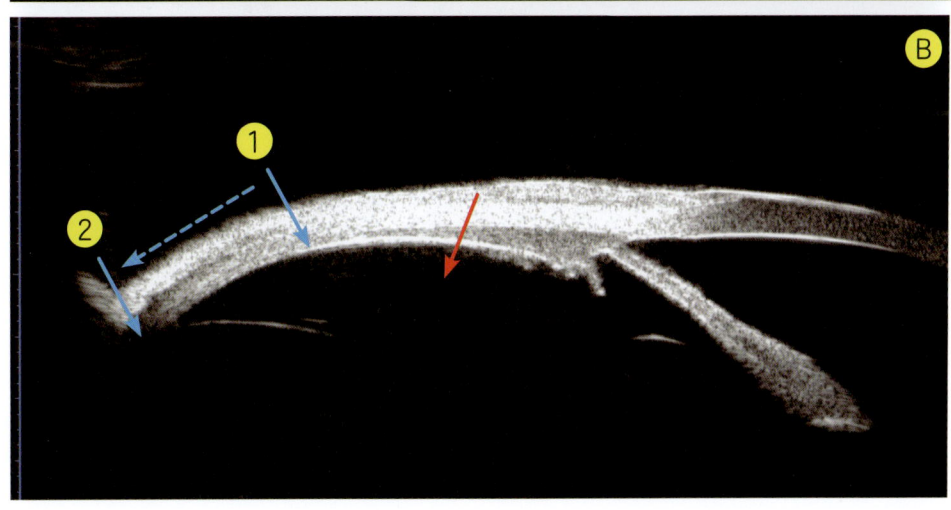

图2-10-9

玻璃体前脱离

红色箭头所示Petit间隙明显增大,玻璃体基底部的前缘从睫状体上皮区域脱离(1),明显向后移动,后退到周边视网膜区域(2)。

玻璃体药栓

玻璃体药栓是一种可以向眼内注射的医疗药物，通过将药物直接引入玻璃体腔来发挥其作用。通过UBM可以观察到药栓在玻璃体中的具体位置和大小。

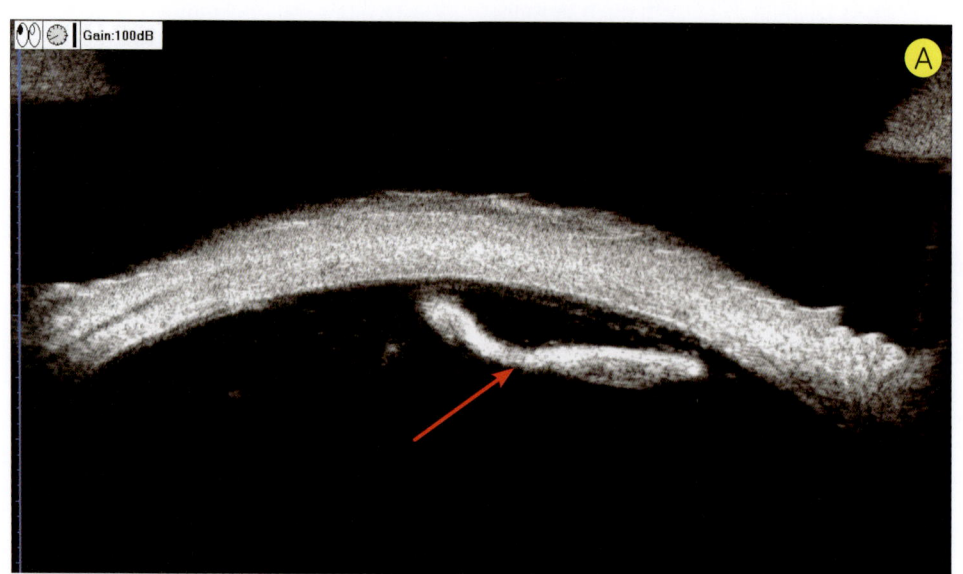

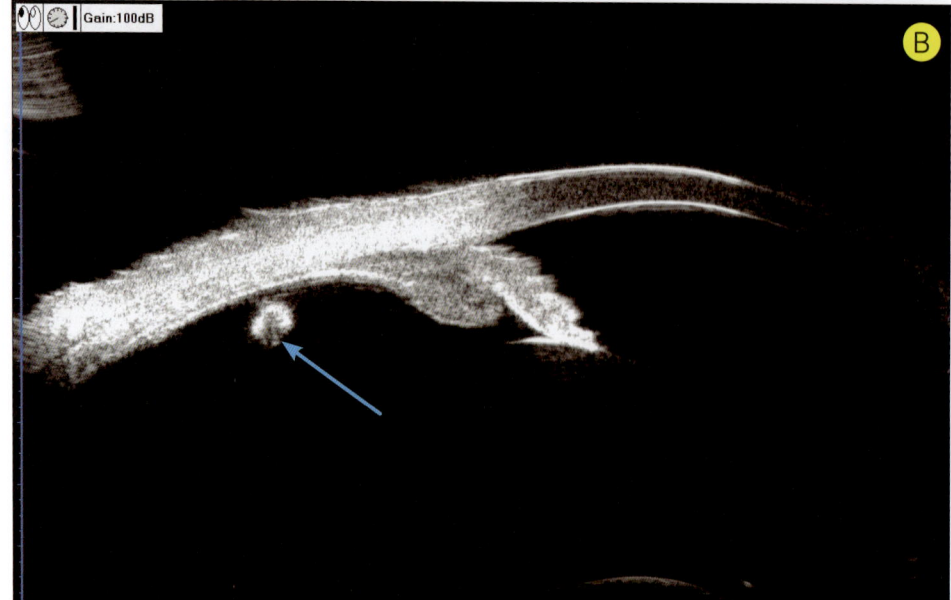

图2-10-10

玻璃体药栓

前段玻璃体区域可见一孤立的长条状高回声药栓（红色箭头所示），其横截面呈类圆形（蓝色箭头所示），边界清晰，后方无"彗星尾"征和声学阴影。

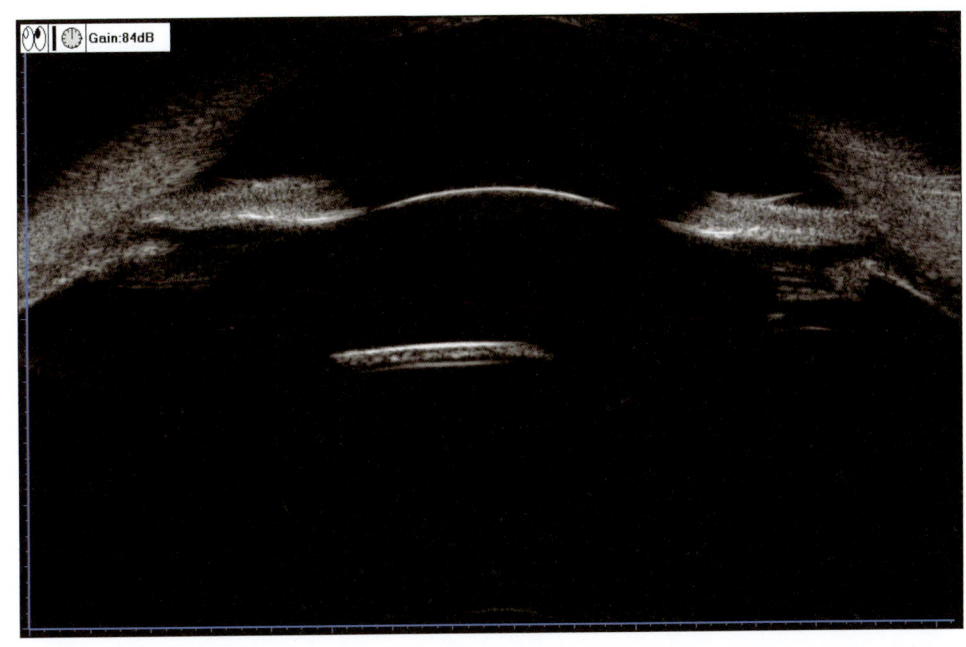

图2-10-11

药栓位置异常

药栓被错误地注射到晶状体内，呈长条状，边界清晰，后方无"彗星尾"征和声学阴影。

眼底手术后影像改变

眼底手术是指旨在治疗视网膜和脉络膜等眼底结构疾病的手术。在UBM图像中,可以观察到眼底手术后的影像变化,包括玻璃体腔内填充物、巩膜加固装置以及眼内结构的变化等。

图2-10-12

巩膜垫压片

筋膜内侧可见一光滑的高回声垫压片(箭头所示),伴有明显的声学阴影。声学阴影后方的组织结构无法被清晰显示。

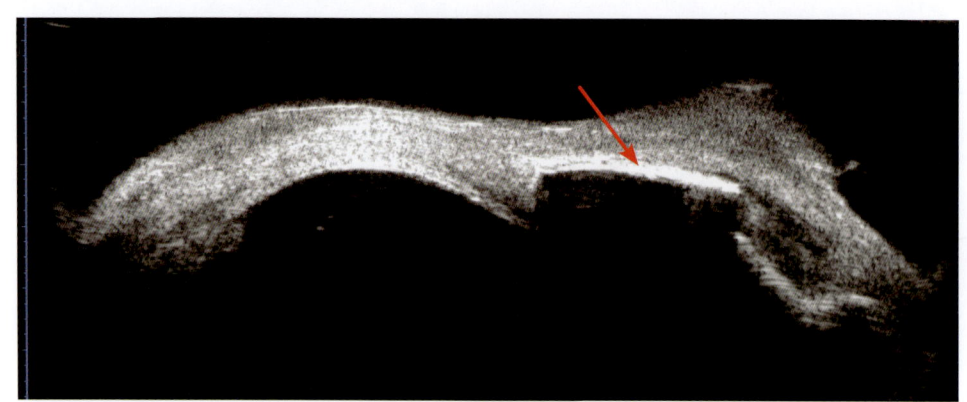

图2-10-13

玻璃体腔气体填充

箭头所示玻璃体腔内气体的边界呈现为高回声的光滑弧形光带,光带内侧的区域呈中高回声,并逐渐衰减为无回声。当气体被部分吸收后,气体仅在局部区域内存在,具有明显的趋上性。此时UBM检查过程中可以观察到气体所在的位置随着眼球转动而移动。

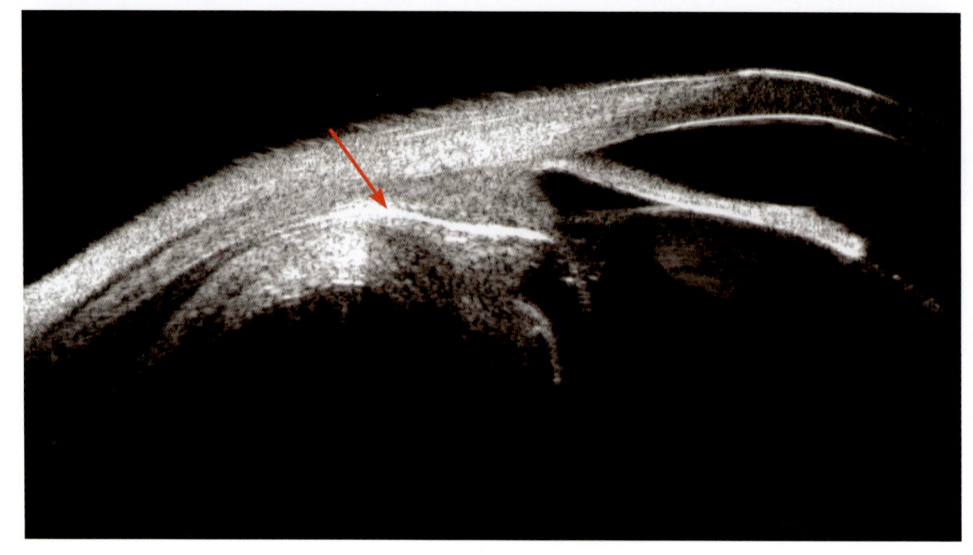

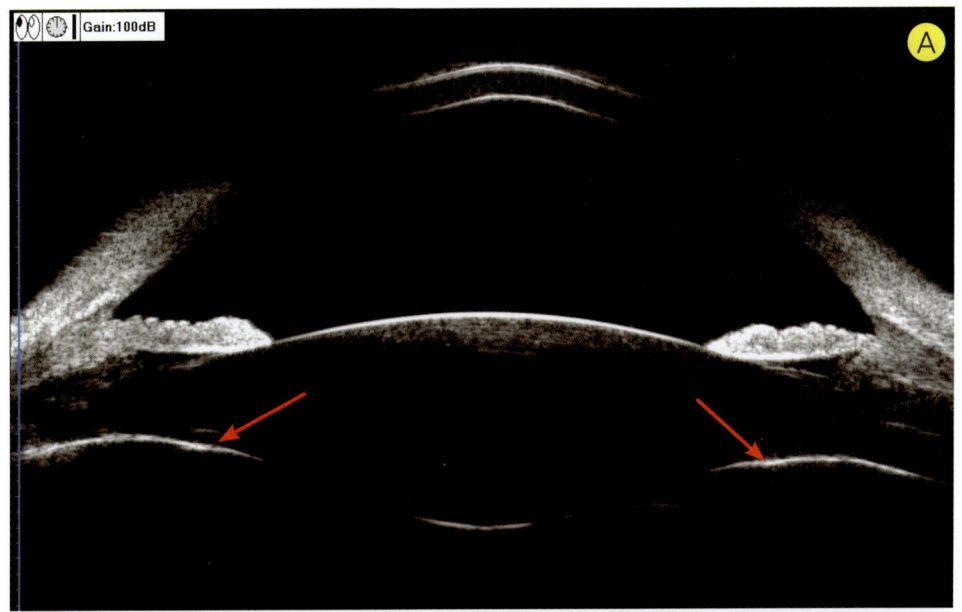

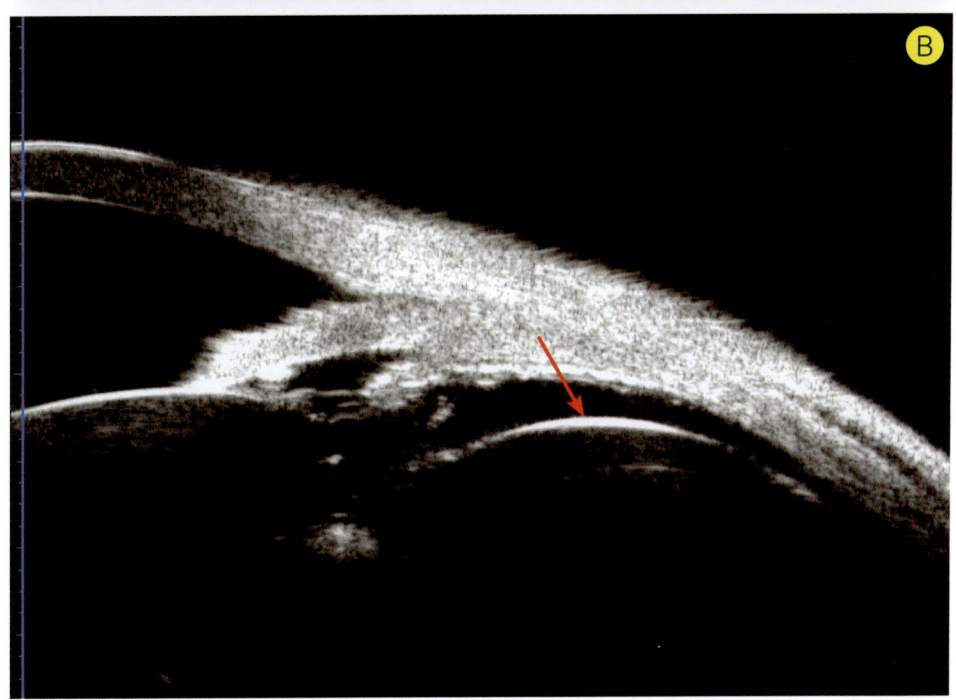

图2-10-14

玻璃体腔硅油填充

玻璃体内硅油的边界呈现为高回声的光滑弧形光带（箭头所示），而光带内侧的区域呈无回声或弱回声。通常光带与睫状体之间存在一定的距离。

图2-10-15

硅油滴位于前房

硅油紧贴角膜（红色箭头所示），形成强回声的弧形光带，并干扰声波传播，导致后方结构显示不清或出现畸变。在光带后方区域，呈现出无回声或弱回声。由于硅油对声波的干扰，晶状体前囊膜后方还可见一条光滑的线状伪像（蓝色箭头所示）。

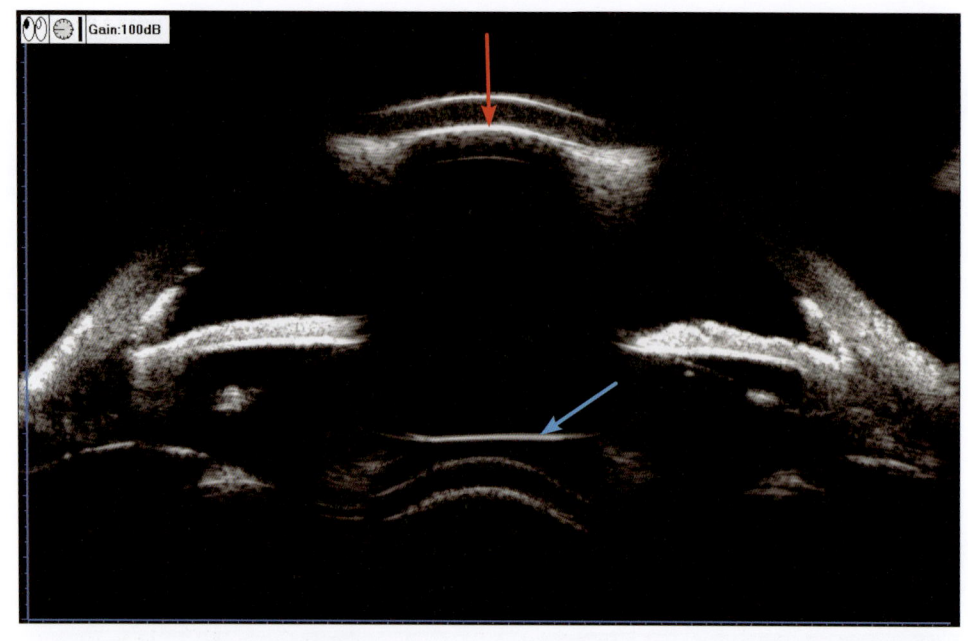

图2-10-16

气体位于前房

前房气体与前房硅油的影像表现相似，不同的是，弧形光带的后方紧邻着明显的角膜伪影（箭头所示），其后方并无光滑的线状伪像。

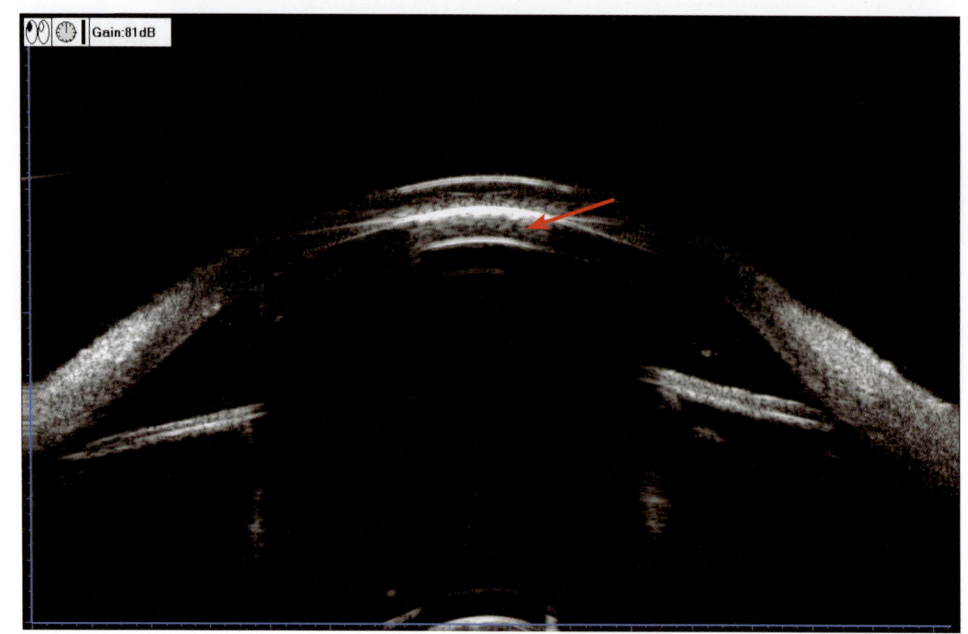

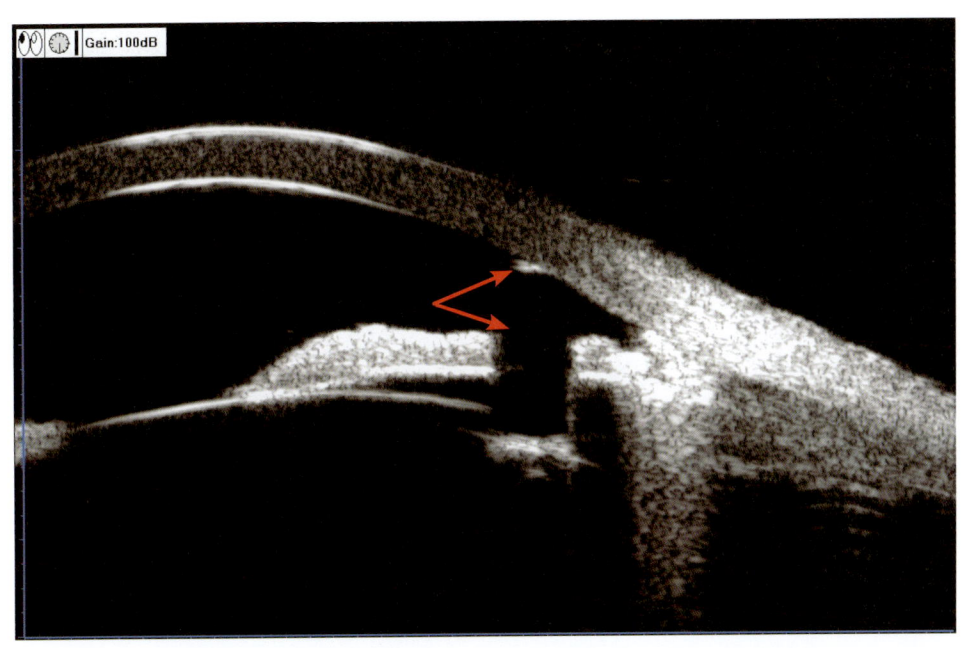

图2-10-17

重水位于前房

箭头指向的重水位于下方的周边前房区域，其后的虹膜组织未能显示，呈现出虹膜回声中断的形态，且后方区域出现了畸变。

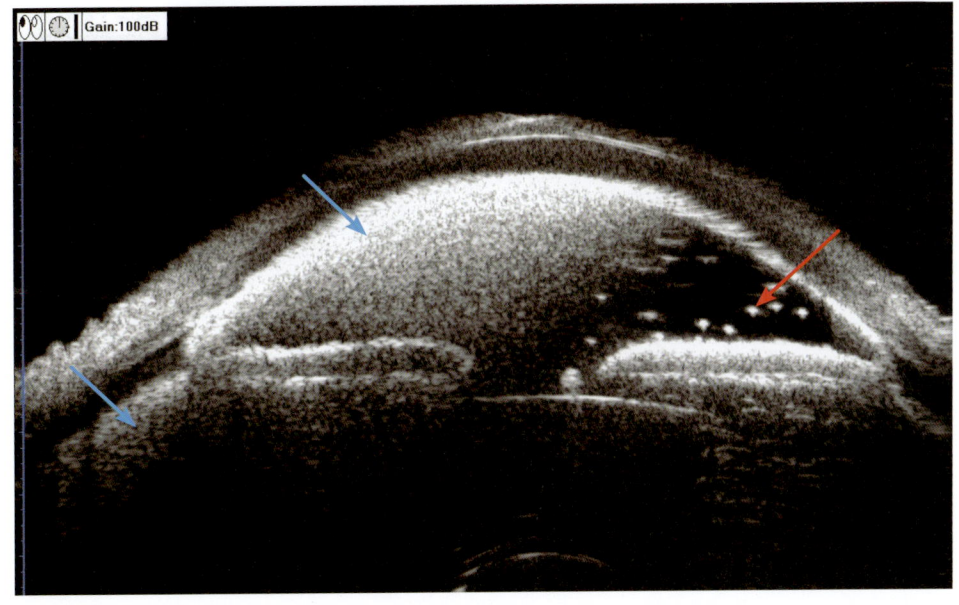

图2-10-18

硅油乳化

蓝色箭头指向乳化的硅油，呈现为团片状高回声区，从外到内回声信号逐渐减弱。需要注意，此影像表现说明眼内存在硅油乳化的现象，但并不能准确反映硅油乳化的量。此外，红色箭头指向的是散布在前房内的硅油小粒，呈现为直径较大的点状高回声区。

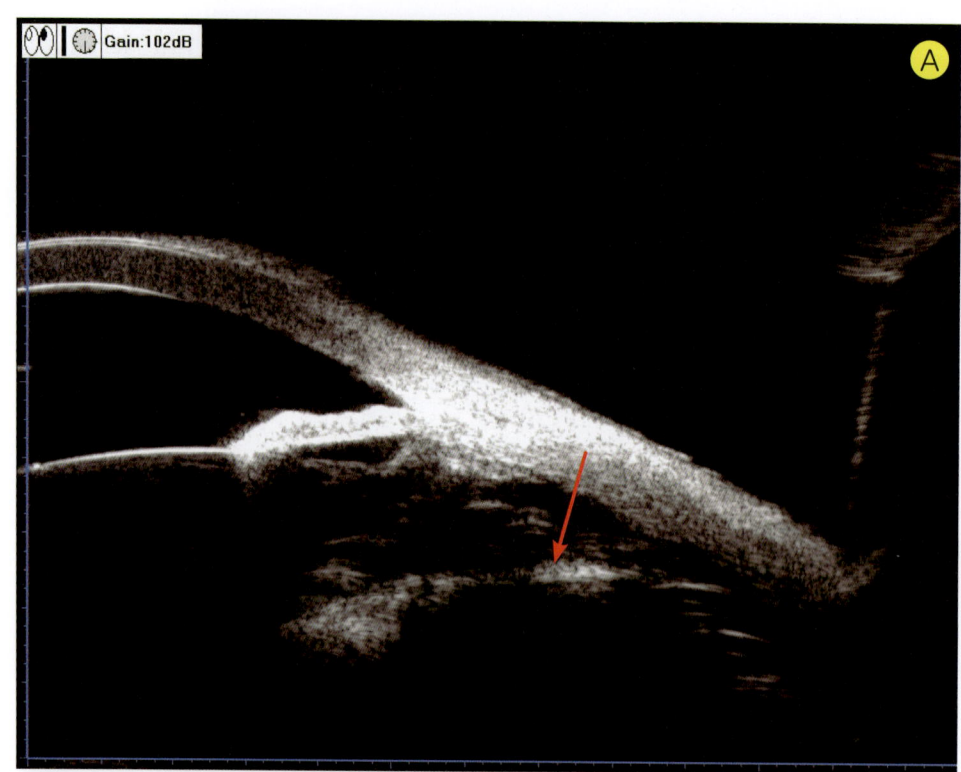

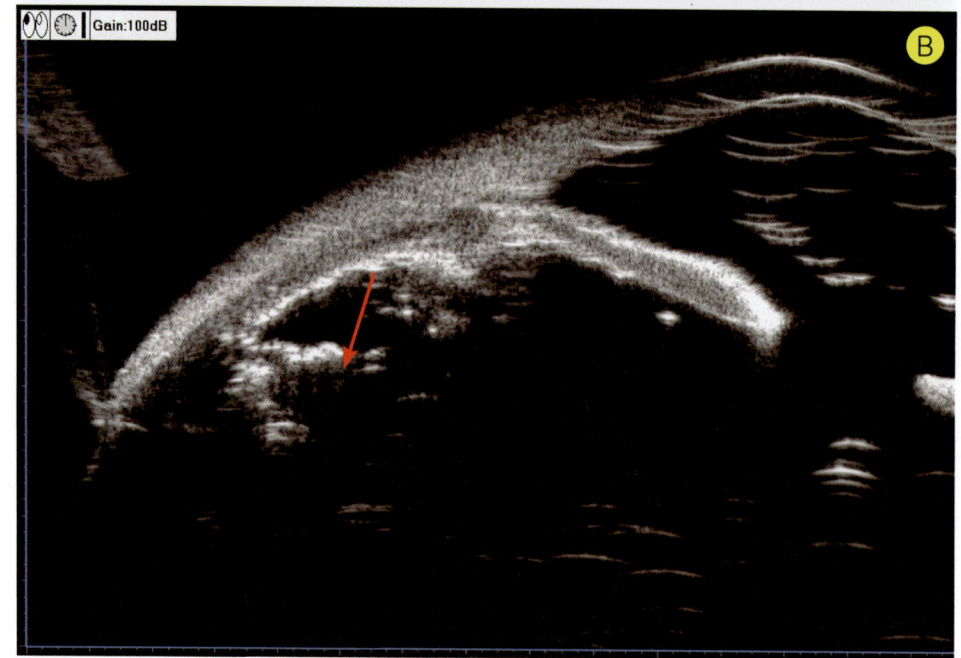

图2-10-19

硅油取出术后

箭头所示硅油取出后较为混杂的回声特征，由不均匀分布的点状、片状和团状结构组成。此影像表现反映了术后的组织反应，组织碎屑和硅油残留等混合的情况。

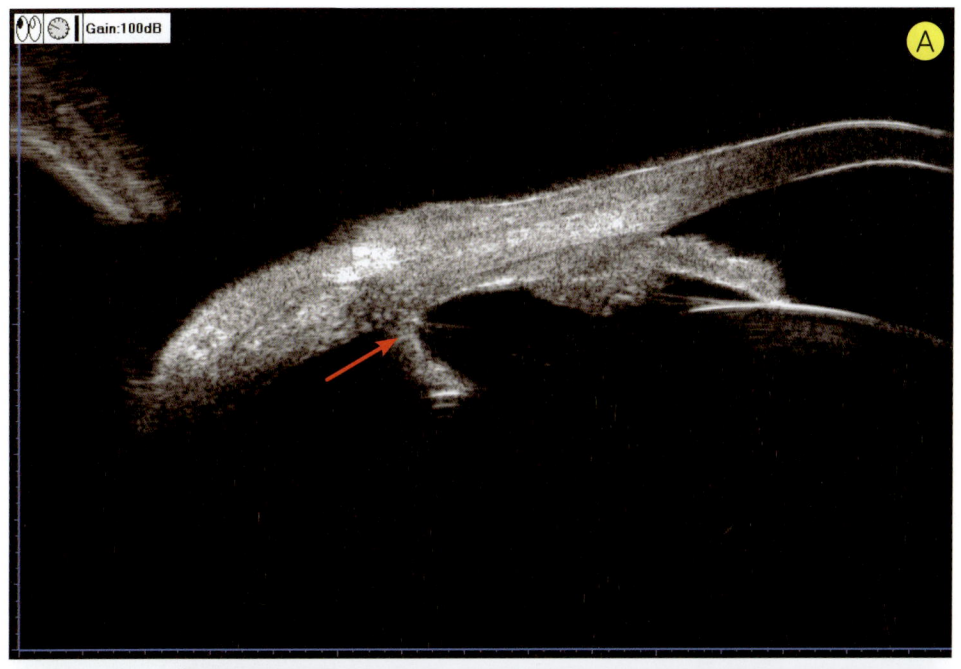

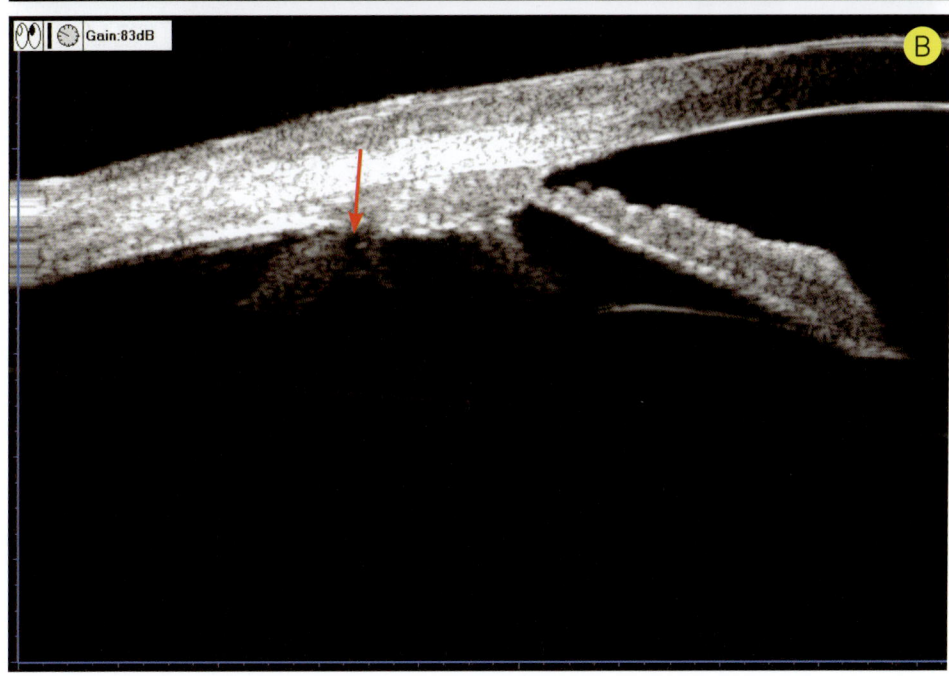

图2-10-20

玻璃体增殖

箭头所示穿刺口处附着条索状的物质，这些物质从穿刺口出发，向玻璃体的内部延伸，通常展现为放射状的形态。

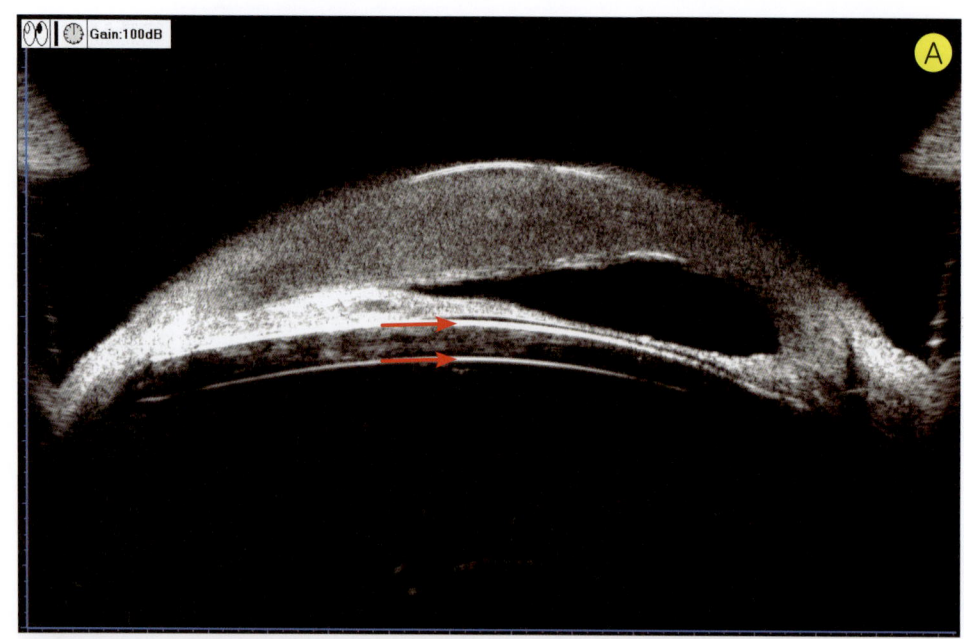

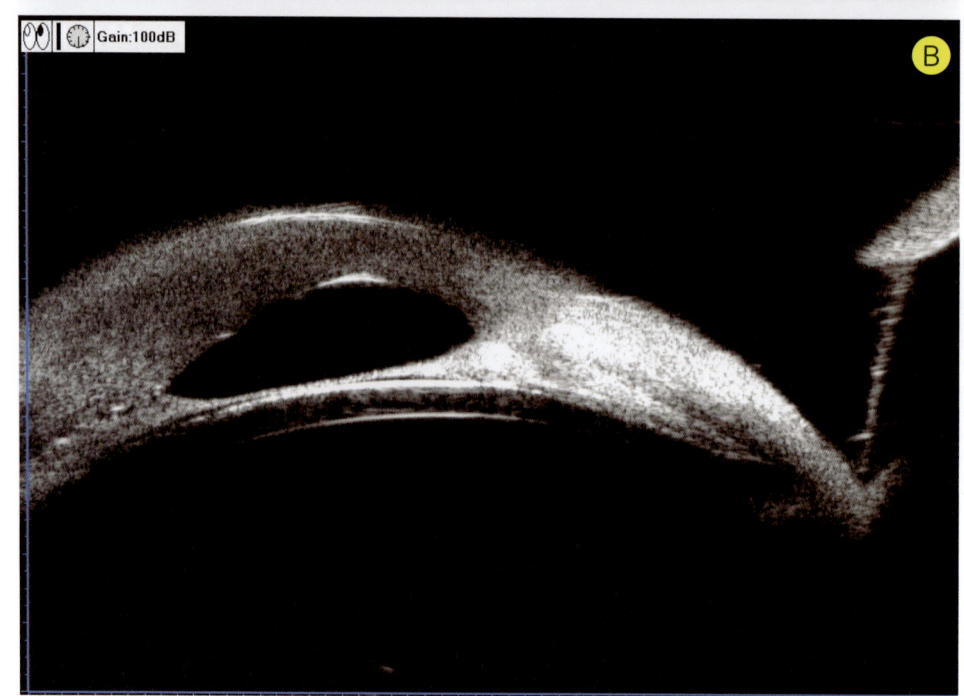

图2-10-21

人工玻璃体

人工玻璃体的边界清晰，区别于周围的眼内组织，呈现为光滑的双轨状弧形高回声光带（箭头所示），沿着瞳孔、虹膜后表面以及球壁内侧向眼球后部延伸。而人工玻璃体内部在UBM图像中则通常呈现为无回声区域。

第十一节 眼睑

眼睑是覆盖在眼球前面的一层皮肤，分为上眼睑和下眼睑。它们的主要功能是保护眼球、分布泪液以保持眼睛表面的湿润，并通过眨眼动作帮助清除眼睛表面的异物。眼睑的结构包括薄且富有弹性的皮肤层、负责眼睑闭合的轮匝肌、提供缓冲和保护的脂肪垫、负责上眼睑提升的上提肌、提供眼睑支持的致密结缔组织——睑板（睑板内有特殊皮脂腺睑板腺），以及贴近眼球的睑结膜。泪阜实际上是下睑的一部分，位于内眦的一小块粉红色肉质组织，具有多种组织类型，包括皮肤、毛发、腺体和脂肪。UBM可以检测眼睑的内部结构以及眼睑异常情况。

正常眼睑结构

目前，利用UBM研究眼睑的案例并不多，关于眼睑的层次结构在UBM图像中的表现，不同国家、不同地区的学者之间的观点并不完全一致。结合相关研究及编者的临床观察后发现：皮肤及皮下组织呈高回声，轮匝肌、上提肌及其筋膜为中低回声，这与眼外肌及其腱膜的影像表现相似，可能与弹性腱膜含有较多肌纤维有关。虽有观点认为睑板外侧轮匝肌上的高回声线状物质为上提肌腱膜，但此回声在非睑板区的轮匝肌也能检测到。脂肪组织显示中等回声。眼睑筋膜表现高回声。睑板为中低回声，而睑板腺为弱回声。睑边缘结缔组织由胶原纤维和弹力纤维组成，对维持睑板边缘的形态结构有重要作用，呈现为高回声。

不同的结缔组织在UBM图像中的回声特性差异较大，肌腱膜和睑板通常呈现为中低回声，而筋膜无论是眼筋膜、眼睑筋膜和巩膜，都呈现为高回声。这些规律受个体差异、组织深度和前方组织结构成分等因素影响。

实用眼科超声生物显微镜图谱

图2-11-1
眼睑扫描

1. 上眼睑垂直扫描。2. 下眼睑垂直扫描。3. 泪阜垂直扫描。4. 上睑板区垂直扫描。5. 上睑板区水平扫描。6. 上睑板翻折后垂直扫描。7. 上睑板翻折后水平扫描。8. 垂直睑缘灰白线扫描。

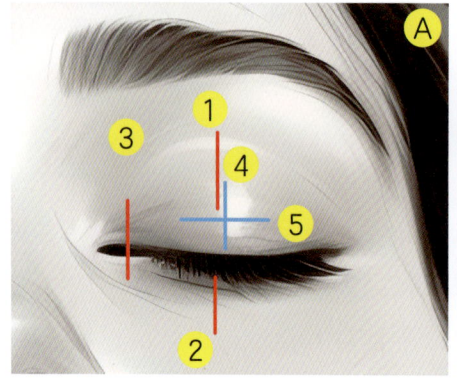
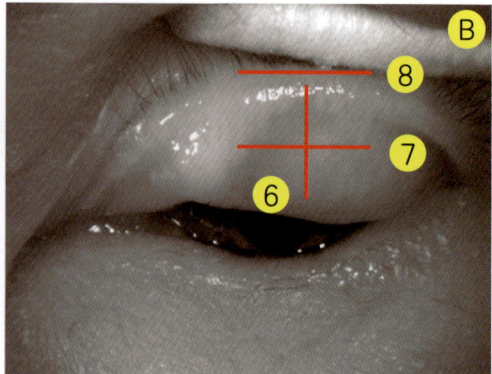

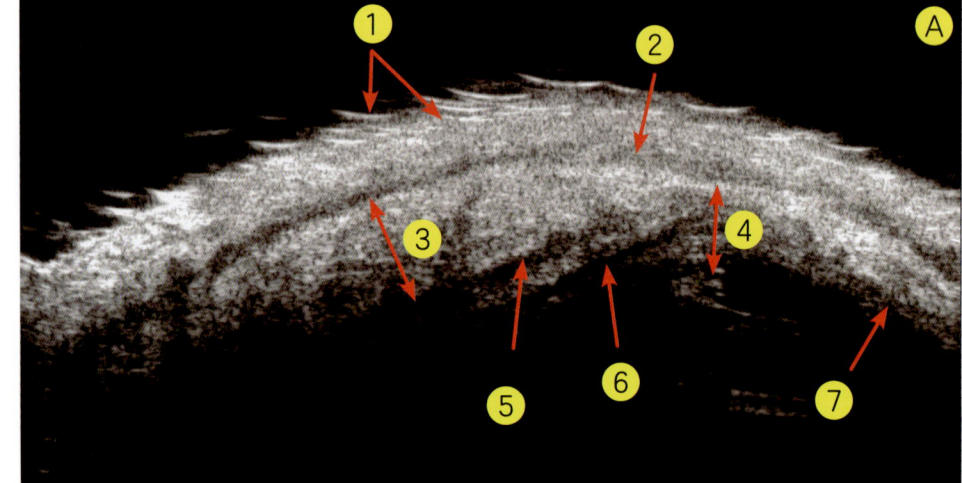

图2-11-2
上眼睑垂直扫描

1. 表皮和皮下组织。2. 轮匝肌。3. roof脂肪垫-PAF脂肪垫复合体（roof脂肪垫回声稍强，如黄色箭头所示）。4. 上提肌腱膜后层-Müller腱膜-结膜复合体。5. 上提肌腱膜。6. Müller肌。7. 睑板。8. 上提肌。9. 眉骨。

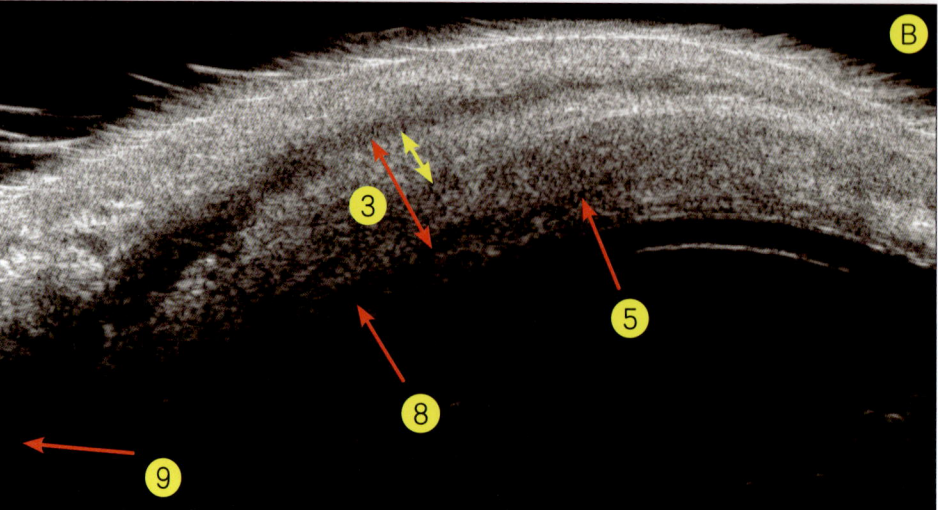

236

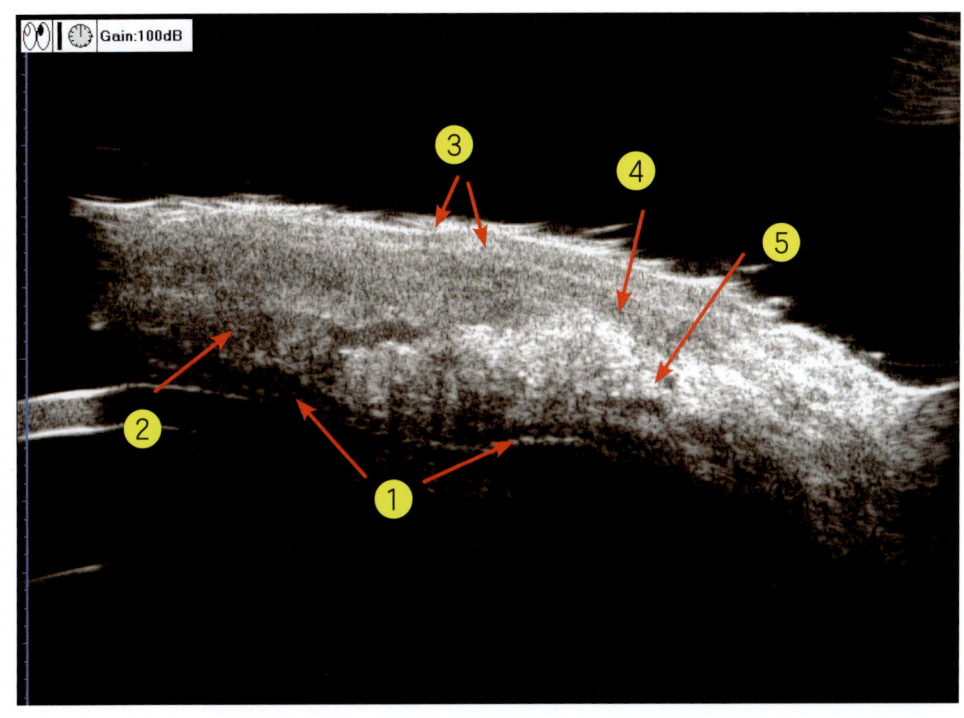

图2-11-3

下眼睑垂直扫描

1. 睑结膜。2. 睑板。3. 表皮和皮下组织。4. 轮匝肌。5. 脂肪垫。

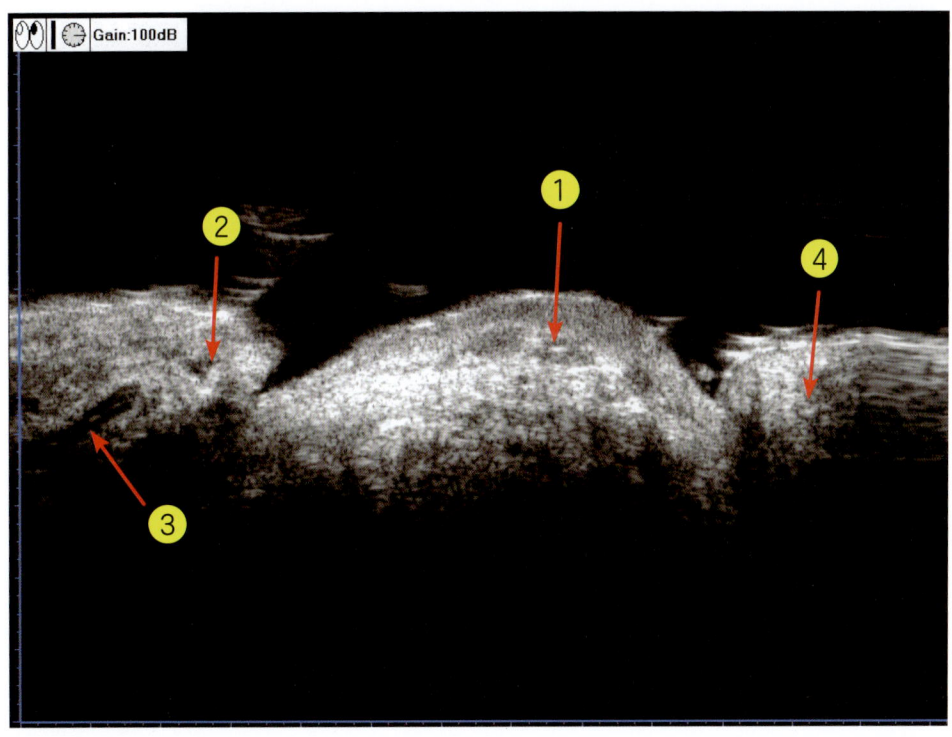

图2-11-4

泪阜垂直扫描

1. 泪阜。2. 上眼睑。3. 上泪小管。4. 下眼睑。

实用眼科超声生物显微镜图谱

图2-11-5

上睑板区垂直扫描

1.睑板。2.睑板腺中央导管。3.筋膜-上提肌腱膜后层-Müller肌腱膜复合体。4.轮匝肌。5.表皮和皮下组织。6.毛囊区。

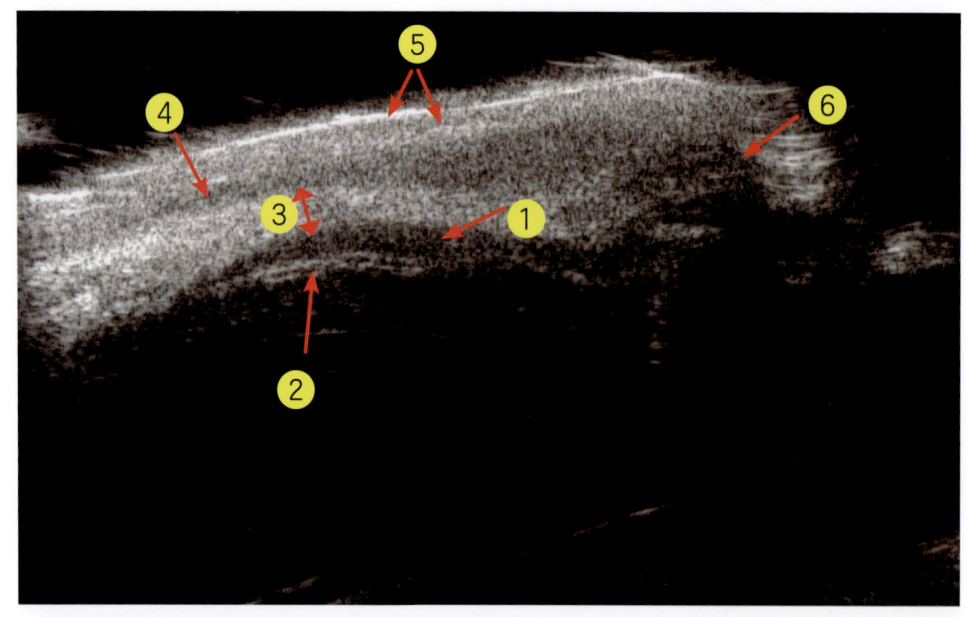

图2-11-6

上睑板区水平扫描

睑板腺内侧的角膜回声连续性中断（蓝色箭头所示），这可能与睑板腺分泌的油脂类物质有关，这种物质具有低反射和高吸声的特性，使得其后方的组织难以成像。1.睑板。2.睑板腺。3.筋膜-上提肌腱膜后层-Müller肌腱膜复合体。4.轮匝肌。

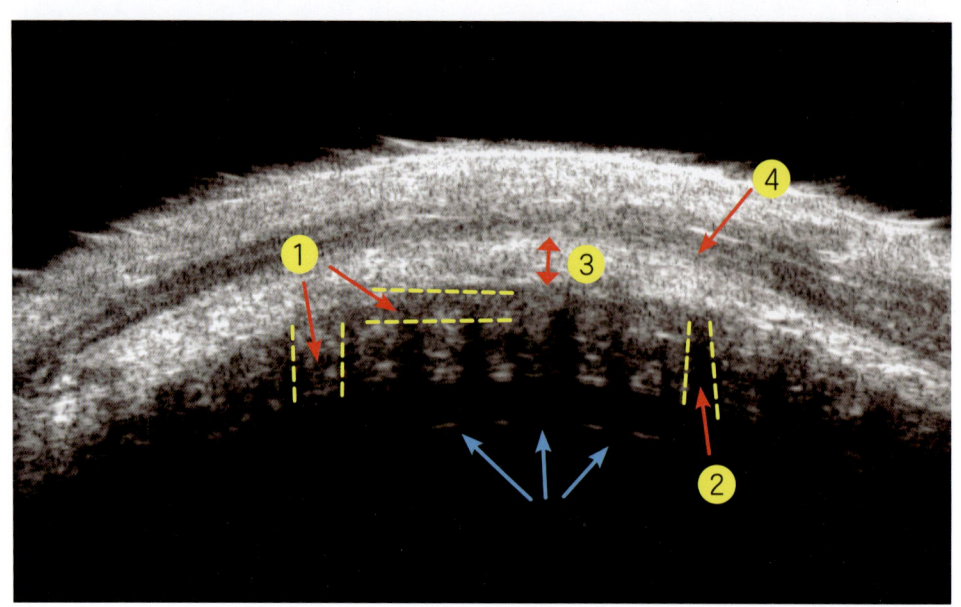

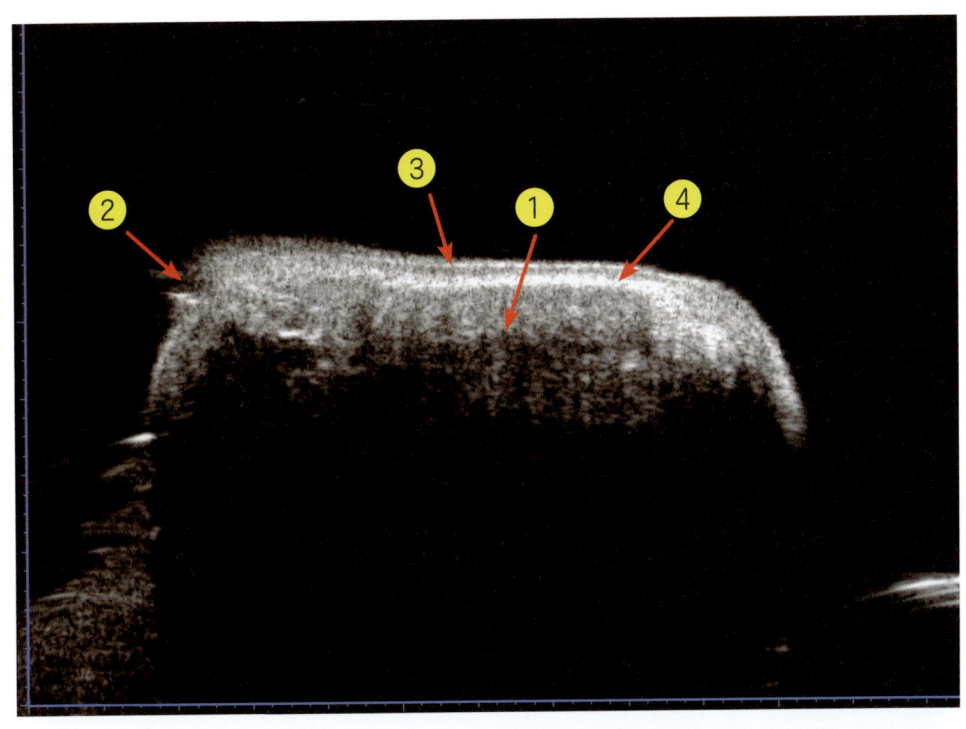

图2-11-7 上睑板翻折后垂直扫描

1. 睑板。2. 睑板腺中央导管开口。3. 睑结膜。4. 睑边缘结缔组织。

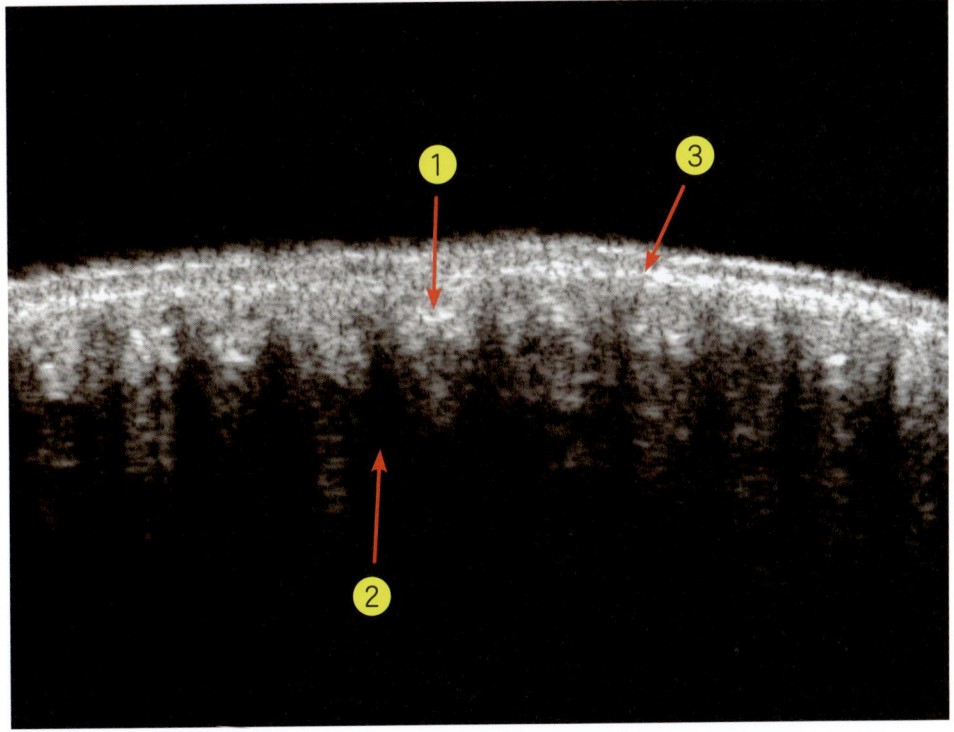

图2-11-8 上睑板翻折后水平扫描

1. 睑板。2. 睑板腺。3. 睑结膜。

图2-11-9

睑板腺腺泡

图示睑板内的睑板腺腺泡。1.睑板。2.睑板腺腺泡。3.角膜。

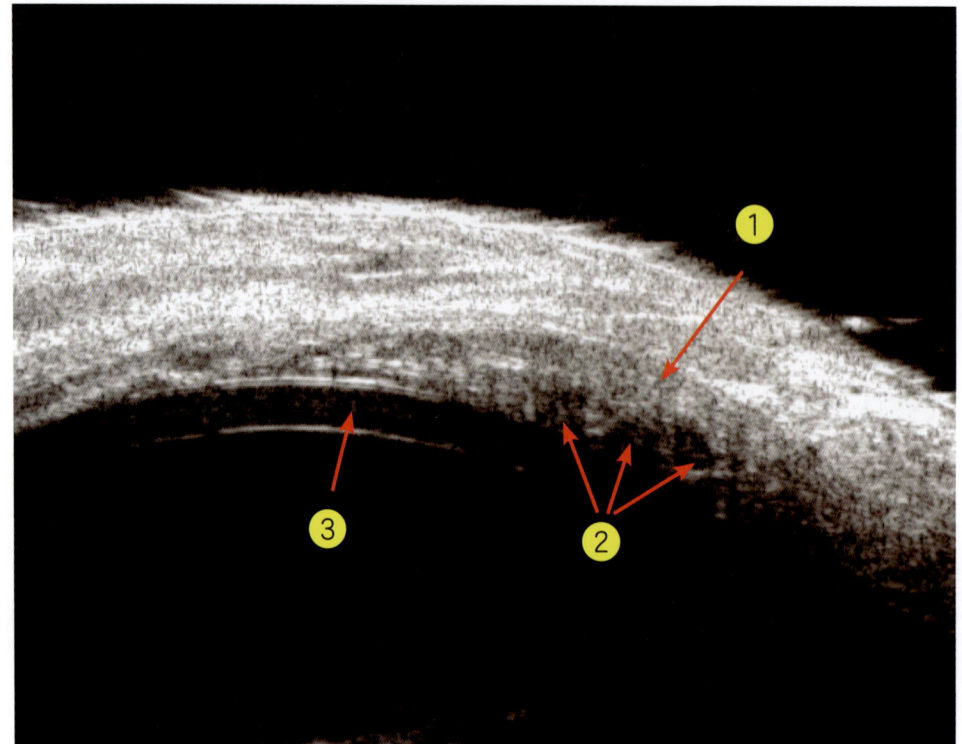

图2-11-10

睑板腺开口

图示垂直睑缘灰白线的水平扫描,可以清晰观察到睑板腺的开口(箭头所示)。

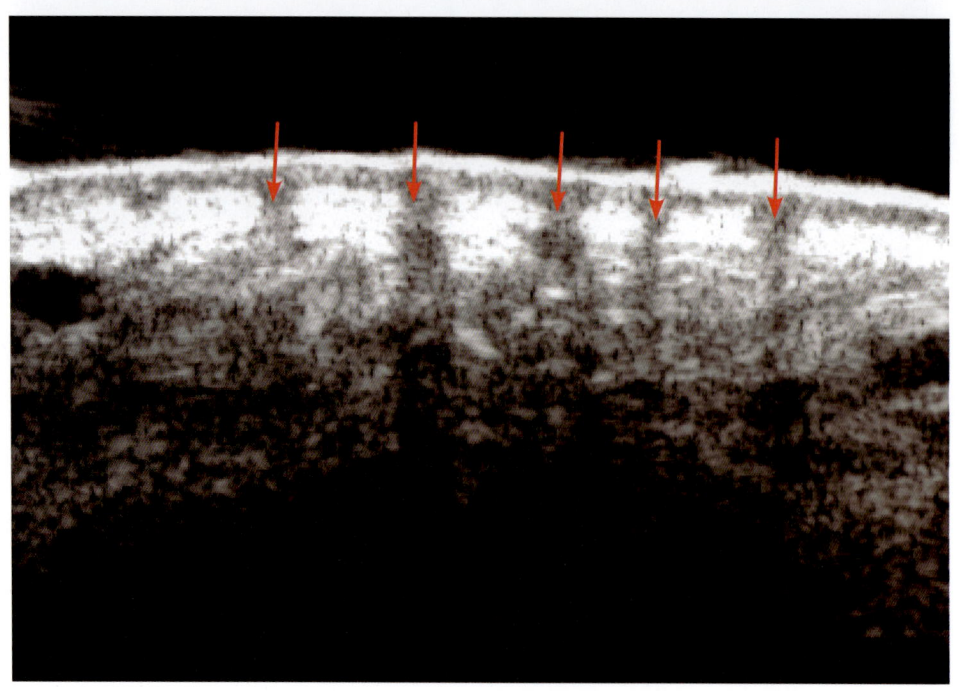

睑板腺丢失和睑板腺堵塞

睑板腺丢失指的是先天因素、炎症、老化或其他原因导致的睑板腺部分或全部功能性组织的消失。而睑板腺堵塞是因为分泌物过于黏稠或其他原因导致腺体导管被堵塞，阻碍了腺体分泌物的正常排泄。在UBM图像中，睑板腺丢失表现为暗区范围缩小，而睑板腺堵塞则表现为暗区范围增大。

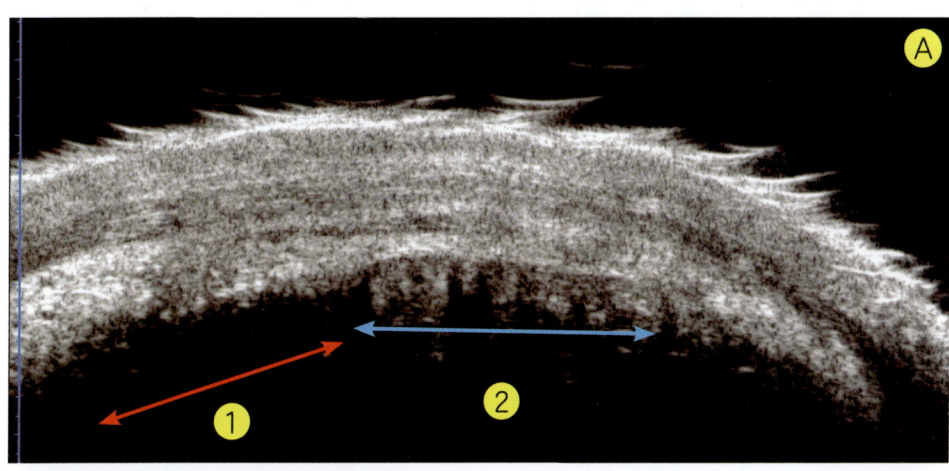

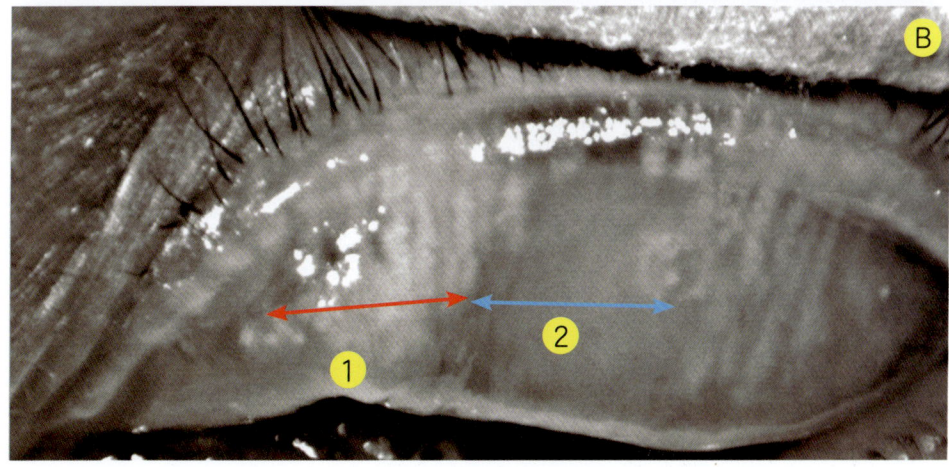

图2-11-11

睑板腺丢失和睑板腺堵塞

上睑板的水平扫描（图A）与眼表综合检查（图B）对应，展示了睑板不同区域的影像特征。区域（1）展现的是睑板腺堵塞，该区域没有呈现出典型的梳齿状结构，主要呈现为睑板腺本身的暗回声范围增大，而睑板腺间质的回声几乎不可见区域（2）展现的是睑板腺丢失，这个区域同样缺乏典型的梳齿状结构，主要呈现为睑板间质本身的回声增大，而睑板腺的暗回声区域减少。

眼睑占位性病变

眼睑占位性病变指的是眼睑组织内发生的组织增生或异常组织聚集，导致体积非正常增大，可能由炎症、感染、囊肿、良性或恶性肿瘤引起。在UBM图像中，这些病变通常呈现为不同声学特征的区域。

图2-11-12

外麦粒肿

箭头所示眼睑内的包块回声均匀，延伸至皮肤，周围组织呈现肿胀和回声减低的水肿征象。

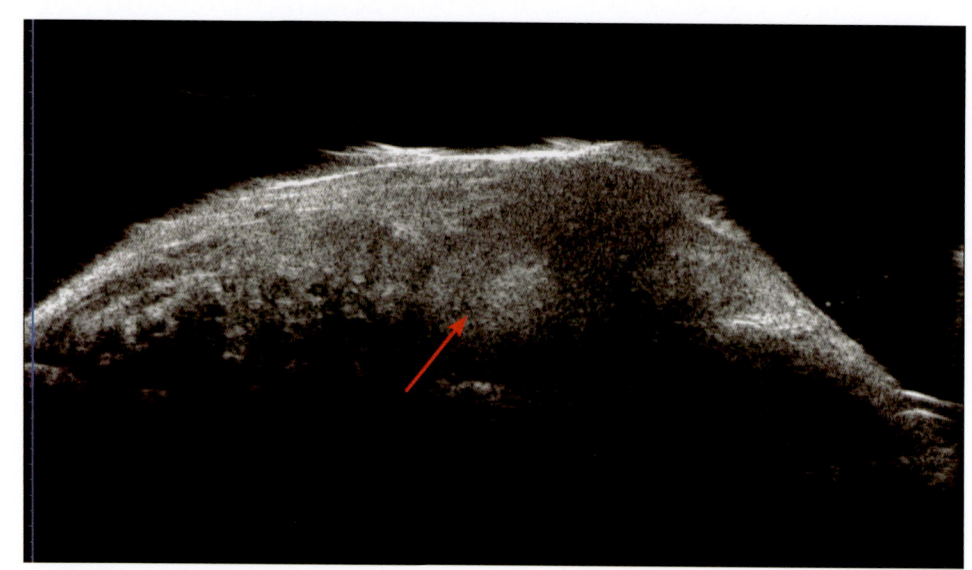

图2-11-13

内麦粒肿

箭头所示眼睑内的包块回声均匀，延伸至睑结膜，周围组织呈现肿胀和回声减低的水肿征象。

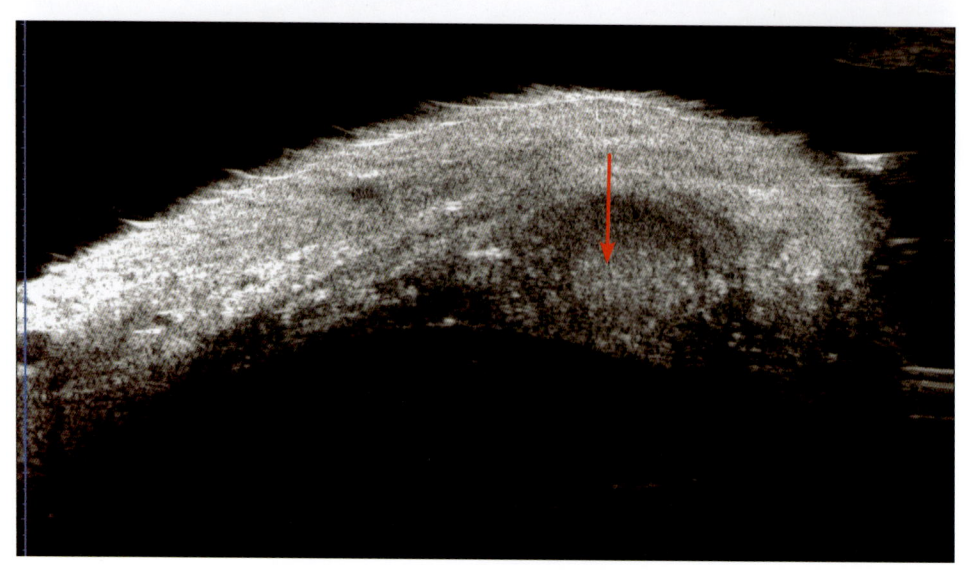

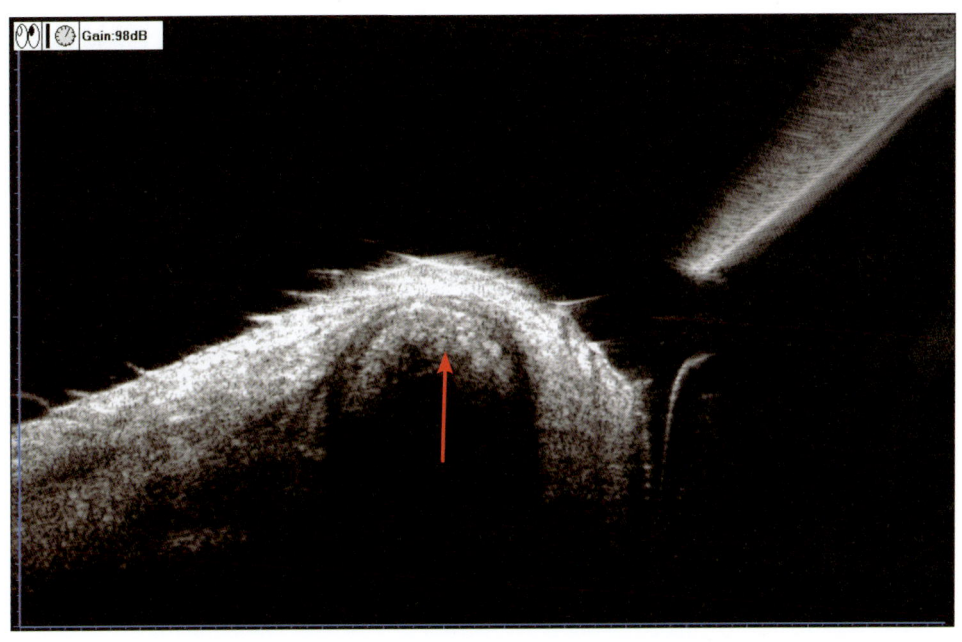

图2-11-14
眼睑实性肿物

箭头所示肿物位于眼睑表皮下，呈现为实性隆起，边界清晰，形态规则，有包壁，周围组织无浸润征象。

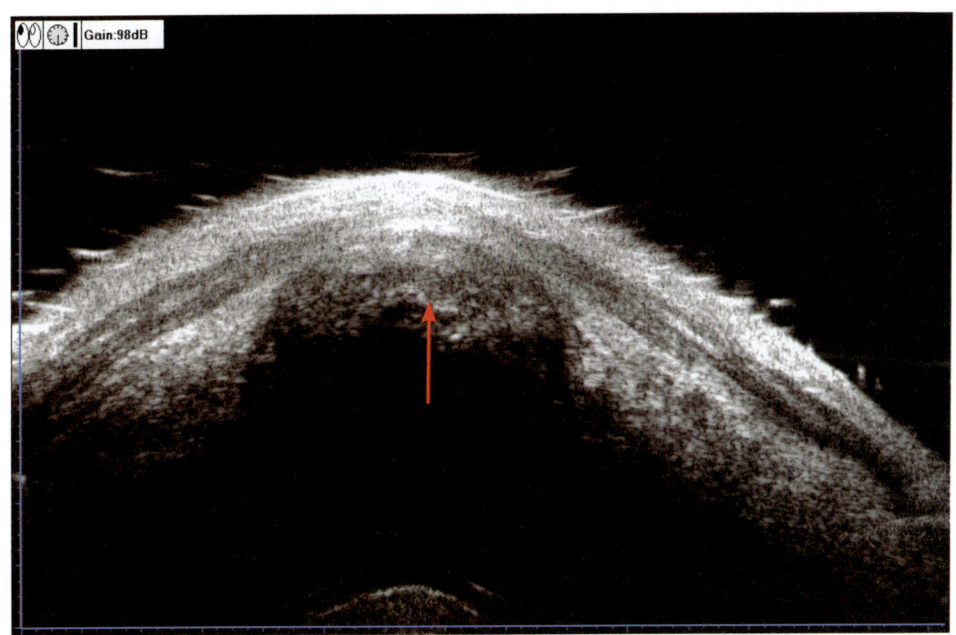

图2-11-15
睑板实性肿物

箭头所示肿物位于轮匝肌下方的睑板区域，呈现为实性隆起，边界清晰，形态规则，周围组织无水肿征象。

图2-11-16

泪阜实性肿物

箭头所示泪阜肿物呈实性隆起，边界清晰，形态规则，有包壁，与正常泪阜组织存在明显边界。

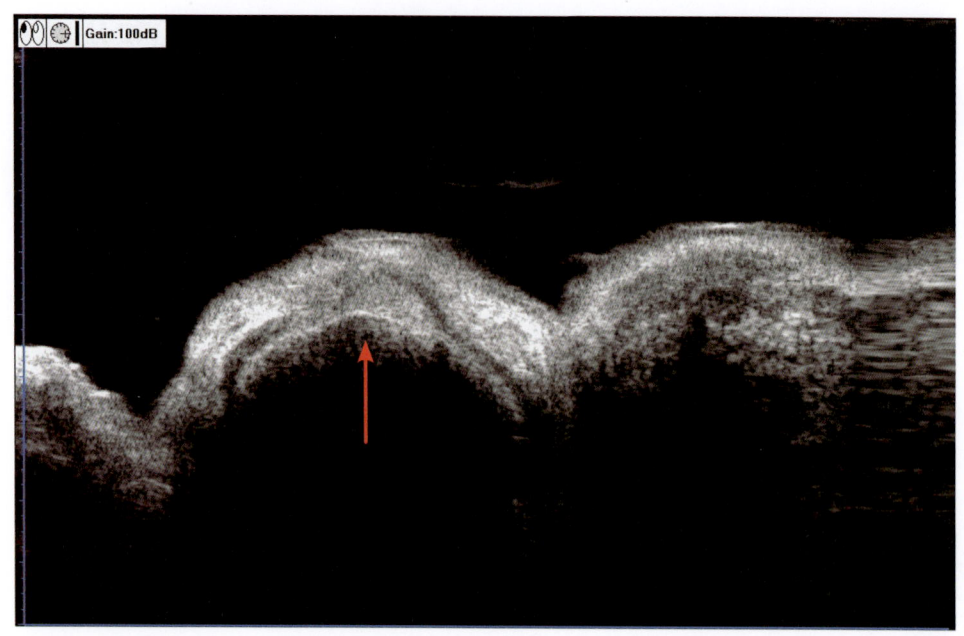

第十二节　泪器

泪小点、泪小管和泪囊是泪液排泄系统的重要组成部分。UBM可以用于观察泪小点和泪小管的异常情况，如泪小点膜闭、泪小管阻塞和占位病变等，但由于位置和技术限制，UBM通常难以检测泪囊的情况。

泪小点是位于眼睑内侧边缘的微小的开口，上、下眼睑各一个。在UBM图像中显示为位于眼睑内侧的类圆形的小缺口，呈现为无回声。泪小管连接泪小点和泪囊，是一条细小的管道，分为降部和水平部。在UBM图像中显示为从泪小点向深层及鼻侧延伸的微细管状结构，呈现为长条状的无回声区域，区域内常伴有一条中等回声的线状结构。

正常泪小点和泪小管

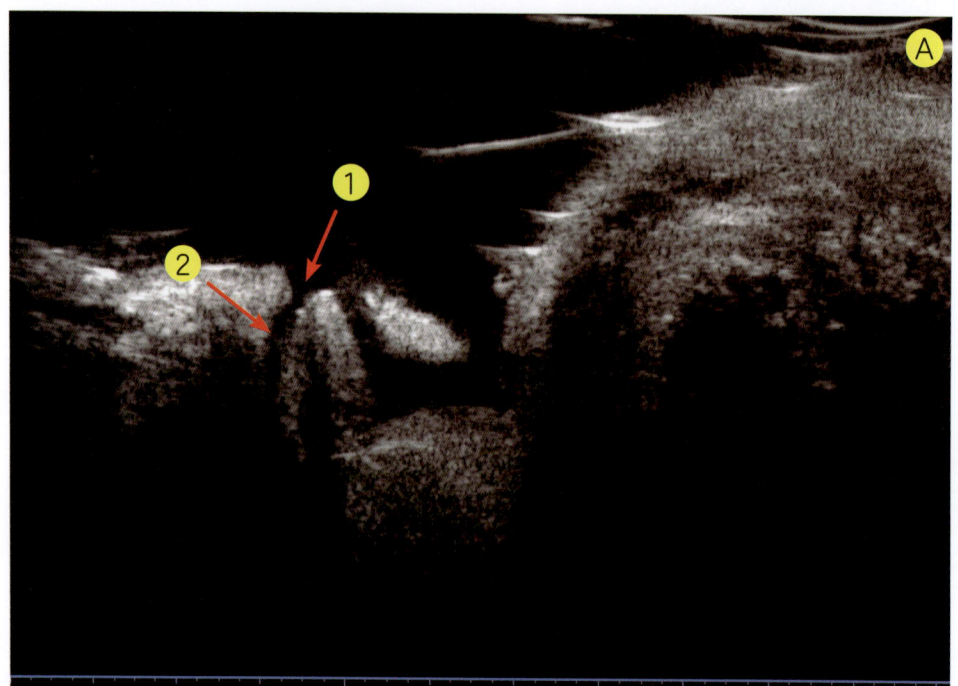

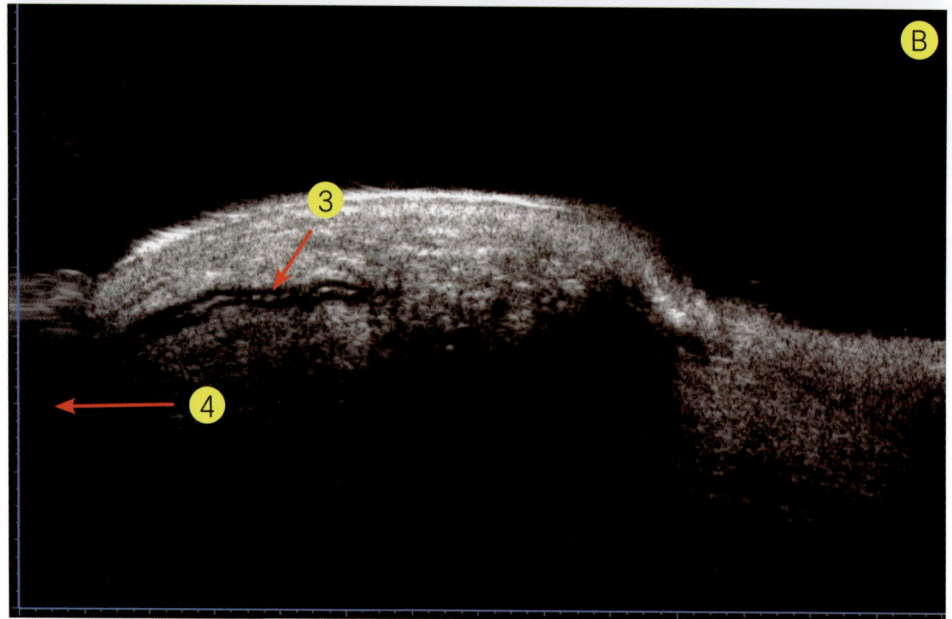

图2-12-1

正常泪小点及泪小管

1. 泪小点。2. 泪小管的降部。3. 泪小管的水平部。4. 泪囊方向。

泪小点闭锁

泪小点闭锁是指泪液排泄路径中的泪小点阻塞，导致泪液无法顺畅进入泪囊。这种情况可由多种原因引起，包括先天性发育异常、外伤、感染、炎症或手术后瘢痕形成。在UBM图像中，泪小点闭锁通常表现为泪小点区域的结构不连通。

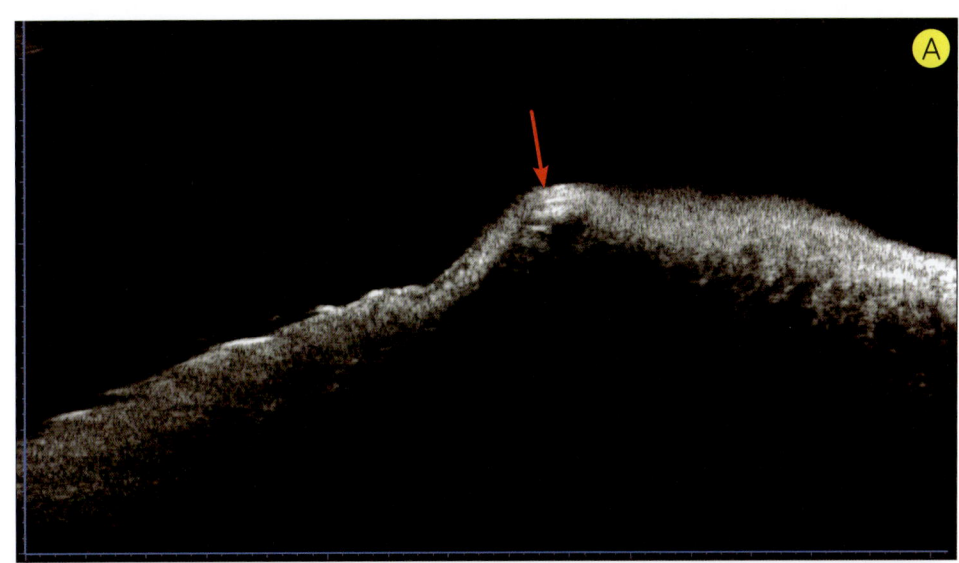

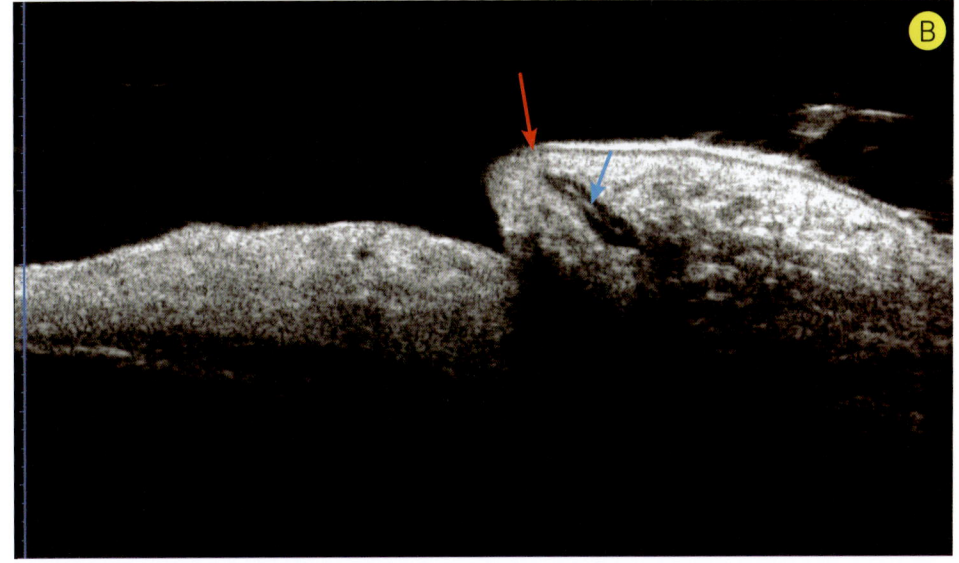

图2-12-2

泪小点闭锁

A. 箭头所示泪小点区域未展现出预期的类圆形小缺口，而是呈现为一个由高回声结构封闭的状态。B. 泪小管的回声（蓝色箭头所示）显示清楚，但其前端同样未观察到开放的小缺口，它被具有与睑结膜相似回声特征的组织完全封闭（红色箭头所示），使得泪小管未与外部环境形成有效连通。

泪小管离断

泪小管离断是指泪小管的断裂分离，导致泪液无法正常排出。在UBM图像中，泪小管离断通常呈现为泪小管回声的中断，可能伴随着管腔变形。UBM检查有助于确定泪小管的解剖位置和结构异常。

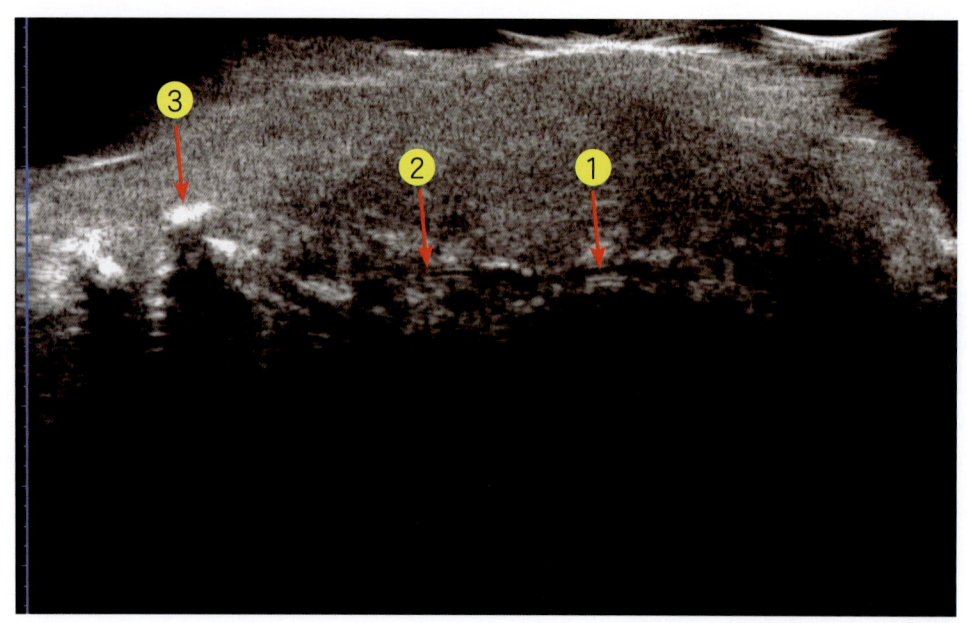

图2-12-3

泪小管离断

泪小管管腔出现了缩小，而周围组织呈现出明显的增厚和回声降低的水肿征象，泪小管断端出现在缝合处偏右侧，此发现为进一步的治疗提供了帮助。1.泪小管。2.泪小管断端。3.缝线。

泪小点和泪小管占位性病变

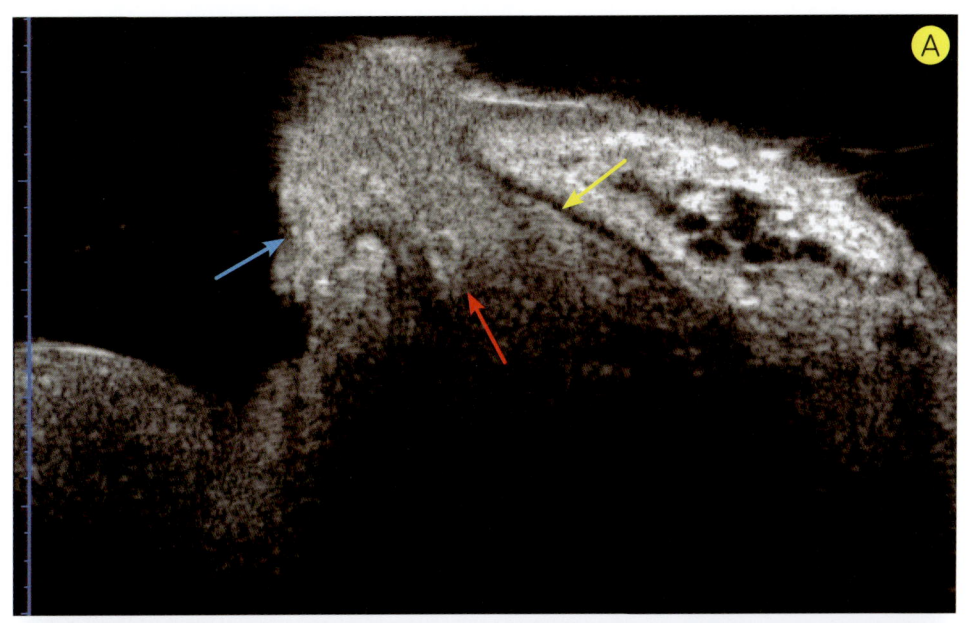

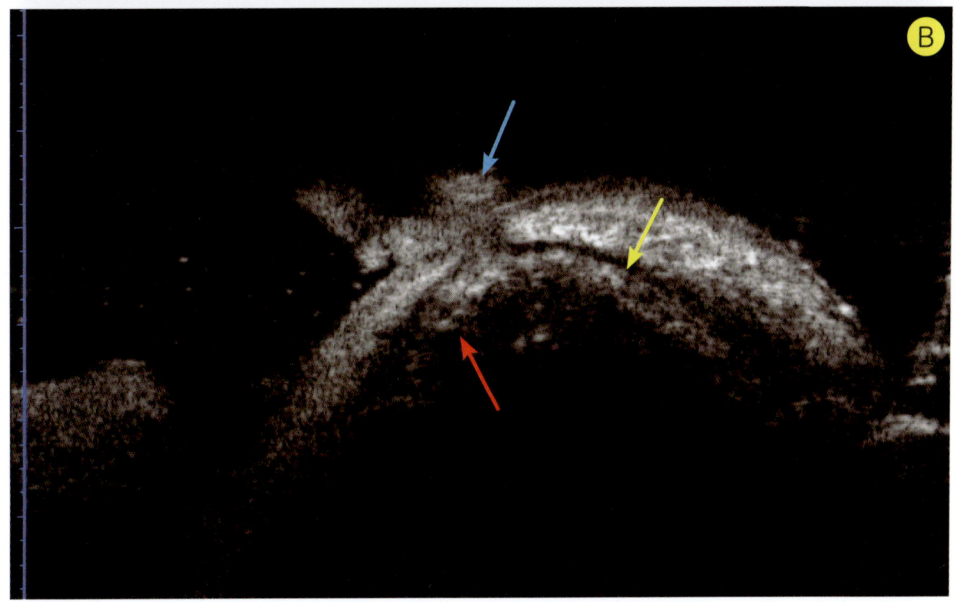

图2-12-4

泪小管炎

图中观察到泪小管管腔明显扩张，管腔内存在中等回声的包块（红色箭头所示），该包块通过泪小点外溢（蓝色箭头所示），具有清晰的边界，并且包块与泪小管壁之间存在细小缝隙（黄色箭头所示）。

图2-12-5

泪小点肿物

　　图中展现的肿物从泪小点区域（红色箭头所示）起始，向外扩张，与泪小点之间边界模糊，呈菜花状，这种占位形态通常是恶性肿物的表现。

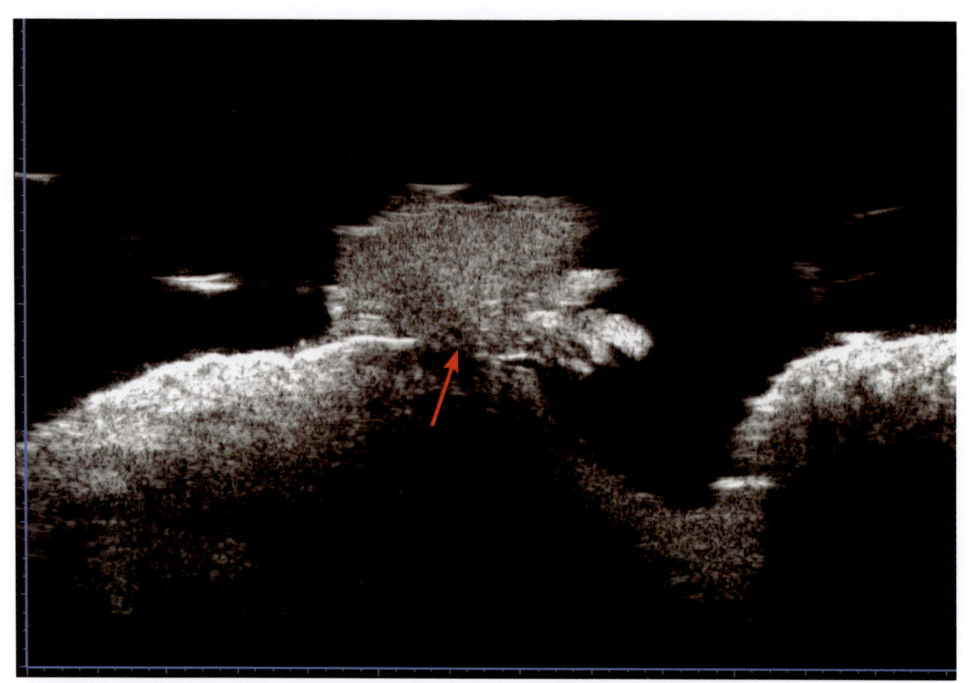

图2-12-6

泪小管肿物

　　肿物呈中低回声，占位效应导致泪小管腔出现显著扩张，但该包块未通过泪小点外溢。包块虽与泪小管壁的边界清晰，但其与管壁之间并无缝隙。

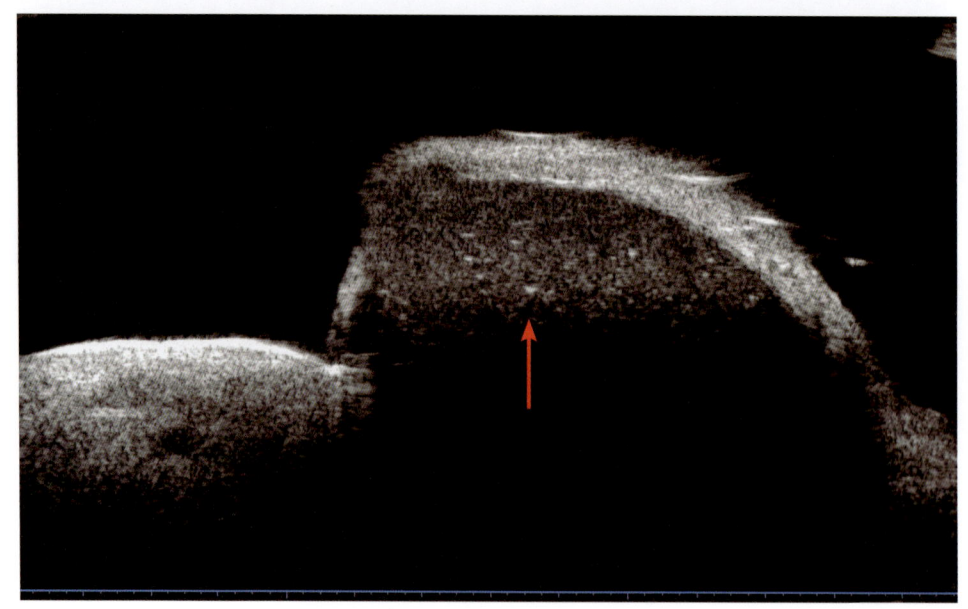

人工鼻泪管植入术后影像改变

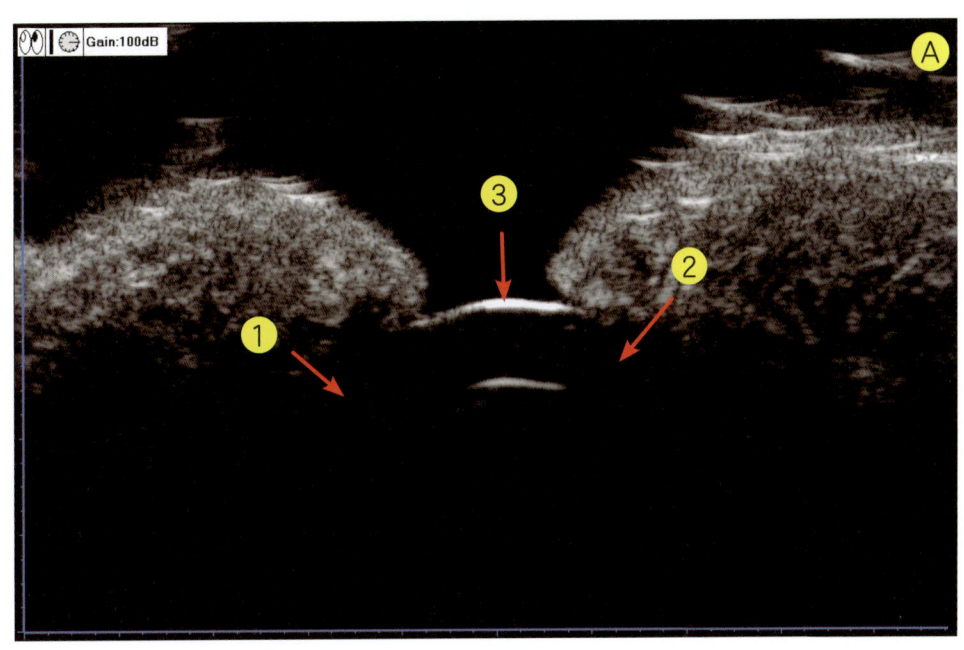

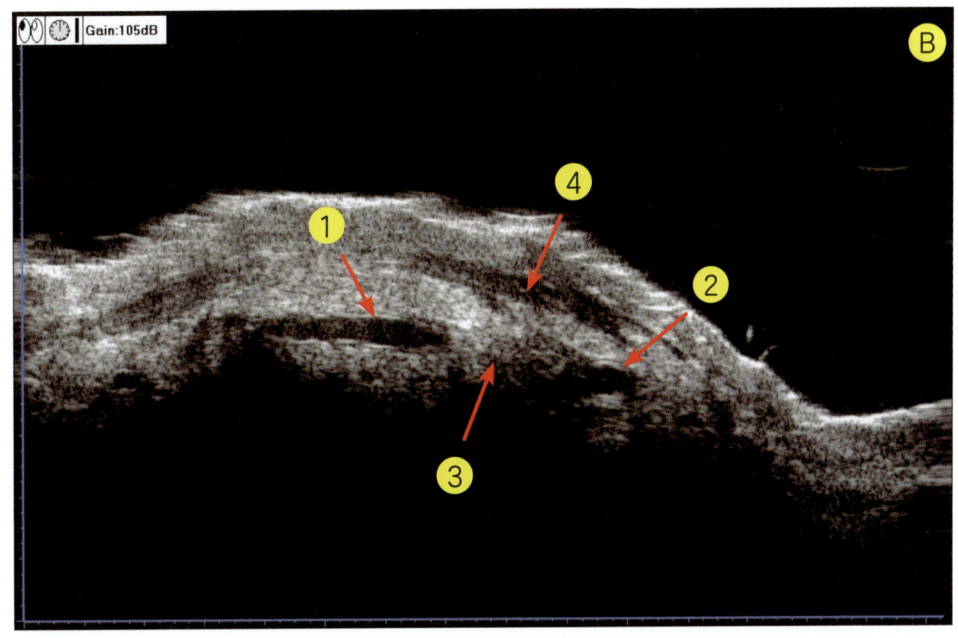

图2-12-7

人工鼻泪管植入术后

A. 图示泪小点的垂直扫描。1. 上泪小点。2. 下泪小点。3. 人工鼻泪管。B. 图示泪小管的水平扫描。1. 泪小管内的人工鼻泪管。2. 泪总管内的人工鼻泪管。3. Horner肌。4. 轮匝肌。因为泪小管与泪总管走势非线性，而UBM是线性扫描，所以人工鼻泪管在图中并不连续。

第十三节　眼前节异物

眼前节异物是指未经设计进入并滞留在眼前节部位的外来物质。UBM凭借其高分辨率成像能力，能够识别常规超声检查无法检出的细微异物。因此，UBM在确定异物具体位置、评估异物对邻近眼部结构的潜在损害，以及辅助手术规划和异物移除中发挥着重要作用。尽管UBM的穿透深度有限、操作需要较高的技术熟练度，且无法在穿通伤初期使用，但它在探测眼前节异物方面的独特优势，特别是其检测能力不受组织透明度影响，使其成为临床异物检测的重要工具。

在UBM中，如果异物的声阻抗显著高于周围组织，会在其表面产生强烈的反射，阻止超声波进一步穿透，从而在其后方形成无回声的暗区，即后声阴影。然而，某些情况下，超声波能从异物边缘绕过，继续深入并在异物后的组织或流体中引发多次反射和散射，形成类似明亮的彗星尾巴的外观，即"彗星尾"征。后声阴影或"彗星尾"征的形成受多种因素影响，关键在于异物的声阻抗和反射率。声阻抗和反射率越高，异物回声越强，越容易形成后声阴影或"彗星尾"征。这些声像特征的形成还与异物的光滑程度、形状、大小及其后方环境紧密相关。通常，边缘平滑、形状规则的异物更易产生"彗星尾"征，异物后方的液体或松软组织相较于致密组织或空腔，更容易形成"彗星尾"征。需要强调的是，"彗星尾"征虽然有助于在UBM图像中辨识异物，但其并不是异物的特异性指标，也不能准确反映其形状、大小或位置。其出现受到异物的属性、周围组织状况和超声设备设置等多重因素的影响。

眼前节异物，包括植物类、化工类、矿石类、玻璃类和金属类等，其在UBM图像中的表现主要取决于它们的物理属性。植物类异物（如板栗刺或植物碎片）在UBM图像中呈现高回声，但边界辨识度较低，有时与周围组织难以区分，通常不伴有明显的后声阴影或"彗星尾"征。化工类和矿石类异物（例如塑料和沙石）的UBM表现介于金属和植物类异物之间，表现为高反射区域，伴有一定的后声阴影或"彗星尾"征。金属类异物表现为强回声，通常伴随着明显的后声阴影或"彗星尾"征。这些描述反映的是一般规律，但每个异物的UBM图像表现是独特的，受到异物的材质、表面光滑度、所在位置等多种因素的影响。

异物所在的区域除了异物本身异常以外，通常伴随着以下特征：

（1）异物周围组织通常表现出肿胀、回声减低和渗出物附着的炎症表现。

（2）由于结膜内侧紧邻致密的巩膜，异物后方难以产生"彗星尾"征，而通常表现为后声阴影。

（3）前房和后房是无回声的暗区，其内部的异物以高回声或强回声形式出现，导致异物与周围组织对比鲜明。

（4）由于晶状体和玻璃体是松软的组织，为异物后方的多次反射和散射提供了良好的环境，所以晶状体和前段玻璃体异物常伴随着"彗星尾"征。

图2-13-1
结膜异物(板栗刺)
箭头所示位于结膜的异物呈现为局部斑点状高回声区域,未伴随明显的后声阴影。

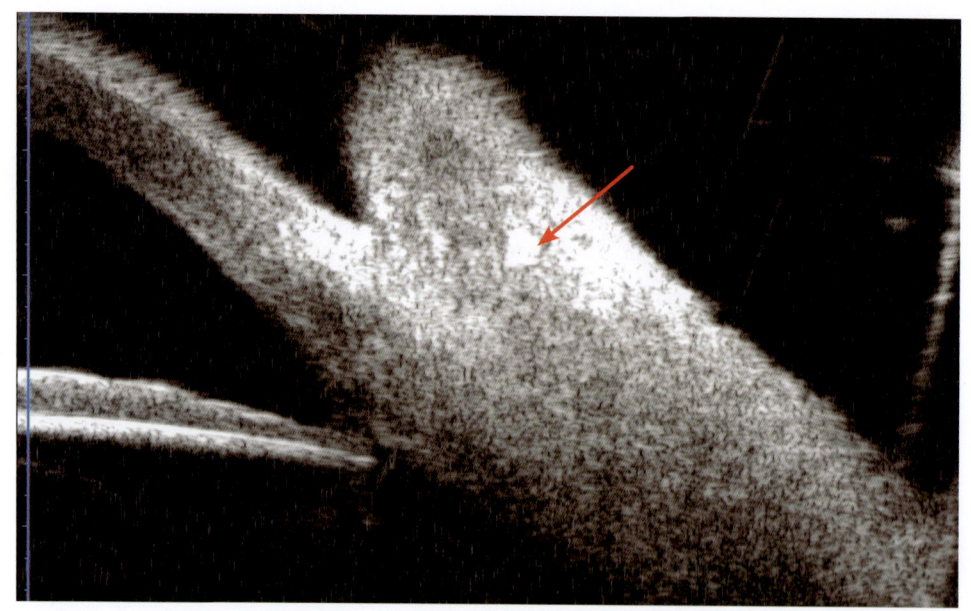

图2-13-2
筋膜异物(金属屑)
箭头所示位于筋膜的异物呈长条状且略显弯曲,表现为高回声,并在其后方观察到后声阴影。

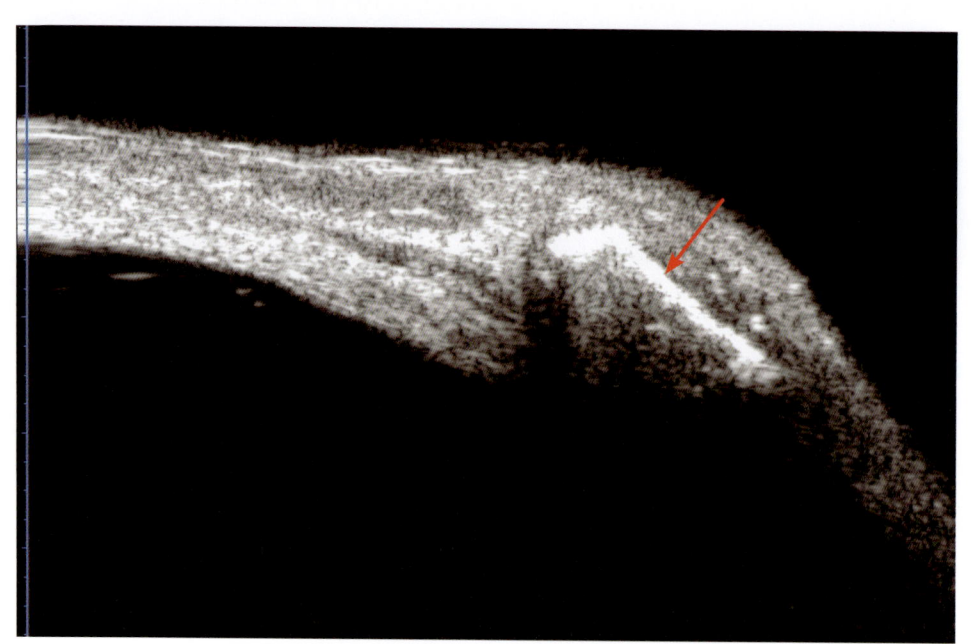

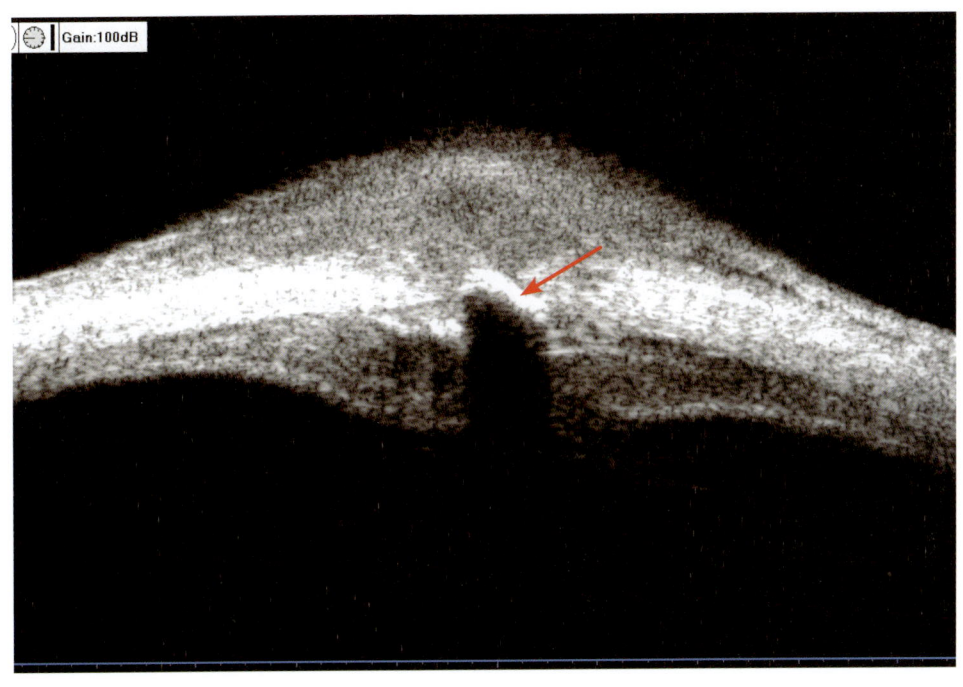

图2-13-3

巩膜异物

箭头所示位于巩膜的异物呈短条状高回声且伴有后声阴影，伴随着巩膜、内侧葡萄膜及外侧结膜的水肿征象。

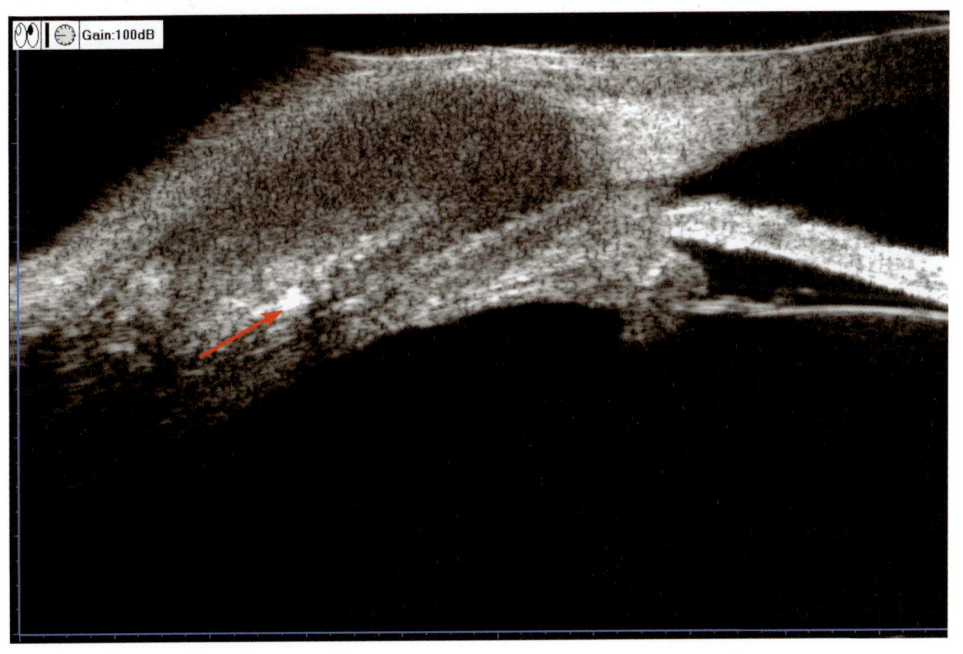

图2-13-4

巩膜异物（木屑）并巩膜脓肿

箭头所示巩膜层内斑点状的高回声异物，巩膜病灶隆起，包裹着低回声区域，边界清晰。

图2-13-5

角膜异物（板栗刺）

箭头所示板栗刺穿透角膜至前房，伴随着前房游离点状渗出物，这可能是板栗刺引起的前房炎症反应。

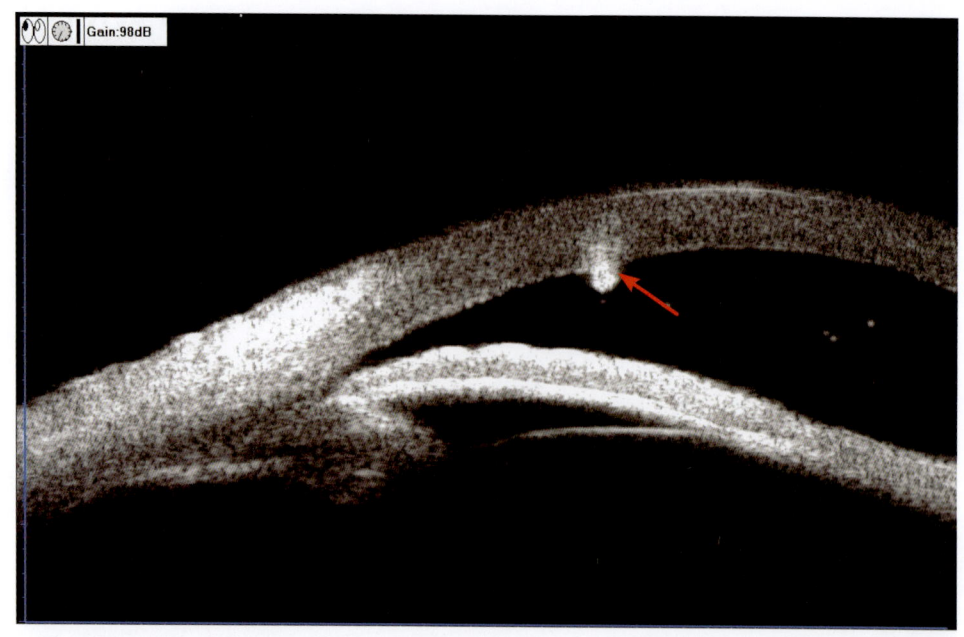

图2-13-6

角膜异物（蜜蜂刺）

箭头所示中高回声的长条状蜜蜂刺垂直刺入角膜内，其回声与角膜组织相似，伴随着角膜厚度显著增加和广泛的回声增强，这可能与蜜蜂毒素造成的角膜化学损伤有关。

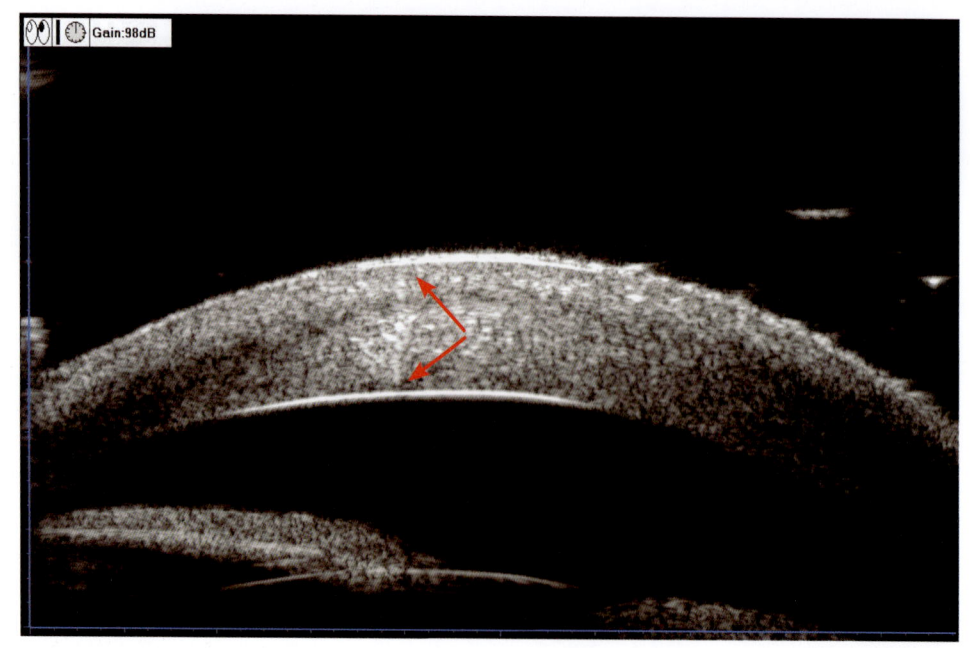

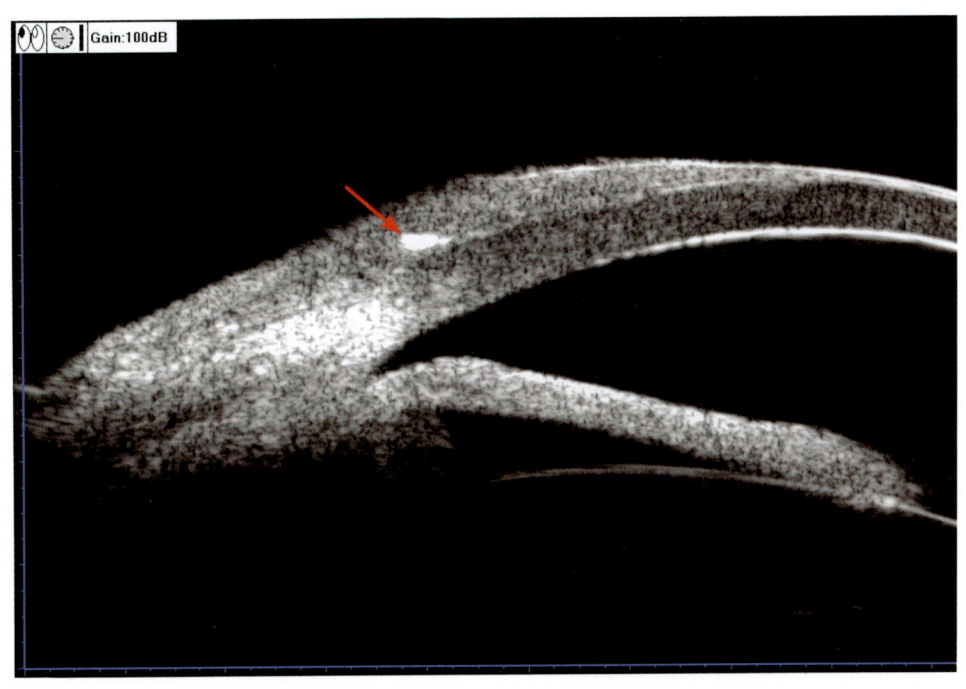

图2-13-7

角膜异物伴角膜上皮增殖

箭头所示异物周围的角膜上皮层显著增厚，与前弹力层边界清晰，这种角膜上皮增殖可能与异物的刺激有关。

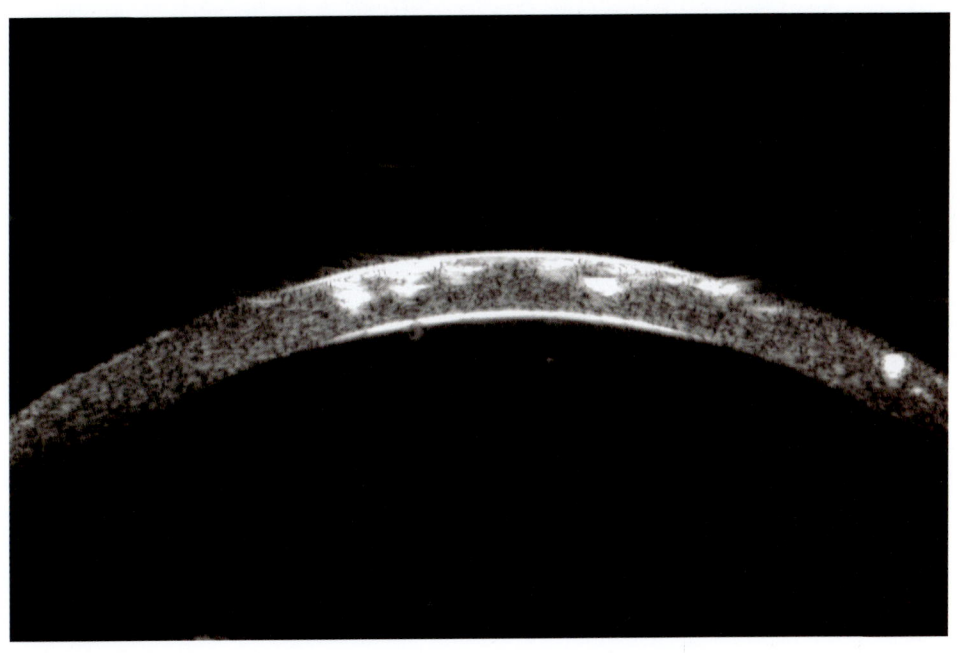

图2-13-8

多发角膜异物

角膜内不规律散布着多个斑点状高回声异物，常见于爆炸伤所致。

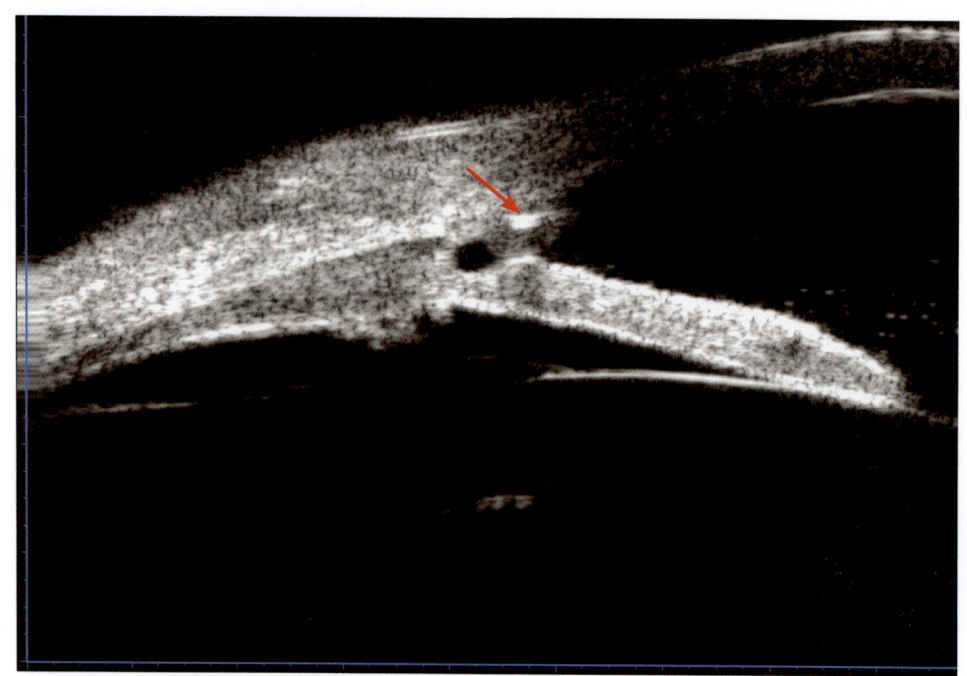

图2-13-9

前房异物

箭头所示周边前房的斑点状异物，其与小梁网接触并引发组织水肿。

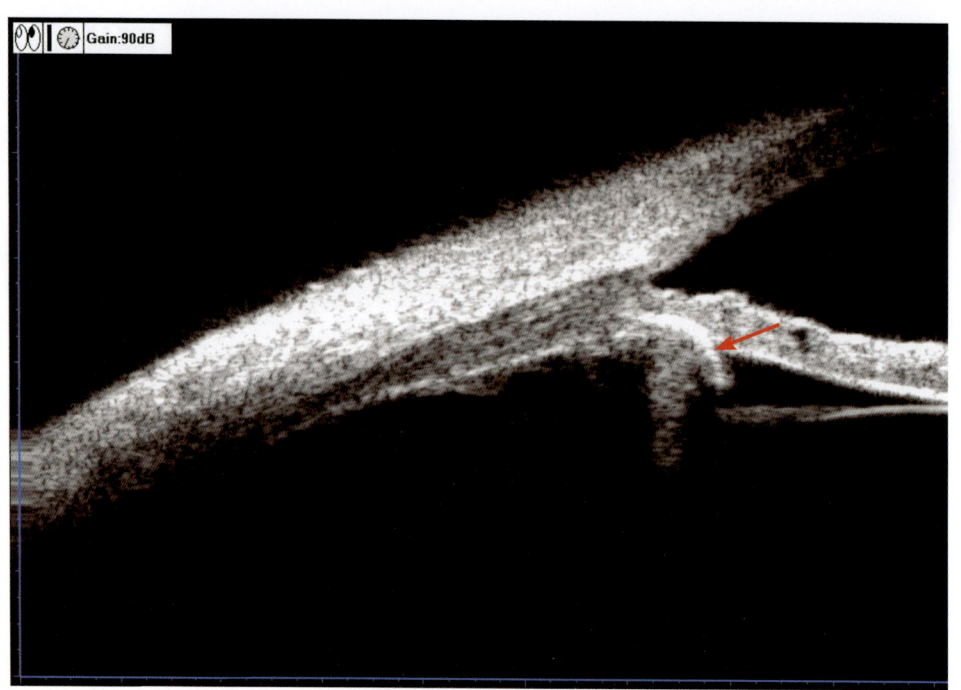

图2-13-10

后房异物

箭头所示后房的弧形异物，其后方伴随"彗星尾"征。

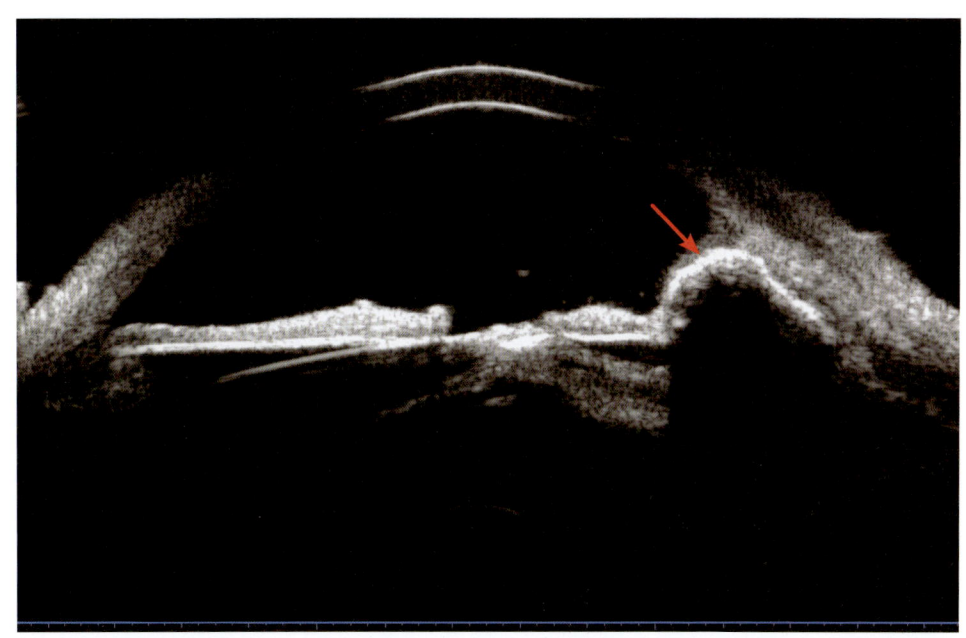

图2-13-11

虹膜异物

箭头所示跨度较大的虹膜异物，横跨虹膜中央区域和周边区域，并向前方凸起，其产生的后声阴影显著，使得后方的组织无法显示。

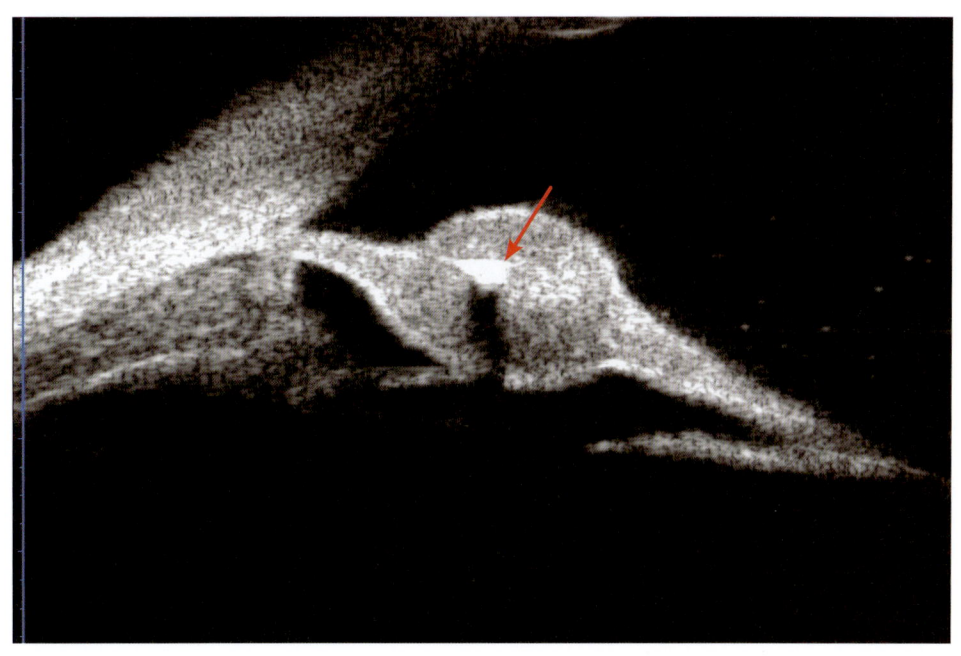

图2-13-12

虹膜异物

箭头所示是虹膜内的斑点状高回声异物，周围虹膜组织明显肿大，伴随着前房内散布点状物质，这种表现可能与异物引发的虹膜炎症反应有关。

图2-13-13

晶状体前囊膜异物

箭头所示晶状体前囊膜的斑点状异物,其后方形成"彗星尾"征。

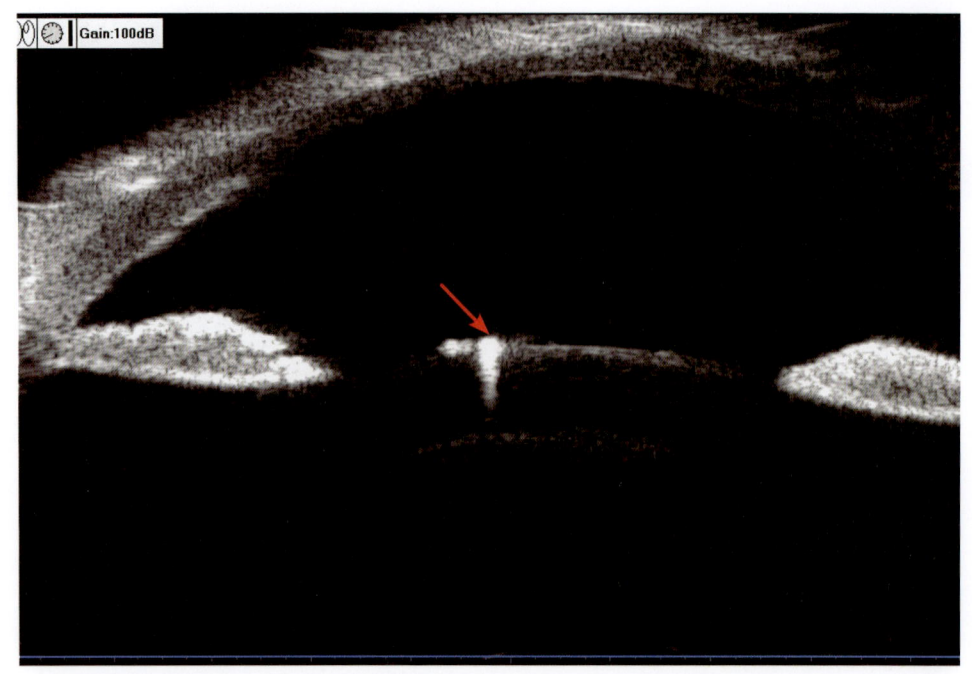

图2-13-14

晶状体异物

箭头所示晶状体内的短条状异物,与周围晶状体组织形成明显对比,伴随着"彗星尾"征。

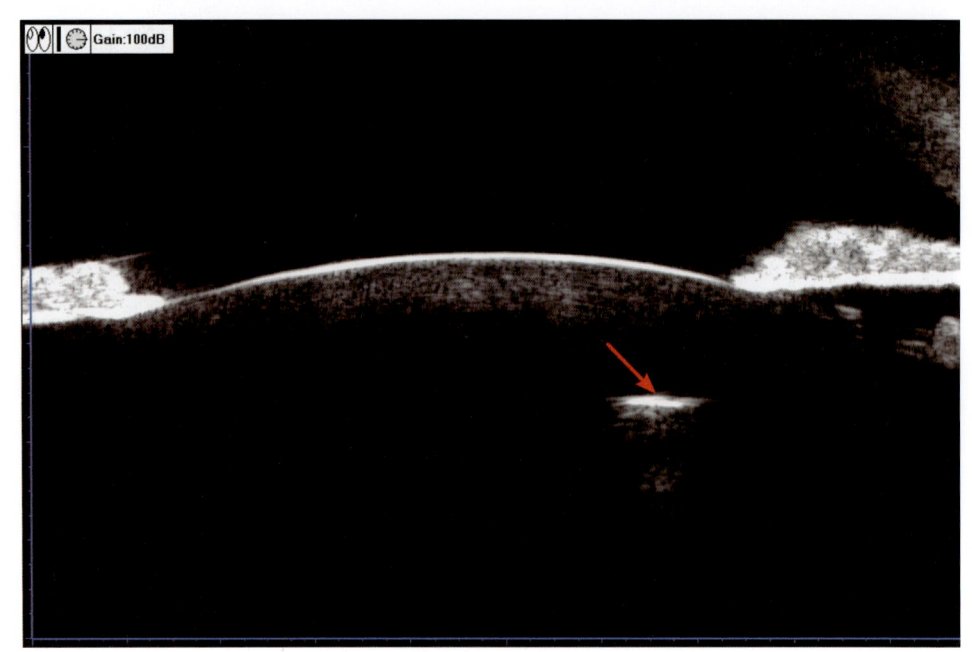

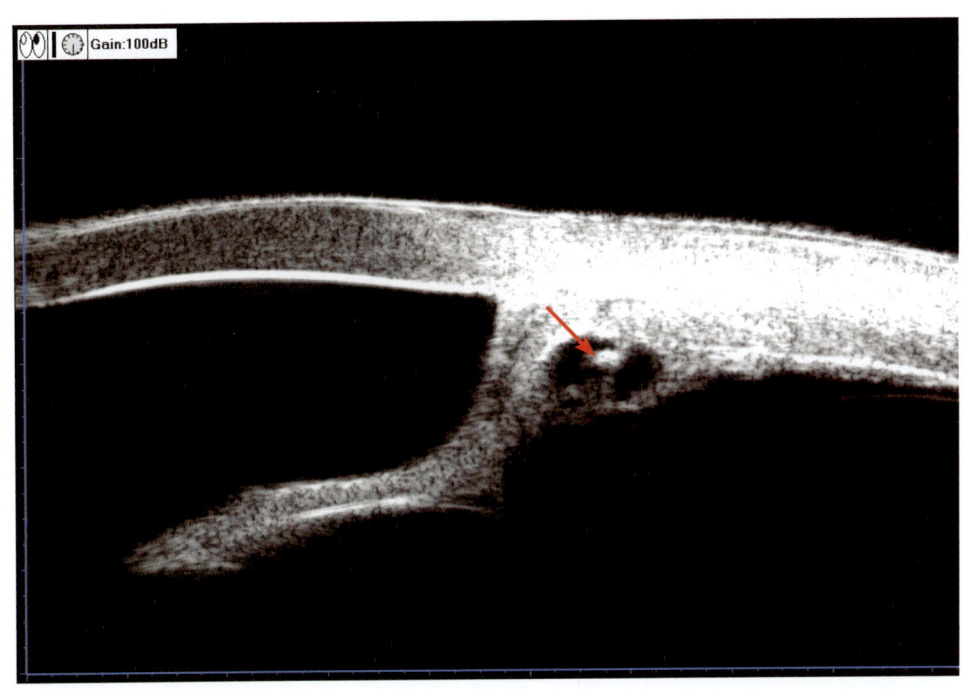

图2-13-15

睫状体异物

箭头所示睫状体冠状部的斑点状异物，异物被囊肿包裹，其后方产生较弱的"彗星尾"征。囊肿的形成可能与异物侵入有关。

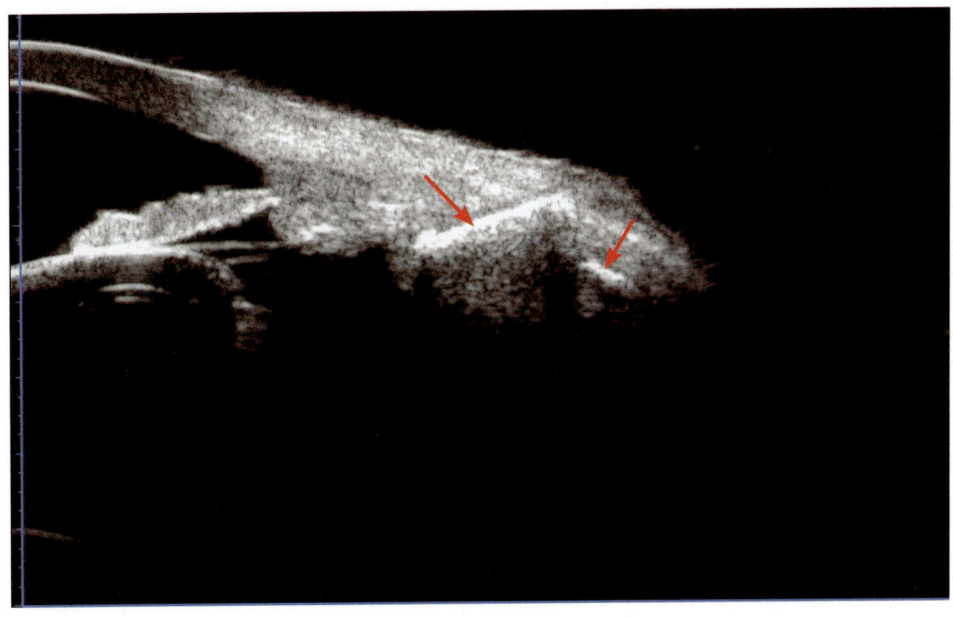

图2-13-16

睫状体异物

箭头所示长条状异物穿透结膜、巩膜及睫状体，并在异物后方形成了"彗星尾"征，周围组织出现水肿和渗出征象。

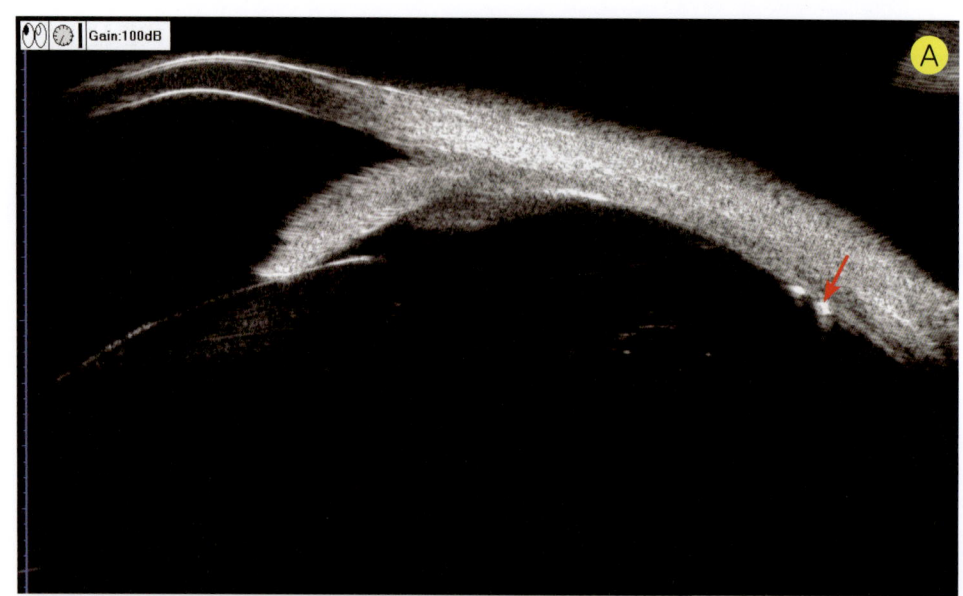

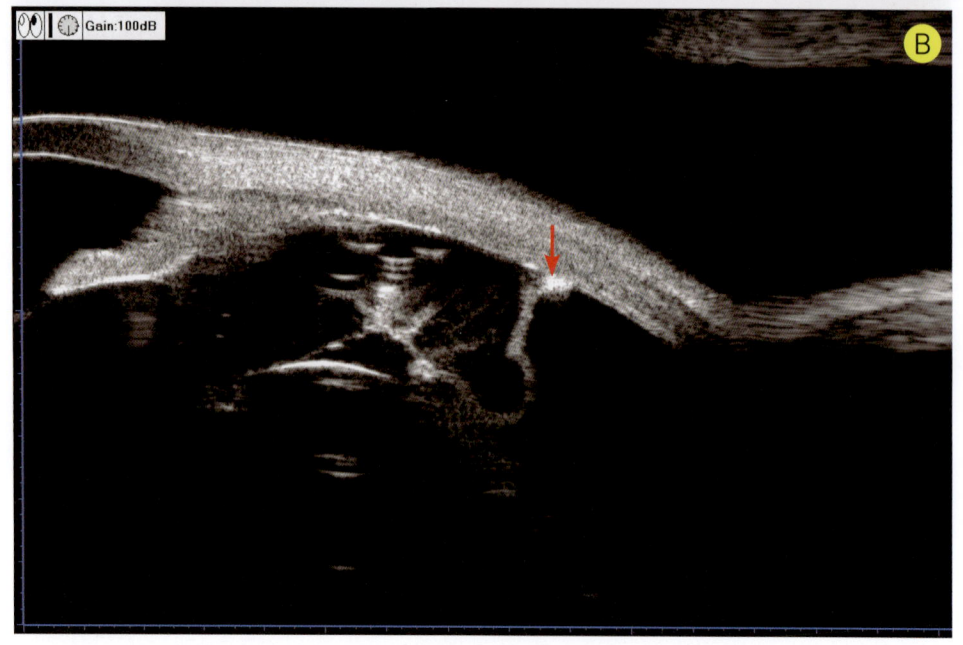

图2-13-17

锯齿缘异物和锯齿缘机化物

A. 箭头所示锯齿缘的斑点状异物，伴随着"彗星尾"征。B. 展现了与图A相似的现象，但仔细观察发现，该物质并未嵌入眼球壁，而是附着于眼球内侧，这是锯齿缘机化物的常见影像表现。

　　锯齿缘是脉络膜渗漏易发区域，机化作用产生的高回声物质可在其后形成后声阴影，使得其与异物的影像表现难以区别。因此，正确判断需结合患者的详细病史、周围组织的声学特征以及病灶的形态和位置进行综合分析。

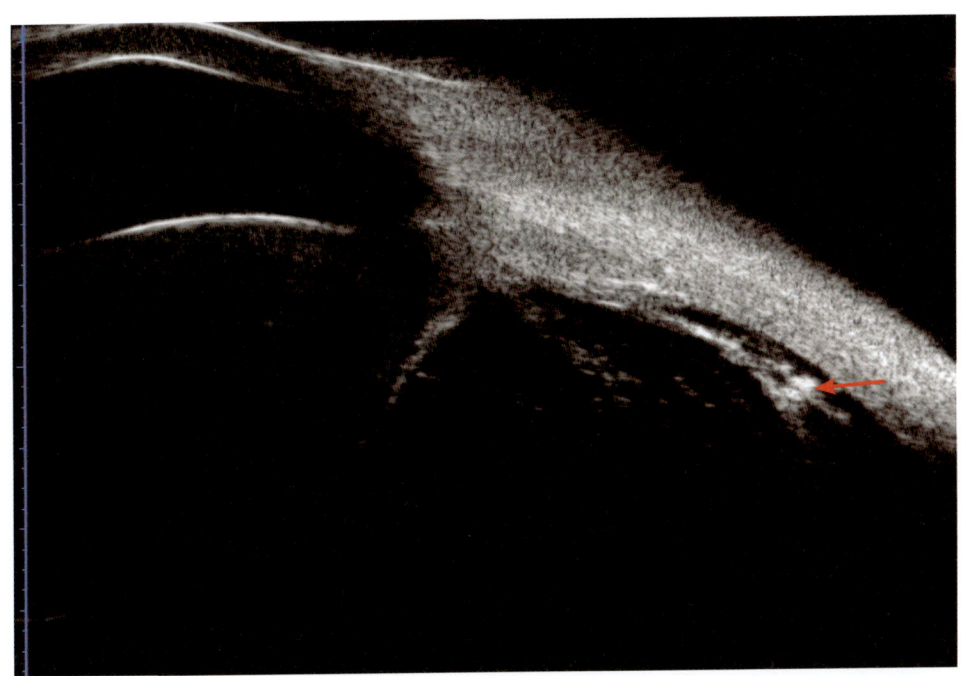

图2-13-18

铁锈沉着症

箭头所示高回声异物形状不规则，较为疏松，被渗出物包裹着。在玻璃体及晶状体后囊附近散布着较多点状物质，这是铁离子大量释放并沉积的表现。其他金属锈沉着症也具有相似的影像特征。

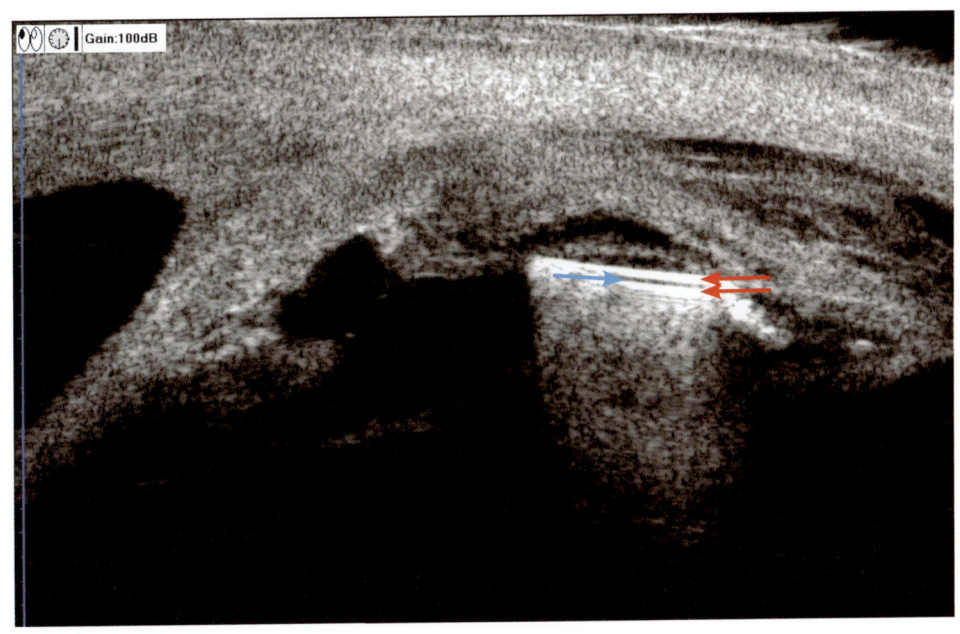

图2-13-19

玻璃体玻璃异物

前段玻璃体的长条状异物伴随着"彗星尾"征。异物前界面和后界面呈现为平整的高回声（红色箭头所示），中间区域则呈现为低回声（蓝色箭头所示），这是具有一定厚度且形态规则的玻璃异物影像特征。

第二章 眼前段的正常影像表现和异常影像表现

263

图2-13-20
眼睑皮肤异物

图示为眼睑的水平扫描，箭头所示位于表皮和皮下组织的异物，这些异物呈现为不规则的高回声区域，并伴有明显的后方声学阴影。

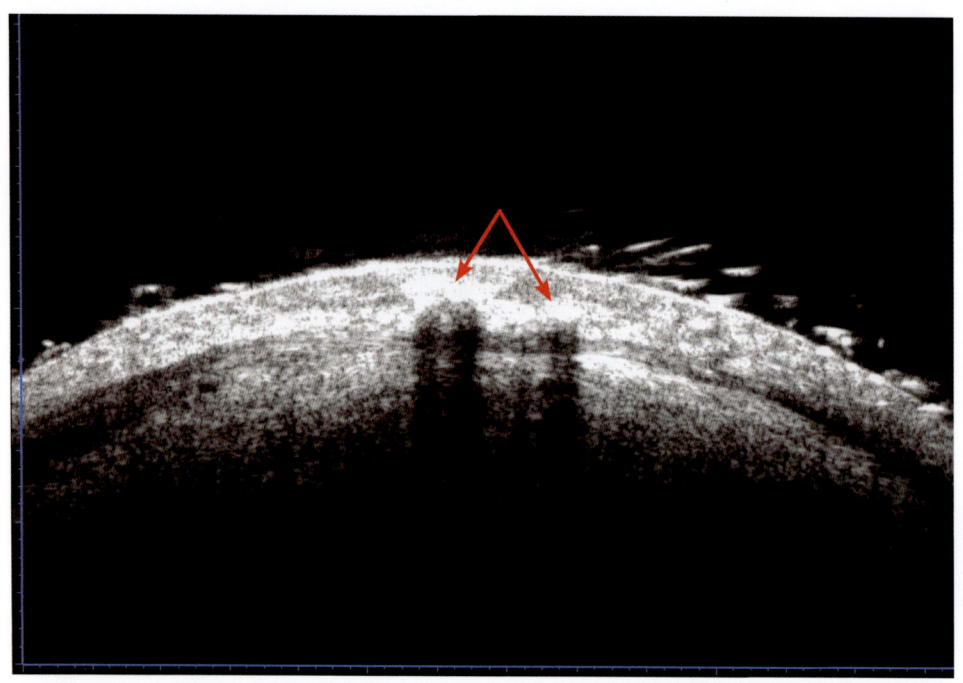

图2-13-21
睑结膜异物

图示为眼睑翻折后的水平扫描，箭头所示位于睑结膜下的长条状异物，伴随着周围组织的水肿征象。

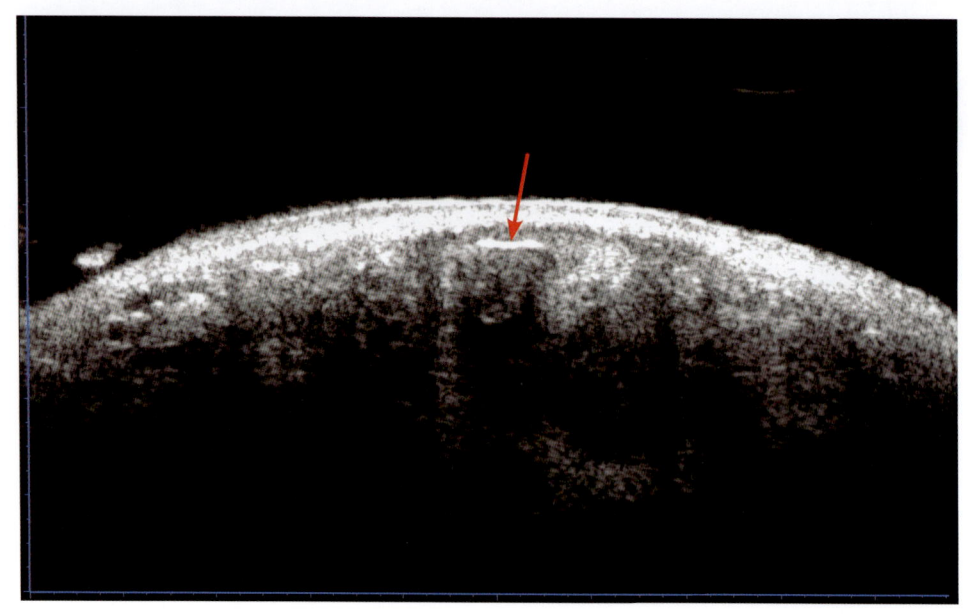

结　语

　　通过本书的阅读，希望你对眼前段结构的精细构造及其复杂性有更加深刻的认识和理解。得益于UBM技术提供的高分辨率图像，我们能够以前所未有的角度和清晰度识别和评估眼前段的多种生理和病理状态。UBM在多种眼科疾病的诊断和治疗中扮演着至关重要的角色，尤其在青光眼、白内障、屈光手术、眼部外伤以及眼肿瘤等疾病的检测中，它的作用不可或缺。该技术的应用不仅为临床诊断提供了独一无二的影像资料，而且促进了针对患者的定制个性化医疗方案的发展，对于改善眼科疾病的诊治和患者的影像管理具有十分重要的意义。

　　随着科技的不断革新和数据处理能力的显著增强，我们相信在不久的将来，UBM影像技术将实现更进一步的精细化、个性化和自动化，在提高图像分辨率、拓宽其在临床上的应用领域，以及结合人工智能进行深层次的图像分析等方面，仍具备很大的发展潜力。通过采用更为先进的图像分析技术，我们期待能够实现对眼病更早期的诊断、更精确的手术计划设计以及更有效的术后跟踪监控。因此，面对UBM影像技术的未来发展，我们满怀期待和信心。我们坚信，随着科技的持续进步和医学研究的不断深入，UBM影像技术将继续在眼科的诊断和治疗领域发挥不可替代的作用，为广大患者带来更加清晰的视界和更加光明的未来。

　　我们不仅对UBM影像技术未来的发展前景怀抱着深切的期待与憧憬，同时，我们还要向所有投入本书编写的专家学者们表达我们深深的敬意与感激之情。正是他们无私的知识分享、反复的阅读修改、专业奉献以及持续不断的辛勤工作，构筑了本书得以问世的坚实基础。在此，我们也向每一位读者致以最真挚的谢意，感谢您的持续关注与宝贵反馈，这些都是推动我们学科持续进步的动力源泉，并激励着我们不断追求卓越。我们希望，本书能够激发更多的思维火花，为眼科临床工作和科研工作提供帮助，并为眼科医生与患者提供切实可行的影像学支持。让我们携手同行，为眼科医学领域更加璀璨灿烂的明天而不懈努力。

杨扬帆
2025年1月

附录一　UBM操作指南

由于操作UBM涉及对人眼的直接接触，因此必须由受过专业训练的医疗人员执行，并确保遵循以下适用的准确性和安全性。

1. **适当培训**　确保操作者接受适当的培训，以正确使用设备并避免不必要的操作错误。

2. **把控禁忌证**　在使用UBM前，应详细了解患者的病史和当前状况，确保没有与UBM使用相关的禁忌证，如严重的眼部感染或穿通伤等。

3. **使用合适的耦合剂**　如人工泪液、接触镜护理液、生理盐水、无菌注射用水等，在确保超声波能够有效传输的同时减少眼睛的刺激不适。

4. **避免过度压迫**　在进行UBM检查时，需要避免对眼球施加过度的压力。

5. **掌握探头的深度**　操作者需正确掌握探头的使用深度，避免接触眼表。

操作概要

一、患者准备

1. **检查条件**　确保患者没有检查禁忌证，如传染性眼病，角膜溃疡或穿孔，穿通伤或手术口未愈合，不能配合的患者（年龄过小、精神障碍疾病和抽动症患者需要镇静或全身麻醉），表面麻醉药品严重过敏（可尝试在不进行表面麻醉下检查）。

2. **了解病情**　在检查前要先了解患者情况（问诊和查阅病历资料），形成缜密的检查思路，突出重点检查。

3. **解释程序**　向患者解释检查的过程，确保他们理解并能配合，从而保持检查的准确性和舒适性。

4. **舒适的姿势**　让患者处于适配操作并且感觉舒适的位置，确保其眼部稳定。

5. **眼部准备**　去除隐形眼镜和美瞳等任何可能干扰超声波传播的物质，如角膜溃疡者需在佩戴接触镜的情况下检查则不需要去除。眼表或眼周如有污物则先进行清除，待洁净后检查。

6. **表面麻醉** 滴用表面麻醉滴眼液1~2滴，如患者眼部较为敏感，可间隔1分钟重复1次。表面麻醉后，待患者轻松睁眼再进行检查为宜。

二、物品及设备准备

1. **物品准备** 检查前准备好检查所需的物品，如表面麻醉滴眼液、广谱抗生素滴眼液、75%酒精、水浴杯（耦合剂常用生理盐水、人工泪液和隐形眼镜护理液等）或水囊（耦合剂常用无菌注射用水）、棉签、口罩、检查手套、吸水纸。

2. **设备准备** 确保设备正常运行后录入患者的个人信息，选择检查眼别。根据检查的目的和需要观察的眼部结构，预设UBM参数，如扫描模式及增益等。

三、操作过程

1. 操作示例

（1）以水浴杯操作为例

放置水浴杯：在未造成患者明显不适的前提下，在结膜穹隆内放置尽可能大的水浴杯。因为大的水浴杯提供更大的扫描视野，使得待观察组织更远离水浴杯的边缘区域，因为该区域容易引起组织失真和畸形。

注入耦合剂：在水浴杯内注入耦合剂要适量，太满容易导致操作过程中溶液外溢，太少增加探头接触眼表的风险。耦合剂既要洁净也要对眼部无刺激伤害。

扫描调整：把探头置于水浴杯的上方，启动探头并降入耦合剂中，垂直对准需要扫描的组织，细微调整探头的位置、深度和角度，以及设备的扫描参数，以优化图像质量。

（2）以水囊操作为例

水囊安装：在水囊内装入无菌注射用水，套入探头下端，并排出空气。（以水囊饱满，轻压水囊无液体渗漏，水囊内无空气为宜。）

扫描调整：启动探头，轻轻将水囊放置在需要扫描的组织，细微调整探头的位置、深度和角度，以及设备的扫描参数，以优化图像质量。

2. **图像捕获** 在扫描过程中实时观察图像，确保获得了所需的信息并且清晰度符合成像标准时即可捕获图像，并保存该图像的钟点信息，以便后续分析和存档。根据需要，可以增加捕获切向扫描图像和视频保存以获得更加完整的影像信息。图像成像标准详见图像捕获原则。

3. **舒适性和安全性** 整个过程手法温柔，避免对眼球施加过多压力。探头在移动过程中避免与眼球接触。

4. **扫描完成** 扫描结束后，取出水浴杯并擦干耦合剂，适当滴用广谱抗生素。

5. **告知事项** 告知检查后注意事项，如1小时内不能揉眼，获取报告的时间、地点和方式等。

四、设备清洁与消毒

探头清洁与消毒：在每次使用后，用柔软的酒精棉签、酒精棉球或消毒湿巾轻轻擦拭探头。避免使用任何可能损坏探头声膜的尖锐粗糙的硬质物品。在进行下一次检查时，如探头未干燥，间隔3分钟后用棉签或棉球蘸耦合剂轻柔擦拭探头，达到清除残余酒精的作用，避免酒精对眼部的损伤。

水浴杯清洁与消毒：流动水或肥皂水清洁后，用75%酒精浸泡30~60分钟或采用环氧乙烷进行灭菌处理。

五、图像处理分析

操作完成后，对图像进行必要的测量和分析，常规测量中央前房深度，按需加测其他眼前段相关参数，并分析眼前段组织结构的状态，特别是检测到的异常情况。

六、报告生成

报告模板：使用预先定义的模板来创建报告，有助于保持报告的一致性和完整性。报告模板通常包括基本信息区、图片区和提示描述区。基本信息区包括患者信息、检查日期和UBM编号等。图片区根据需求可以整合不同数量的图片。提示描述区是基于数据测量及图像分析结果的综合文字表述。

整合图像和数据：是将选定的图像和相关的测量数据整合到报告模板的图片区中。

书写结论：是在提示描述区书写报告的文字部分，包括观察到的整体情况，特别是对那些异常表现进行描述，并给出适当影像提示和建议。书写内容应该按顺序由前往后逐个考量，如：结膜和筋膜→巩膜→角膜→前房→房角→虹膜→后房→晶状体及晶状体悬韧带→睫状体及前段脉络膜→周边视网膜→前段玻璃体等，书写要突出重点，不应漫无目的、舍本逐末。

审核：在发送报告之前进行审核以确保信息的准确性和完整性。

七、存档

报告生成后，需要把报告和所有相关数据妥善保存在电脑的专用区域以及影像系统云端，以便于未来的查阅和回顾。

保存时限：在报告生成后应该尽快执行保存程序。

标准化命名：为每个文件和文件夹采用一致和标准化的命名规则，这样有助于快速定位和查找。

八、数据导出

存档后的数据，在需要使用的时候将其导出，原始资料是分析和讨论病例的关键信息，也是科学研究必不可少的对象。

选择数据：查找和定位目标患者，选择并导出该患者的图像和视频数据，可以是部分代表性图片或全部图片。

安全传输：使用安全储存介质以及安全的传输方式，以保护患者隐私和设备安全。

图像捕获原则

UBM检查过程主要包括：全景扫描、放射状扫描和切向扫描。

一、全景扫描的图像捕获标准

1. 图像居中，且水平无明显倾斜，可以参考双侧巩膜突连线是否水平。

2. 扫描切面过角膜直径，此时角膜反射最强；过晶状体横径，此时晶状体前囊膜和后囊膜反射最强。需要指出的是，当晶状体过厚、晶状体密度增强或晶状体位置异常时，晶状体后囊膜可能无法显示。

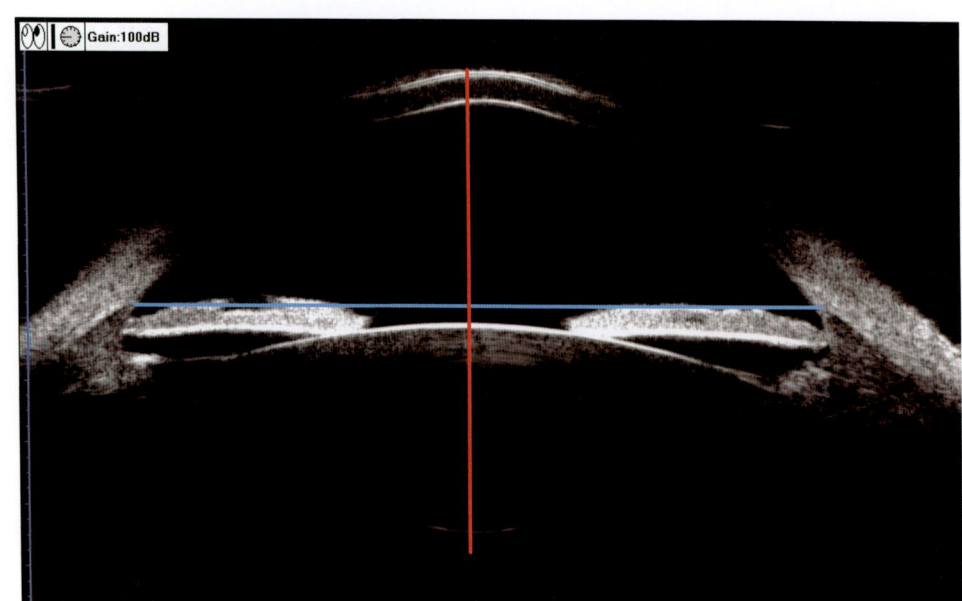

附图1-1-1

全景扫描示意图

图示全景扫描的图像捕获标准。红线所示图像水平居中，蓝线所示图像水平无倾斜。

3. 根据不同情况的呈现，焦点深度可位于前房、房角或睫状体。

（一）全景扫描标准——前房

焦点位于前房中间水平有利于观察前房的异常情况，但由于图像偏下，对于后房和睫状体的观察欠清晰。适用于前房渗出、前房积血和前房玻璃体疝等。

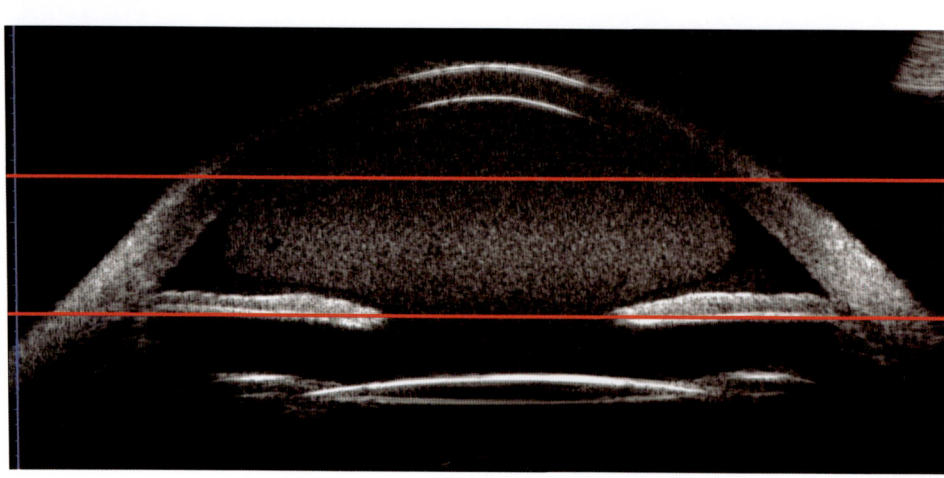

附图1-1-2

全景扫描示意图

图示全景扫描聚焦在前房的标准。红线之间所示为聚焦区。

（二）全景扫描标准——房角

焦点位于房角水平利于观察房角，此时前房及睫状体也有不错的展现，适用于大多数情况。

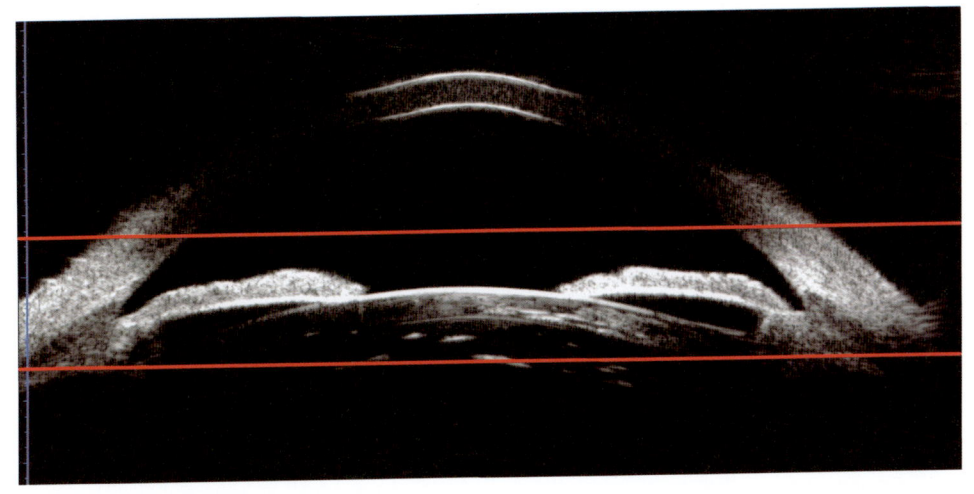

附图1-1-3
全景扫描示意图

图示全景扫描聚焦在房角水平的标准。红线之间所示为聚焦区。

（三）全景扫描标准——睫状体

焦点位于睫状体水平利于全景观察虹膜后的情况，包括后房、晶状体悬韧带及睫状体的情况，但由于图像偏上，前房展现并不理想，可能会丢失前房的细小回声。适用于ICL术前检查及青光眼睫状体破坏手术的术前检查。

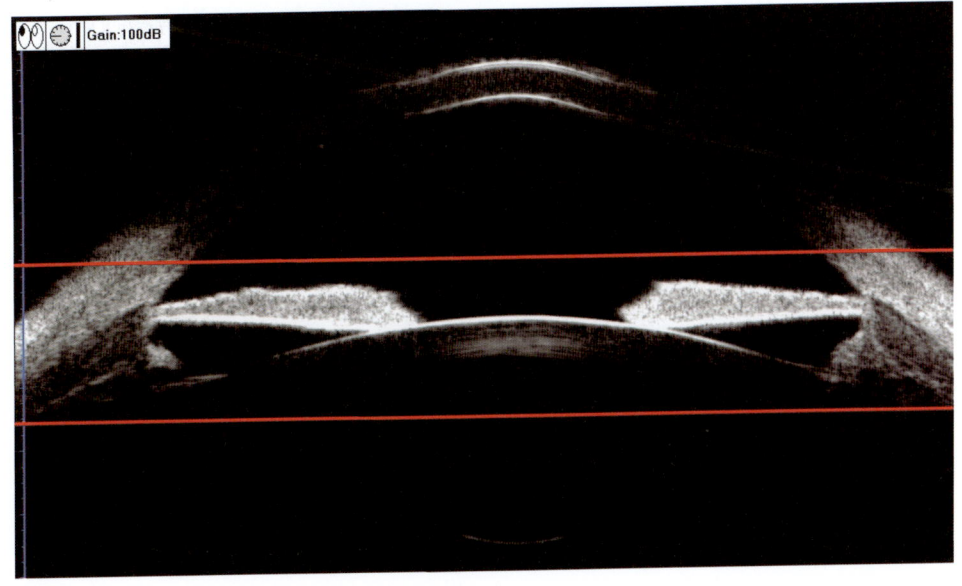

附图1-1-4
全景扫描示意图

图示全景扫描聚焦在睫状体的标准。红线之间所示为聚焦区。

二、放射状扫描的图像捕获标准

（一）放射状扫描标准——角巩缘

扫描切面沿角膜半径过瞳孔，此时角膜、晶状体囊膜和晶状体后囊膜反射最强。瞳孔缘虹膜与晶状体前囊膜相切并靠近图片边缘，既保证了虹膜的完整显示，又能暴露更多的后方组织。同时，睫状体需要显示完整睫状突，避开睫状谷。使探头垂直于晶状体悬韧带的前带。焦点深度位于观察目标水平。适用于观察角巩缘、房角、虹膜、后房及睫状体冠状部。

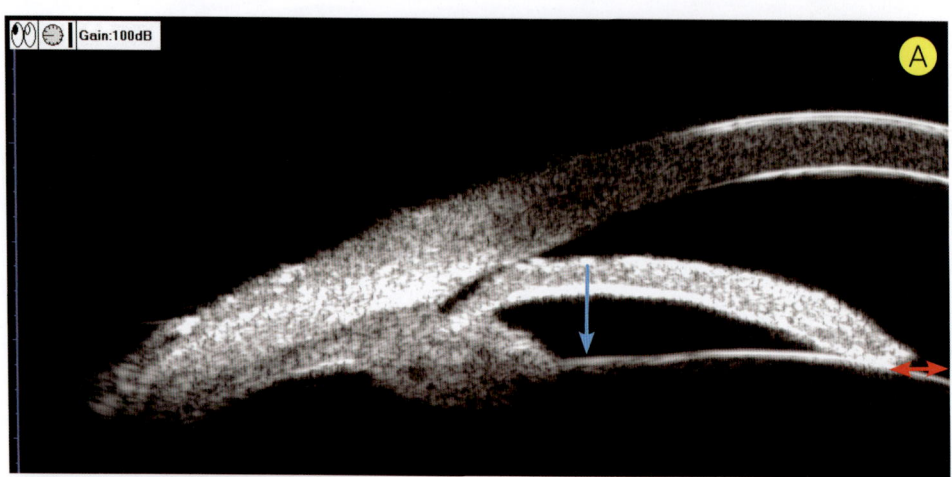
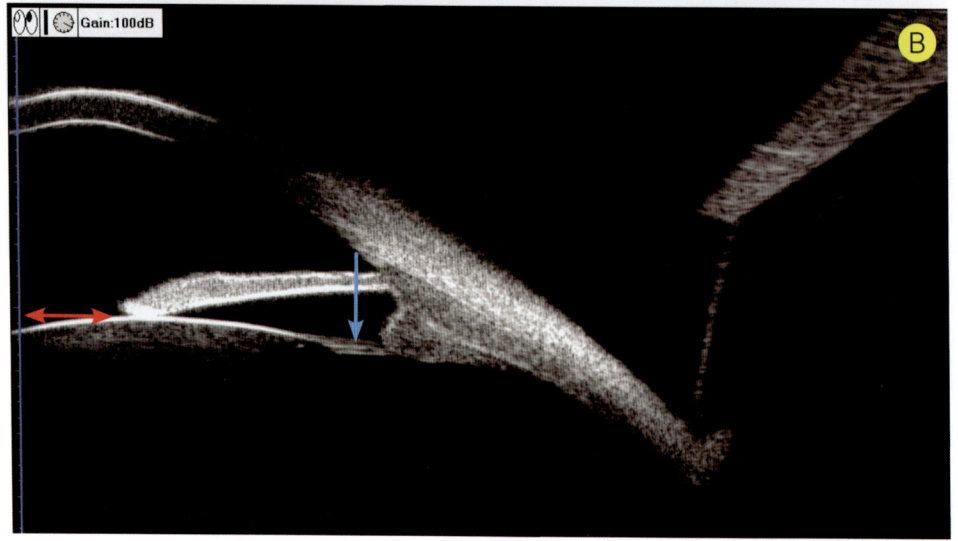

附图1-1-5

放射状扫描示意图

图示放射状扫描聚焦在角巩缘的标准。瞳孔缘虹膜靠近图片边缘（红色箭头所示），探头垂直于晶状体悬韧带的前带（蓝色箭头所示）。

（二）放射状扫描标准——锯齿缘

扫描切面沿着眼球子午线，此时球壁反射最强。使观察目标组织暴露在图像的中央。聚焦深度位于观察目标水平，探头垂直于目标组织。适用于观察睫状体平坦部、锯齿缘、周边视网膜和眼外肌等。需要特别指出的是，由于眼球转动角度过大，图像中的虹膜及睫状体可能发生变化，如虹膜后陷、房角增宽、后房缩小等，这种状态不利于观察房角、虹膜、后房及睫状体状态。

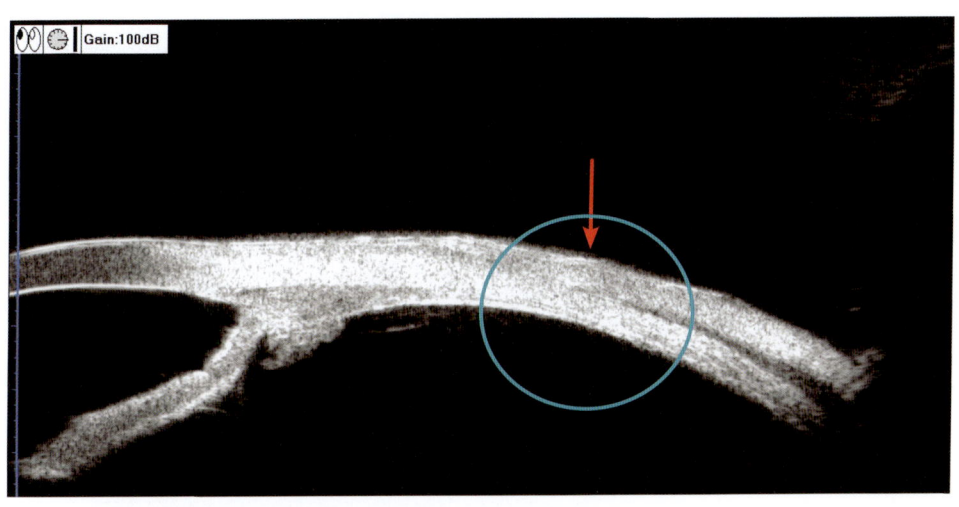

附图1-1-6

放射状扫描示意图

图示放射状扫描聚焦在周边的标准。目标组织暴露在图像中央（蓝色圈所示范围），探头垂直于目标组织（红色箭头所示）。

放射状扫描可以了解到肿物的前后径和厚度。

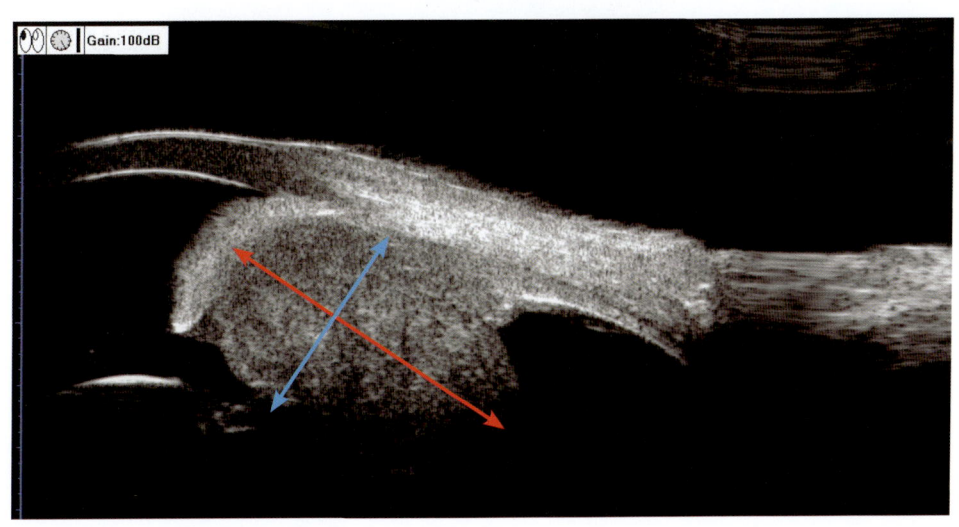

附图1-1-7

睫状体肿物放射状扫描示意图

红色箭头所示为肿物的前后径，蓝色箭头所示为肿物的厚度。

三、切向扫描

放射状扫描有时并不能充分表达患者的眼部影像特征，需要进行切向扫描来补充，如肿物、异物，以及同时观察多个睫状突等。切向扫描可以了解肿物或其他病灶的环向宽度和厚度。

切向扫描标准：

使观察目标组织暴露在图像的中央，聚焦深度位于目标组织水平，探头垂直于目标组织，使得其轮廓清晰、层次分明。

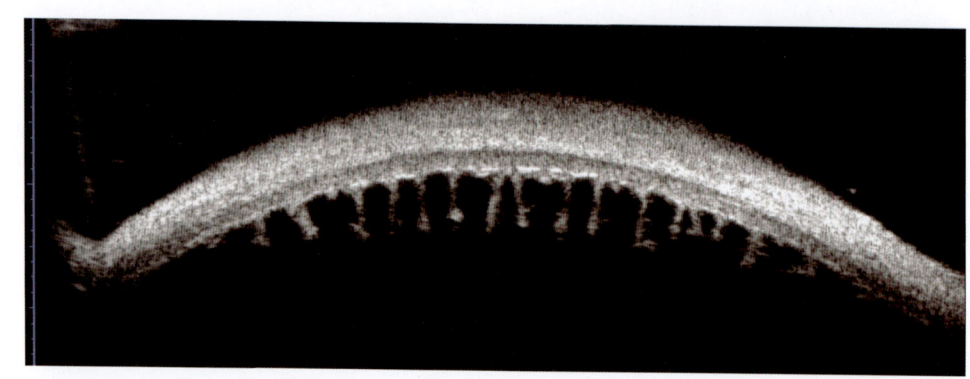

附图1-1-8
睫状体切向扫描

图示各组织轮廓清晰、层次分明。

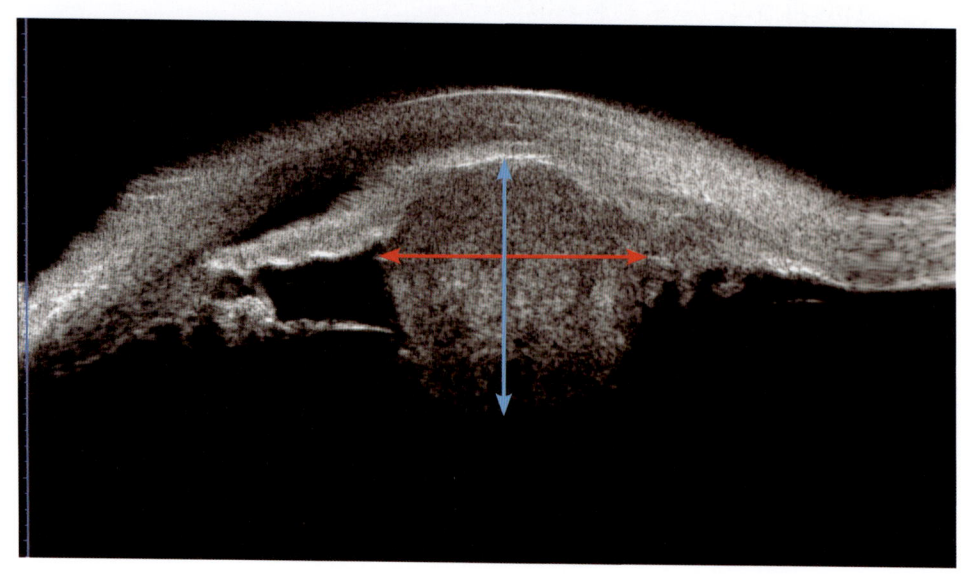

附图1-1-9
睫状体肿物切向扫描示意图

红色箭头所示为肿物的环向宽度，蓝色箭头所示为肿物的厚度。

探头调整方法

探头调整有以下几种方式：探头压低和抬高、探头沿扫描方向平移、探头沿扫描方向调整扫描角度和探头垂直扫描方向平移。

1. 探头压低和抬高　探头压低靠近目标组织，从而使得图像在显示屏中上移。反之，探头抬高远离目标组织，从而使得图像在显示屏中下移。适用于调整目标组织的垂直居中性。

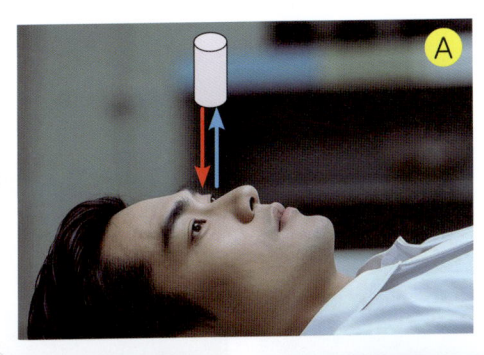
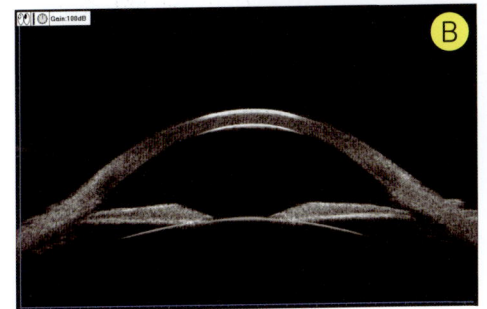
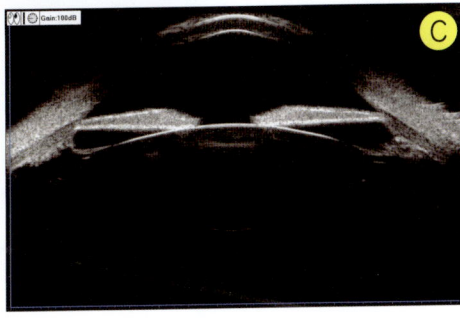

附图1-1-10

探头压低和抬高示意图

图A红色箭头所示为探头压低，此时UBM图像的变化由图B变成图C。蓝色箭头所示为探头抬高，此时UBM图像的变化由图C变成图B。

2. **探头沿扫描方向平移** 沿着扫描方向平移使得目标组织置于探头的中央,从而使得图像在显示屏上水平居中。适用于调整目标组织的水平居中性。

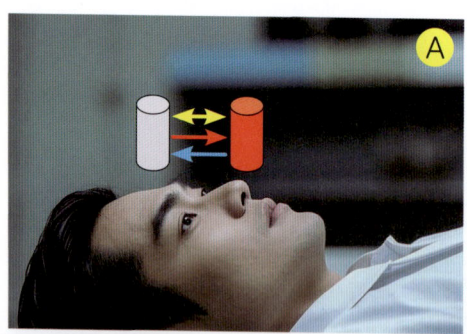

附图1-1-11

探头沿扫描方向平移示意图

图A黄色箭头所示为扫描方向,红色箭头所示为探头平移方向,此时UBM图像的变化由图B变成图C。蓝色箭头所示为探头平移方向,此时UBM图像的变化由图C变成图B。

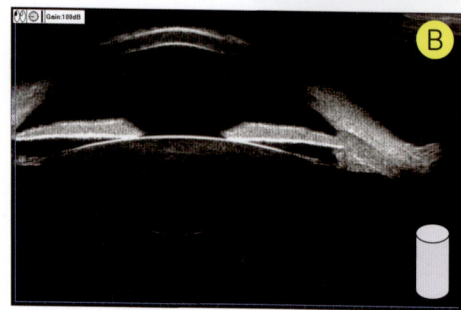
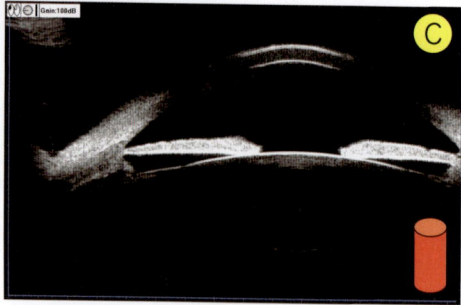

3. 探头沿扫描方向调整扫描角度 沿着扫描方向调整扫描角度改变探头与目标组织的夹角，使得图像在显示屏上的倾斜角度改变。适用于调整目标组织的倾斜角度。

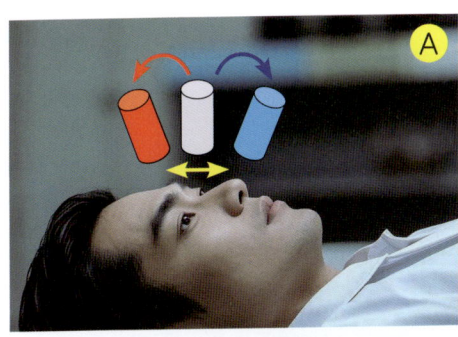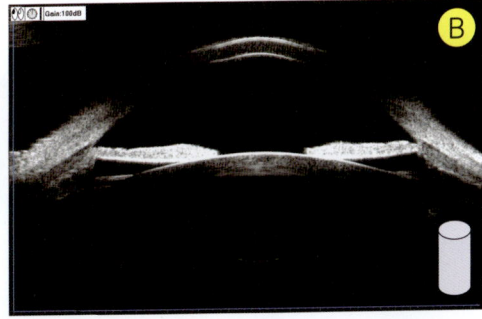
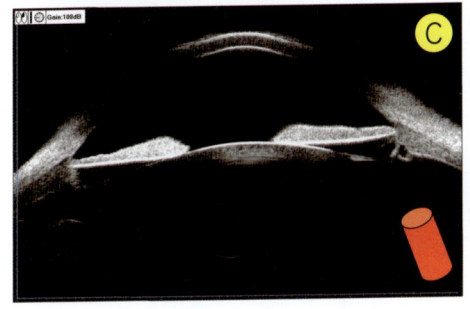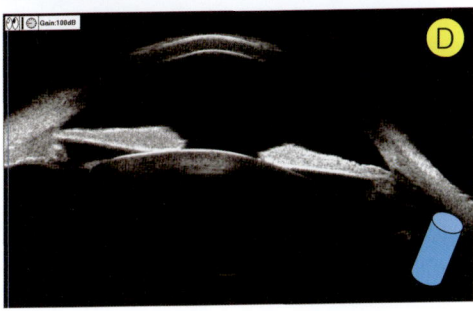

附图1-1-12

沿扫描方向调整扫描角度示意图

图A黄色箭头所示为扫描方向。图B是垂直扫描时的UBM图像。沿图A红色箭头所示的探头扫描角度调整，UBM图像的变化由图B变成图C。沿图A蓝色箭头所示的探头扫描角度调整，UBM图像的变化由图B变成图D。

4. 探头垂直扫描方向平移 垂直扫描方向平移探头，使得扫描切面过角膜直径，此时角膜、晶状体前囊膜和后囊膜反射最强。适用于调整扫描切面未过角膜直径，表现为角膜反射不够，瞳孔缘虹膜嵌入晶状体，瞳孔暴露不充分等。

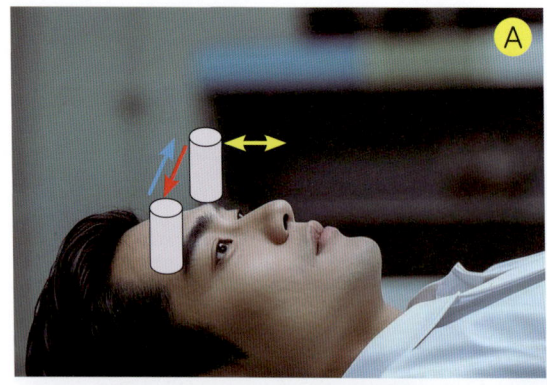
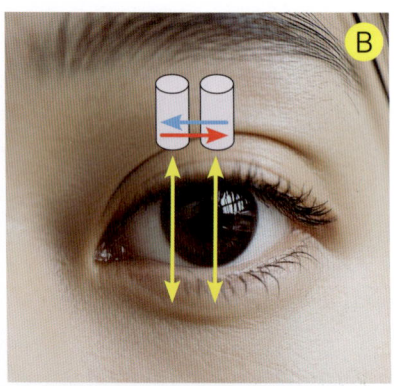
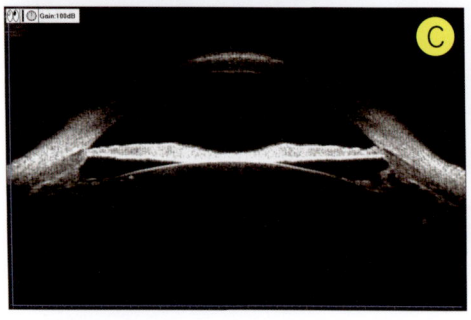
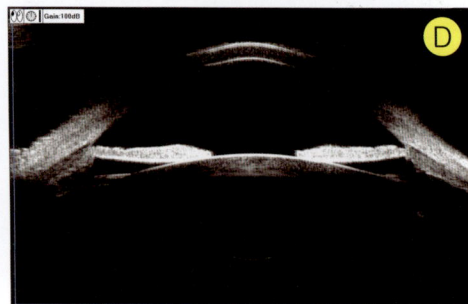

附图1-1-13 探头垂直扫描方向平移示意图

黄色箭头所示为扫描方向，红色箭头及蓝色箭头为垂直扫描方向的调整方法。沿红色箭头所示的探头平移方向，UBM图像的变化由图C变成图D。沿蓝色箭头所示的探头平移方向，UBM图像的变化由图D变成图C。

附录二　UBM图像中的常见伪像

伪像，也称为假像或干扰信号，是在医学成像技术中出现的非实际结构的影像。这些非真实的影像特征不代表被检查对象的真实物理特性或生理特性，而是由成像设备的局限性、操作错误、处理过程中的算法缺陷，或是患者的特定生理条件引起的。伪像可能会误导诊断，因此正确识别这些伪像对于确保诊断的准确性至关重要。在不同的成像技术中，伪像的具体表现形式和成因各异，了解和识别这些伪像是医学成像领域专业人员的重要技能之一。

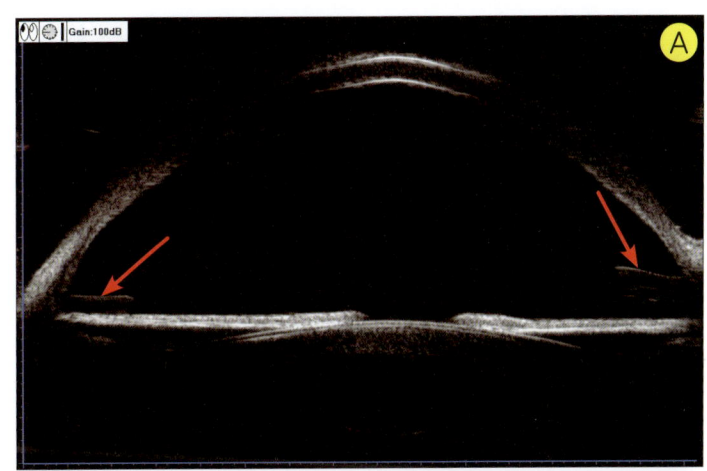

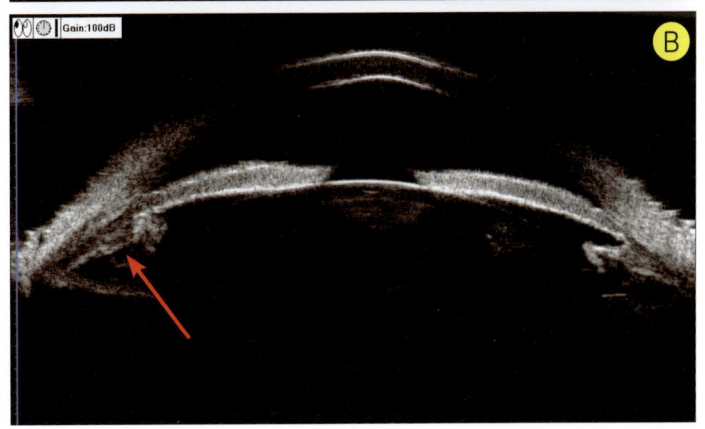

附图2-1-1

常见伪像合集

箭头所示为伪像。

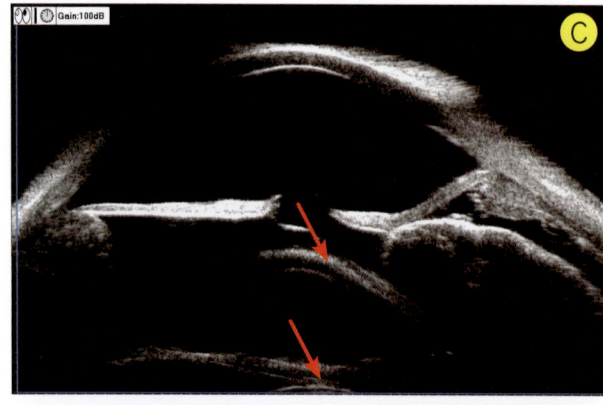
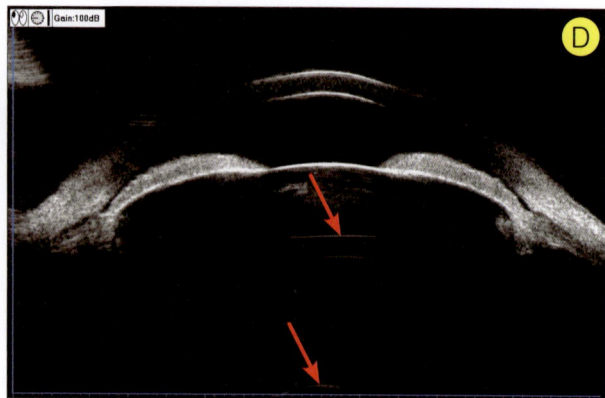
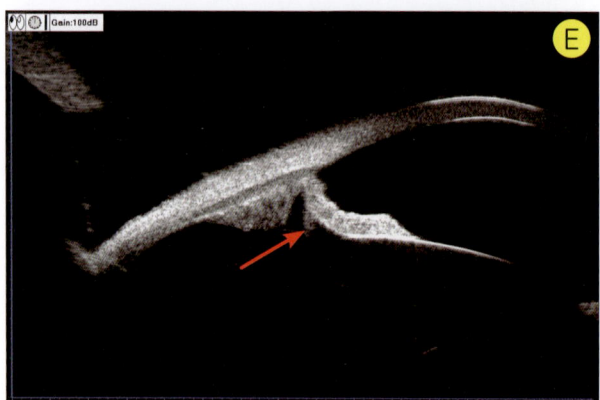
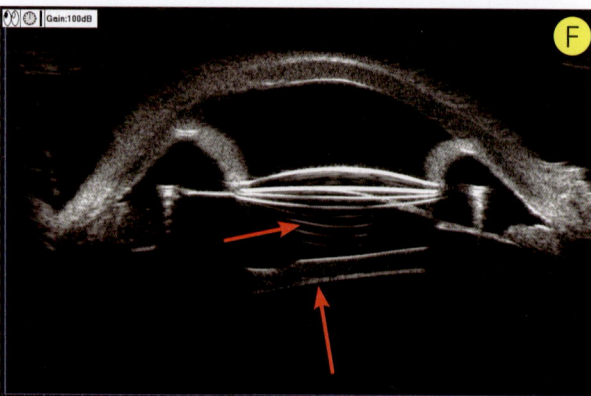

附录三　术语表

高频超声：频率较高的超声波，一般在20MHz以上，临床通常用35～50MHz。

分辨率：是指超声成像系统能分辨最小细节的能力，与超声波的穿透能力成反比。

束宽：束宽指的是声波在传播过程中声能量分布的横截面宽度，是影响超声成像横向分辨率的重要因素。

声阻抗：声阻抗是描述材料对声波传播抵抗程度的物理参数。声阻抗的差异决定了在两种介质界面上声波反射与透射的比例。

全景扫描：是将探头定位在角膜中心，沿着眼轴方向，向两侧外围组织进行对称性的广角扫描，以展示眼前段全貌。

放射状扫描：是将探头定位在待查区域，扫描方向沿着角膜半径，从而形成从中心向外辐射的扫描方向。

切向扫描：是将探头定位在待查区域，扫描方向与角膜半径垂直。此扫描方法有时被称作水平扫描或环形扫描。将其称为"水平扫描"可能会引起混淆，因为眼球的3点钟至9点钟方向的全景扫描通常也称为水平扫描。同时，"环形扫描"可能误导人认为是弧形方式扫描。因此，明确该术语的使用是为了避免这些潜在的混淆，并确保描述的准确性和专业性。

垂直扫描：即矢状面扫描，将组织分为左右两部分，上下方向的声束沿着前后径进行扫描。

水平扫描：即横截面扫描，将组织分为上下两部分，左右方向的声束沿着前后径进行扫描。

冠状面扫描：将组织分为前后两部分，上下方向的声束沿着左右径进行扫描。由于活体眼球转动角度受限，UBM检查难以实现理想的冠状面扫描。

高回声：是指UBM图像中显示较亮的区域，因为它们反射了更多的超声波。

中等回声：是指UBM图像中亮度一般的区域。

低回声：是指UBM图像中显示较暗的区域，因为它们反射的超声波较少。

无回声：是指完全没有回声的区域，表示该区域不反射超声波。

声学阴影：是指超声波在某一物质或结构的后方形成的比周围背景暗的区域。

"彗星尾"征：是指从某个高回声结构后方向深部延伸出去的一系列明亮的回声线，其形状类似彗星的尾巴。

占位：通常是指在正常解剖位置上出现的异常组织或结构，这些异常结构占据了一定的空间，可能对周围组织产生挤压或推移的效应。

实性：通常用来描述那些回声密集的组织或病变，表明这些区域由实体组织构成。

囊性：通常指的是那些内部包含液体的结构或病变，这些结构由液体或空腔组成。

密集：是指区域内的细小回声相对较多且集中。

散布：是指区域内的细小回声相对较少且分散。

前：是指眼球靠近前额的那一侧。

后：是指眼球靠近大脑的那一侧。

外侧：指远离眼球中线的一侧。

内侧：指靠近眼球中线的一侧。

常见的形态用语

· 点状

小的回声点。

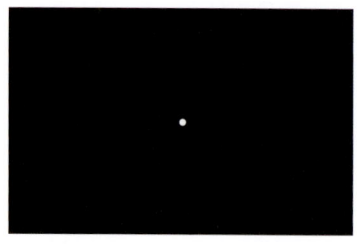

· 斑点状

直径较大的回声点，直径比点状结构大。

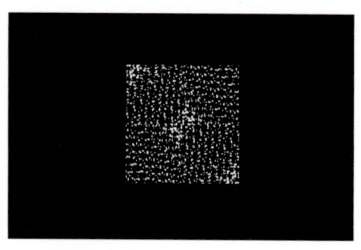

· 细沙状

众多细小、均匀分布的点状回声聚集，形成类似细沙粒的外观。

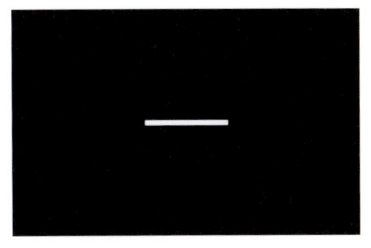

· **线状**

结构近似直线，厚度较小。

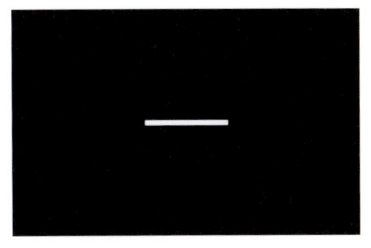

· **长条状**

近似直线，较长且具有一定的厚度，比线状厚度大。

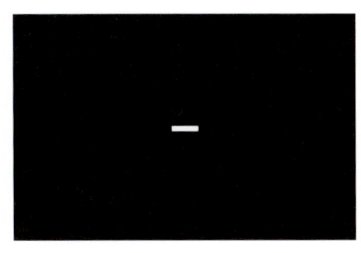

· **短条状**

近似直线，较短且具有一定的厚度，比线状厚度大。

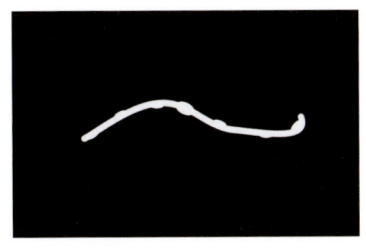

· **条索状**

不规则的条状形态，可能是平行的、交错的或放射状的，具有一定的厚度。

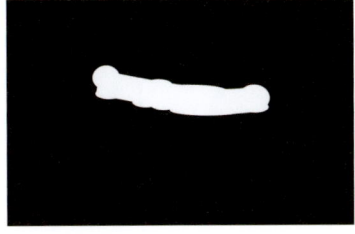

· **条带状**

不规则的条状形态，可能是平行的、交错的或放射状的，线条厚度较宽，比条索状厚度大。

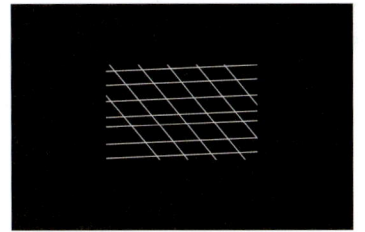

· **网格状**

呈现交叉结构，类似于网格。

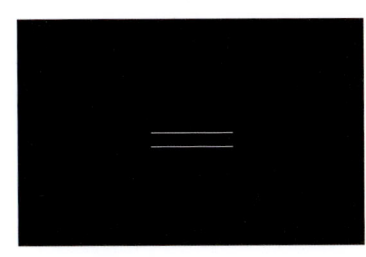

· **双轨状**

呈现为两条平行的回声线。

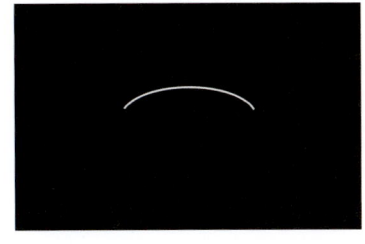

· **弧状**

弯曲且有一定曲率的形态。

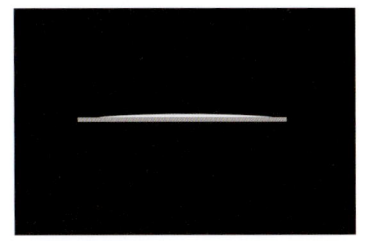

· **扁平状**

病灶隆起程度较小，或不明显。

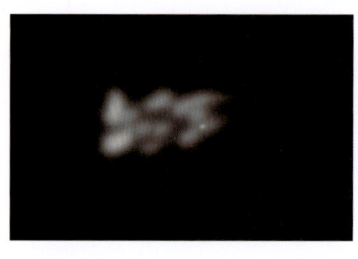
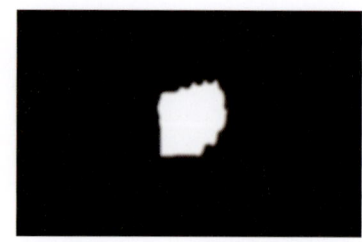

· 絮状

呈现出松散或不规则聚集的小片状形态。

· 团状

一定区域内集中的形态。

· 半圆状

形状近似半圆形。

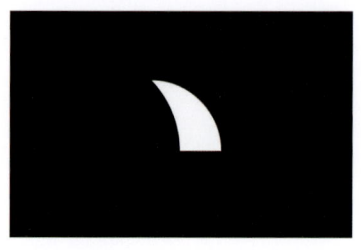
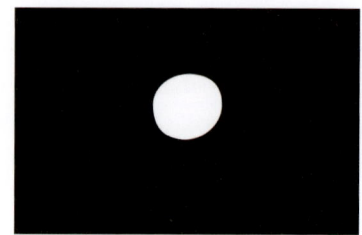
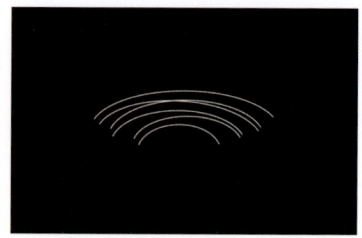

· 半月状

半个弯月的形状。

· 类圆形

形状近似圆形。

· 洋葱状

类似于洋葱切面的形状。

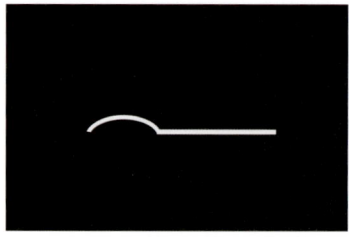
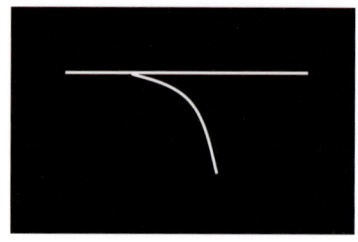
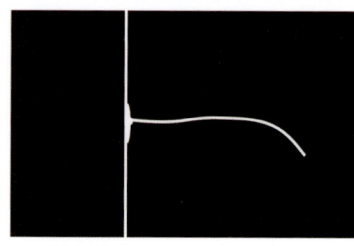

· 弯勺状

类似于弯曲勺子的形状。

· 垂柳状

类似于垂落杨柳的形状。

· 牵拉状

类似于绳索牵引的形状。

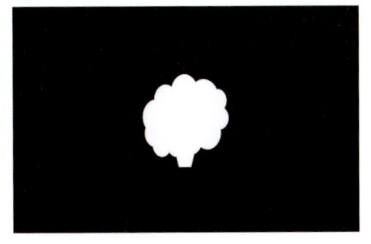

· 菜花状

类似于菜花的形状。

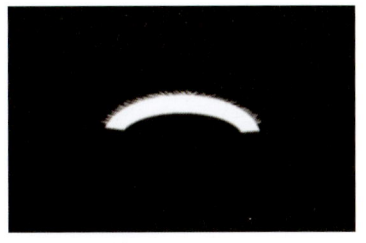

· 毛玻璃样

大量细小的线状回声由内向外延伸，类似毛玻璃的表面。

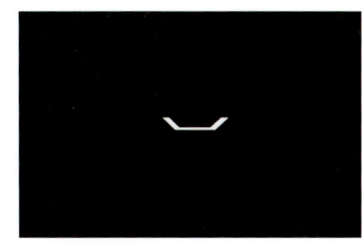

· 凹盆状

呈现为凹陷的形态，类似一个倒置的圆顶或碗状。

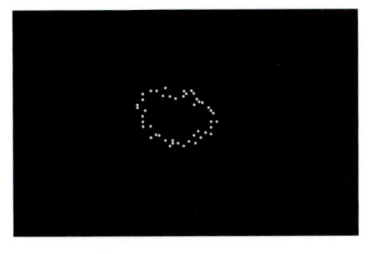

· 囊泡状

呈现类圆形的低回声区域，无连续的实质性回声，与周围组织形成明显边界。

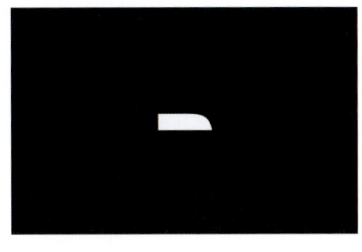

· 鹰嘴状

呈现出类似弯曲折角的鹰嘴形状。

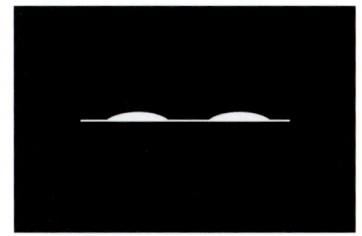

· 双峰状

· 不规则形

边界不平整，形状复杂，无法归纳为常见的几何形状。

参 考 文 献

［1］PAVLIN C J, HARASIEWICZ K, FOSTER F S. Ultrasound biomicroscopy of anterior segment structures in normal and glaucomatous eyes[J]. American Journal of Ophthalmology, 1992, 113(4): 381-389.

［2］PAVLIN C J, HARASIEWICZ K, SHERAR M D, et al. Clinical use of ultrasound biomicroscopy[J]. Ophthalmology, 1991, 98(3): 287-295.

［3］刘文芳，王浩，宋鹏，等. ArcScan Insight 100超高频数字超声扫描仪在眼科临床中的应用[J]. 国际眼科杂志，2023，23(3):425-429.

［4］KANSKI J J, BOWLING B, NISCHAL K K, et al. Kanski's Clinical Ophthalmology: A Systematic Approach[M]. 8th ed. Amsterdam: Elsevier, 2016.

［5］TAN D T H, DART J K G, HOLLAND E J, et al. Corneal transplantation[J]. The Lancet, 2012, 379(9827): 1749-1761.

［6］LUENGO-GIMENO F, TAN D T, MEHTA J S. Evolution of deep anterior lamellar keratoplasty (DALK)[J]. The Ocular Surface, 2011, 9(2): 98-110.

［7］FROST N A, WU J, LAI T F, et al. A review of randomized controlled trials of penetrating keratoplasty techniques[J]. Ophthalmology, 2006, 113(6): 942-949.

［8］黎芊，肖宇婷，谢华桃，等. 角膜移植新进展[J]. 眼科学，2021，10(2): 76-88.

［9］ZHU Y, FANG L, ZHONG Y, et al. Clinical and ultrasound Biomicroscopic characteristics of congenital fibrovascular pupillary membrane-induced secondary glaucoma[J]. Frontiers in Medicine, 2021, 8: 763137.

［10］GOHDO T, TSUMURA T, IIJIMA H, et al. Ultrasound biomicroscopic study of ciliary body thickness in eyes with narrow angles[J]. American Journal of Ophthalmology, 2000, 129(3): 342-346.

［11］王宁利，欧阳洁，周文炳，等. 中国人闭角型青光眼房角关闭机制的研究[J]. 中华眼科杂志，2000，36（1）：46-51.

［12］中华医学会眼科学分会青光眼学组. 中国原发性闭角型青光眼诊治方案专家共识（2019年）[J]. 中华眼科杂志，2019, 55(5)325-328.

［13］YAMAMOTO T, SAKUMA T, KITAZAWA Y. An ultrasound biomicroscopic study of filtering blebs after mitomycm C trabeculectomy[J]. Ophthalmology, 1995, 102(12): 1770-1776.

[14] 贾超, 翟刚, 解聪, 等.青光眼滤过术后滤过泡的观察方法[J].国际眼科杂志, 2012, 12(12):2309-2311.

[15] 姚宝群.高褶虹膜[J].国际眼科杂志, 2023, 23(2):217-221.

[16] ZHANG M, CHEN J, LIANG L, et al. Ultrasound biomicroscopy of Chinese eyes with iridocorneal endothelial syndrome[J]. British Journal of Ophthalmology, 2006, 90(1): 64-69.

[17] BASSNETT S. Zinn's zonule[J].Progress in Retinal and Eye Research,2021,82:100902.

[18] YINGYING P, ZHAOQIANG L, HAN Z. Research progress of lens zonules[J].Advances in Ophthalmology Practice and Research,2023,3(2):80-85.

[19] BERNAL A, PAREL J M, MANNS F. Evidence for posterior zonular fiber attachment on the anterior hyaloid membrane[J]. Investigative Ophthalmology & Visual Science, 2006, 47(11): 4708-4713.

[20] 刘若武, 张晗.晶状体悬韧带的研究进展[J].临床医学进展, 2023, 13(5): 8634-8639.

[21] DAVANGER M. The suspensory apparatus of the lens. The surface of the ciliary body: a scanning electron microscopic study[J]. Acta Ophthalmologica, 1975, 53(1): 19-33.

[22] ROHEN J W. Scanning electron microscopic studies of the zonular apparatus in human and monkey eyes[J]. Investigative Ophthalmology & Visual Science, 1979, 18(2): 133-144.

[23] KAUFMAN P L, DRECOLL E L, Croft M A. Presbyopia and glaucoma: Two diseases, one pathophysiology? The 2017 Friedenwald lecture[J]. Investigative Ophthalmology & Visual Science, 2019, 60(5): 1801-1812.

[24] PAN Y, LIU Z, ZHANG H. Research progress of lens zonules[J]. Advances in Ophthalmology Practice and Research, 2023, 3(2): 80-85.

[25] YIMING Y, XI C, HUAN Y, et al. Evaluation of ciliary body morphology and position of implantable collamer lens in low-vault eyes using ultrasound biomicroscopy[J]. J Cataract Refract Surg, 2023, 49(11): 1133-1139.

[26] VELAZQUEZ-MARTIN J P, KREMA H, FULDA E, et al. Ultrasound biomicroscopy of the ciliary body in ocular/oculodermal melanocytosis[J]. American Journal of Ophthalmology, 2013, 155(4): 681-687. e2.

[27] FERNÁNDEZ-VIGO J I, KUDSIEH B, SHI H, et al. Diagnostic imaging of the ciliary body: technologies, outcomes, and future perspectives[J]. European Journal of Ophthalmology, 2022, 32(1): 75-88.

[28] 郭婷婷, 郭洁, 陈倩.睫状体黑色素瘤的超声影像特征分析[J].中国眼耳鼻喉科杂志, 2022,

22(5)：447-451.

[29] 刘堃，许迅，樊莹，等.超声生物显微镜下观察锯齿缘截离[J].眼视光学杂志,2006(6):387-389.

[30] 黄厚斌.玻璃体间隙及临床应用[J].眼科，2023，32(3)：177-181.

[31] 刘艾琳，陈倩，毕颖文，等.超声生物显微镜对国人正常眼睑结构的观察分析[J].中国眼耳鼻喉科杂志，2016，16(6)：388-390，394.

[32] ZHANG Y S, ZHOU Q, ZHANG J, et al. Local retro-orbicularis oculus fat (roof) resection in upper blepharoplasty: A retrospective evaluation study of 65 bilateral upper blepharoplasties[J].Journal of Plastic, Reconstructive Aesthetic Surgery,2018,72(8):1373-1378.

[33] LIU C Y, ZHANG Y S, ZHOU Q, et al. The extended submuscular fibroadipose tissue (SMFAT) resection and ladder suture technique for patients with a puffy SMFAT upper eyelid.[J].Journal of Plastic, Reconstructive Aesthetic Surgery, 2022,75(6):1993-2000.

[34] SURVE A, MEEL R, PUSHKER N, et al. Ultrasound biomicroscopy image patterns in normal upper eyelid and congenital ptosis in the Indian population[J].Indian Journal of Ophthalmology,2018,66(3):383-388.

[35] ULF D, RAFI S, JOHANNA B, et al. Spectral Signatures in the different layers of the human eyelid by photoacoustic imaging[J].Lasers in Surgery and Medicine,2020,52(4):341-346.

[36] BAJAJ M S, AALOK L, GUPTA V, et al. Ultrasound biomicroscopic appearances of eyelid lesions at 50 MHz[J]. Journal of Clinical Ultrasound, 2007, 35(8): 424-429.

[37] KAKIZAKI H, SELVA D, ASAMOTO K, et al. Orbital septum attachment sites on the levator aponeurosis in Asians and whites[J]. Ophthalmic Plastic & Reconstructive Surgery, 2010, 26(4): 265-268.

[38] KAKIZAKI H, LEIBOVITCH I, SELVA D, et al. Orbital septum attachment on the levator aponeurosis in Asians: in vivo and cadaver study[J]. Ophthalmology, 2009, 116(10): 2031-2035.

[39] KAKIZAKI H, ZAKO M, NAKANO T, et al. The levator aponeurosis consists of two layers that include smooth muscle[J]. Ophthalmic Plastic & Reconstructive Surgery, 2005, 21(5): 379-382.

[40] SUJATA G, MUNA B, MANI B, et al. Role of ultrasound biomicroscopy (UBM) in the detection and localisation of anterior segment foreign bodies[J].Annals of the Academy of Medicine, Singapore,2006,35(8):536-545.